精编 中草药原色图谱

精心筛选 · 原色照片 · 完美再现 · 实用有效 · 倾情奉献

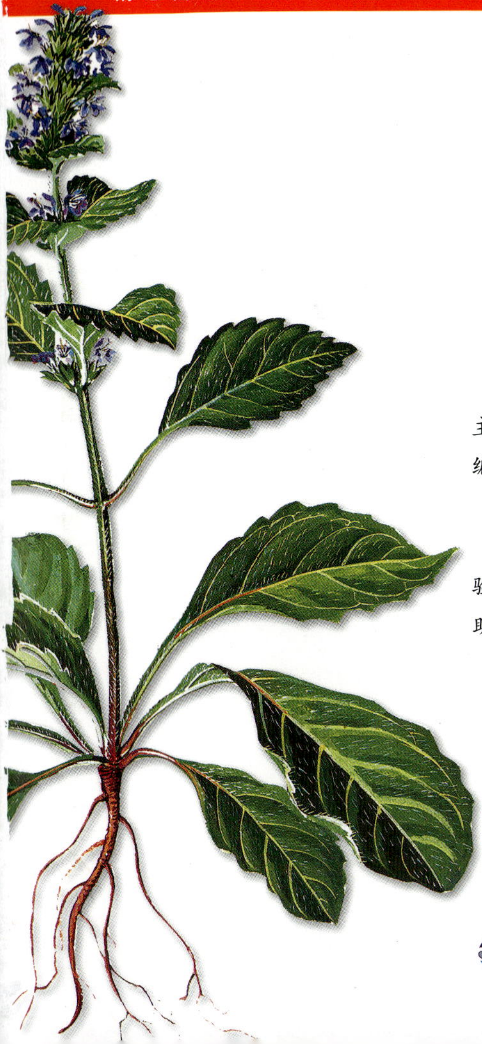

主　　编　徐国钧　王　强

编　　著　曾金虎　彭治章　张　勤

　　　　　刘守全　黄　芸　宋学华

　　　　　崔秀明　汪　红　陈丽红

验方提供　江英志　朱廉溪　华碧春

助　　编　曹沛琴　刘　海　张婷婷

　　　　　施天慧　周劲松　刘潇潇

　　　　　杨　杰　陈筱清　施　宇

　　　　　曹　园　陈　虹　贾贝西

　　　　　毛　茜　洪俊丽　张　莉

　　　　　祁银涛　谈景福

海峡出版发行集团 THE STRAITS PUBLISHING & DISTRIBUTING GROUP | 福建科学技术出版社 FUJIAN SCIENCE & TECHNOLOGY PUBLISHING HOUSE

作者简介

徐国钧

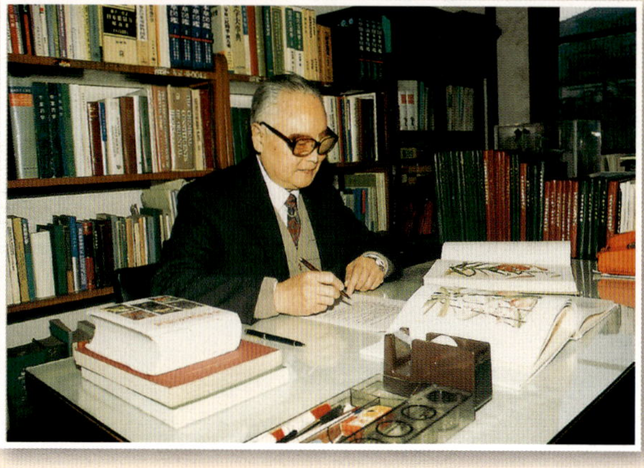

江苏常熟人，生于1922年。

- ★ 中国科学院院士
- ★ 中国药科大学生药学教授
- ★ 国务院学位委员会学科评议组成员
- ★ 卫生部药典委员会名誉委员
- ★ *ACME*（《中医药文摘杂志》）国际顾问
- ★ 国际中草药学会（日本）常务理事

编著《生药学》《常用中药材品种整理和质量研究》等著作40余部，其中半数为主编；发表论文200余篇。参加国际学术会议30次。负责的研著项目多次获国家级、部级奖。

王　强

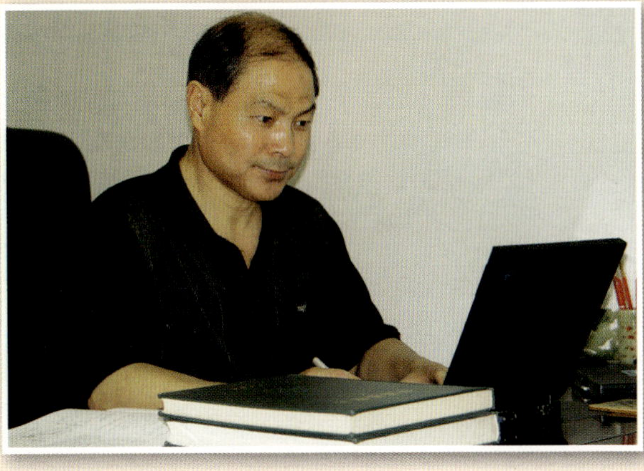

江苏南京人，生于1949年。

1981年获硕士学位，1987年获博士学位。

★ 中国药科大学生药学教授，博士生导师

★ 国家药品监督管理局药品审评专家

★ 江苏省药学会中药与天然药物专业委员会主任委员

★ 中国药学会中药与天然药物专业委员会委员

编著论著32部，其中任主编的14部，任副主编的6部；发表论文200余篇。1991年被国家教委、国务院学位委员会授予“做出突出贡献的中国博士学位获得者”称号；1997年获“吴阶平–保罗·杨森医学药学奖”。

前 言

自古以来，中草药早已深深扎根在华夏广袤的土地上，成为老百姓生活不可或缺的一部分。中草药具有资源丰富、疗效确切、副作用小、收集方便、使用便捷等特点，方便老百姓在日常生活中使用，且可以达到防治疾病、保健美容的功效。

为了继承和发扬传统中医药文化，本着实用性、生活性和安全性的原则，结合《中草药彩色图谱》在读者口中的不俗口碑，我们精选该书所收载的最贴近老百姓生活的300余种中草药，以药材的功效为纲进行分类，分别从药材名、拉丁名、别名、来源、动植物形态、原动植物生境高清照片、采制、药材性状、药材高清照片，以及药材性味、功效、主治、用法等方面入手予以详细介绍。同时，附上著名中医药专家在临床行之有效的验方或中医典籍所载的经典验方。

需要说明的是：①书中多来源的中草药品种，仅选取其中1种来源作重点介绍，其他同等入药的来源则在附注中说明。②中草药的使用地域性较强，经常会有“同物异名”或“同名异物”的现象出现，故本书的最后附有药材中文名笔画索引，包含了中草药的正名、别名，结合原动植物高清生境照片和药

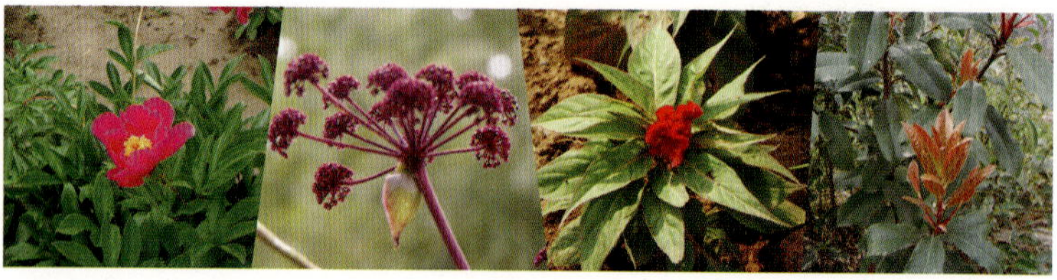

照片，可帮助读者快速准确地锁定查找的目标，以避免混淆。③在使用验方时，需咨询专业医生，以免造成不必要的伤害或延误病情。

我们衷心地希望读者通过阅读这本书，可以正确识别和应用中草药，能够在生活中做到有的放矢、对症下药，能够让中草药科学知识更加普及、更加平民化！

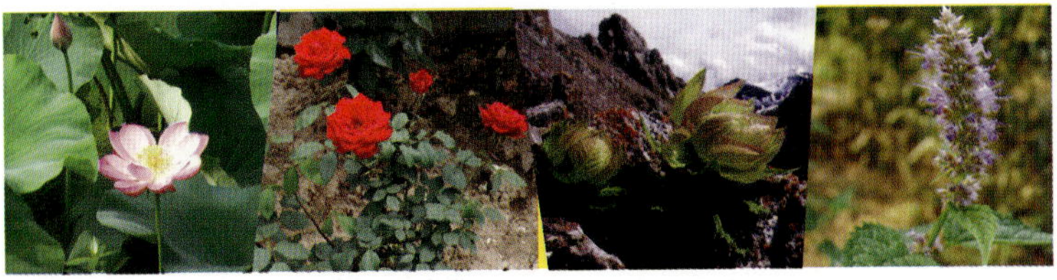

Contents

目 录

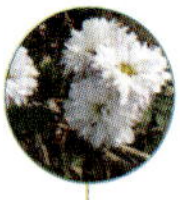

第一章 解表药

发散风寒

发散风热

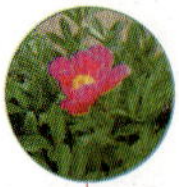

第二章 清热药

清热解毒

Contents

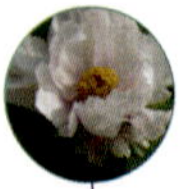

第三章　泻下药

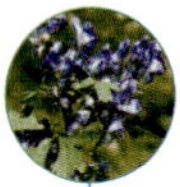

第四章　祛风湿药

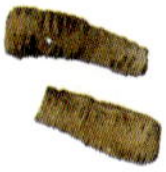

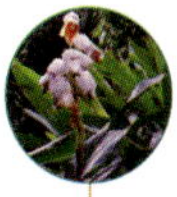

第五章 化湿药

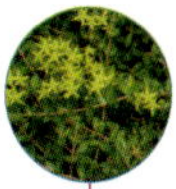

第六章 利水渗湿药

Contents

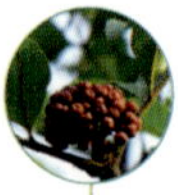

第七章　温里药

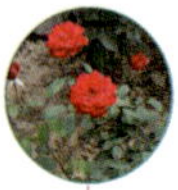

第八章　理气药

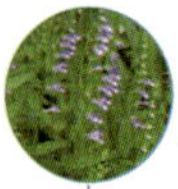

第九章　消食驱虫药

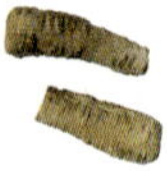

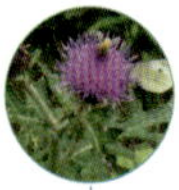

第十章　止血药

凉血止血

化瘀止血

收敛止血

温经止血

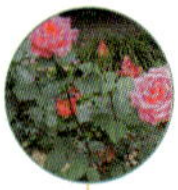

第十一章　活血化瘀药

活血止痛

活血调经

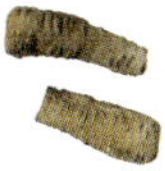

Contents

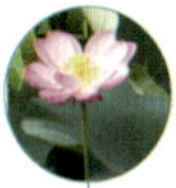

第十六章　收涩药

敛肺涩肠

固精缩尿止带

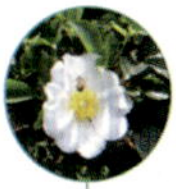

附录

白芷

别名 香白芷、川白芷。

Angelicae Dahuricae Radix

来源 为伞形科植物杭白芷*Angelica dahurica* (Fisch. ex Hoffm.) Benth. et Hook. f. var. *formosana* (Boiss.) Shan et Yuan 的根。

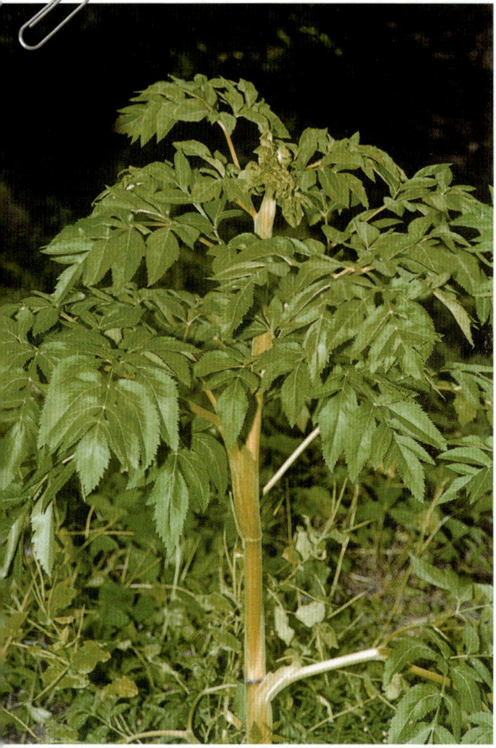

植物形态

多年生草本。茎具细纵棱，中空，近花序处密生柔毛。叶互生，下部叶2~3回羽状分裂，终裂片卵形至长卵形，顶端尖锐，基部下延，边缘密生尖锐的重锯齿，仅脉上有毛；叶柄长3~6cm，基部扩大成鞘；上部叶简化成鞘。复伞形花序，总苞0~2片，鞘状；小总苞片多数，披针形；花瓣5，黄绿色，卵状披针形，顶端内曲；雄蕊5；子房下位。双悬果椭圆形或近圆形，扁平，分果具5棱，侧棱成翅状。花期5~6月，果期7月。生于湿草甸子、灌木丛、河旁沙土或石砾质土中。

采制

夏秋间叶黄时采挖，除去须根及泥沙，晒干或低温干燥。药材主产于浙江、四川。

药材性状

根呈长圆锥形，长10~25cm，直径1.5~2.5cm。表面灰棕色或黄棕色，根头部钝四棱形或近圆形，具纵皱纹、支根痕及皮孔样的横向突起，有的排列成四纵行。顶端有凹陷的茎痕。质坚实，断面白色或灰白色，粉性，形成层环棕色，皮部散有多数棕色油点。气芳香，味辛、微苦。

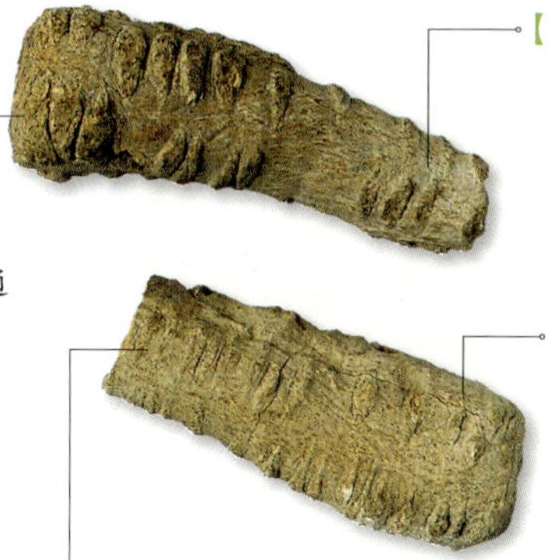
【性味】性温，味辛。
【功能】散风除湿，通窍止痛，消肿排脓。
【用法】用量3~9g。
【主治】感冒头痛，眉棱骨痛，鼻塞，鼻渊，牙痛，白带，疮疡肿痛。

验方

头痛	白芷 4g ＋ 生川乌 1g ▶ 研末，茶调服。
偏头痛	白芷 9g ＋ 川芎 9g ＋ 藁本 6g ＋ 水牛角丝 15g ▶ 水煎服。
腹痛	白芷 15g ＋ 荜澄茄 15g ＋ 制香附 15g ▶ 共研末，调水敷脐部。

附注 同属植物白芷*Angelica dahurica* (Fisch. ex Hoffm.) Benth. et Hook. f. 的根同等入药。

防风

别名 关防风、东防风。

Saposhnikoviae Radix

来源 为伞形科植物防风*Saposhnikovia divaricata* (Turcz.) Schischk.的根。

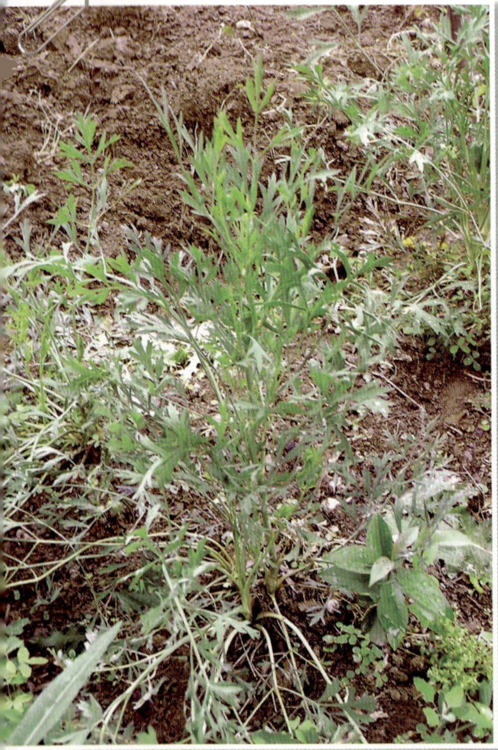

植物形态

多年生草本。茎单生，二歧分枝。基生叶2~3回羽状分裂，终裂片披针形，叶柄长2~6.5cm；顶生叶简化，具扩展叶鞘。复伞形花序；无总苞片，少有1片；伞幅5~9；小总苞片4~5；花梗4~9；花白色。双悬果矩圆状宽卵形，扁平，侧棱具翅。花期8~9月，果期9~10月。生于草原、干燥山坡。

采制

春、秋二季采挖，除去细根，晒干。药材主产于黑龙江、吉林、内蒙古、河北。

药材性状

根长圆锥形或长圆柱形，下部渐细，有的略弯曲，长15~30cm，直径0.5~2cm。表面灰棕色，粗糙，有纵皱纹及多数横长皮孔。根头部有明显密集的环纹，有的环纹上残存棕褐色毛状叶基。体轻，质松，易折断，断面不平坦，皮部浅棕色，有裂隙，木部浅黄色。气特异，味微甘。

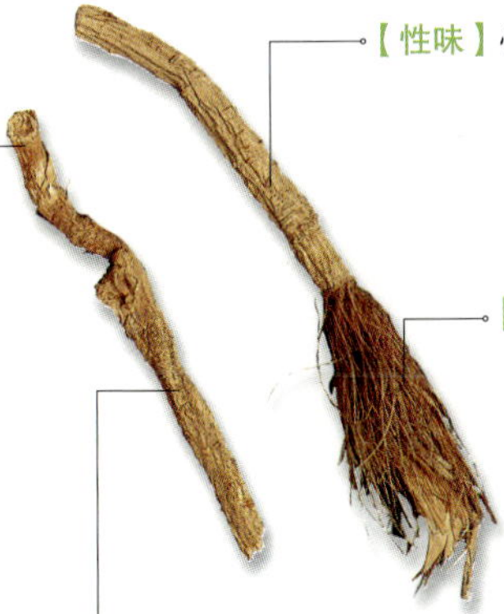

【性味】性温，味甘、辛。

【功能】解表祛风，胜湿止痛，止痉。

【用法】用量4.5~9g。

【主治】感冒头痛，风湿痹痛，四肢拘挛，风疹瘙痒，破伤风。

验方

风湿头痛	防风 10g ＋ 生薏苡仁 15g ＋ 佩兰叶 10g ＋ 石菖蒲 9g ＋ 川芎 9g ＋ 白芷 9g ▶ 水煎服。
湿疹瘙痒	防风 30g ＋ 苍耳子 30g ＋ 蛇床子 30g ＋ 鬼针草 30g ▶ 水煎洗患处。
风湿关节痛	防风 10g ＋ 千年健 15g ＋ 威灵仙 9g ＋ 穿山龙 24g ▶ 水煎服。

苍耳子

Xanthii Fructus

别名 野茄子、刺儿棵、疔疮草、粘粘葵。

来源 为菊科植物苍耳*Xanthium sibiricum* Patr. 的带总苞的果实。

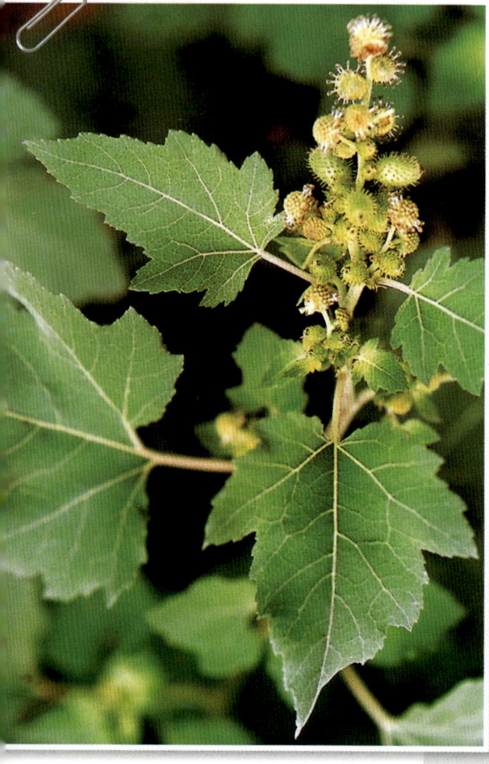

植物形态

一年生草本，高30~90cm。茎粗糙，有短毛。叶互生，三角状卵形，长6~10cm，宽5~10cm，先端锐尖，基部心形，边缘有缺刻或3~5浅裂，有不规则粗锯齿，两面有粗毛；叶柄长3~11cm。头状花序顶生或腋生，雌雄同株；雄花序在上，球形，花冠筒状，5齿裂；雌花序在下，卵圆形，外面有钩刺和短毛。花期7~10月，果期8~11月。生于荒地、山坡等干燥向阳处。分布于全国各地。

采制

9~10月割取地上部分，打下果实，晒干，去刺，生用或炒用。

药材性状

纺锤形或椭圆形，长1~1.5cm，直径0.4~0.7cm。表面黄棕色或黄绿色，有钩刺。顶端有2枚粗刺，基部有梗痕。质硬而韧，横切面中央有纵隔膜2室，各有1枚瘦果。瘦果呈纺锤形，一面较平坦，顶端具1突起的花柱基，果皮薄，灰黑色，具纵纹。种皮膜质，浅灰色，子叶2枚，有油性。气微，味微苦。

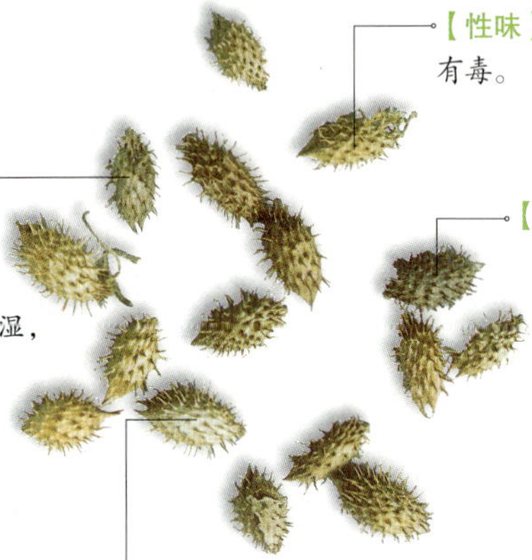

【性味】性温，味辛、苦；有毒。

【用法】用量3~9g。

【功能】散风除湿，通鼻窍。

【主治】风寒头痛，鼻渊流涕，风疹瘙痒，湿痹拘挛。

验方

风邪头痛	苍耳子 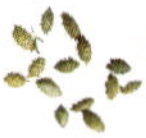 9g + 白芷 9g + 防风 9g ▶ 水煎服。
鼻塞不闻香臭	苍耳子 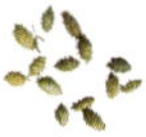 3g ▶ 研末，湿棉花蘸末塞入鼻腔。
风湿痹痛	苍耳子 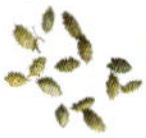 9g + 威灵仙 8g + 川芎 8g ▶ 水煎服或浸酒服。

辛夷

Magnoliae Flos

别名 木笔花、望春花、玉兰花。

来源 为木兰科植物玉兰*Magnolia denudata* Desr. 的花蕾。

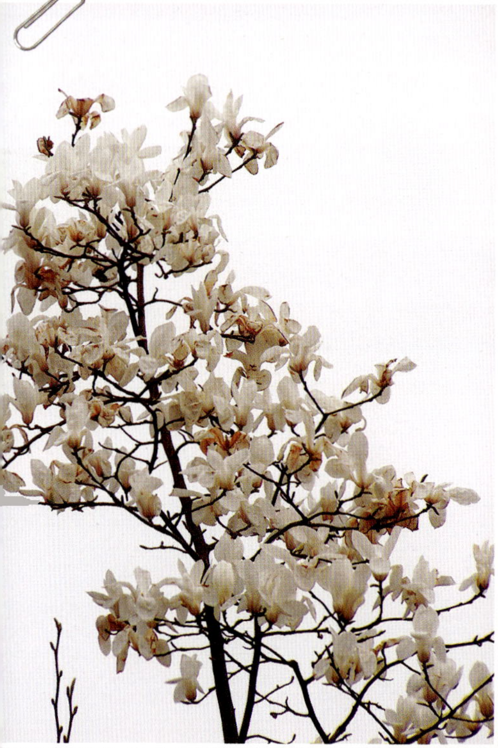

植物形态

落叶乔木，高达15m。嫩枝有毛，冬芽密生灰绿色长绒毛。叶互生，倒卵形至倒卵状矩圆形，长10~18cm，宽6~10cm，先端阔而突尖，基部渐狭，全缘，上面有光泽，下面被柔毛。花大，钟形，先叶开放；花被片9，3轮，白色，矩圆状倒卵形；雄蕊、心皮多数，分别呈螺旋状排列于伸长的花托上。蓇葖果顶端圆形，多数，聚合成圆筒形。花期2~3月，果期6~7月。除低温地区外，全国各地有栽培。

采制

1~2月花未开放时采收，除去枝梗，阴干。

药材性状

花蕾呈笔头状或长卵形，长1.5~3.8cm，直径1~1.8cm，基部有木质短梗。苞片2~3层，每层2~3片，外表面密被灰白色或灰绿色茸毛，长3~4.5mm，内表面棕紫色，质厚而脆，内层苞片较薄。花被片9，大小近似，棕紫色，层层紧密相抱。气清香，味微苦、辛。

【性味】性温，味辛。

【功能】散风寒，通鼻窍。

【用法】用量3~9g。外用适量。

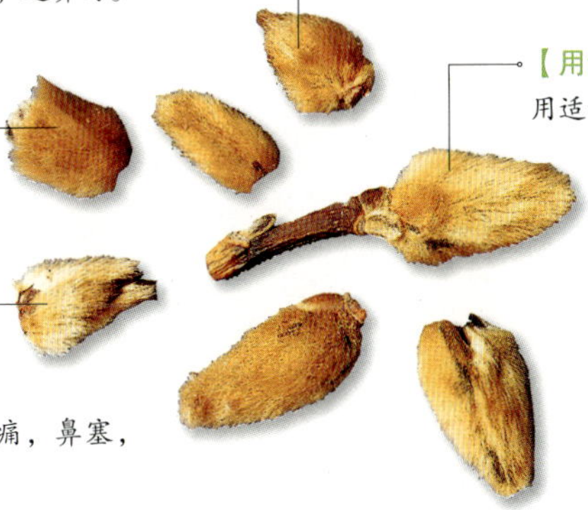

【主治】风寒头痛，鼻塞，鼻渊，鼻流浊涕。

验方

急慢性鼻窦炎	辛夷 9g + 苍耳草 15g + 薄荷 6g	水煎服；渣再煎取浓汁，加入葱汁适量，滴鼻。
感冒头痛	辛夷 3g + 紫苏叶 6g	开水泡服。
鼻塞不知香味	辛夷 等份 + 皂角 等份 + 石菖蒲 等份	研细末，绵裹塞鼻中，待片刻取出。

附注 同属植物望春花*Magnolia biondii* Pamp.或武当玉兰*Magnolia sprengeri* Pamp.的花蕾同等入药。

羌活

别名 蚕羌、竹节羌、大头羌。

Notopterygii Rhizoma et Radix

来源 为伞形科植物羌活 *Notopterygium incisum* Ting ex H. T. Chang 的根茎及根。

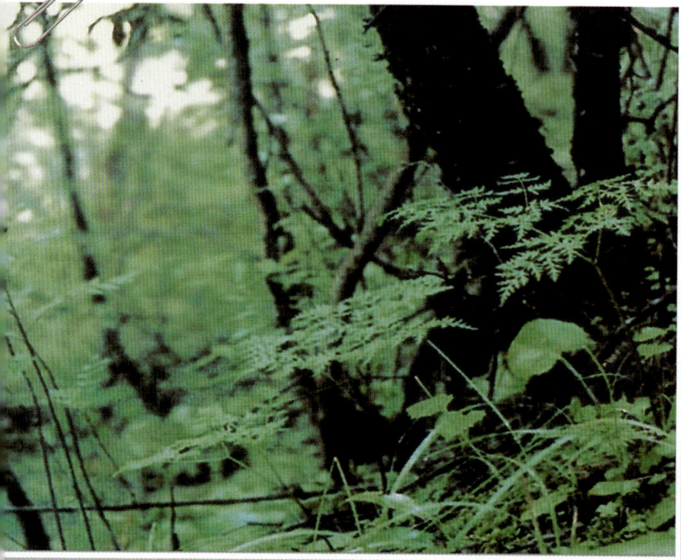

采制

春、秋二季采挖，除去须根及泥沙，晒干。药材主产于四川、甘肃、青海、云南、新疆。

植物形态

多年生草本，高1m以上，全株有特殊香气。茎中空，有纵纹，下部略带淡紫色。基生叶和下部叶2～3回三出式羽状复叶，最终裂片线形或矩圆形，长5~8mm，边缘有不等钝锯齿；叶柄基部扩张成鞘抱茎。复伞形花序顶生或腋生；伞幅10~15；小总苞片多数；花梗20~30；花白色。双悬果卵形，棕色，背棱和中棱具翅。花期8~9月，果期9~10月。生于高山林阴潮湿肥沃处；有栽培。

药材性状

根茎圆柱形略弯曲，长 4~13cm，直径 0.6~2.5cm。顶端具茎痕。表面棕褐色至黑褐色，外皮脱落处呈黄色。节间缩短，呈紧密隆起的环状，形似蚕（习称“蚕羌”）；或节间延长，形如竹节状（习称“竹节羌”）。节上有多数点状或瘤状突起的根痕及棕色破碎鳞片。体轻，质脆，易折断。断面不平整，有多数裂隙，皮部黄棕色至暗棕色，油润，有棕色油点，木部黄白色。气香，味微苦而辛。

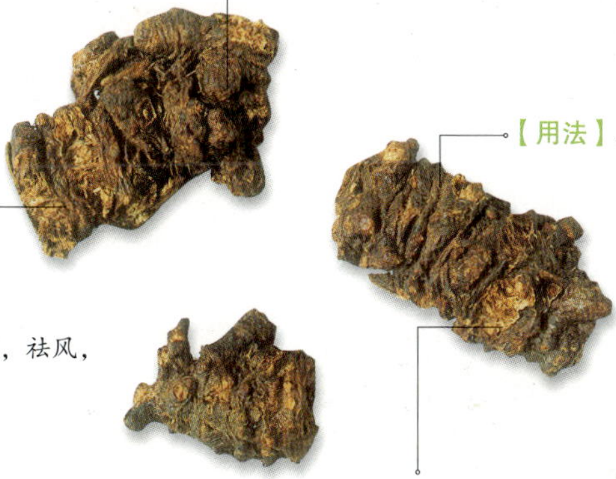

验方

风寒感冒 四肢酸痛	羌活 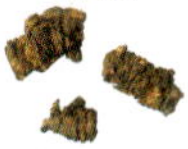 9g ＋ 紫苏叶 9g ＋ 淡豆豉 10g ＋ 制香附 10g ＋ 陈皮 6g ▶ 水煎服。
风湿性关节炎	羌活 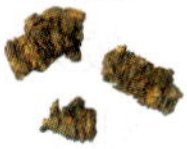 10g ＋ 徐长卿 9g ＋ 川牛膝 10g ＋ 狗脊 10g ＋ 防风 9g ＋ 桂枝 6g ▶ 水煎服。

细辛

别名 北细辛、烟袋锅花、细参。

Asari Radix et Rhizoma

来源 为马兜铃科植物北细辛*Asarum heterotropoides* Fr. Schmidt var. *mandshuricum* (Maxim.) Kitag.的根和根茎。

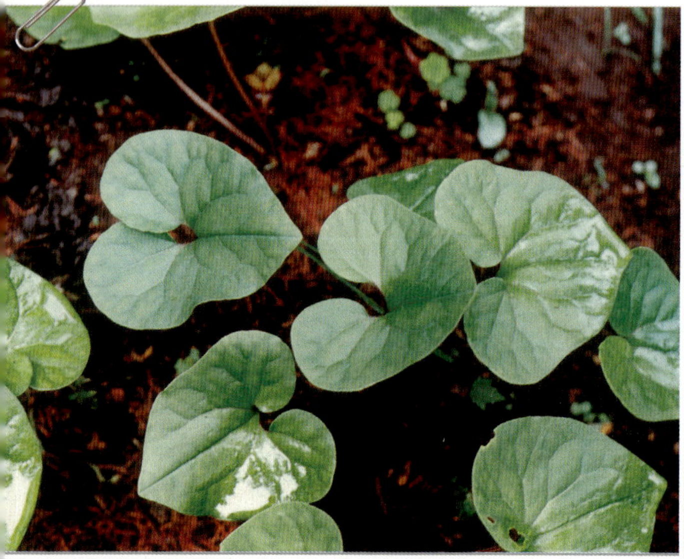

采制

夏季果熟期或初秋采挖，除净地上部分和泥沙，阴干。药材主产于吉林、辽宁、黑龙江。

植物形态

多年生草本，高10~30cm。根茎横走，直径约3mm，顶端分枝，节上生有多数细长的根，根粗约1mm，捻之辛香。叶通常2，心形或肾状心形，长4~9cm，宽5~13cm，脉上有短毛，下面被较密的毛；叶柄长约15cm。花单生于叶腋；花被筒壶状，紫色，顶端3裂，裂片向外反卷。蒴果肉质，半球形。花期5月，果期6月。生于山坡林下、灌丛阴湿处。

药材性状

常卷曲成团。根茎横生呈不规则圆柱状，具短分枝，长1~10cm，直径0.2~0.4cm；表面灰棕色，粗糙，有环形的节，节间长0.2~0.3cm，分枝顶端有碗状的茎痕。根细长，密生节上，长10~20cm，直径0.1cm；表面灰黄色，平滑或具纵皱纹；有须根和须根痕。质脆，易折断，断面平坦，黄白色或白色。气辛香，味辛辣、麻舌。

【功能】祛风散寒，通窍止痛，温肺化饮。

【用法】用量1~3g。散剂每次服0.5~1g。外用适量。不宜与藜芦同用。

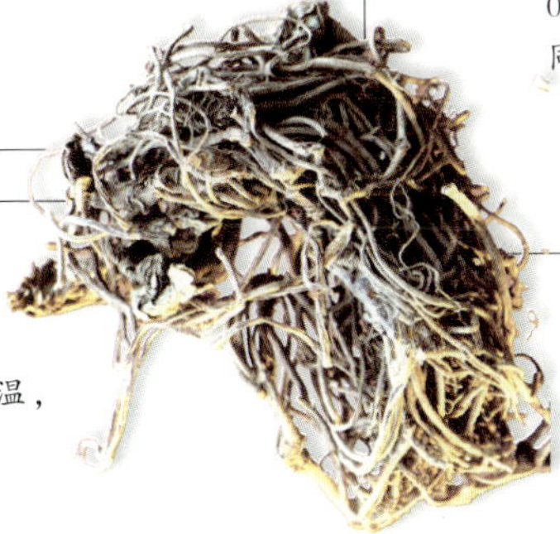

【性味】性温，味辛。

【主治】风寒感冒，头痛，牙痛，鼻塞鼻渊，风湿痹痛，痰饮喘咳。

验方

类风湿关节炎	细辛 10~30g ＋ 制附子 10~30g（先煎）＋ 豨莶草 30~100g	随症加味。每剂水煎2次，每次煎40分钟，取汁共200ml，分4次服。
风寒头痛	细辛 研末	加面粉及白酒调成糊状，敷太阳穴。
偏头痛	细辛 等量 ＋ 雄黄 等量	研细末，每次1g。

附注　同属植物汉城细辛*Asarum sieboldii* Miq. var. *seoulense* Nakai和华细辛*Asarum sieboldii* Miq.的根和根茎同等入药。

荆芥

别名 假苏、四棱杆蒿、香荆芥。

Schizonepetae Herba

来源 为唇形科植物荆芥*Schizonepeta tenuifolia* Briq. 的地上部分。

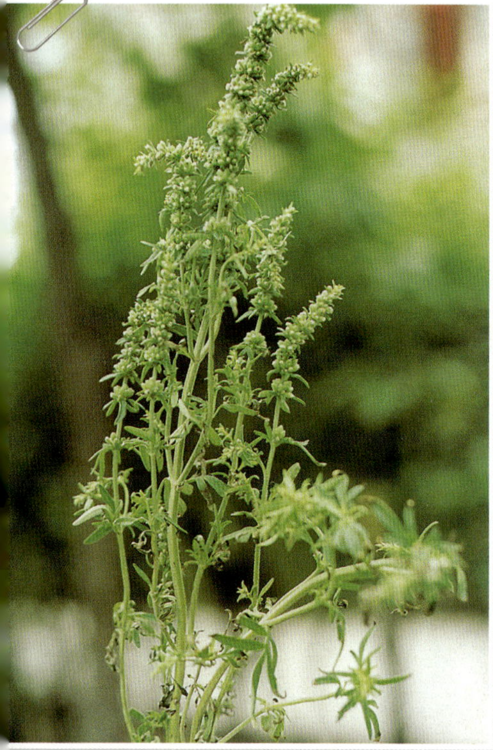

植物形态

一年生草本，高30~100cm，有香气。茎方形，被短柔毛，基部略带紫色，上部多分枝。叶对生，3~5羽状深裂，裂片条形或披针形，长1.5~2cm，宽1.5~4mm，两面被柔毛，下面具腺点；近无柄。轮伞花序多花，集成顶生长2~13cm间断的穗状花序；萼狭钟形，被毛，萼齿三角状披针形；花冠青紫色，二唇形，长超过花萼，下唇中裂片先端微凹，基部爪状变狭；雄蕊4，二强。小坚果矩圆状三棱形，有小点。花、果期6~9月。全国大部分地区有栽培。

采制

夏、秋二季花开到顶、穗绿时采割，除去杂质，晒干。药材主产于河北、江苏、浙江、江西、湖北、湖南。

药材性状

茎呈方柱形，上部有分枝，长50~80cm，直径0.2~0.4cm；表面淡黄绿色或淡紫红色，被短柔毛；体轻，质脆，断面类白色。叶多已脱落。穗状轮伞花序长2~9cm，直径约0.7cm。花冠多脱落，宿萼钟状，先端5齿裂，淡棕色或黄绿色，被短柔毛；小坚果棕黑色。气芳香，味微涩而辛凉。

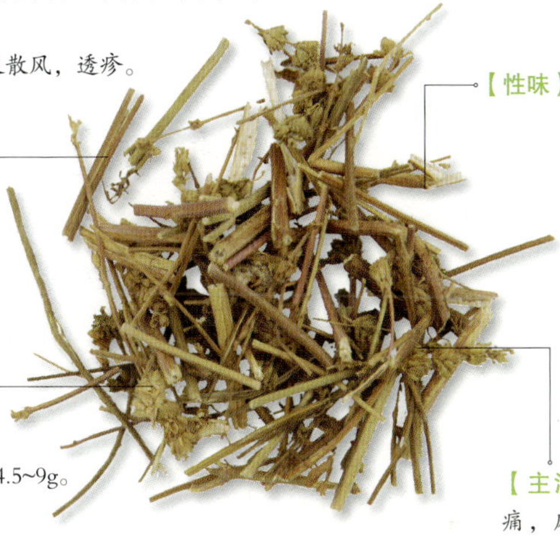

验方

咽喉肿痛	荆芥 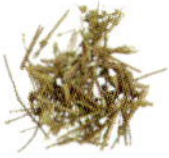 6g + 桔梗 4.5g + 甘草 3g ▶ 水煎服。
麻疹不透	荆芥 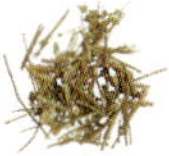 6g + 防风 6g + 浮萍 6g + 芦根 9g + 紫草 9g ▶ 水煎服。
皮肤瘙痒	荆芥 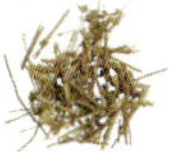 15~30g + 苦参 15~30g ▶ 水煎洗患处。

桂枝

别名 柳桂。

Cinnamomi Ramulus

来源 为樟科植物肉桂*Cinnamomum cassia* Presl的嫩枝。

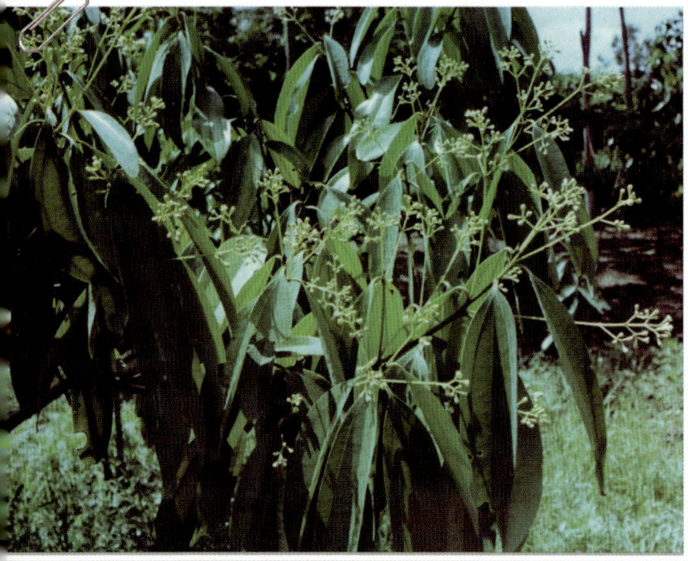

采制

春、夏二季采收，除去叶，晒干，或切片晒干。药材主产于云南、广西、广东、福建。

植物形态

常绿乔木，芳香。树皮灰褐色，幼枝有四棱，被灰黄色茸毛。叶互生或近对生，革质，长椭圆形至近披针形，先端短尖，基部楔形，上面绿色，有光泽，离基三出脉；具叶柄。圆锥花序腋生；花被片6，白色；能育雄蕊 9，3 轮，内轮花丝基部有腺体 2；子房卵形。浆果紫黑色，椭圆形，具浅杯状果托。花期6~8月，果期10月至次年2~3月。多为栽培。

药材性状

枝条呈长圆柱形，多分枝，长30~75cm，粗端直径0.3~1cm。表面红棕色至棕色，有纵棱线、细皱纹及小疙瘩状的叶痕、枝痕和芽痕，皮孔点状。质硬而脆，易折断。切片厚2~4mm，切面皮部红棕色，木部黄白色至浅黄棕色，髓部略呈方形。有特异香气，味甜、微辛，皮部味较浓。

【功能】发汗解肌，温通经脉，助阳化气，平冲降气。

【用法】用量3~10g。孕妇慎用。

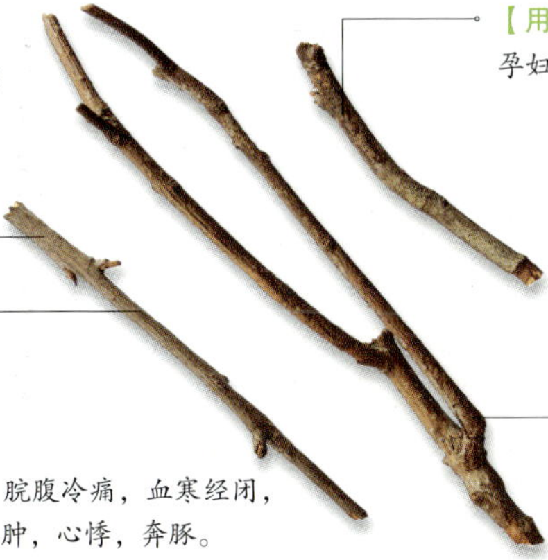

【主治】风寒感冒，脘腹冷痛，血寒经闭，关节痹痛，痰饮，水肿，心悸，奔豚。

【性味】性温，味辛、甘。

验方

感冒风寒，表虚有汗	桂枝 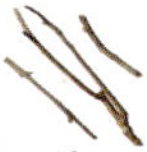 6g	＋ 白芍 6g ＋ 生姜 6g ＋ 大枣 2枚 ＋ 炙甘草 3g ▶ 水煎服。
面神经麻痹	桂枝 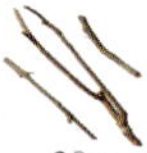 30g	＋ 防风 20g ＋ 赤芍 15g ▶ 水煎趁热擦洗患处，每次20分钟，每日2次，以局部皮肤潮红为度。
窦性心动过缓	桂枝 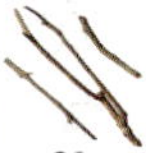 20g	＋ 党参 30g ＋ 炙甘草 10g ▶ 水煎服。

麻黄

Ephedrae Herba

别名 麻黄草。

来源 为麻黄科植物草麻黄*Ephedra sinica* Stapf的草质茎。

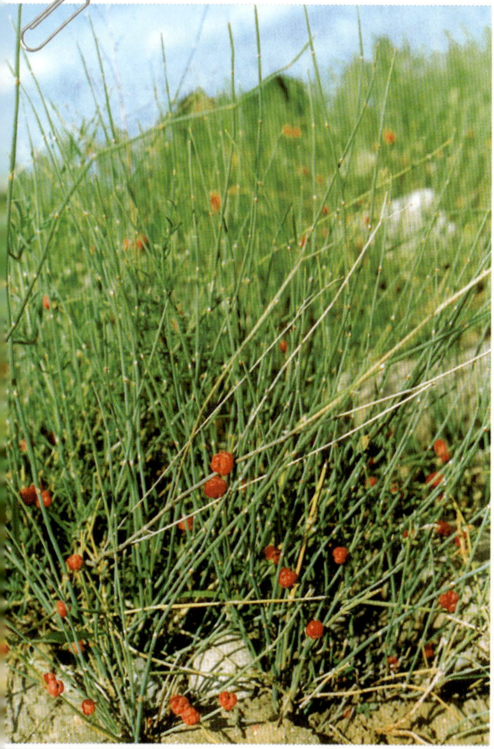

植物形态

草本状小灌木，高20~40cm。木质茎短，常匍匐；草质茎绿色，长圆柱形，直立，节明显，节间长2~6cm，直径约2mm，有不明显的细纵槽纹。鳞叶膜质鞘状，长3~4mm，下部约1/2合生，上部2(3)裂，裂片三角状披针形，先端渐尖，常向外反曲。雌雄异株，雄球花3~5聚成复穗状，顶生；雌球花宽卵形，多单生枝端，雌球花成熟时苞片增大，肉质，红色，成浆果状。种子2，卵形。花期5~6月，种子成熟期7~8月。生于河床、河滩、干草原、固定沙丘。

采制

秋季采割绿色的草质茎，晒干。药材主产于河北、山西、新疆、内蒙古、陕西、宁夏。

药材性状

呈细长圆柱形，少分枝，直径1~2mm。有的带少量棕色木质茎。表面淡绿色至黄绿色，有细纵脊线，触之微有粗糙感。节明显，节间长2~6cm。节上有膜质鳞叶，长3~4mm；裂片2（稀3），锐三角形，先端灰白色，反曲，基部联合成筒状，红棕色。体轻，质脆，易折断，断面略呈纤维性，周边绿黄色，髓部红棕色，近圆形。气微香，味涩、微苦。

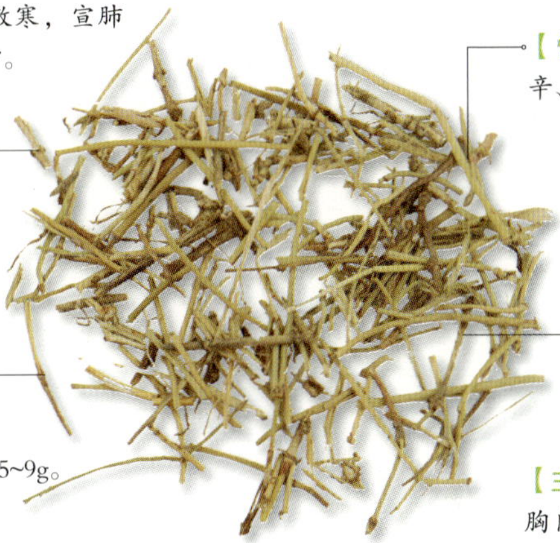

验方

头痛发热，恶风无汗而喘	麻黄 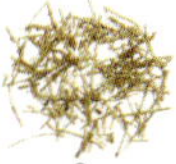 9g ＋ 桂枝 6g ＋ 炙甘草 3g ＋ 杏仁 10g	▶ 煎服发汗。
风痹、四肢疼痛	麻黄 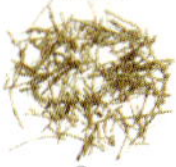 8g ＋ 桂心 3g	▶ 酒煎频服。

附注 同属植物中麻黄*Ephedra intermedia* Schrenk et C. A. Mey.、木贼麻黄*Ephedra equisetina* Bge. 的草质茎同等入药。

紫苏叶

Perillae Folium

别名 白紫苏、香苏、苏麻、赤苏、兴帕夏噶（藏语）。

来源 为唇形科植物紫苏 *Perilla frutescens*（L.）Britt. 的叶（或带嫩枝）。

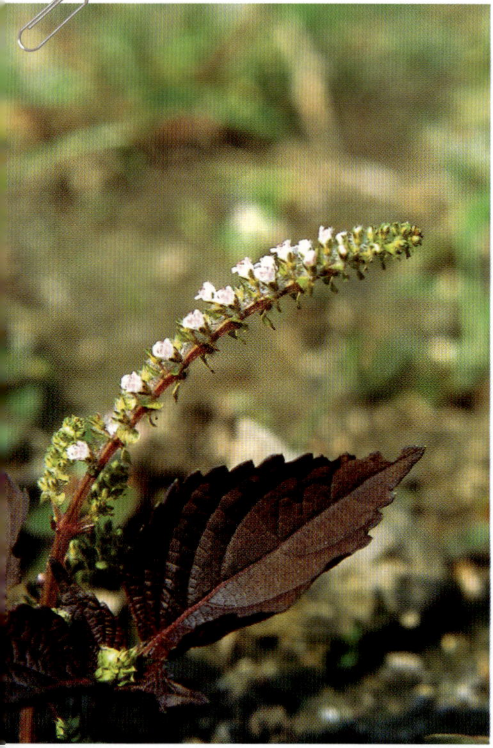

植物形态

一年生草本，高60~90cm。茎呈绿色或紫色，钝四棱形，具四槽，上部有白色长柔毛。叶对生，叶片卵圆形或圆形，长3~9.5cm，宽2~8cm，先端渐尖或尾尖，基部近圆形，边缘有粗锯齿，两面呈紫红色或淡红色，有腺点。轮伞花序2花，组成偏向一侧的假总状花序；苞片卵形，顶端急尖或呈尾状；花萼钟状，外有柔毛及腺点；花冠紫红色或淡红色，花冠筒内有环毛，二唇形，上唇微凹，下唇3裂；雄蕊4。小坚果近球形，黄褐色，有网纹。花期7~8月，果期9~10月。全国有栽培。

采制

夏季枝叶茂盛时采收，除去杂质，晒干。

药材性状

叶片多皱缩卷曲、破碎，边缘具圆锯齿。两面紫色，或上表面绿色、下表面紫色，疏生灰白色毛，下表面有多数凹点状的腺鳞。叶柄长2~7cm，紫色或紫绿色。嫩枝直径2~5mm，紫绿色，断面中部有髓。气清香，味微辛。

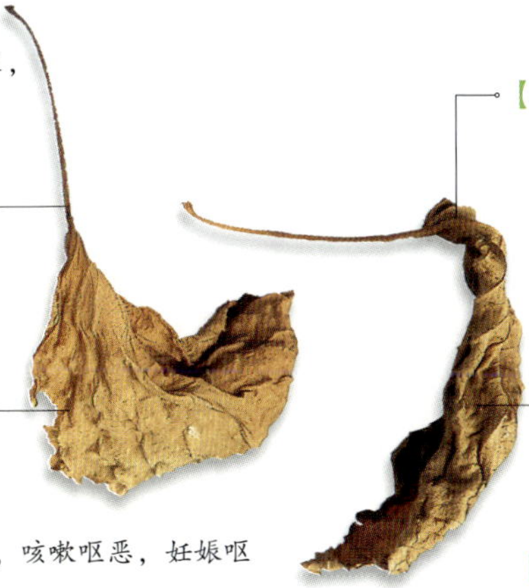

验方

风热感冒	紫苏叶 1500g ＋ 荆芥 1500g ＋ 大青叶 3000g ＋ 鸭跖草 3000g ＋ 四季青 3000g	加水25L，浓煎成每毫升含生药4g的合剂。每次50ml，每日3~4次，口服，病重热甚者可3~4小时服1次。
风寒感冒	紫苏叶 9~15g	水煎服。
乳腺炎	紫苏叶 适量	煎汤频服。

紫苏梗

Perillae Caulis

别名 紫苏茎、苏梗、紫苏杆。

来源 为唇形科植物紫苏*Perilla frutescens*（L.）Britt. 的茎。

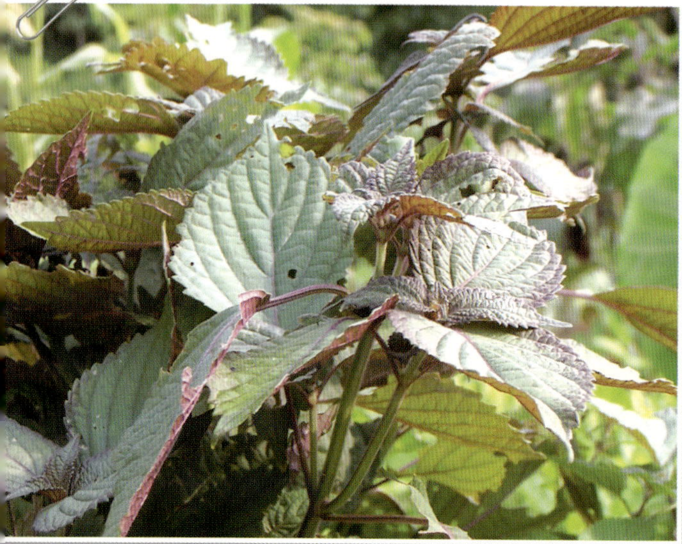

采制

秋季果实成熟后采割，除去杂质，晒干，或趁鲜切片，晒干。

植物形态

参见第20页紫苏叶“植物形态”项。

药材性状

茎呈方柱形，四棱钝圆，长短不一，直径0.5~1.5cm。表面紫棕色或暗紫色，四面有纵沟及细纵纹，节部稍膨大，有对生的枝痕和叶痕。体轻，质硬，断面裂片状。切片厚2~5mm，常呈斜长方形，木部黄白色，射线细密，呈放射状，髓部白色，疏松或脱落。气微香，味淡。

【功能】理气宽中，止痛，安胎。

【性味】性温，味辛。

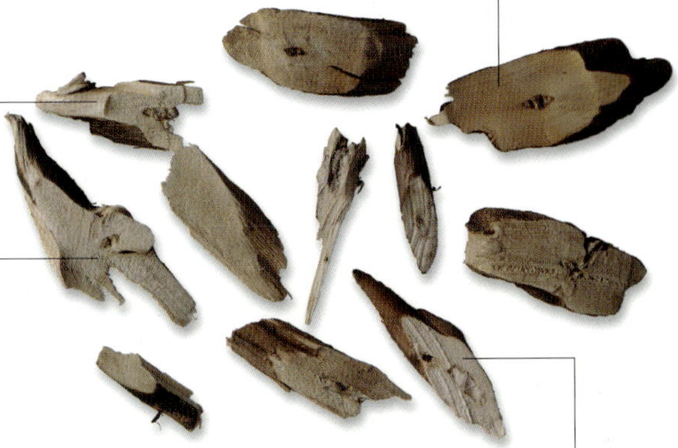

【主治】胸膈痞闷，胃脘疼痛，嗳气呕吐，胎动不安。

【用法】用量5~10g。

验方

胸腹胀闷、恶心呕吐	紫苏梗 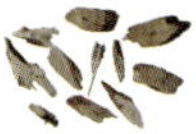 9g ＋ 陈皮 9g ＋ 香附 9g ＋ 莱菔子 9g ＋ 半夏 9g ＋ 生姜 6g ▶ 水煎服。
水肿	紫苏梗 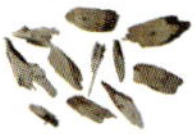 25g ＋ 大蒜根 9g ＋ 老姜皮 16g ＋ 冬瓜皮 16g ▶ 水煎服。
食鱼蟹中毒	紫苏梗 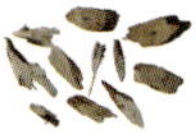 6g ＋ 生姜 3片 ▶ 水煎服。
风热感冒	紫苏梗 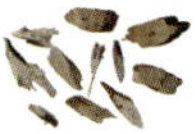 15g ＋ 荆芥 15g ＋ 大青叶 30g ＋ 四季青 30g ＋ 鸭跖草 30g ▶ 加清水500ml，浓煎，每日3~4次。

藁本

别名 西芎、香藁本、土芎、秦芎。

Ligustici Rhizoma et Radix

来源 为伞形科植物藁本 *Ligusticum sinense* Oliv.的根茎和根。

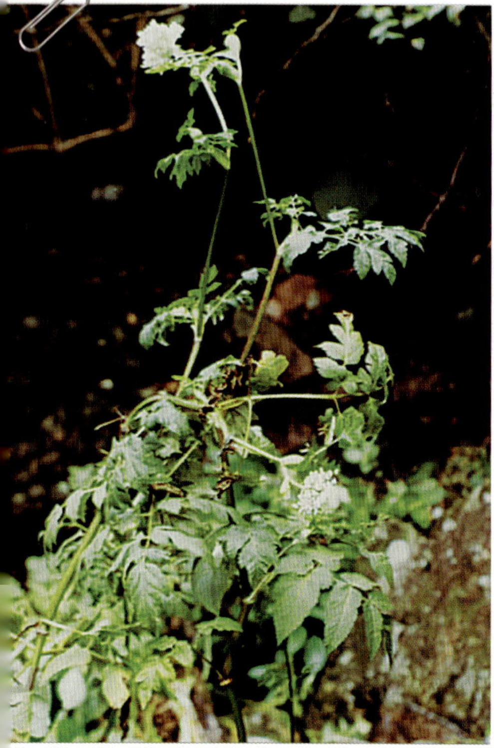

植物形态

多年生草本，高约1m。根茎呈不规则的团块，有多数须根。茎直立，中空，表面有纵棱。基生叶三角形，长8~15cm，2回羽状全裂，最终裂片3~4对，卵形，长2.5~5.5cm，宽1~2.5cm，上面沿脉有乳头状突起，边缘有不整齐的羽状深裂；茎上部叶具扩展叶鞘。复伞形花序顶生，具乳头状粗毛；总苞片和小总苞片线形或分裂；伞幅15~22；花梗20；花小，白色。双悬果宽卵形，长约2mm，宽约1mm，分果有5棱，各棱槽有3油管，合生面有5油管。花期7~8月，果期9~11月。生于山地林缘和林下。

采制

春初刚发芽或秋末茎叶枯萎时采挖，除去泥沙，晒干或烘干。药材主产于陕西、甘肃、湖北、湖南、江西。

药材性状

根茎呈不规则结节状圆柱形，稍扭曲，有分枝，长3~10cm，直径1~2cm。表面棕褐色或暗褐色，粗糙，有纵皱纹，上侧残留数个凹陷的圆形茎基，下侧有多数点状突起的根痕及残根。体轻，质较硬，易折断，断面黄色或黄白色，纤维状。气浓香，味辛、苦、微麻。

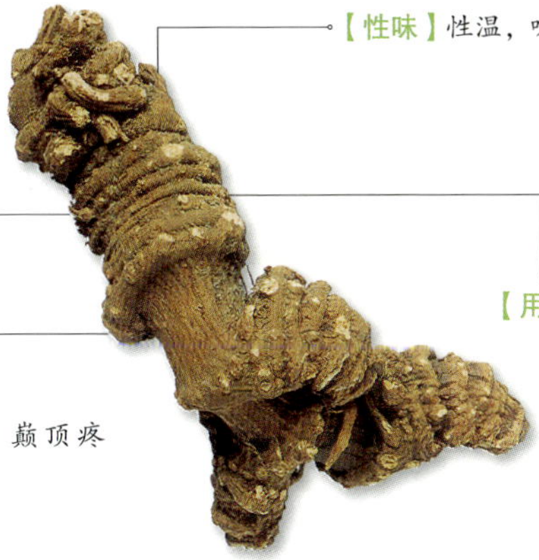

验方

风寒头痛	藁本  9g ＋ 白芷 6g ＋ 防风 9g ＋ 蔓荆子 9g ▶ 水煎服。
风寒脊背酸痛	藁本  10g ＋ 防风 10g ＋ 骨碎补 10g ＋ 桂枝 6g ＋ 威灵仙 9g ＋ 桑枝 10g ▶ 水煎服。
风寒腹痛	藁本  10g ＋ 川楝子 9g ＋ 延胡索 9g ＋ 制香附 9g ＋ 生姜 5g ▶ 水煎服。

附注 同属植物辽藁本 *Ligusticum jeholense* Nakai et Kitag. 的根茎同等入药。

木贼

别名 木贼草、节节草、节骨草、无心草。

Equiseti Hiemalis Herba

来源 为木贼科植物木贼 *Equisetum hiemale* L.的地上部分。

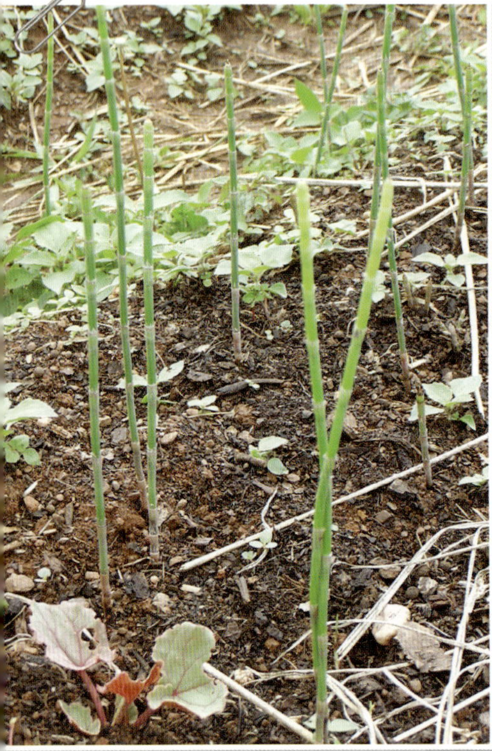

植物形态

根状茎粗短横生，节上轮生黑褐色根。地上茎单一或仅于基部分枝，直立，高30~100cm，中空，有节。叶退化成鞘筒状包在节上，基部和顶部成黑褐色环。孢子囊穗顶生，紧密，矩圆形，顶部有尖头。孢子囊叶盾状六棱形，中央具柄，周围轮列椭圆形的孢子囊。孢子期6~8月。生于山林湿地、灌木林下及沟旁。

采制

夏、秋二季采割，除去杂质，晒干或阴干。药材主产于东北及陕西、湖北。

药材性状

呈长管状，不分枝，长40~60cm，直径0.2~0.7cm。表面灰绿色或黄绿色，有18~30条纵棱，棱上有多数细小光亮的疣状突起；节明显，节间长2.5~9cm，节上着生筒状鳞叶，叶鞘基部和鞘齿黑棕色，中部淡棕黄色。体轻，质脆，易折断，断面中空，周边有多数圆形的小空腔。气微，味甘淡、微涩，嚼之有沙粒感。

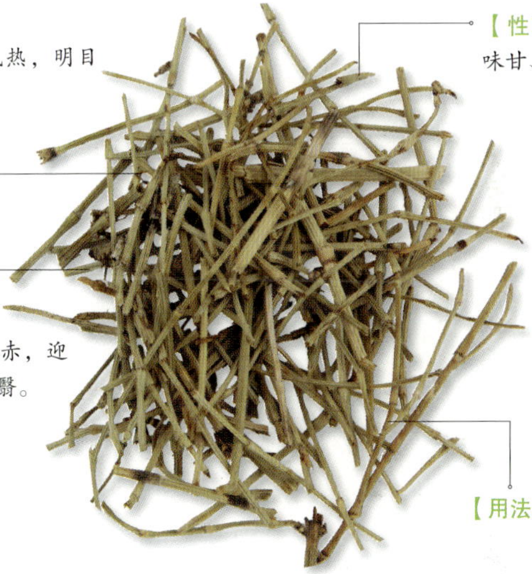

验方

目昏多泪	木贼 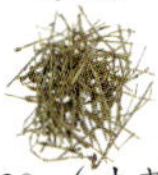 30g（去节）＋ 苍术 30g（泔浸）▶ 共研为末，每次6g。
外感风寒湿邪欲发汗	木贼 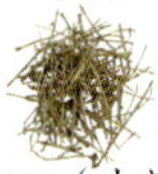 30g（去节）＋ 生姜 15g ＋ 葱白 15g ▶ 水煎取汁，热饮，即汗。
风热目赤、急性黄疸型肝炎	木贼 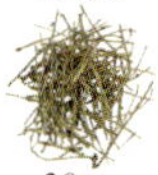 30g ＋ 板蓝根 15g ＋ 茵陈 15g ▶ 水煎服。

牛蒡子
Arctii Fructus

别名 大力子、牛子、恶实、鼠粘子。

来源 为菊科植物牛蒡 *Arctium lappa* L. 的果实。

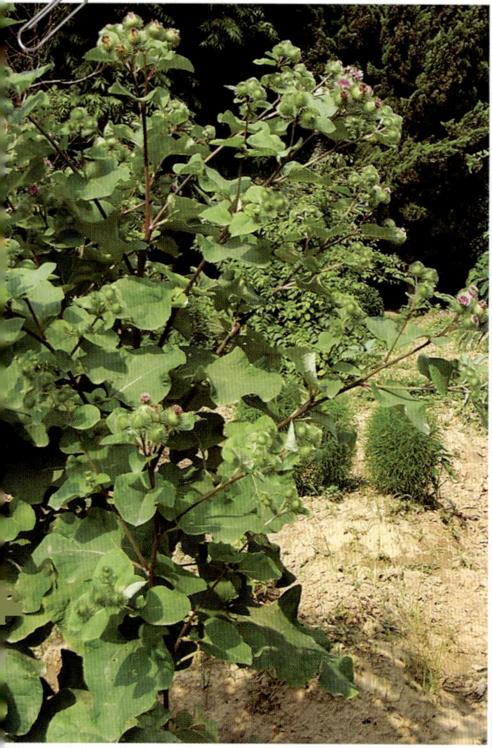

植物形态

二年生大型草本，高1~2m。茎直立，带紫色，上部多分枝。基生叶丛生，大型，有长柄；茎生叶广卵形或心形，长40~50cm，宽30~40cm，边缘微波状或有细齿，基部心形，下面密被白色短柔毛。头状花序多数，排成伞房状；总苞球形，总苞片披针形，先端具短钩；花淡红色，全为管状。瘦果椭圆形，具棱，灰褐色，冠毛短刚毛状。花期6~7月，果期7~8月。生于沟谷林边、荒山草地中；有栽培。

采制

秋季果实成熟时采收果序，晒干，打下果实，除去杂质，再晒干。药材主产于吉林、辽宁、黑龙江、浙江。

药材性状

果实呈长倒卵形，略扁，微弯曲，长5~7mm，宽2~3mm。表面灰褐色，带紫黑色斑点，有数条纵棱，通常中间1~ 2条较明显。顶端钝圆，稍宽，顶面有圆环，基部较窄。果皮较硬，子叶2，淡黄白色，富油性。无臭，味苦后微辛而稍麻舌。

【功能】疏散风热，宣肺透疹，解毒利咽。

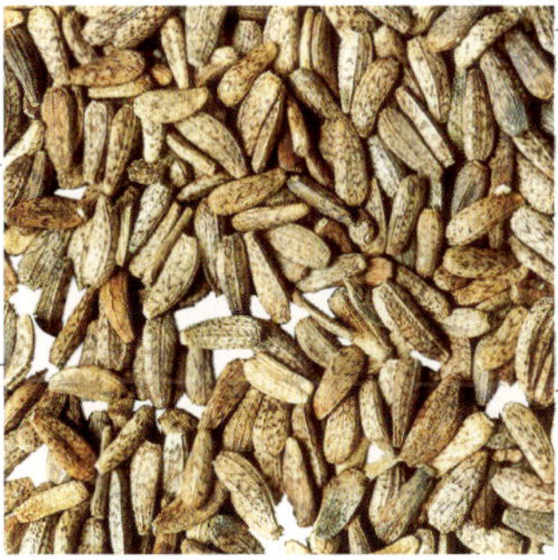

【性味】性寒，味辛、苦。

【主治】风热感冒，咳嗽痰多，麻疹，风疹，咽喉肿痛，痄腮丹毒，痈肿疮毒。

【用法】用量6~12g。

验方

感冒头痛发热、咽喉肿痛	牛蒡子 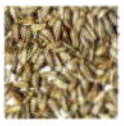 9g + 板蓝根 15g + 薄荷 3g + 甘草 3g ▶ 水煎服。
麻疹不透	牛蒡子 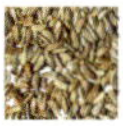 6g + 葛根 6g + 蝉蜕 3g + 荆芥 3g ▶ 水煎服。
流行性腮腺炎、疮痈肿痛	牛蒡子 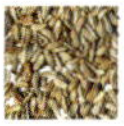 10g + 黄芩 9g + 升麻 12g + 蒲公英 12g ▶ 水煎服。

升麻

别名 绿升麻、西升麻、川升麻。

Cimicifugae Rhizoma

来源 为毛茛科植物升麻 *Cimicifuga foetida* L.的根茎。

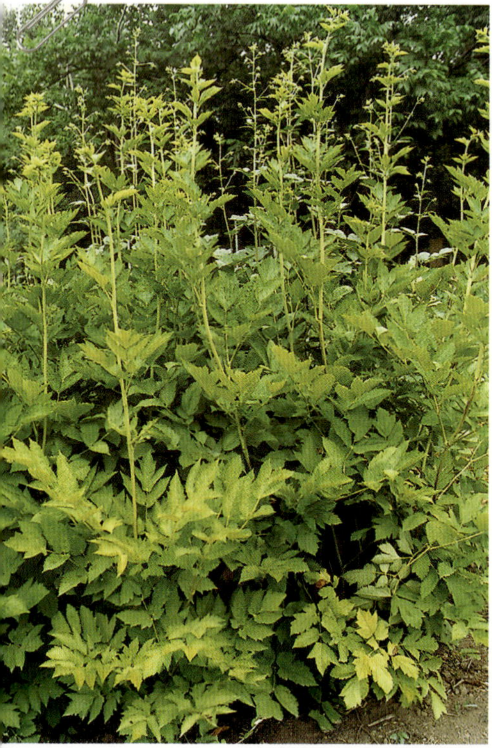

植物形态

多年生草本。茎直立，高1~2m，上部分枝。下部茎生叶具有长柄，叶片三角形或菱形，2~3回三出羽状全裂，叶下表面沿脉疏被白茸毛或全部密被白色绵毛；茎上部的叶较小，具短柄或近无柄，常1~2回三出或羽状全裂。圆锥花序，具分枝3~20条，花序轴和花梗密被灰色或锈色的腺毛及短毛；花两性，萼片5，花瓣状；雄花多数；心皮2~5。蓇葖果长圆形，被贴伏的柔毛，顶端有短喙。种子具膜质鳞翅。花期7~9月，果期8~10月。生于山地林缘、林中或路旁草丛中。

采制

秋季采挖，晒干，除去须根。药材主产于陕西、四川、青海。

药材性状

根茎为不规则的长形块状，多分枝，呈结节状，长10~20cm，直径2~4cm。表面黑褐色或棕褐色，粗糙不平，有坚硬的细须根残留，上面有数个圆形空洞的茎基痕，洞内壁显网状沟纹；下面凹凸不平，具须根痕。体轻，质坚硬，不易折断，断面不平坦，有裂隙，纤维性，黄绿色或淡黄白色。气微，味微苦而涩。

【功能】发表透疹，清热解毒，升举阳气。

【性味】性微寒，味辛、微甘。

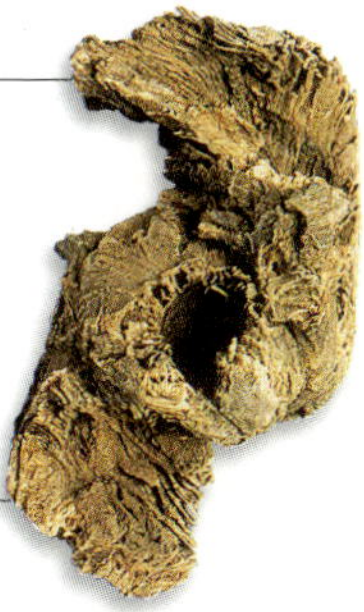

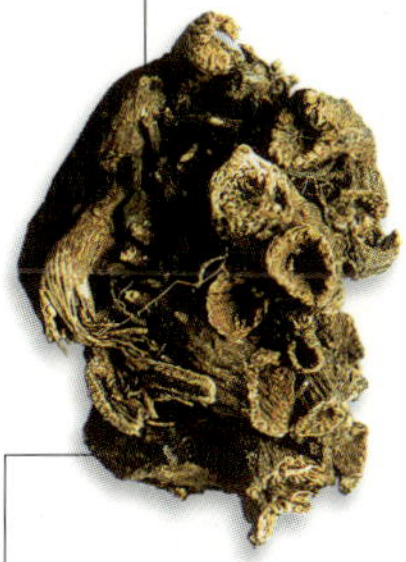

【主治】风热头痛，咽喉肿痛，麻疹不透，脱肛，子宫脱垂。

【用法】用量3~9g。

验方

扁桃体炎、腮腺炎	升麻 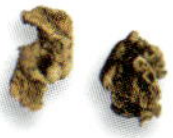 5g ⊕ 葛根 5g ⊕ 桔梗 5g ⊕ 薄荷 5g ⊕ 前胡 8g ⊕ 栀子 8g ⊕ 黄芩 10g ⊕ 炒牛蒡子 10g ⊕ 川芎 10g ⊕ 甘草 3g ▶ 水煎服。
口腔溃疡	升麻 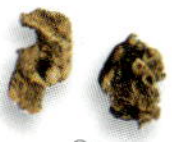 9g ⊕ 金银花 15g ⊕ 爵床 15g ⊕ 积雪草 15g ▶ 水煎服。
脱肛	升麻 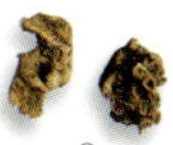 9g ⊕ 枳壳 9g ⊕ 仙鹤草根 30g ⊕ 猪大肠 60g ▶ 水炖服。

附注 同属植物大三叶升麻 *Cimicifuga heracleifolia* Kom.和兴安升麻 *Cimicifuga dahurica* (Turcz.) Maxim.的根茎同等入药。

苦丁茶

Ilicis Latifoliae Folium

别名 大叶茶、苦灯茶。

来源 为冬青科植物大叶冬青*Ilex latifolia* Thunb. 的叶。

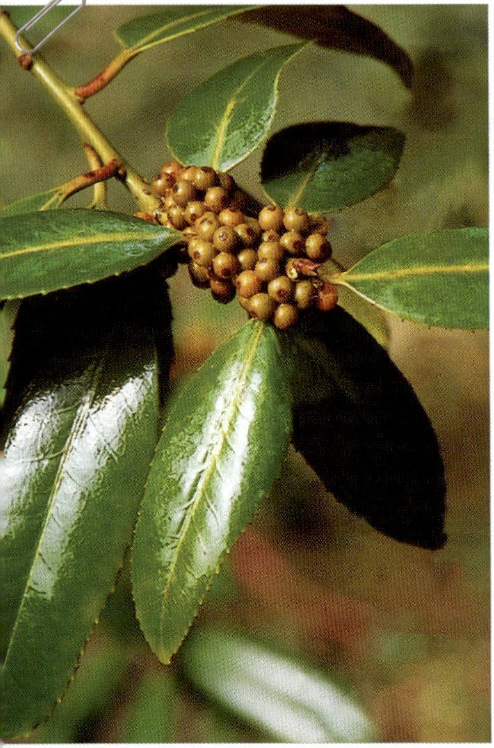

植物形态

常绿乔木。枝条粗大，平滑，新枝有棱角。叶革质而厚，螺旋状互生，长椭圆形或卵状长椭圆形，先端锐尖或稍圆，基部钝，边缘有疏齿，上面光泽，下面主脉突起。聚伞花序，多数密集在上部叶腋；雄花序有花1~3朵，雌花序则仅有1花；苞片卵形，多数；萼4裂，裂片卵形，有缘毛，黄绿色；花瓣4，椭圆形，基部愈合；雄花有雄蕊4，较花瓣长，中央有退化子房，两性花中雄蕊与花瓣等长，子房球状卵形。核果球形，成熟后红色。花期4~5月，果期10月。生于山坡、竹林、灌木丛中。分布于长江下游各省及福建。

采制

全年可采收，除去杂质，干燥。

药材性状

叶呈卵状长圆形，革质，不皱缩，有的纵向微卷曲。上面黄绿色或灰绿色，有光泽，下面黄绿色。味微苦。

【功能】散风热，清头目，除烦渴。

【性味】性大寒，味苦、甘。

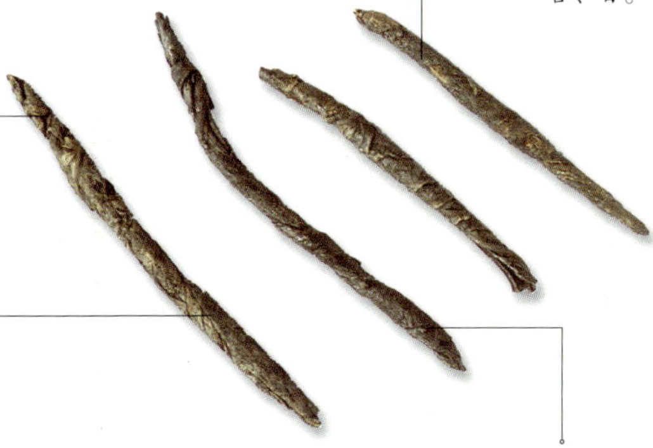

【用法】用量15~30g。

【主治】肾虚耳鸣，头痛，齿痛，目赤，咯血，热病烦渴，痢疾。

验方

高血压	苦丁茶 9g + 槲寄生 15g + 荷叶 15g + 钩藤 15g + 菊花 12g ▶ 水煎服。
风热头痛、牙痛	苦丁茶 9g + 石膏 20g ▶ 水煎服。
热病烦渴	苦丁茶 9g + 芦根 15g ▶ 水煎服。

柴胡

Bupleuri Radix

别名 北柴胡、柴草、狗头柴胡、硬叶柴胡。

来源 为伞形科植物柴胡*Bupleurum chinense* DC.的根，习称“北柴胡”。

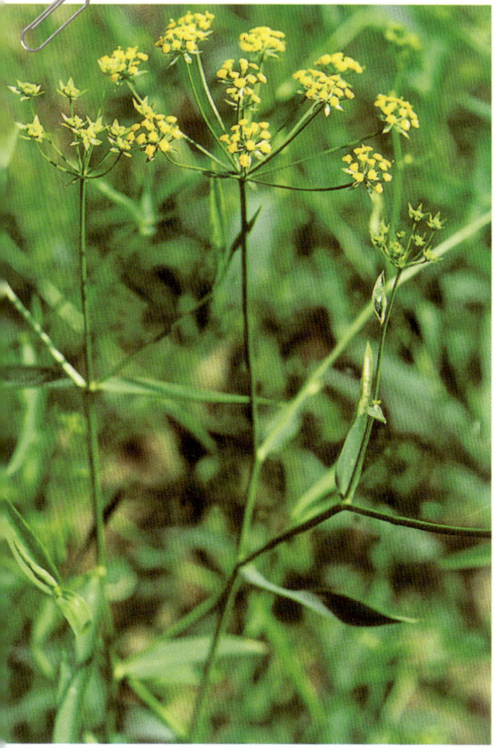

植物形态

多年生草本，高45~70cm。茎丛生或单生，上部多分枝。基生叶倒披针形或狭椭圆形，早枯；中部叶倒披针形或宽线状披针形，长3~11cm，宽0.6~1.6cm，有7~9条纵脉，下面具粉霜。复伞形花序的总花梗细长；总苞片无或2~3，狭披针形；伞幅4~7；小总苞片5；花梗5~10；花鲜黄色。双悬果宽椭圆形，长约3mm，宽约2mm，棱狭翅状。花期8~9月，果期9~10月。生于向阳山坡、路边或草丛中。

采制

春、秋二季采挖，除去茎叶和泥沙，干燥。药材主产于河北、河南、辽宁、湖北、陕西。

药材性状

根圆柱形或圆锥形，常有分枝，长6~15cm，直径0.3~0.8cm。根头膨大，顶端残留3~15个茎基或短纤维状叶基，下部分枝。表面黑褐色或浅棕色，近根头部有横皱纹，渐至下部有不规则纵皱纹，并有细小支根痕。质硬而韧，断面显纤维性，皮部浅棕色，木部黄白色。气微香，味微苦。

【功能】疏散退热，疏肝解郁，升举阳气。

【用法】用量3~10g 。

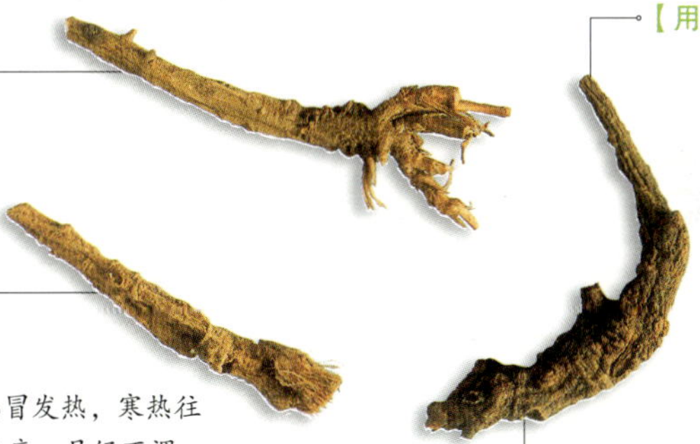

【主治】感冒发热，寒热往来，胸胁胀痛，月经不调，子宫脱垂，脱肛。

【性味】性微寒，味辛、苦。

验方

肋间神经痛	柴胡 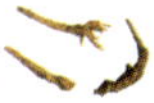 9g ＋ 僵蚕 9g ＋ 桑寄生 10g ＋ 鸡矢藤 15g ＋ 鬼针草 15g ▶ 水煎服。
复发性口腔溃疡	柴胡 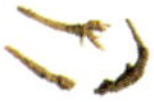 9g ＋ 鱼腥草 15g ＋ 一点红 15g ＋ 积雪草 15g ▶ 水煎服。
乳腺小叶增生	柴胡 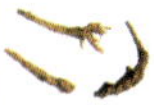 9g ＋ 丝瓜络 9g ＋ 郁金 9g ＋ 丹参 9g ＋ 枳壳 9g ▶ 水煎服。

附注 同属植物狭叶柴胡*Bupleurum scorzonerifolium* Willd.的根同等入药，习称“南柴胡”。

桑叶

Mori Folium

别名 冬桑叶、霜桑叶。

来源 为桑科植物桑*Morus alba* L. 的叶。

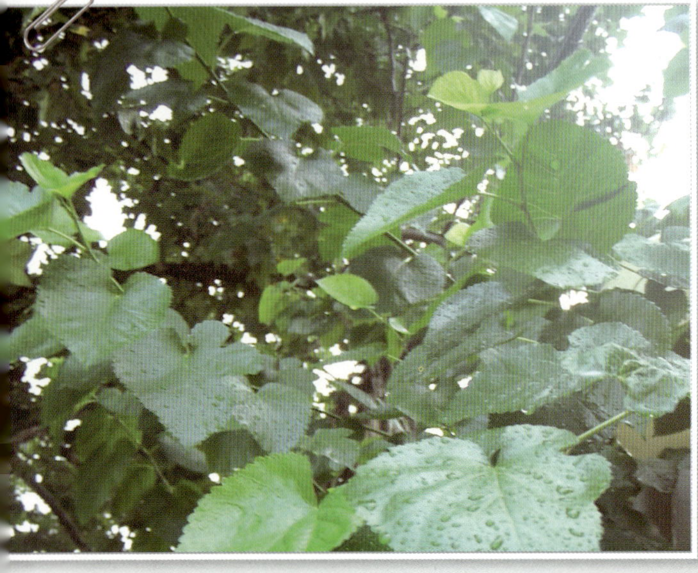

采制

初霜后采收，除去杂质，晒干。

植物形态

小乔木或灌木，高达15m。树皮灰黄色或黄褐色；幼枝有毛。叶互生，卵形至阔卵形，长6~15cm，宽4~12cm，先端尖或钝，基部圆形或近心形，边缘有粗齿，上面无毛，有光泽，下面绿色，脉上有疏毛，脉腋间有簇毛；叶柄长1~2.5cm。雌雄异株，柔荑花序腋生；雄花序早落；雌花序长1~2cm，花柱不明显或无，柱头2裂。聚花果（桑椹）熟时紫黑色或红色。花期4~5月，果期6~7月。生于山林或路旁。全国有栽培。

药材性状

多皱缩，破碎，完整者有柄。叶片上表面黄绿色或浅黄棕色，有的有小疣状突起；下表面色较浅，叶脉突起，小脉网状，脉上被疏毛，脉基具簇毛。质脆。气微，味淡、微苦、涩。

【功能】疏散风热，清肺润燥，清肝明目。

【性味】性寒，味甘、苦。

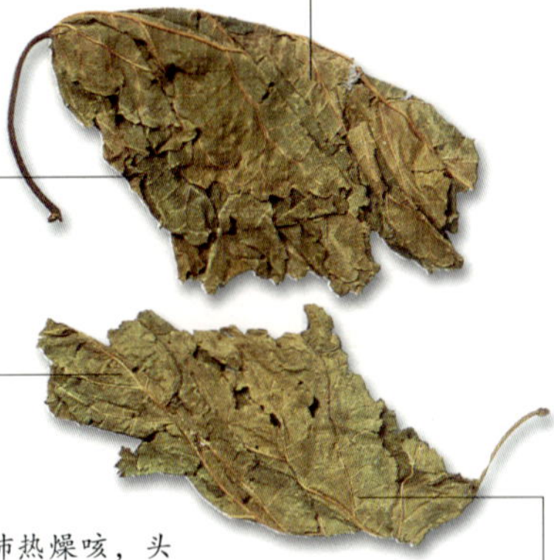

【主治】风热感冒，肺热燥咳，头痛头晕，目赤昏花。

【用法】用量4.5~9g。

验方

夜间盗汗	桑叶 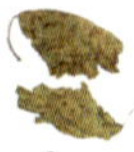 9g ▶ 研细末，米汤送服。每日1剂，连服3~5日。
头目眩晕	桑叶 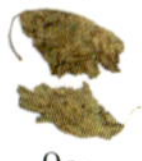 9g ＋ 菊花 9g ＋ 枸杞子 9g ＋ 决明子 6g ▶ 水煎代茶饮。
外感发热、咽痛	桑叶 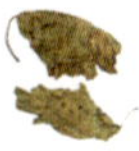 9g ＋ 菊花 9g ＋ 薄荷 3g ▶ 水煎服。

蝉蜕

别名 蝉、蝉壳、知了壳、蝉衣、蝉退。

Cicadae Periostracum

来源 为蝉科昆虫黑蚱*Cryptotympana pustulata* Fabricius的若虫羽化时脱落的皮壳。

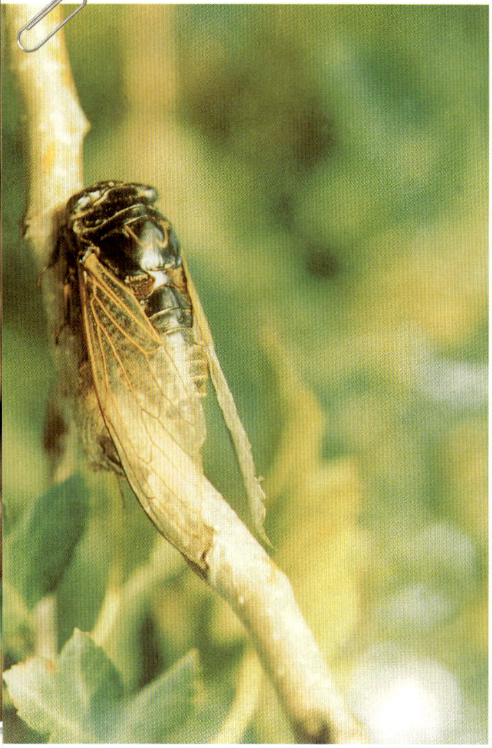

动物形态

常见昆虫。雄虫体长而宽大，雌虫稍短；黑色，有光泽。头部横宽，中央向下凹陷，颜面顶端及侧缘淡黄褐色。复眼1对，大而横宽，呈淡黄褐色；单眼3个，位于复眼中央，排列呈三角形。触角短小。胸背板有淡赤褐色的锥形斑。翅2对，透明有反光。雄虫具鸣器，雌虫则无。足3对，淡黄褐色，关节处均黑色。腹部各节黑色。雄虫腹盖发达，腹部分散淡黄褐色斑点。雌虫腹盖不发达，产卵器显著。成虫多栖于柳、杨、枫杨及苹果、梨、桃、杏等阔叶树木上。全国大部地区均有分布。

采制

夏、秋二季收集，除去泥沙，晒干。药材主产于山东、河北、河南、江苏、浙江等地。

药材性状

略呈椭圆形而弯曲，长约3.5cm，宽约2cm。表面黄棕色，半透明，有光泽。头部有丝状触角1对，多已脱落，复眼突出。额部先端突出，口吻发达，上唇宽短，下唇伸长成管状。胸部背面呈“十”字形裂开，裂口向内卷曲，脊背两旁具有小翅2对；腹部具有足3对，被黄棕色细毛。腹部钝圆，共9节。体轻，中空，易碎。无臭，味淡。

【功能】散风除热，利咽，透疹，退翳，解痉。

【用法】用量3~6g。

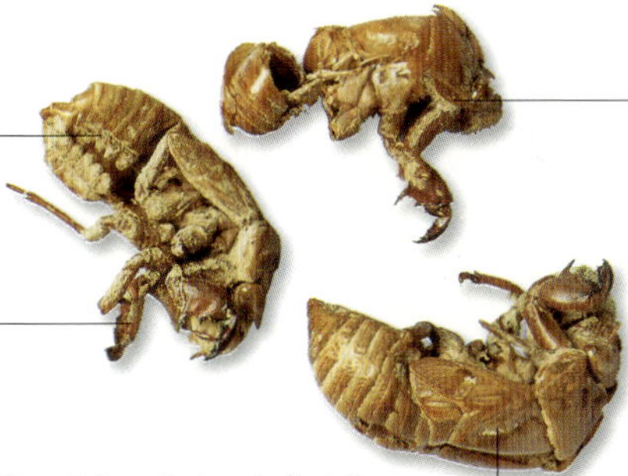

【主治】风热感冒，咽痛，喑哑，麻疹不透，风疹瘙痒，目赤翳障，惊风抽搐，破伤风。

【性味】性寒，味甘。

验方

急性气管炎咳嗽失音	蝉蜕 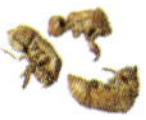 5g + 桔梗 5g + 牛蒡子 10g + 甘草 3g ▶ 水煎服，每日3次。
麻疹不透	蝉蜕 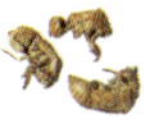 5g + 葛根 5g + 薄荷 5g + 连翘 10g + 牛蒡子 10g ▶ 水煎服。
急性喉炎嗓子痒、声音嘶哑、咳嗽	蝉蜕 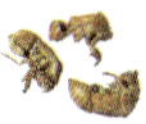 6g + 牛蒡子 6g + 生甘草 6g ▶ 水煎服。

薄荷

别名 人丹草、蕃荷菜。

Menthae Haplocalycis Herba

来源 为唇形科植物薄荷*Mentha haplocalyx* Briq. 的地上部分。

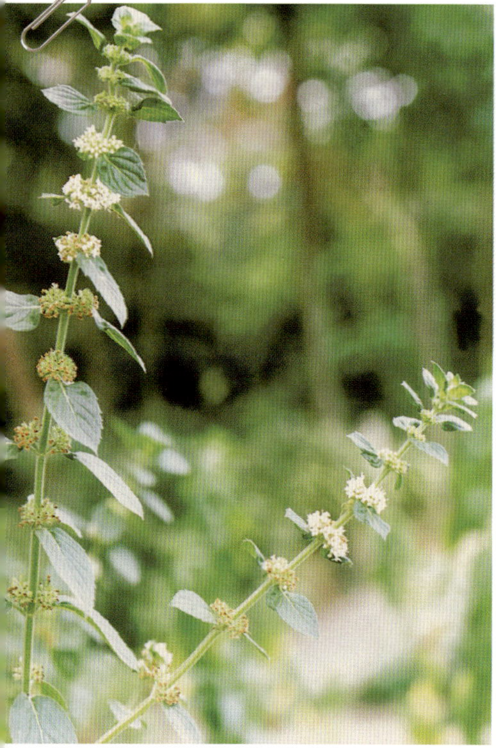

植物形态

多年生草本，高10~80cm，全株有香气。根茎匍匐。茎直立，方形，有分枝，具倒生柔毛。叶对生，披针形、卵形或长圆形，先端锐尖或渐尖，基部楔形，边缘有细锯齿，两面疏生短柔毛及腺鳞。轮伞花序腋生；苞片披针形或线状披针形，有缘毛；花萼钟形，外被柔毛和腺鳞，具10脉，5齿裂；花冠青紫色、淡红色或白色，冠檐4裂，上裂片顶端2裂，较大；雄蕊4。小坚果卵形。花期8~10月，果期9~11月。江苏、河南、安徽、江西有大面积栽培。

采制

夏、秋二季茎叶茂盛或花开至3轮时，于晴天分次采割，晒干或阴干。

药材性状

茎呈方柱形，有对生分枝，长15~40cm，直径0.2~0.4cm；表面紫棕色或淡绿色，棱角处具茸毛，节间长2~5cm；质脆，断面白色，髓部中空。叶对生，有短柄；叶片皱缩卷曲，完整者展平后呈宽披针形、长椭圆形或卵形，长2~7cm，宽1~3cm；上表面深绿色，下表面灰绿色，稀被茸毛，有凹点状腺鳞。轮伞花序腋生，花萼钟状，先端5齿裂，花冠淡紫色。揉搓后有特殊清凉香气，味辛凉。

【功能】宣散风热，清头目，透疹。

【性味】性凉，味辛。

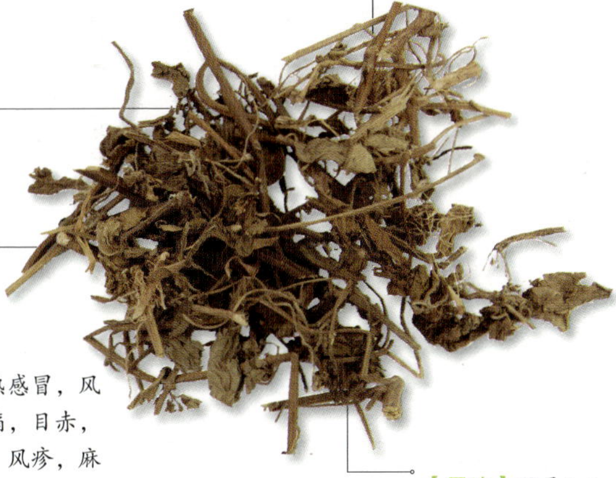

【主治】风热感冒，风温初起，头痛，目赤，喉痹，口疮，风疹，麻疹，胸胁胀闷。

【用法】用量3~6 g，入煎剂宜后下。

验方

慢性荨麻疹	薄荷 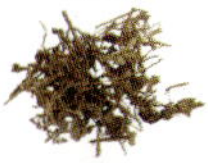 15g	+ 桂圆干 6粒	▶ 水煎服，每日2次，连服2~4周。
急性乳腺炎	薄荷 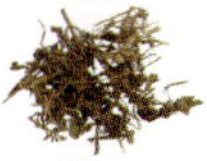 60g	+ 橘叶 60g	▶ 水煎，过滤，用毛巾浸药汁热敷患处，每日1剂，早晚各热敷1次。
上呼吸道感染，咽喉肿痛	薄荷 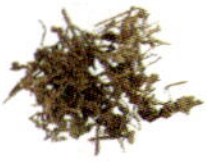 15g	+ 桑叶 15g + 连钱草 15g	▶ 水煎服。

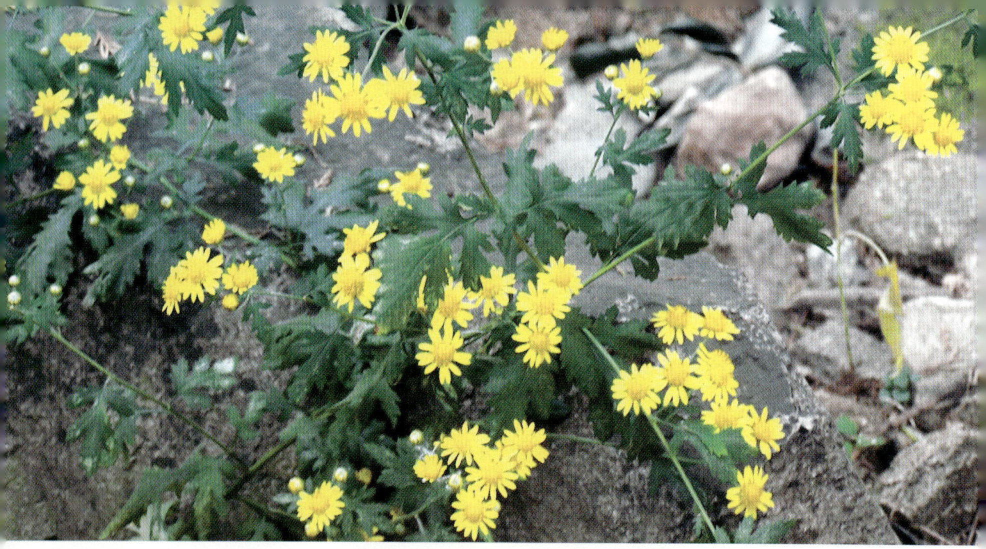
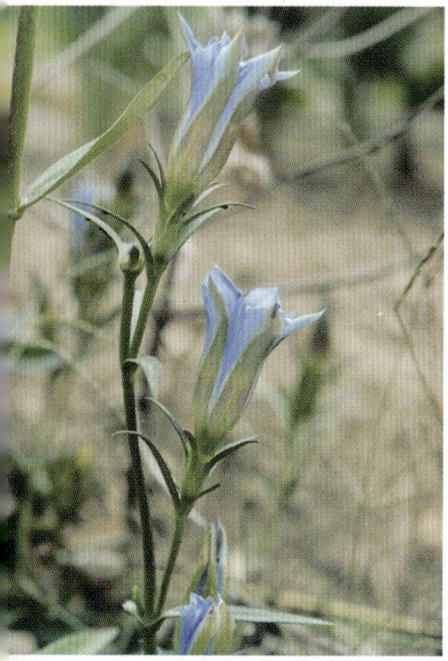
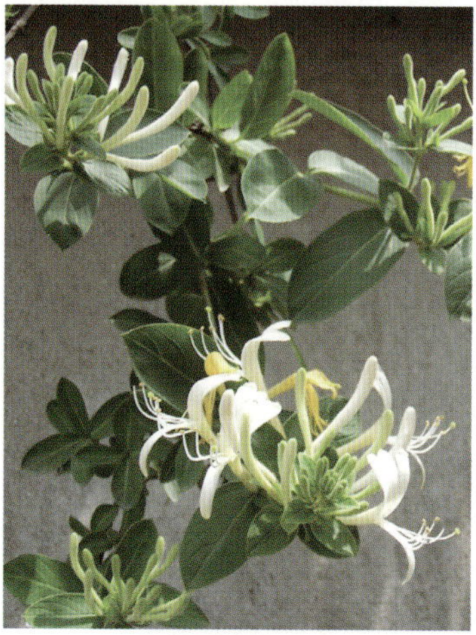
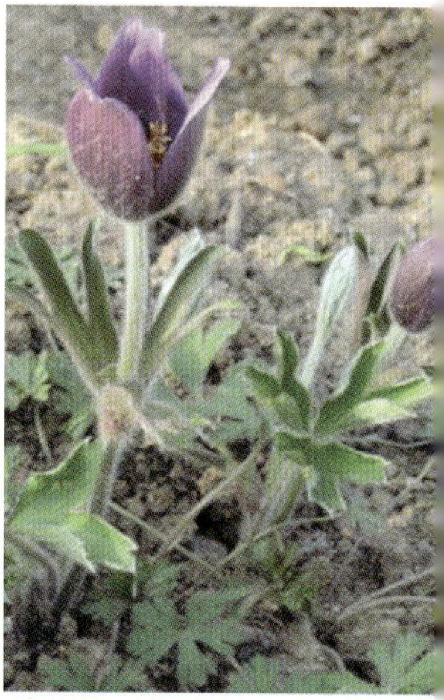
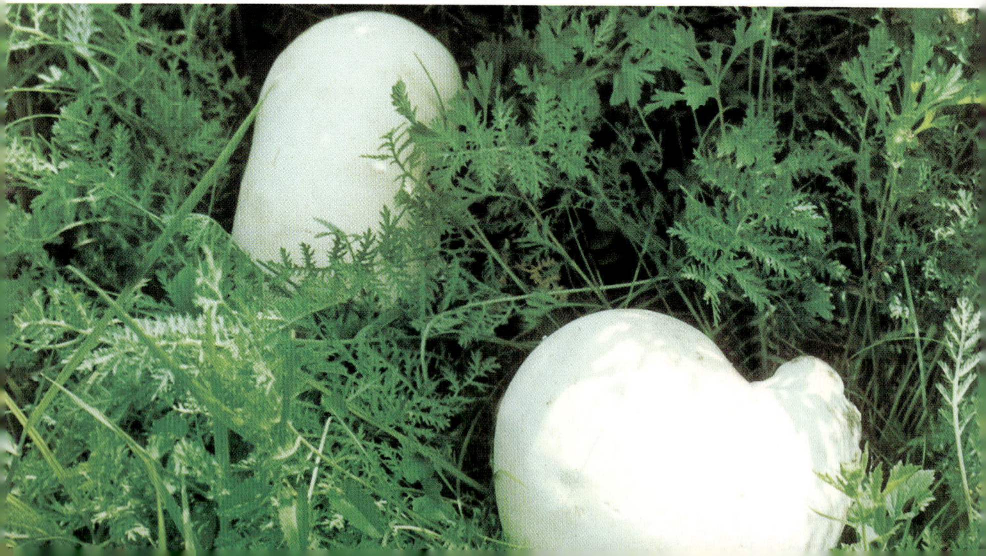

第二章

清热药

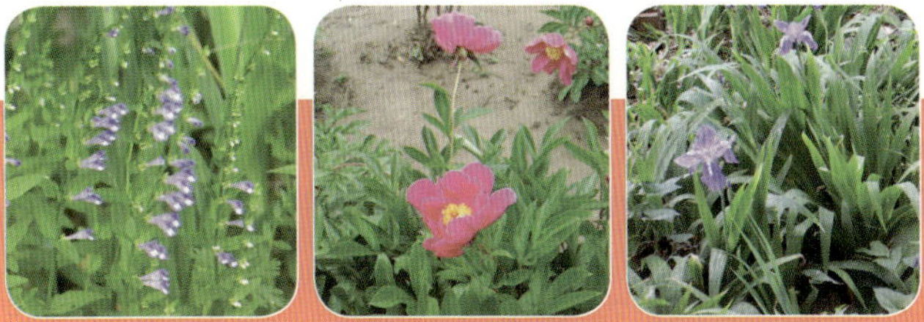

清热药是以清解里热、治疗里热证为主的药物。清热药性属寒凉，以“热者寒之”为治疗法则，通过清热泻火、燥湿、凉血、解毒及清虚热等不同作用，使人体内的热毒得以清解，以达到治疗热病的效果。部分清热药还兼有散风热、明目、化痰、利胆、生津止渴、杀虫止痒、解暑等作用。本类药物适用于肺热喘咳、胃火牙痛、黄疸、高热不退、疮疡肿痛、神昏谵语、盗汗以及虫蛇咬伤等症。

土茯苓

Smilacis Glabrae Rhizoma

别名 冷饭团、硬饭头、红土苓。

来源 为百合科植物光叶菝葜*Smilax glabra* Roxb.的根茎。

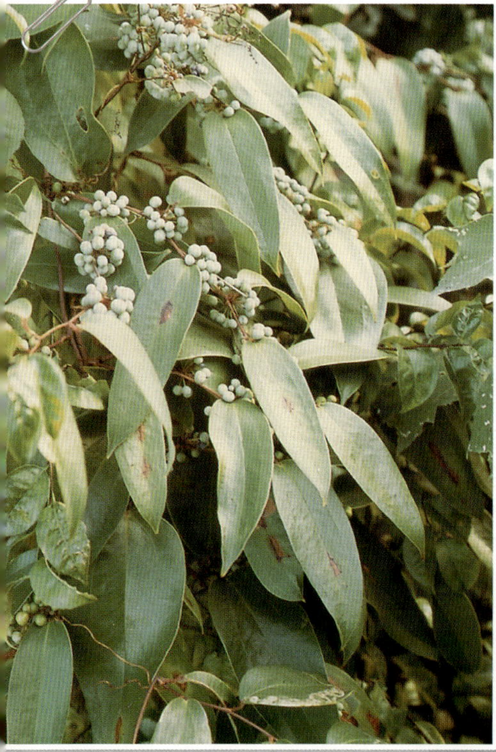

植物形态

常绿攀缘状灌木。茎无刺。叶互生，薄革质，长圆形至椭圆状披针形，长5~12cm，宽1~5cm，先端渐尖，全缘，下面通常绿色，有时略有白粉，基出脉3条，有卷须。花单性异株，腋生伞形花序；花被片6，内轮细小，白色或黄绿色；雄花雄蕊6；雌花具退化雄蕊，子房上位。浆果球形，红色，外被白粉。花期7~8月，果期9~10月。生于山坡或林下。

采制

夏、秋二季采挖，除去须根，洗净，干燥，或趁鲜切成薄片，干燥。药材主产于广东、湖南、湖北、浙江、江苏、四川。

药材性状

根茎略呈圆柱形，稍扁或呈不规则条块，有结节状隆起，具短分枝，长5~22cm，直径2~5cm。表面黄棕色或灰褐色，凹凸不平，有坚硬的须根残基，分枝顶端有圆形的芽痕。质坚硬。切片呈长圆形或不规则，切面类白色至淡红棕色，粉性，可见点状维管束及多数小亮点。无臭，味微甘、涩。

【功能】除湿，解毒，通利关节。

【性味】性平，味甘、淡。

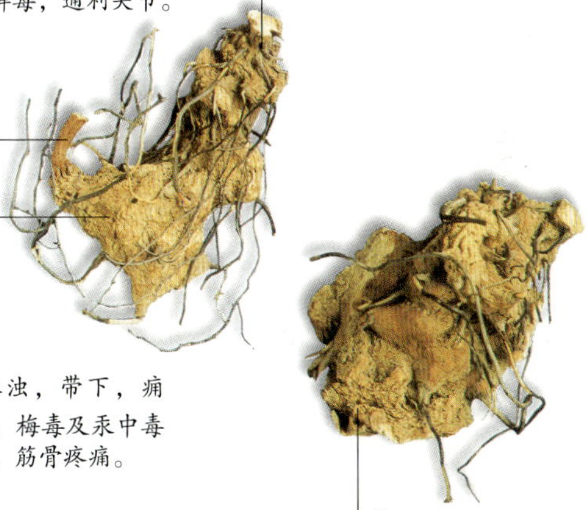

【主治】湿热淋浊，带下，痈肿，瘰疬，疥癣，梅毒及汞中毒所致的肢体拘挛，筋骨疼痛。

【用法】用量15~60g。

验方

疔疮疖肿	土茯苓 24g ＋ 蒲公英 24g ＋ 金银花 15g ＋ 一点红 24g ▶ 水煎服。
过敏性皮炎	土茯苓 30g ＋ 苍耳子 10g ＋ 豨莶草 15g ＋ 芋环干 15g ＋ 杠板归 20g ▶ 水煎服。
梅毒	土茯苓 30g ＋ 鬼针草 30g ＋ 连翘 15g ＋ 一枝黄花 30g ▶ 水煎服。

山豆根

别名 广豆根、小黄连。

Sophorae Tonkinensis Radix et Rhizoma

来源 为豆科植物越南槐*Sophora tonkinensis* Gapnep. 的根及根茎。

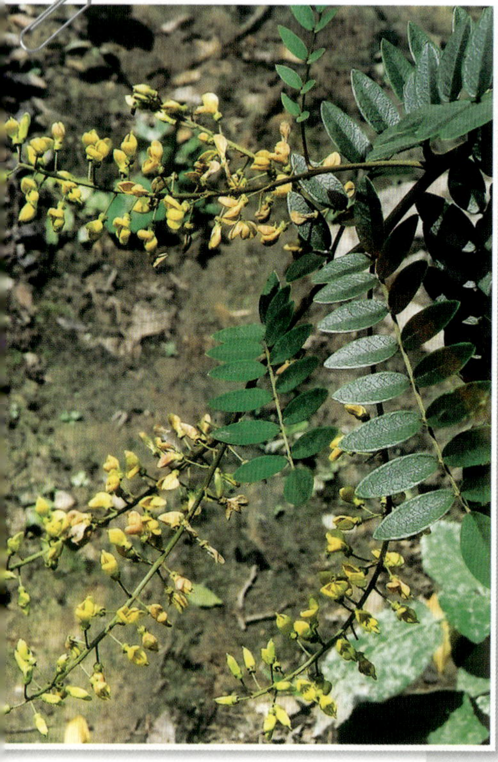

植物形态

灌木，高1~2m。羽状复叶互生；小叶11~17，卵形或长圆状卵形，长1~2.5cm，宽0.5~1.5cm，顶端一小叶较大，上面疏生短柔毛，下面密生灰棕色短柔毛；小叶柄短，被毛。总状花序顶生及腋生，有毛；花萼阔钟形；花冠蝶形，黄白色；雄蕊10；子房密生柔毛，花柱弯曲，柱头上簇生长柔毛。荚果连珠状。花期5~6月，果期7~8月。生于石灰岩山地或岩石缝中。

采制

秋季采挖，除去地上茎叶，晒干。

药材主产于广西。

药材性状

根茎呈不规则结节状，顶端残留茎基或茎痕，其下着生数条根。根呈长圆柱形，略弯曲，长10~35cm，直径0.3~1.5cm；表面棕色至棕黑色，有纵皱纹及横长皮孔。质坚硬，断面皮部淡棕色，木部黄白色。微有豆腥气，味极苦。

【功能】清热解毒，消肿利咽。

【性味】性寒，味苦；有毒。

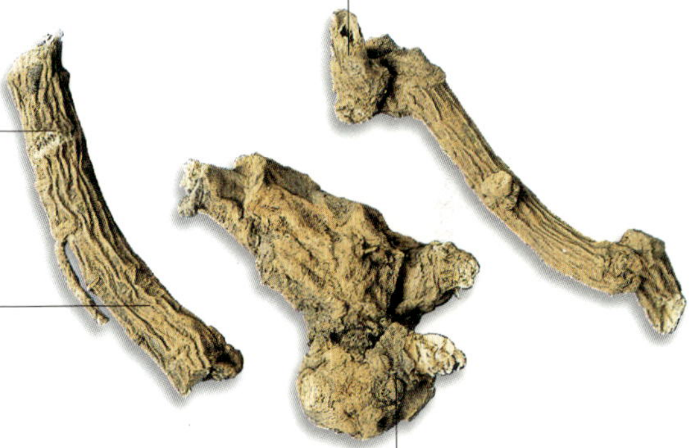

【主治】火毒蕴结，咽喉肿痛，齿龈肿痛。

【用法】用量3~6g。

验方

急性咽炎	山豆根 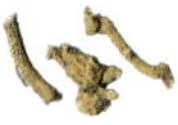 6g ＋ 金银花 10g ＋ 甘草 3g ▶ 水煎服。
急性扁桃体炎	山豆根 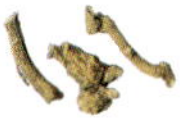 6g ＋ 牛蒡子 9g ＋ 射干 9g ＋ 爵床 15g ＋ 大青叶 15g ＋ 金银花 15g ▶ 水煎服。
咳嗽痰黄	山豆根 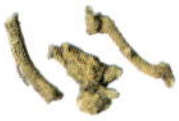 6g ＋ 浙贝母 10g ＋ 桔梗 9g ＋ 鱼腥草 15g ＋ 枇杷叶 15g ▶ 水煎服。

马勃

别名 灰包、马粪包。

Lasiosphaera Calvatia

来源 为马勃科真菌脱皮马勃*Lasiosphaera fenzlii* Reich.的子实体。

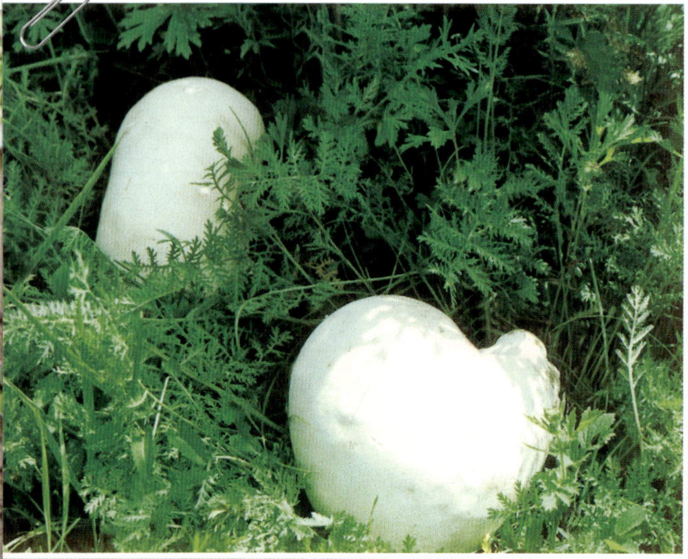

采制

夏、秋二季采收，晒干。药材产于安徽、湖北、湖南、甘肃、新疆、贵州。

植物形态

子实体近球形至长圆形，直径15~20cm，无不孕基部。包被2层，薄而易于消失，外包被成碎片地与内包被脱离，内包被纸质，浅烟色，成熟后全部消失，仅遗留下一团孢体。孢体紧密，有弹性，灰褐色，后渐退为浅烟色。孢丝长，互相交织，有分枝，浅褐色，直径2~4.5μm。孢子球形，直径4.5~5μm，壁有小刺，褐色。夏、秋季生长在草地上。

药材性状

呈扁球形或类球形，无不孕基部，直径15~20cm。包被灰棕色至黄褐色，纸质，常破碎呈块片状，或已全部脱落。孢体灰褐色或浅褐色，紧密，有弹性，用手撕之，内有灰褐色棉絮状的丝状物。触之则孢子呈尘土样飞扬，手捻有细腻感。臭似尘土，无味。

【功能】清肺利咽，止血。

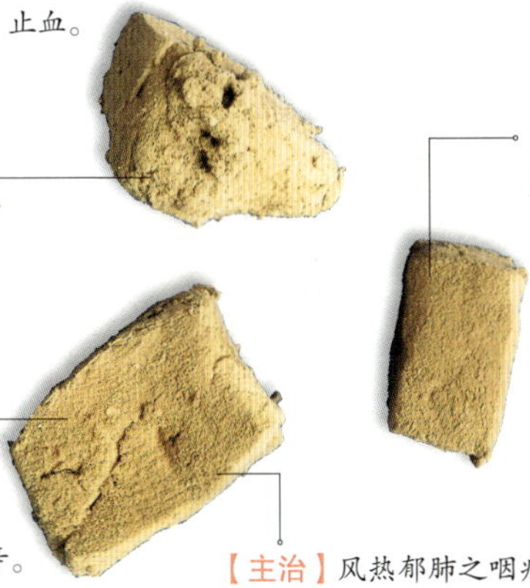

【用法】用量1.5~6g。外用适量，敷患处。

【性味】性平，味辛。

【主治】风热郁肺之咽痛，咳嗽，喑哑；外治鼻出血，创伤出血。

验方

急性咽喉炎	马勃 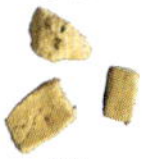 10g ＋ 大青叶 15g ＋ 金银花 15g ＋ 穿心莲 15g ▶ 水煎服。
急性扁桃体炎	马勃 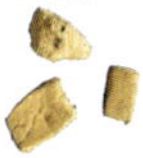 15g ＋ 卤地菊 15g ＋ 板蓝根 15g ＋ 一点红 15g ▶ 水煎服。
腮腺炎	马勃 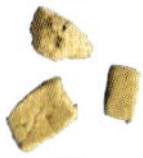 15g ＋ 积雪草 15g ＋ 爵床 15g ＋ 升麻 3g ＋ 大青叶 15g ▶ 水煎服。

附注 同科真菌大马勃 *Calvatia gigantea* (Batsch ex Pers.) Lloyd 和紫色马勃 *Calvatia lilacina* (Mont. et Berk.) Lloyd 的子实体同等入药。

木蝴蝶

Oroxyli Semen

别名 玉蝴蝶、千层纸、千张纸、白故子、破布子。

来源 为紫葳科植物木蝴蝶 *Oroxylum indicum*（L.）Vent. 的种子。

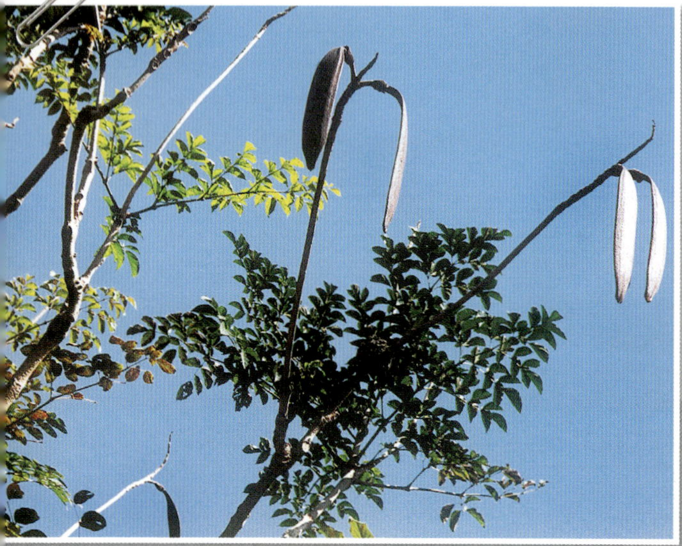

采制

秋、冬二季采收成熟果实，晒或烘至果实开裂，取出种子，晒干。药材主产于云南、广西、贵州。

植物形态

落叶乔木，高7~12m。叶对生，2~3回羽状复叶，小叶椭圆形至卵形，长5.5~13cm，宽3~6.5cm，先端短尖或渐尖，基部圆形或稍不对称，全缘，有小叶柄。总状花序顶生，花大；花萼肉质，钟状，萼齿平截；花冠肉质，钟形而一侧膨胀，紫色或白色并带紫色条纹，先端5裂，裂片近相等；雄蕊5，花丝基部被毛，有1枚雄蕊较短；花盘大，肉质；柱头2裂片。蒴果扁平，带状，稍内弯，果瓣木质。种子多数，薄盘状，除基部外三边有膜质阔翅。花期8~10月，果期10~12月。生于村旁、溪边、山地疏林中。

药材性状

种子类椭圆形，扁平而薄，长6~8cm，宽3.5~5cm，外缘种皮除基部外，三边延长成宽大菲薄的翅，形如蝴蝶，翅类白色，半透明，具绢样光泽，有淡棕色放射状纹理，边缘易破裂；中部略厚，椭圆形，长2.3~3cm，宽1.5~2.3cm，质较韧；中央略呈蝶形隆起（系子叶），基部有一棕色细脊纹，长约至1cm。剥开种皮，可见一层薄膜状胚乳紧裹于2枚子叶之外；子叶扁平，黄绿色或棕色。气微，味微苦。

【功能】润肺，利咽，疏肝和胃。

【用法】用量1.5~3g。

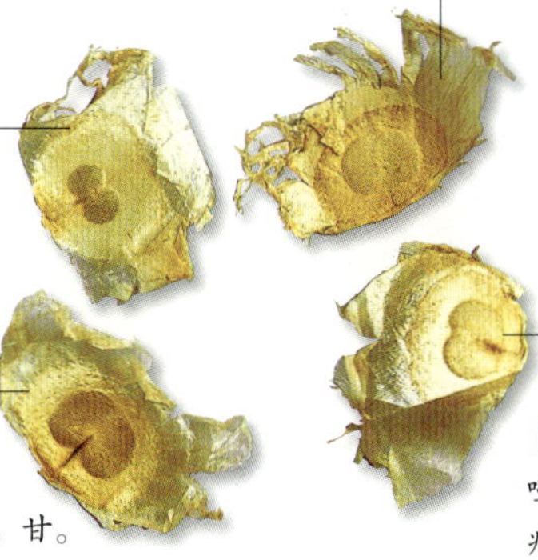

【主治】风热咳嗽，音哑，咽喉肿痛，肝胃气痛，痈疮不敛。

【性味】性凉，味苦，甘。

验方

干咳、声音嘶哑、咽痛喉痛	木蝴蝶 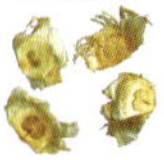 2.4g	＋ 胖大海 9g ＋ 蝉蜕 3g ＋ 甘草 6g ▶ 冰糖适量，水煎服。
慢性咽喉炎	木蝴蝶 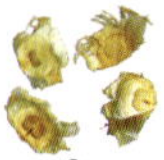 3g	＋ 金银花 9g ＋ 菊花 9g ＋ 沙参 9g ＋ 麦冬 9g ▶ 水煎代茶。
胁痛、胃脘疼痛	木蝴蝶 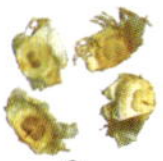 2g	▶ 研粉，好酒调服。

北豆根

Menispermi Rhizoma

别名 黄条香、野豆根、蝙蝠藤。

来源 为防己科植物蝙蝠葛*Menispermum dauricum* DC. 的根茎。

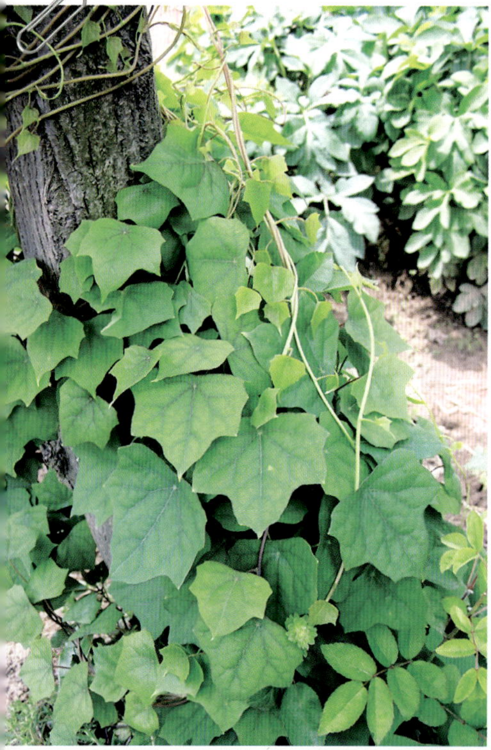

植物形态

缠绕落叶木质藤本。小枝有细纵条纹。叶互生，圆肾形或卵圆形，先端尖，基部浅心形或近于截形，边缘近全缘或3~7浅裂，掌状脉5~7；叶柄盾状着生。花小，单性异株，花序短圆锥状；雄花萼片6，花瓣6~9，黄绿色，较萼片小；雄蕊10~20，花药球形；雌花心皮3。果实核果状，熟时黑紫色。花期6~7月，果期7~8月。生于山地灌木丛中或攀缘于岩石上。

采制

春、秋二季采挖，除去须根及泥沙，干燥。药材产于东北、华北及陕西。

药材性状

根茎圆柱形，弯曲，有分枝，长可达50cm，直径0.3~0.8cm。表面黄棕色至暗棕色，多有弯曲的细根及纵皱纹，外皮易剥落。质韧，不易折断，断面不整齐，纤维性，木部淡黄色，呈放射状排列，中心有髓。气微，味苦。

【功能】清热解毒，祛风止痛。

【用法】用量3~9g。

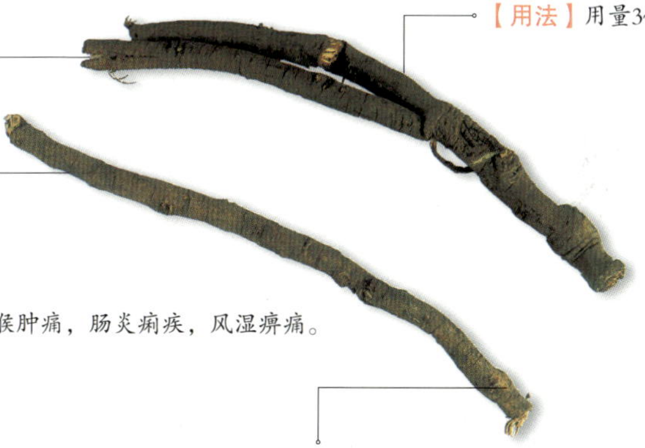

【主治】咽喉肿痛，肠炎痢疾，风湿痹痛。

【性味】性寒，味苦；有小毒。

验方

咽喉肿痛	北豆根 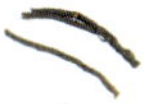 9g + 玄参 4g + 桔梗 6g + 金银花 10g ▶ 水煎服。
急性扁桃体炎	北豆根 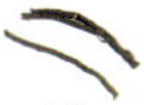 10g + 一点红 15g + 马兰 15g ▶ 水煎服。
高血压	北豆根 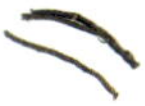 10g + 芦根 15g + 龙葵 15g + 车前草 15g ▶ 水煎服。

白头翁

Pulsatillae Radix

别名 毛姑杂花、老公花、大将军草。

来源 为毛茛科植物白头翁*Pulsatilla chinensis* (Bge.) Regel的根。

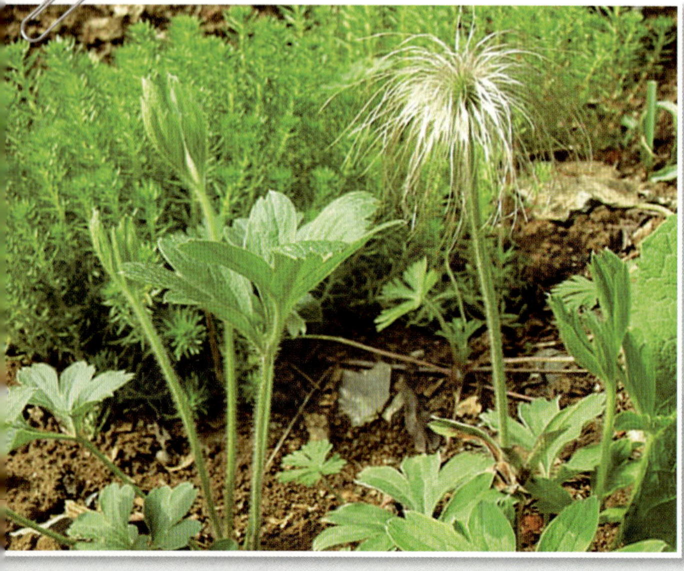

采制

春、秋二季采挖，除去泥沙，干燥。药材主产于安徽、河南、河北、山东、山西及东北。

植物形态

多年生草本，高10~30cm，全株密被白色绒毛。基生叶4~5，3全裂；中央裂片通常有柄，3深裂；侧生裂片较小，倒卵形，先端常有不规则2~3浅裂；叶柄长5~7cm；基部呈鞘状。花茎1~2，总苞的管长3~10mm，裂片条形；花单生；萼片6，2轮，蓝紫色；雄蕊多数。瘦果多数，聚成头状，宿存花柱羽毛状，长3.5~6.5cm。花期3~4月，果期4~5月。生于平原或山坡草地。

药材性状

根呈类圆柱形或圆柱形，稍扭曲，长6~20cm，直径0.5~2cm。表面黄棕色或棕褐色，具有不规则皱纹或纵沟，皮部易脱落，露出白色的木部，有的有网状裂纹或裂隙，近根头处常有朽蚀的凹洞。根头部有白绒毛及鞘状叶柄残基。质硬而脆，断面皮部黄白色或淡黄棕色，木部淡黄色。气微，味微苦涩。

【功能】清热解毒，凉血止痢。

【用法】用量9~15g。

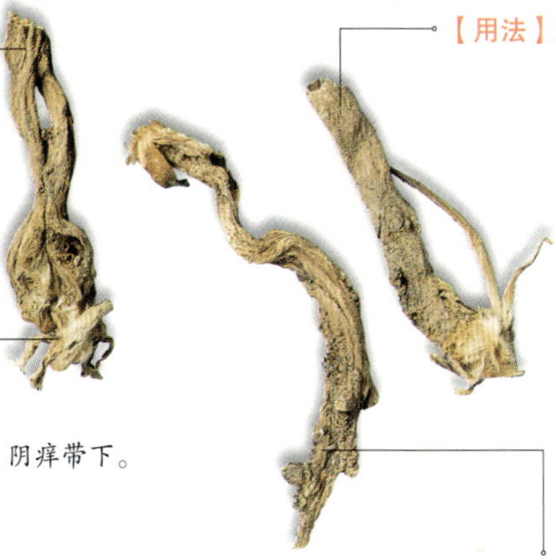

【主治】热毒血痢，阴痒带下。

【性味】性寒，味苦。

验方

痢疾	白头翁 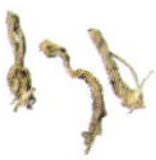 15g ＋ 神曲 15g ＋ 谷芽 15g ＋ 麦芽 15g ▶ 水煎服。
急性肠炎	白头翁 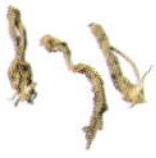 15g ＋ 马齿苋 15g ＋ 神曲 15g ＋ 凤尾草 15g ▶ 水煎服。
肺结核咯血	白头翁 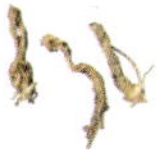 15g ＋ 白石榴花 15g ＋ 木槿花 15g ▶ 水煎服。

半枝莲

别名 并头草、狭叶韩信草、牙刷草。

Scutellariae Barbatae Herba

来源 为唇形科植物半枝莲*Scutellaria barbata* D. Don的全草。

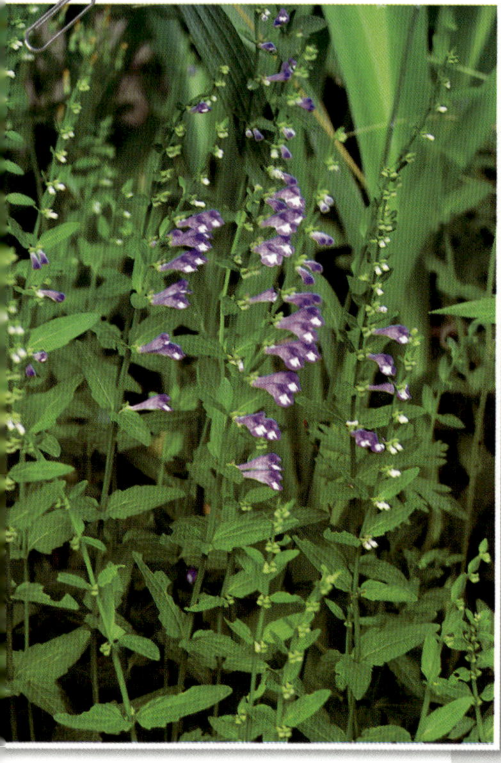

植物形态

多年生草本，高15~50cm。茎方形，无毛。叶对生，三角状卵形或卵状披针形，长0.7~3.2cm，宽0.4~1.5cm，基部截形或圆形，边缘具波状疏钝齿，下面有腺点；叶柄短或近无。花单生于茎或分枝上部叶腋，成偏侧总状花序；花萼紫色，长约2mm，上唇背部盾片高约1mm，果时增大；花冠蓝紫色，长约1.3cm，冠筒基部前方囊状，下唇中裂片梯形；雄蕊4，二强。小坚果扁球形，具瘤。花期5~10月，果期6~11月。生于田边、路旁。

采制

夏、秋二季茎叶茂盛时采收，洗净，晒干。药材产于河北、山西、陕西、安徽、江苏、浙江、江西、湖北、四川、贵州、福建、广东、云南、台湾。

药材性状

长15~35cm，无毛或花轴上疏被毛。根纤细。茎丛生，较细，方柱形；表面暗紫色或棕绿色。叶对生，有短柄；叶片多皱缩，展平后呈三角状卵形或披针形，长1.5~3cm，宽0.5~1cm；先端钝，基部宽楔形，全缘或有少数不明显的钝齿；上表面暗绿色，下表面灰绿色。花单生于茎枝上部叶腋，花萼裂片钝或较圆；花冠二唇形，棕黄色或浅蓝紫色，长约1.2cm，被毛。果实扁球形，浅棕色。气微，味微苦。

【性味】性寒，味辛、苦。

【用法】用量15~30g，鲜品30~60g。外用鲜品适量，捣敷患处。

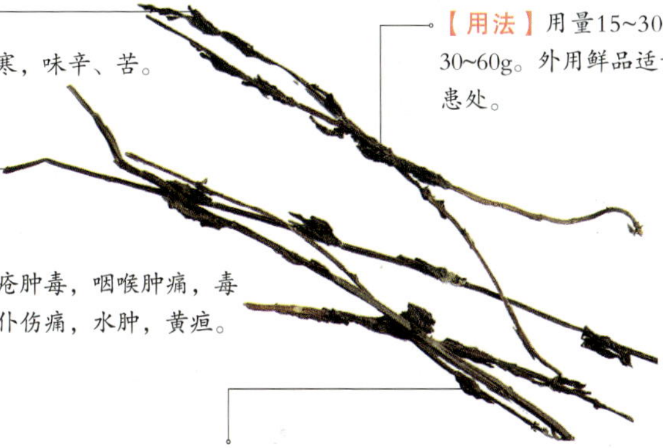

【主治】疔疮肿毒，咽喉肿痛，毒蛇咬伤，跌仆伤痛，水肿，黄疸。

【功能】清热解毒，化瘀利尿。

验方

咽喉肿痛	半枝莲 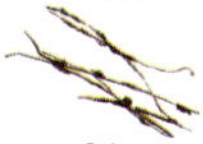 24g ＋ 马鞭草 24g ＋ 射干 6g ▶ 食盐少许，水煎服。
痢疾	半枝莲 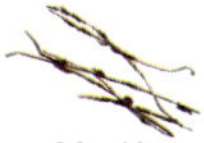 30~60g ▶ 水煎服。
热毒疮疡	半枝莲 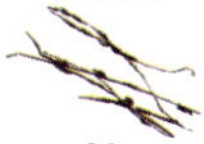 30g ＋ 金银花 10g ＋ 紫花地丁 18g ＋ 野菊花 15g ▶ 水煎服。

连翘

别名 黄花条、落翘。

Forsythiae Fructus

来源 为木犀科植物连翘*Forsythia suspensa*（Thunb.）Vahl 的果实。

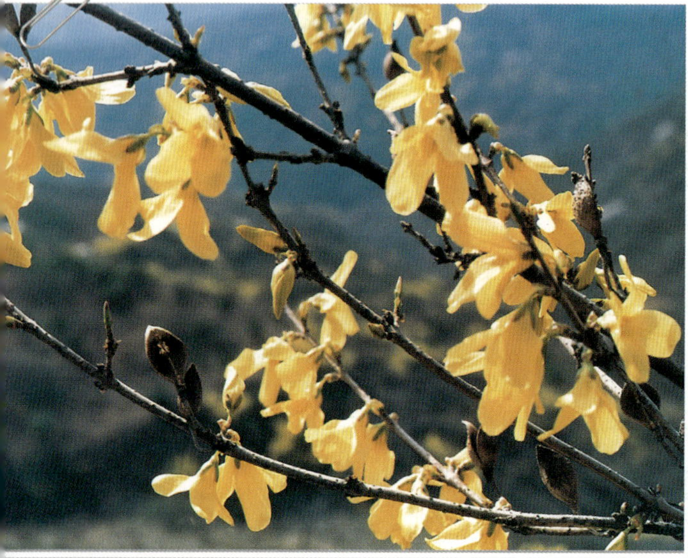

采制

秋季果实初熟略带绿色时采收，蒸熟，晒干，习称“青翘”；果实熟时采收，晒干，习称“老翘”。药材主产于山西、河南、陕西。

植物形态

落叶灌木，高2~4m。枝条下垂，有四棱，髓中空。叶对生，卵形至椭圆状卵形，长6~10cm，宽2~5cm，先端锐尖，边缘有锯齿，一部分形成羽状三出复叶。花先叶开放，单生于叶腋；花萼4深裂；花冠金黄色，4裂，内有红色条纹；雄蕊2，着生于花冠筒基部。蒴果卵圆形，表面散生瘤点。花期3~5月，果期7~8月。生于山野荒坡，或栽培。

药材性状

果实呈长卵形至卵形，长1.5~2.5cm，直径0.5~1.3cm。表面有不规则的纵皱纹及多数凸起的小斑点，两面各有1条明显的纵沟。顶端锐尖。青翘多不开裂，表面绿褐色，凸起的灰白色小斑点较少；质硬；种子多数，黄绿色，细长。老翘自顶端开裂或裂开两瓣，表面黄棕色或红棕色，内表面多为浅黄棕色，平滑，具一纵隔；质脆；种子棕色，多已脱落。气微香，味苦。

【功能】清热解毒，消肿散结。

【用法】用量6~15g。

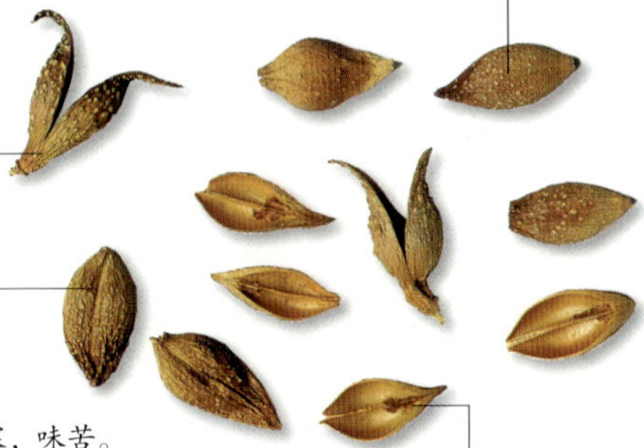

【性味】性微寒，味苦。

【主治】痈疽，瘰疬，乳痈，丹毒，风热感冒，温病初起，温热入营，高热烦渴，神昏发斑，热淋尿闭。

验方

热毒疮痈，红肿热痛	连翘 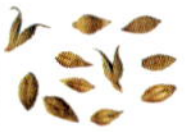 10g	＋ 金银花 10g ＋ 紫花地丁 15g ▶ 水煎服。
咽喉肿痛	连翘 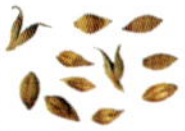 10g	＋ 黄芩 10g ＋ 玄参 15g ＋ 板蓝根 15g ▶ 水煎服。
瘰疬	连翘 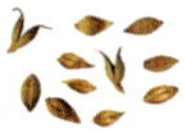 15g	＋ 夏枯草 30g ＋ 玄参 30g ▶ 水煎服。

大青叶

Isatidis Folium

别名 大青、菘青。

来源 为十字花科植物菘蓝*Isatis indigotica* Fort.的叶。

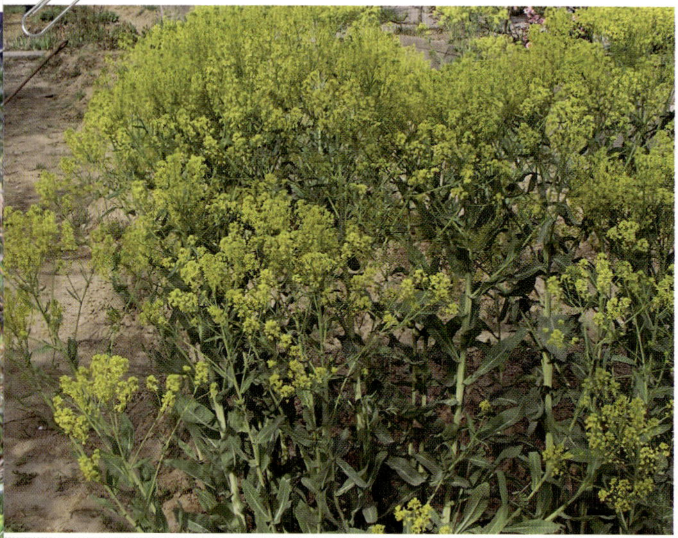

采制

夏、秋二季分2~3次采收，除去杂质，晒干。药材主产于安徽、江苏、浙江、河北、河南。

植物形态

参见第74页板蓝根“植物形态”项。

药材性状

叶多皱缩卷曲，有的破碎。完整叶片展平后呈长椭圆形至长圆状倒披针形，长5~20cm，宽2~6cm；上表面暗灰绿色，有的可见色较深稍突起的小点；先端钝，全缘或微波状，基部狭窄下延至叶柄呈翼状；叶柄长4~10cm，淡棕黄色。质脆。气微，味微酸、苦、涩。

【性味】性寒，味苦。

【用法】用量9~15g。

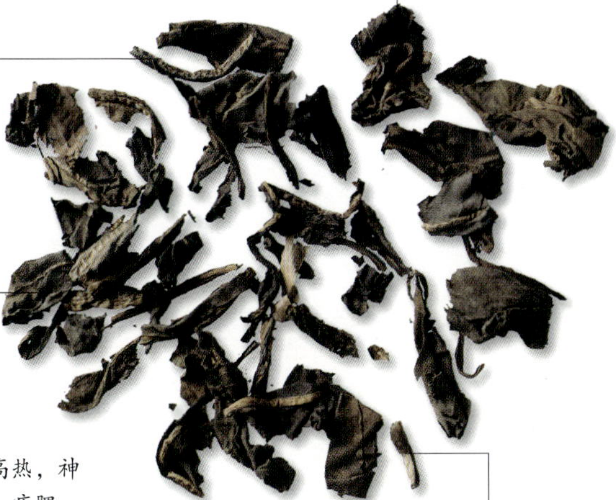

【主治】温病高热，神昏，发斑发疹，痄腮，喉痹，丹毒，痈肿。

【功能】清热解毒，凉血消斑。

验方

上呼吸道感染	大青叶 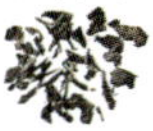 500g + 贯众 500g ▶ 加水5000ml，煎至2000ml，每次服100ml（首次加倍），每日3~4次。
急性阑尾炎	大青叶 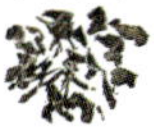 30g + 延胡索 9g + 木香 9g + 香附 9g + 赤芍 9g ▶ 水煎服。
无黄疸型肝炎	大青叶 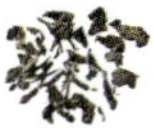 60g + 丹参 30g + 大枣 10枚 ▶ 水煎服。
血淋、尿血	鲜大青叶 30~60g + 生地黄 16g ▶ 水煎调冰糖服，每日2次。

金荞麦

别名 野荞麦、荞麦三七、金锁银开。

Fagopyri Dibotryis Rhizoma

来源 为蓼科植物金荞麦*Fagopyrum dibotrys*（D. Don）Hara 的根茎。

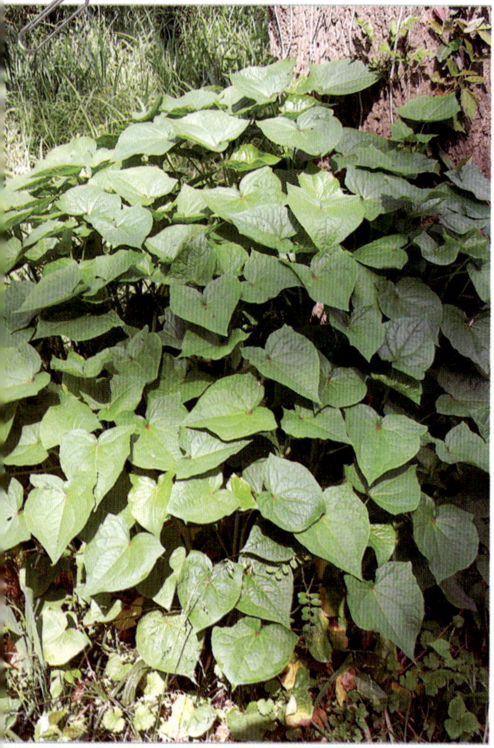

植物形态

多年生草本，高0.5~1.5m。根茎粗大，呈结节状，横走，红棕色。茎直立，有棱槽，绿色或红褐色。叶互生，戟状三角形，长宽几相等，先端突尖，基部心状戟形，边缘波状；托叶鞘近筒状斜形，膜质。花小，集成顶生或腋生的聚伞花序；花被片5，白色；雄蕊8；子房上位，花柱3。瘦果卵形，具3棱，红棕色。花期7~9月，果期10~11月。生于山坡、旷野、路边及溪沟较阴湿处。

采制

夏、秋二季采挖，洗净，晒干。药材产于江苏、浙江。

药材性状

根茎呈不规则团块状，常具瘤状分枝，长短不一，直径1~4cm。表面深灰褐色，有环节及纵皱纹，并密布点状皮孔。质坚硬，不易折断，断面淡黄白色至黄棕色，有放射状纹理，中央有髓。气微，味微涩。

【性味】性凉，味涩、微辛。

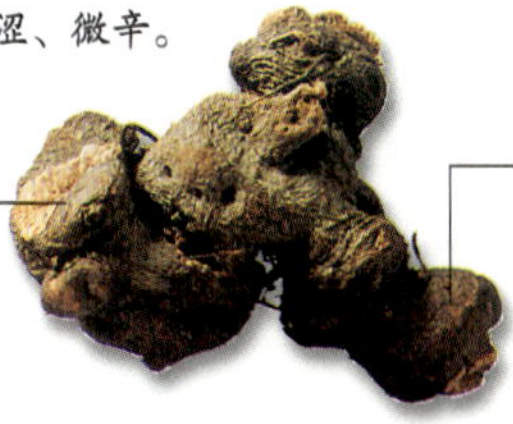

【功能】清热解毒，清肺排痰，排脓消肿，祛风化湿。

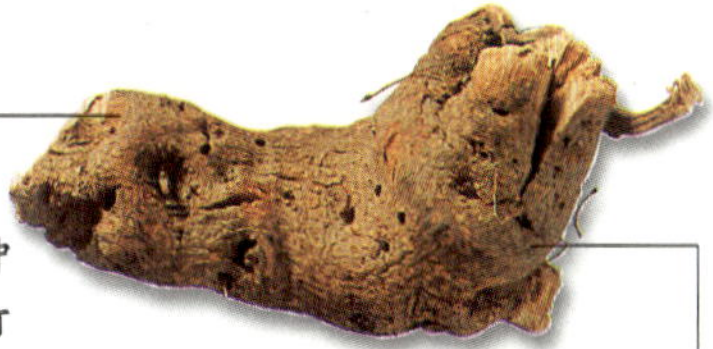

【主治】肺脓肿，咽喉肿痛，痢疾，无名肿毒，跌打损伤，风湿关节痛。

【用法】用量9~30g。

验方

肺痈	金荞麦 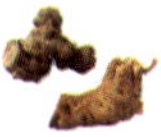 40g + 鱼腥草 30g + 半枝莲 30g + 地菍 30g ▶ 水煎服。
咳嗽	金荞麦 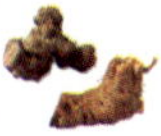 30g + 前胡 10g + 酸枣仁 9g + 鱼腥草 15g + 桔梗 10g + 连钱草 5g ▶ 水煎服。
消化不良	金荞麦 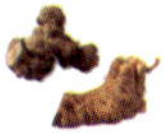 24g + 神曲 15g + 远志 6g + 谷芽 15g + 麦芽 15g ▶ 水煎服。

金银花

别名 银花、双花、二宝花。

Lonicerae Japonicae Flos

来源 为忍冬科植物忍冬 *Lonicera japonica* Thunb. 的花蕾或带初开的花。

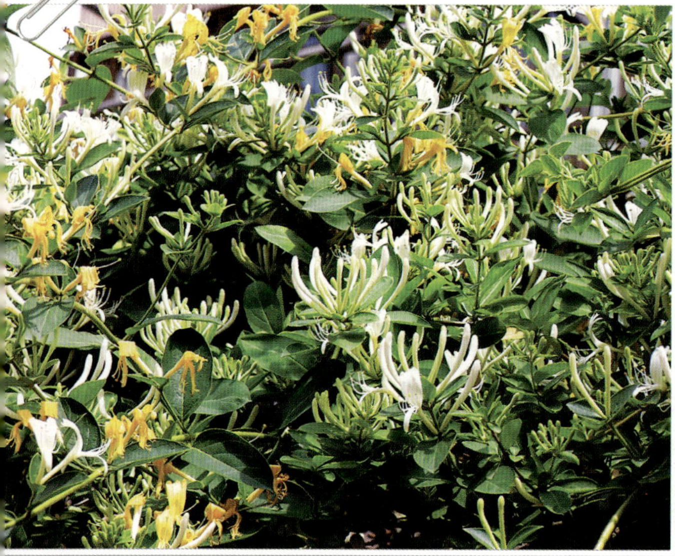

采制

夏初花开放前采收，干燥。药材主产于河南、山东。

植物形态

缠绕半灌木，常绿。幼枝密被柔毛和腺毛，老枝棕褐色，呈条状剥离，中空。叶对生，卵形至长卵形，长3~8cm，宽1.5~4cm，初时两面有毛，后则上面无毛。花成对腋生，花梗及花均有短柔毛；花冠初开时白色，后变黄色，外被柔毛和腺毛，花冠筒细长；雄蕊5，伸出花冠外；子房下位。浆果球形，熟时黑色。花期4~6月，果期7~10月。生于路旁、山坡灌木丛或疏林中。全国大部分地区有分布。

药材性状

花蕾呈棒状，上粗下细，略弯曲，长2~3cm，上部直径约3mm，下部直径约1.5mm。表面黄白色或绿白色，贮久色渐生，密被短柔毛。偶见叶状苞片。花萼绿色，先端5裂，裂片有毛，长约2mm。开放者花冠筒状，先端二唇形；雄蕊5个，附于筒壁，黄色；雌蕊1个，子房无毛。气清香，味淡、微苦。

【主治】痈肿疔疮，喉痹，丹毒，热毒血痢，风热感冒，温病发热。

【用法】用量6~15g。

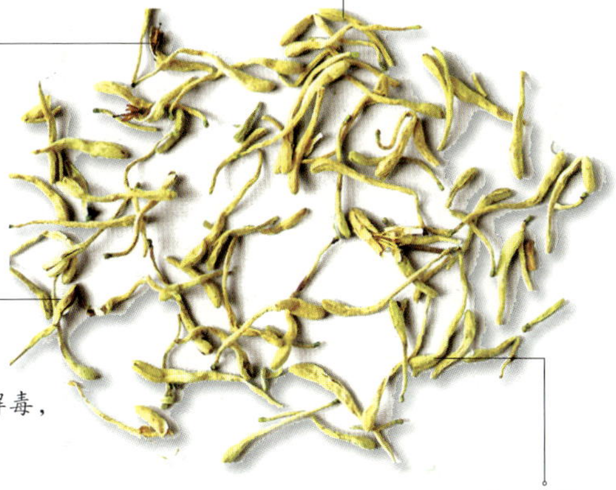

【功能】清热解毒，凉散风热。

【性味】性寒，味甘。

验方

急性扁桃体炎	金银花 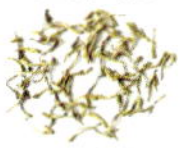 15~30g ＋ 山豆根 9~15g ＋ 硼砂（冲服）1.5g ＋ 甘草 9g ▶ 水煎服。
小儿上呼吸道感染	金银花 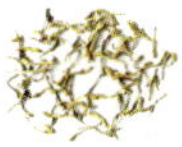 150g ＋ 黄芩 100g ▶ 加水1000ml，水煎取汁浓缩至100ml。每次1ml，每日3次，口服。
深部脓肿、痈肿疔疮	金银花 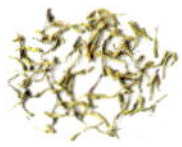 9g ＋ 野菊花 9g ＋ 海金沙 9g ＋ 马兰 9g ＋ 甘草 9g ＋ 大青叶 30g ▶ 水煎服。

鱼腥草

Houttuyniae Herba

别名 臭菜、侧耳根、臭根草、臭灵丹。

来源 为三白草科植物蕺菜*Houttuynia cordata* Thunb. 的地上部分。

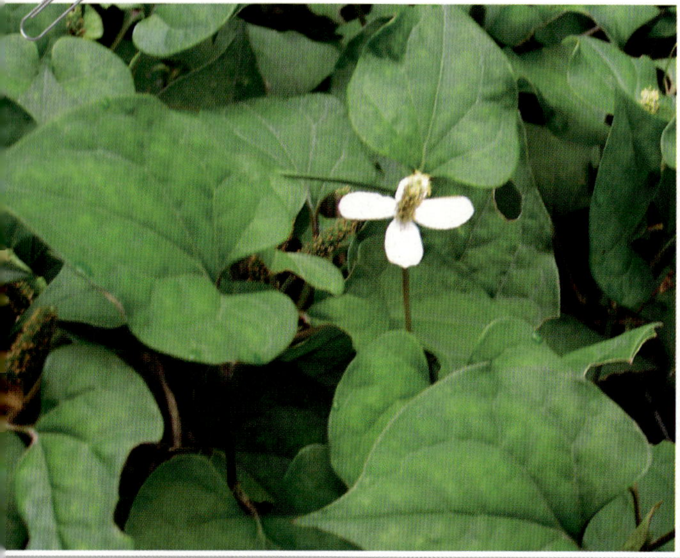

采制

夏季茎叶茂盛、花穗多时采割，除去杂质，晒干。药材产于江苏、浙江、江西、安徽、四川、云南、贵州、广东、广西。

植物形态

多年生草本，高15~50cm，有腥臭气。茎下部伏地，生根，上部直立。叶互生，心形或阔卵形，长3~8cm，宽4~6cm，先端渐尖，全缘，有细腺点，脉上被柔毛，下面紫红色；叶柄长3~5cm；托叶条形，下半部与叶柄合生成鞘状。穗状花序生于茎顶，与叶对生，基部有白色花瓣状苞片4枚；花小，无花被，有一线状小苞；雄蕊3，花丝下部与子房合生；心皮3，下部合生。蒴果卵圆形，顶端开裂。花期5~8月，果期7~10月。生于山地、沟边、塘边、田埂或林下湿地。

药材性状

茎呈扁圆柱形，扭曲，表面黄棕色，具纵棱数条；质脆，易折断。叶片卷折皱缩，展平后呈心形，上表面暗黄绿色至暗棕色，下表面灰绿色或灰棕色。穗状花序黄棕色。

【主治】肺痈吐脓、痰热喘咳、热痢、热淋、痈肿疮毒。

【用法】用量15~25g，不宜久煎；鲜品用量加倍，水煎或捣汁服。外用适量，捣敷或煎汤熏洗患处。

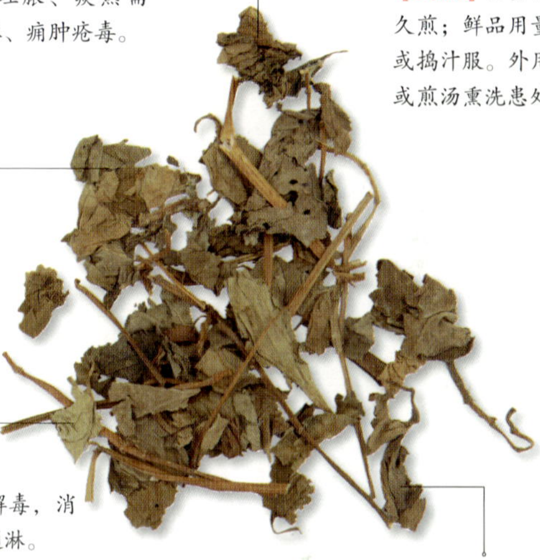

【功能】清热解毒，消痈排脓，利尿通淋。

【性味】性微寒，味辛。

验方

肺炎	鱼腥草 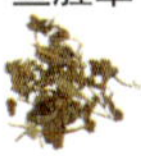 30g ＋ 大青叶 30g ＋ 马兰 30g ＋ 淡竹叶 30g	每日1剂，重症者2剂，水煎服。
鼻窦炎	鱼腥草 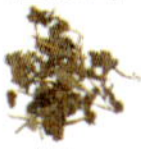 50g ＋ 炒苍耳子 25g ＋ 辛夷 25g ＋ 桔梗 20g ＋ 白芷 15g ＋ 甘草 15g	每2日1剂，水煎分3次服。
急性黄疸型肝炎	鱼腥草 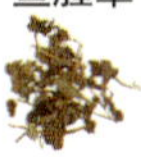 180g ＋ 白糖 30g	水煎服，连服5~10日。

绵马贯众

Dryopteris Crassirhizomatis Rhizoma

别名 贯众、绵马、野鸡膀子、牛毛黄。

来源 为鳞毛蕨科植物粗茎鳞毛蕨*Dryopteris crassirhizoma* Nakai的根茎及叶柄残基。

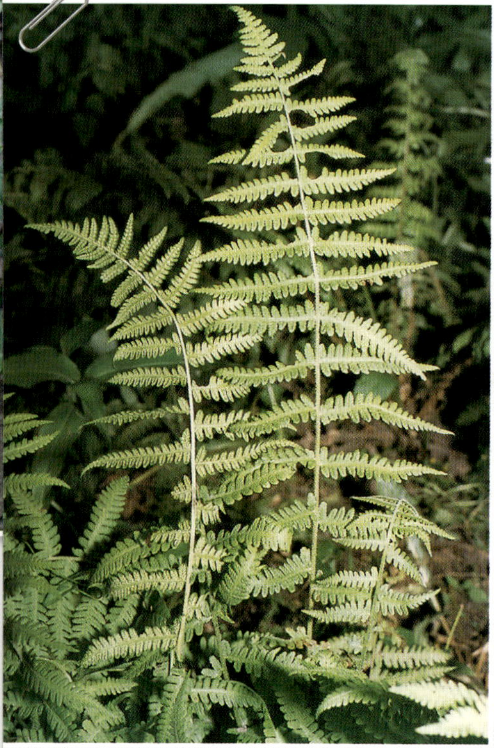

植物形态

多年生草本，高可达1m。根茎粗大，连同叶柄基部密生褐棕色卵状披针形大鳞片。叶簇生，叶柄长10~25cm；2回羽裂，羽片20~30对，裂片紧密，矩圆形，圆头，几为全缘或先端有钝锯齿，两面及叶轴上有黄褐色鳞片。孢子囊群分布于叶片中部以上的羽片上，生于小脉中部以下，每裂片1~4对，囊群盖圆肾形，棕色。生于林下湿地。

采制

春、秋二季采挖，削去地上部分，晒干。药材主产于黑龙江、吉林、辽宁。

药材性状

本品呈圆锥形，似凤梨，长10 ~20cm，表面密被整齐的叶柄基部以及黄棕色膜状鳞片。叶柄基部呈扁圆柱形，稍弯曲。表面棕黑色，微有光泽，有不规则纵脊纹；横切面呈圆形或半圆形，淡棕色，近边缘处有细小维管束5~13个，环列。根茎直径1~2cm，淡棕色，横断面有大型黄白色维管束5~13个，环列。气特异，味微涩、苦。

【功能】清热解毒，驱虫，止血。

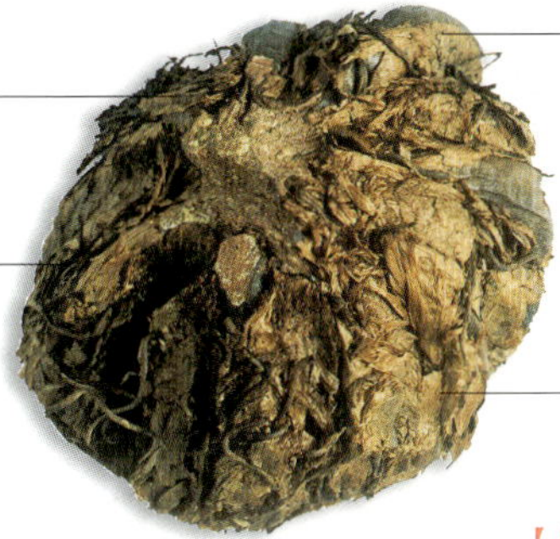

【性味】性微寒，味苦；有小毒。

【主治】流行性感冒，虫积腹痛，崩漏下血。

【用法】用量3~9g。

验方

风热感冒	绵马贯众 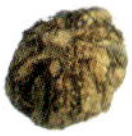 15g ＋ 大青叶 15g ＋ 连翘 10g ＋ 桑叶 10g ▶ 水煎服。
腮腺炎	绵马贯众 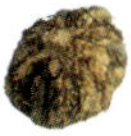 10g ＋ 板蓝根 15g ＋ 金银花 15g ▶ 水煎服。
鼻腔出血	绵马贯众 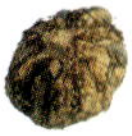 15g ＋ 侧柏叶 15g ＋ 紫珠叶 15g ＋ 墨旱莲 15g ▶ 水煎服。

绿豆

别名 青小豆。

Phaseoli Radiati Semen

来源 为豆科植物绿豆*Phaseolus radiatus* L. 的种子。

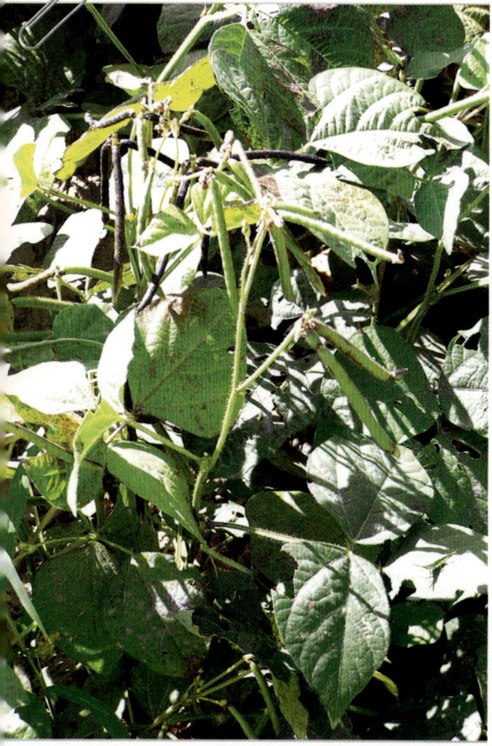

植物形态

一年或多年生草本，大部缠绕状，有淡褐色长硬毛。叶羽状，小叶3，顶生小叶卵形，长6~10cm，先端渐尖，侧生小叶偏斜；托叶大，阔卵形，盾状着生。总状花序腋生；花冠黄色，旗瓣近方形，顶端微缺，翼瓣卵形，龙骨瓣镰刀状；花萼斜钟状，萼齿4，近无毛。荚果圆柱形，长6~8cm，宽约6mm，有散生淡褐色的长硬毛。花期8~10月，果期9~11月。我国各地均有栽培。

采制

秋季种子成熟时采收，拔取全株，晒干，将种子打落，簸净杂质。

药材性状

种子短矩圆形，长4~6mm。表面绿黄色或暗绿色，光泽。种脐位于一侧上端，长约为种子1/3，呈白色纵向线形。种皮薄而韧，剥离后露出淡黄绿色或黄白色的种仁，子叶2枚，肥厚。质坚硬。

【功能】清热解毒，消暑，利水。

【性味】性凉，味甘。

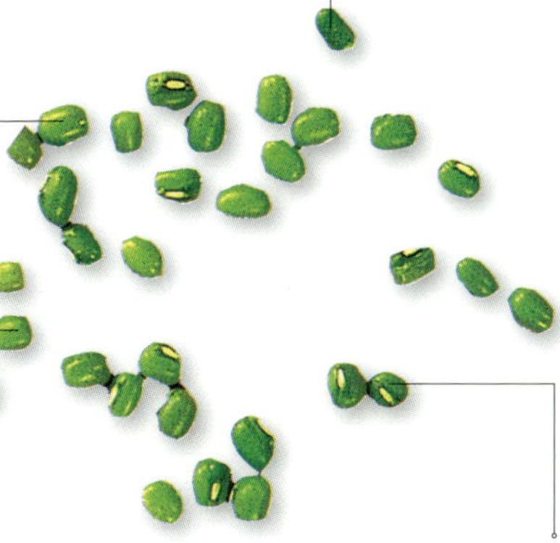

【主治】暑热烦渴，水肿，泻痢，丹毒，痈肿，解热药毒。

【用法】用量15~30g。

验方

腮腺炎	绿豆 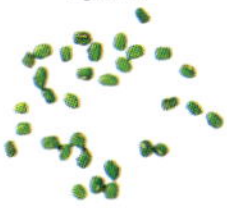 60g	置锅内煮至将熟，加入白菜心2~3个，再煮20分钟，取汁顿服。
暑热烦渴	绿豆 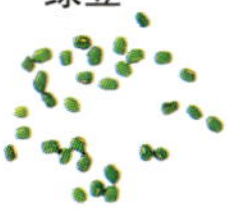	单用煮汤，亦可配合西瓜翠衣、荷叶、青蒿同用，以增强疗效。
小儿带状疱疹	绿豆 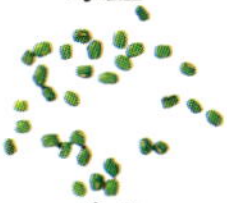 等份 + 大黄 等份	研末，薄荷蜜水调涂。

蒲公英

Taraxaci Herba

别名 黄花地丁、婆婆丁、奶汁草。

来源 为菊科植物蒲公英*Taraxacum mongolicum* Hand. -Mazz. 的全草。

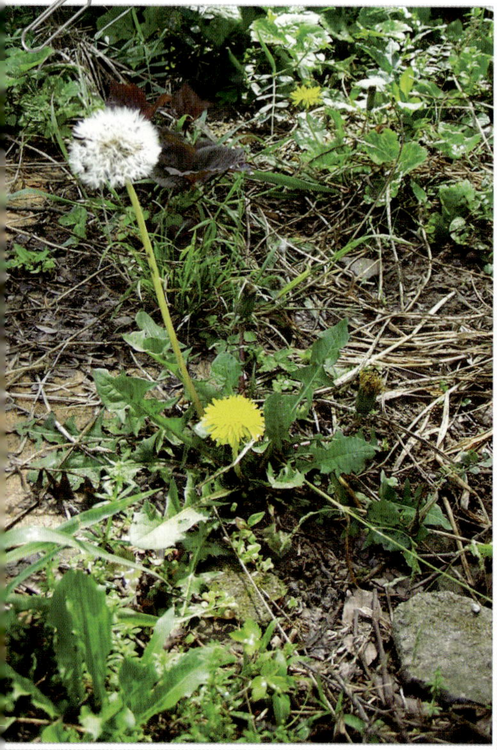

植物形态

多年生草本，高10~25cm，含白色乳汁。根深长，单一或分枝，外皮黄棕色。叶根生，排成莲座状，狭倒披针形，常羽裂，裂片三角形，全缘或有数齿，先端稍钝或尖，基部渐狭成柄，无毛或有蛛丝状细软毛。花茎比叶短或等长，结果时伸长，上部密被白色蛛丝状毛。头状花序单一，顶生，长约3.5cm；总苞片草质，绿色，部分淡红色或紫红色，先端有或无小角，有白色蛛丝状毛；舌状花鲜黄色，先端平截，5齿裂，两性。瘦果倒披针形，土黄色或黄棕色，有纵棱及横瘤，中部以上的横瘤有刺状突起，先端有喙，顶生白色冠毛。花期早春及晚秋。生于路边、田野、山坡。

采制

春季至秋季花初开时连根挖出，除去杂质，洗净，晒干。药材产于全国各地。

药材性状

本品呈皱缩卷曲的团块。根呈圆锥状，多弯曲，长3~7cm；表面棕褐色，抽皱；根头部有棕褐色或黄白色的茸毛，有的已脱落。叶基生，多皱缩破碎，完整叶片呈倒披针形，绿褐色或暗灰绿色，先端尖或钝，边缘浅裂或羽状分裂，基部渐狭，下延呈柄状，下表面主脉明显。花茎1至数条，每条顶生头状花序，总苞片多层，内面一层较长，花冠黄褐色或淡黄白色。有的可见多数具白色冠毛的长椭圆形瘦果。气微，味微苦。

【用法】用量9~15g。

【功能】清热解毒，消肿散结，利尿通淋。

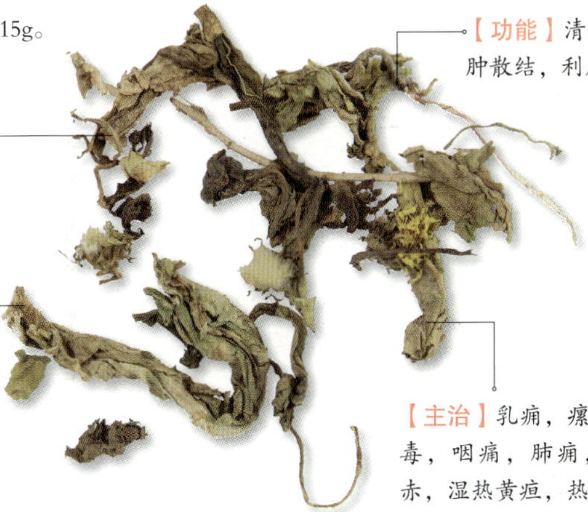

【性味】性寒，味苦、甘。

【主治】乳痈，瘰疬，疔疮肿毒，咽痛，肺痈，肠痈，目赤，湿热黄疸，热淋涩痛。

验方

乙型病毒性肝炎	蒲公英 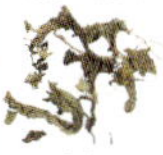 30g ＋ 白茅根 30g ＋ 乌梅 18g ＋ 大黄 3g ＋ 蝉蜕 12g ＋ 五味子 12g ＋ 僵蚕 10g ＋ 虎杖 15g ▶ 水煎服，30日为1个疗程。
乳痈	蒲公英 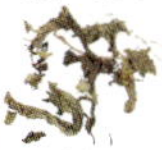 30g ＋ 黄酒 200ml ▶ 煎服，药渣外敷患处。
妇科囊肿	蒲公英 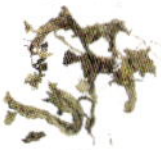 90g ＋ 三棱 20g ＋ 莪术 20g ＋ 赤芍 20g ＋ 丹参 20g ＋ 陈皮 15g ＋ 肉桂 15g ＋ 薏苡仁 50g ▶ 水煎取汁400ml，分2次1日服完。

漏芦

Rhapontici Radix

别名 独花山牛蒡、和尚头花。

来源 为菊科植物祁州漏芦*Rhaponticum uniflorum* (L.) DC. 的根。

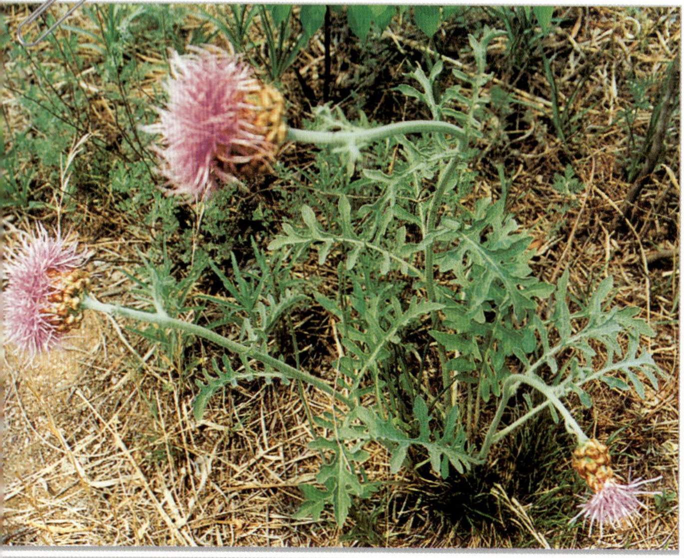

采制

春、秋二季采挖，除去须根，晒干。药材主产于河北、辽宁、山西。

植物形态

多年生草本。茎直立，单一，密生白色软毛。基生叶有长柄，长椭圆形，羽状深裂，裂片矩圆形，边缘有齿，两面均被软毛；茎生叶较小，有短柄或近无柄。头状花序单生于茎顶；总苞宽钟形，总苞片多层，有干膜质附片；筒状花淡红紫色，先端5裂，裂片线形。瘦果倒圆锥形，具4棱；冠毛粗羽毛状。花期5~7月，果期6~8月。生于向阳山坡、路旁。

药材性状

根圆锥形或破裂成片块状，多扭曲，长短不一，直径1~2cm。表面灰褐色或暗棕色，粗糙，具纵沟及菱形的网状裂隙，外皮易剥落，根头部膨大，有残茎及鳞片状叶基，顶端有灰白色绒毛。体轻，质脆，易折断，断面不整齐，灰黄色，有裂隙，中心灰黑色或棕黑色。气特异，味微苦。

【用法】用量4.5~9g。孕妇慎用。

【功能】清热解毒，消痈，下乳，舒筋通脉。

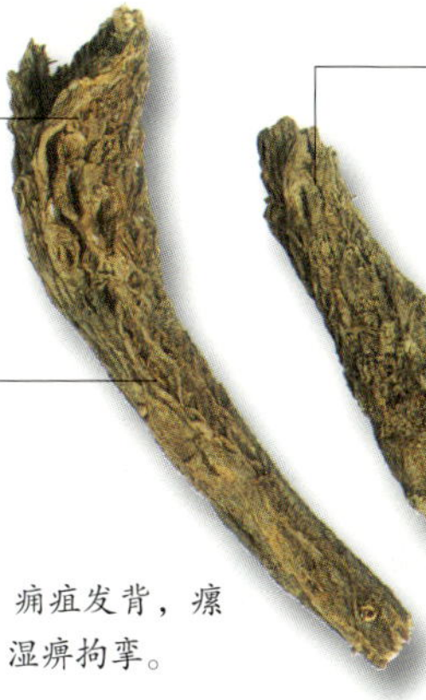

【主治】乳痈肿痛，痈疽发背，瘰疬疮毒，乳汁不通，湿痹拘挛。

【性味】性寒，味苦。

验方

风湿性关节炎	漏芦 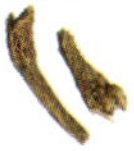 30g ＋ 忍冬藤 30g ▶ 水煎服。
乳腺炎	漏芦 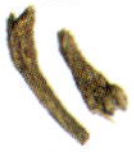 15g ＋ 蒲公英 15g ＋ 金银花 15g ＋ 炮山甲 9g ＋ 连翘 10g ＋ 爵床 30g ▶ 水煎服。
疔疮疖肿	鲜漏芦 适量 ▶ 捣烂敷患处。

决明子

Cassiae Semen

别名 草决明、马蹄决明、假绿豆。

来源 为豆科植物决明*Cassia obtusifolia* L. 的种子。

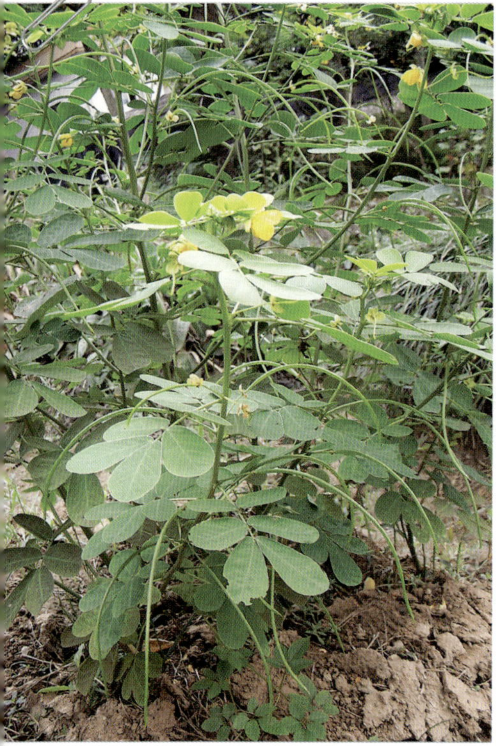

植物形态

一年生半灌木状草本，高1~2m。羽状复叶互生；小叶3对，倒卵形或长圆状倒卵形，长1.5~6.5cm，宽0.8~3cm，先端钝，基部圆形，偏斜，幼时两面疏被长柔毛；托叶锥形，早落。花成对腋生；萼片5，分离；花瓣5，黄色，有爪；能育雄蕊7，下面3枚较发达；子房有柄。荚果线形。种子多数，菱形，淡褐色，有光泽，花期7~9月，果期9~11月。全国大部分地区有栽培。

采制

秋季采收成熟果实，晒干，打下种子。

药材产于安徽、江苏、浙江、四川。

药材性状

种子略呈菱方形或短圆柱形，两端平行倾斜，长3~7mm，宽2~4mm。表面绿棕色或暗棕色，平滑有光泽。一端较平坦，另端斜尖，背腹面各有1条突起的棱线，棱线两侧各有1条斜向对称而色较浅的线形凹纹。质坚硬，不易破碎。种皮薄，子叶2，黄色，呈“S”形折曲并重叠。气微，味微苦。

【性味】性微寒，味甘、苦、咸。

【功能】清热明目，润肠通便。

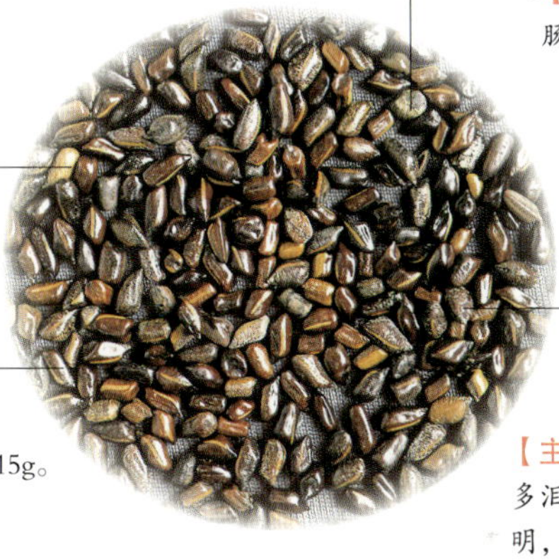

【用法】用量9~15g。

【主治】目赤涩痛，羞明多泪，头痛眩晕，目暗不明，大便秘结。

验方

风火眼赤	决明子 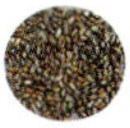 10g ＋ 桑叶 12g ＋ 菊花 12g ▶ 水煎服。
眼睛红肿、怕光流泪	决明子 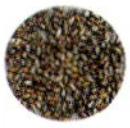 12g ＋ 夏枯草 12g ＋ 栀子 12g ▶ 水煎服。
高血压	决明子 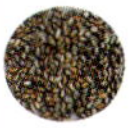 12g ＋ 钩藤 12g ＋ 夏枯草 12g ▶ 水煎服。

芦根

别名 苇根、芦菇根、芦柴根。

Phragmitis Rhizoma

来源 为禾本科植物芦苇 *Phragmites communis* Trin. 的根茎。

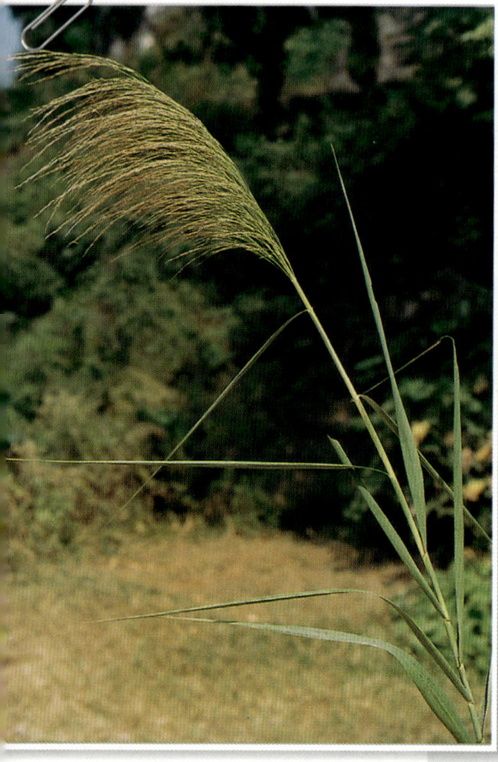

植物形态

多年生草本。秆高可达4m，直径0.2~1cm。叶广披针形，长30~60cm，宽1~3.5cm，先端渐尖，基部钝圆，边缘粗糙；叶鞘圆筒状；叶舌极短，平截或为一圈纤毛。圆锥花序长10~40cm，分枝纤细，呈毛帚状，下部枝腋间有白色柔毛；小穗紫褐色，长1.2~1.6cm，有4~7朵小花，第1朵小花常为雄性，其外稃无毛，其他为两性；第2外稃基盘棒状，具长0.6~1.2cm的柔毛。颖果长圆形。花、果期为夏、秋季节。生于低洼、湖边、河边溪流或潮湿地，全国均产。

采制

全年可采挖，除去芽、须根及膜状叶，洗净切段，鲜用或晒干。

药材性状

鲜芦根（根茎）呈长圆柱形，直径1~1.6cm，节间长3~12cm。表面黄白色，有光泽，节上有残留的根及芽痕。质轻而韧，断面中空，边缘有一行排列成圈的小孔。味微甜。干芦根呈扁圆柱形。节处较硬，节间有纵皱纹。气微，味甘。

【功能】清热生津，除烦，止呕，利尿。

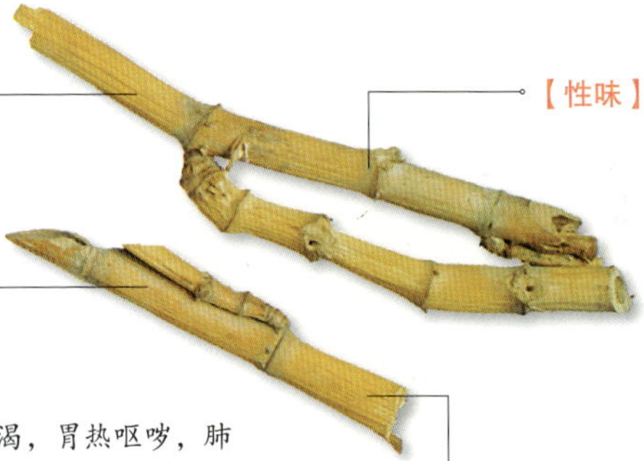

【性味】性寒，味甘。

【主治】热病烦渴，胃热呕哕，肺热咳嗽，肺痈吐脓，热淋涩痛。

【用法】用量15~30g。鲜品用量加倍。

验方

咽喉炎	芦根 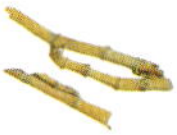 24g ＋ 马兰 15g ＋ 卤地菊 15g ▶ 水煎服。
尿路感染	芦根 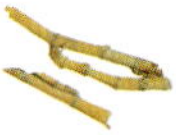 30g ＋ 蒲公英 15g ＋ 车前草 15g ＋ 半枝莲 15g ▶ 水煎服。
肾炎水肿	芦根 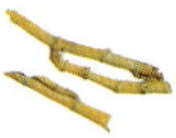 30g ＋ 猫须草 30g ＋ 赤小豆 30g ＋ 香薷 15g ▶ 水煎服。

青葙子

Celosiae Semen

别名 野鸡冠花、狼尾花、大尾鸡冠花。

来源 为苋科植物青葙*Celosia argentea* L. 的种子。

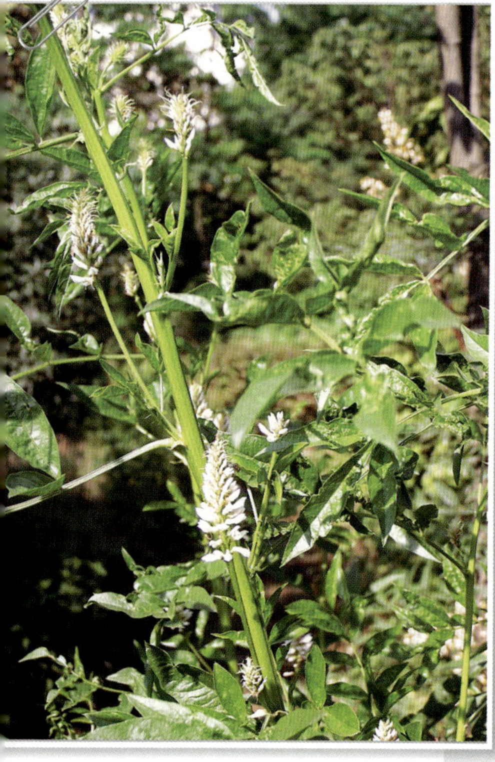

植物形态

一年生草本，高达1 m。茎直立，绿色或带红紫色，有纵条纹。叶互生，披针形或椭圆状披针形，长5~9 cm，宽1~3cm。穗状花序顶生或腋生；苞片、小苞片和花被片干膜质，淡红色，后变白色；苞片3；花被片5；雄蕊5，花丝下部合生成杯状；子房上位，柱头2裂。胞果卵形，盖裂。种子扁圆形，黑色，有光泽。花期5~7月，果期8~9月。生于平原或山坡；有栽培，几乎遍布全国。

采制

秋季果实成熟时采割植株或摘取果穗，晒干，收集种子。

药材性状

种子扁圆形，少数圆肾形，直径1~1.5mm。表面黑色或红黑色，光亮，中间微隆起，侧边微凹处有种脐。种皮薄而脆。无臭，无味。

【主治】肝热目赤，眼生翳膜，视物昏花，肝火眩晕。

【功能】清肝，明目，退翳。

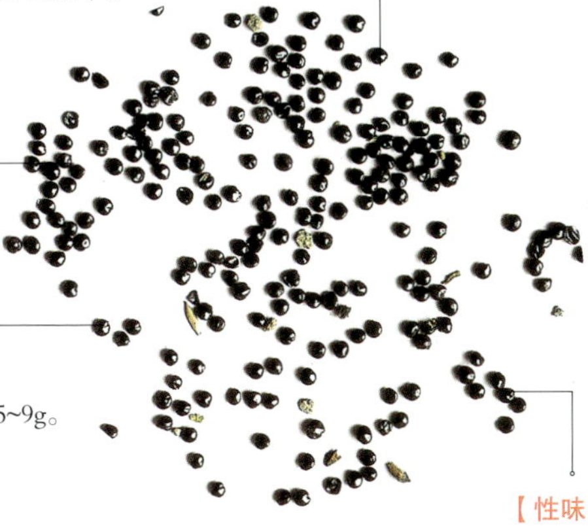

【用法】用量4.5~9g。

【性味】性微寒，味苦。

验方

急性结膜炎、角膜炎目赤肿痛	青葙子 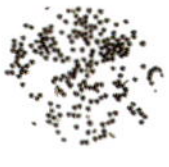 15g + 蒲公英 20g ▶ 水煎服。
夜盲症	青葙子 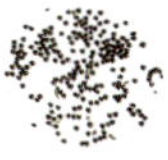 15g ▶ 酌加鸡肝或大枣，水煎服。
高血压头痛眩晕	青葙子 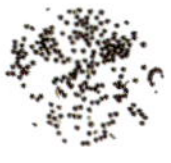 10g + 决明子 10g + 菊花 10g + 石决明 15g ▶ 水煎服。

知母

别名 蒜瓣子草、连母。

Anemarrhenae Rhizoma

来源 为百合科植物知母 *Anemarrhena asphodeloides* Bge.的根茎。

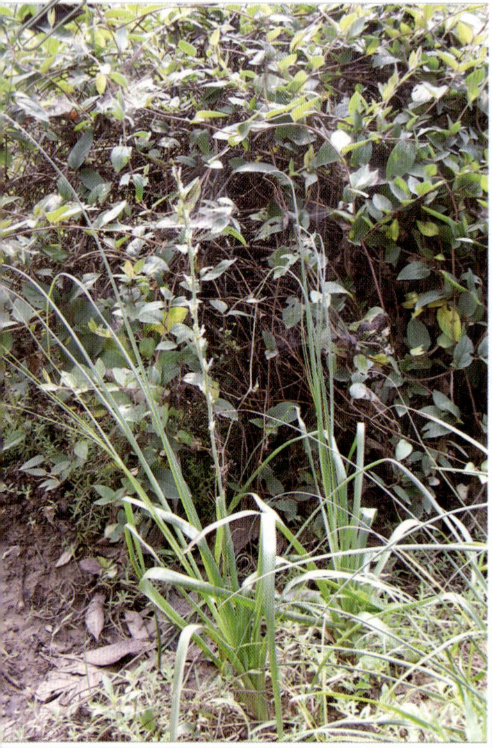

植物形态

多年生草本。叶基生，线形，质稍硬，长20~70cm，宽0.3~0.6cm。花茎高40~60cm，散生鳞片状小苞片；花2~6朵一簇，散生在花序轴上，花被片6，黄色或堇色；雄蕊3，与内轮花被片对生。蒴果长卵形，具6纵棱。花期5~8月，果期8~9月。生于山地、干燥丘陵或草原地带。

采制

春、秋二季采挖，除去须根及泥土，晒干，习称“毛知母”；除去外皮，晒干，称“知母肉”。药材主产于河北。

药材性状

毛知母扁圆形长条状，略弯曲，长3~5cm，直径0.8~1.5cm。表面黄棕色至棕色，一端残留淡黄色叶基，上面有1纵沟，具紧密排列的环状节，节上密生黄棕色的残存叶基，由两侧集向上方纵沟；下面隆起而略皱缩，有凹陷或突起的点状根痕。质硬，断面黄白色。气微，味微甜、略苦，嚼之带黏性。知母肉表面黄白色，有扭曲的沟纹，有的可见叶痕及根痕。

【功能】清热泻火，生津润燥。

【性味】性寒，味苦、甘。

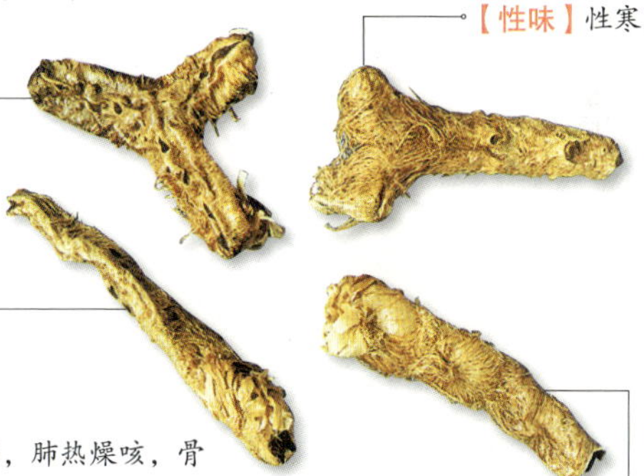

【主治】外感热病，肺热燥咳，骨蒸潮热，内热消渴，肠燥便秘。

【用法】用量6~12g。

验方

盗汗	知母 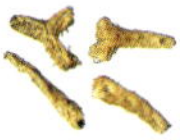 10g + 生地黄 15g + 女贞子 10g + 荞麦 24g ▶ 水煎服。
慢性咽喉炎	知母 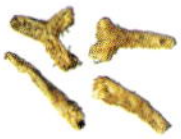 10g + 玄参 10g + 麦冬 10g + 胖大海 5g ▶ 水煎服。
慢性支气管炎	知母 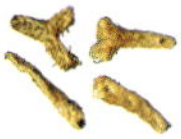 10g + 藕节 10g + 桔梗 10g + 南沙参 10g + 款冬花 9g ▶ 水煎服。

栀子

别名 黄栀子、山枝子、大红栀。

Gardeniae Fructus

来源 为茜草科植物栀子 *Gardenia jasminoides* Ellis的果实。

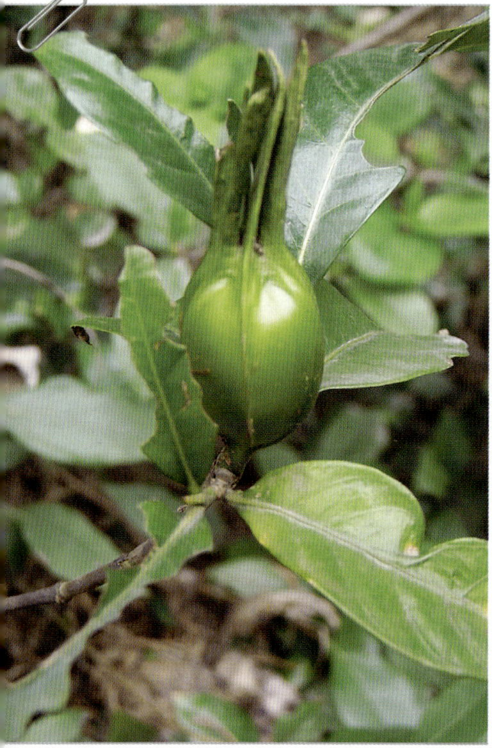

植物形态

常绿灌木，高达2m。叶对生或3叶轮生，叶片革质，长椭圆形或倒卵状披针形，长5~14cm，宽2~7cm，全缘，托叶2片，通常连合成筒状包围小枝。花单生于枝端或叶腋，白色，芳香；花萼绿色，圆筒状；花冠高脚碟状，裂片5或较多；子房下位。花期5~7月，果期8~11月。南方各地有野生，生于山坡、路旁；全国大部分地区有栽培。

采制

9~11月果实成熟呈红黄色时采收，除去果梗及杂质，蒸至上气或置沸水中略烫，取出，干燥。药材产于江西、湖南、浙江、福建、四川。

药材性状

果实呈长卵圆形或椭圆形，长1.5~3.5cm，直径1~1.5cm。表面红黄色或棕红色，具6条翅状纵棱，棱间常有1条明显的纵脉纹，并有分枝。顶端残存萼片，基部稍尖。果皮薄而脆，略有光泽。种子多数，扁卵圆形，深红色或黄红色。气微，味微酸而苦。

【功能】泻火除烦，清热利尿，凉血解毒。

【用法】用量6~9g。外用生品适量，研末调敷。

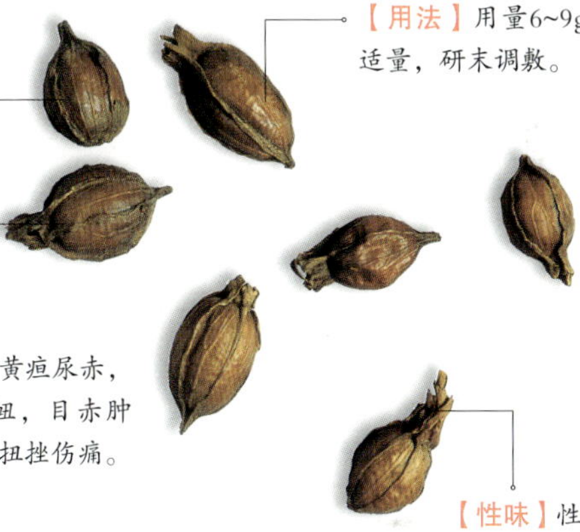

【主治】热病心烦，黄疸尿赤，血淋涩痛，血热吐衄，目赤肿痛，火毒疮疡；外治扭挫伤痛。

【性味】性寒，味苦。

验方

热病心烦	生栀子 9g + 淡豆豉 15g ▶ 水煎服。
高热烦躁	生栀子 9g + 黄连 8g + 黄芩 8g + 黄柏 8g ▶ 水煎服。
黄疸型肝炎面目身黄	生栀子 15g + 鲜茵陈 15g + 垂盆草 20g ▶ 水煎服。

夏枯草

Prunellae Spica

别名 棒柱头草、灯笼头草。

来源 为唇形科植物夏枯草*Prunella vulgaris* L.的带花的果穗。

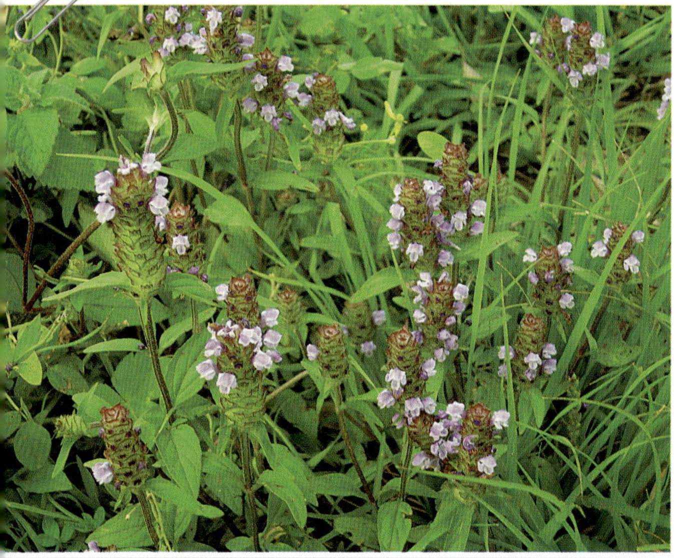

采制

夏季果穗呈棕红色时采收，除去杂质，晒干。

植物形态

多年生草本，高13~40cm。茎直立，常带淡紫色，有细毛。叶对生，卵形或椭圆状披针形，长1.5~5cm，宽1~2.5cm，全缘或疏生锯齿。轮伞花序集成穗状，长2~6cm；苞片肾形，顶端骤尖或尾状尖，外面和边缘有毛；花萼二唇形；花冠紫色，上唇顶端微凹，下唇中间裂片边缘有细条裂。小坚果棕色。花期5~6月，果期7~8月。生于荒地、路边草丛中。分布几乎遍于全国。

药材性状

果穗呈棒状，略扁，长1.5~8cm，直径0.8~1.5cm。淡棕色至棕红色。全穗由数轮至10数轮宿萼与苞片组成，每轮有对生苞片2片，呈扇形，先端尖尾状，脉纹明显，外表面有白毛。每一苞片内有花3朵，花冠多已脱落，宿萼二唇形，内有小坚果4枚，卵圆形，棕色，尖端有白色突起。体轻。气微，味淡。

【功能】泻火，明目，散结，消肿。

【性味】性寒，味辛、苦。

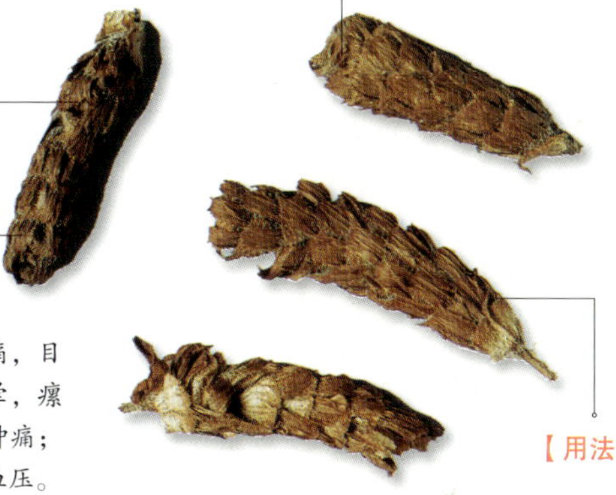

【主治】目赤肿痛，目珠夜痛，头痛眩晕，瘰疬，瘿瘤，乳痈肿痛；乳腺增生症，高血压。

【用法】用量9~15g。

验方

高血压	夏枯草 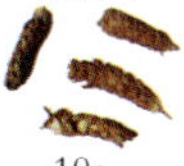 10g ＋ 菊花 10g ＋ 决明子 5g ＋ 钩藤 5g ▶ 水煎服。
颈淋巴结结核	夏枯草 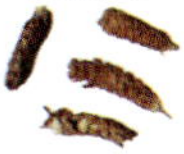 50g ▶ 水煎服或沸水冲泡当茶饮服。
细菌性痢疾	夏枯草 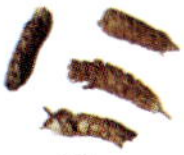 60g ＋ 半枝莲 15~30g ▶ 水煎服。

淡竹叶

Lophatheri Herba

别名 竹麦冬、长竹叶、山鸡米。

来源 为禾本科植物淡竹叶*Lophatherum gracile* Brongn.的茎叶。

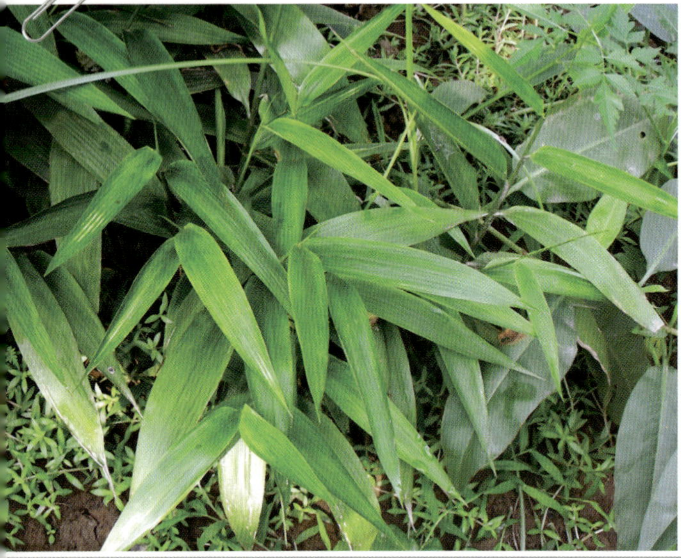

采制

夏季未抽花穗前采收，晒干。药材主产于浙江、安徽、湖南、四川、湖北、广东、江西。

植物形态

多年生草本，高40~100cm。根茎短缩而木化。须根稀疏，中部常膨大为纺锤形。秆直立，中空，节明显。叶互生，广披针形，长5~20cm，宽2~3.5cm，先端渐尖，基部收缩成柄状，无毛或两面有小刺毛，脉平行并有小横脉；叶鞘包秆，边缘光滑或略被纤毛；叶舌短小，质硬，具缘毛。圆锥花序顶生；小穗狭披针形，最下一花为两性，余为中性，脱节于颖之下；颖不等长，先端钝，有5脉。颖果深褐色。花期7~9月，果期10月。生于林下或沟边阴湿处。

药材性状

茎呈圆柱形，有节，表面淡黄绿色，断面中空。叶鞘开裂。叶片披针形，有的皱缩卷曲，长5~20cm，宽1~3.5cm；表面浅绿色或黄绿色。叶脉平行，具横行小脉，形成长方形的网格状，下表面尤为明显。体轻，质柔韧。气微，味淡。

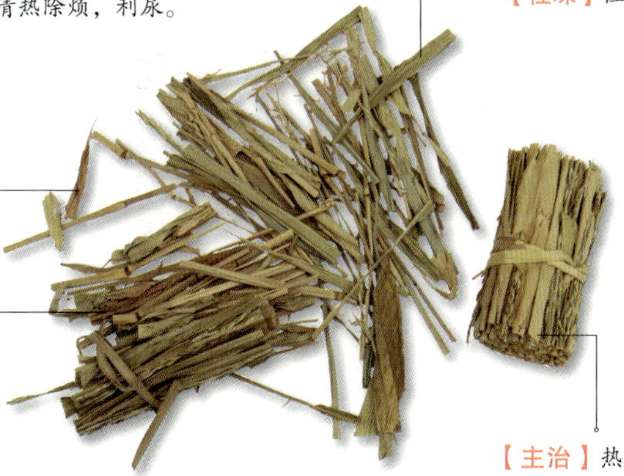

验方

热病烦渴	淡竹叶 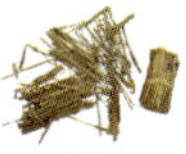 15g ＋ 麦冬 15g ▶ 水煎服。
淋证	淡竹叶 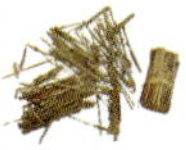 30g ＋ 藕节 30g ＋ 车前草 15g ▶ 水煎服。
口腔糜烂	淡竹叶 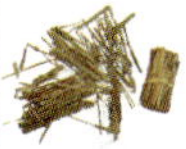 15g ＋ 木通 9g ＋ 生地黄 9g ▶ 水煎服。

石膏

别名 白虎、细理石、纤维石膏。

来源 为硫酸盐类矿物石膏。

Gypsum Fibrosum

药材性状

药材为纤维状的集合体，呈长块状、板块状或不规则块状。白色、灰白色或淡黄色，亦有呈半透明状。体重，质软，纵断面具绢丝样光泽。无臭，味淡。

【性味】性大寒，味甘、辛。

【用法】内服用生石膏，用量15~60g，先煎。外用多用煅石膏研末撒敷患处。

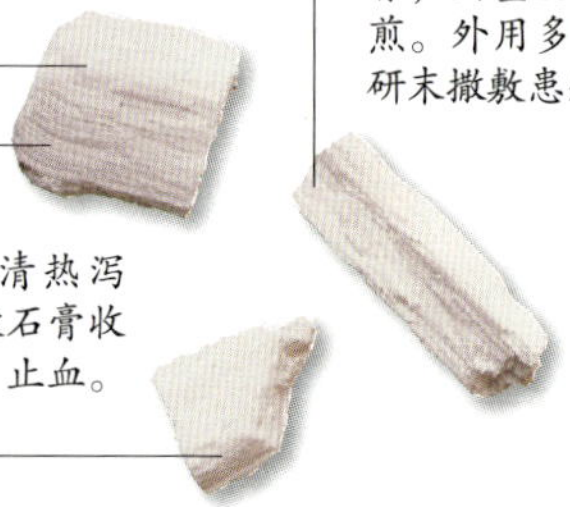

【功能】生石膏清热泻火，除烦止渴。煅石膏收湿，生肌，敛疮，止血。

【主治】外感热病，高热烦渴，肺热喘咳，胃火亢盛，头痛，牙痛。煅石膏外治溃疡不敛、湿疹瘙痒、水火烫伤、外伤出血。

采制

采挖后，除去泥沙及杂石。炮制品有煅石膏、蜜炙石膏。药材主产于湖北、甘肃、四川，新疆、西藏、湖南、广西、贵州、云南、山西、河南、山东亦产。

验方

流行性感冒	生石膏 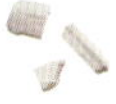 15~30g	+ 知母 9g + 粳米 9g	水煎服。用量可随症加减。
胃火头痛、牙痛、口疮	生石膏 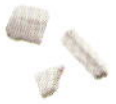 15g	+ 升麻 12g	水煎服。
热嗽喘甚，久不愈者	石膏 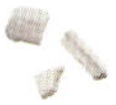 60g	+ 炙甘草 16g	研末，每次9g，新汲水调下，或生姜汁、蜜调下。(《普济方》石膏散)

地黄

别名 酒壶花、山烟根、山烟、山白菜。

Rehmanniae Radix

来源 玄参科植物地黄*Rehmannia glutinosa* Libosch.的块根。

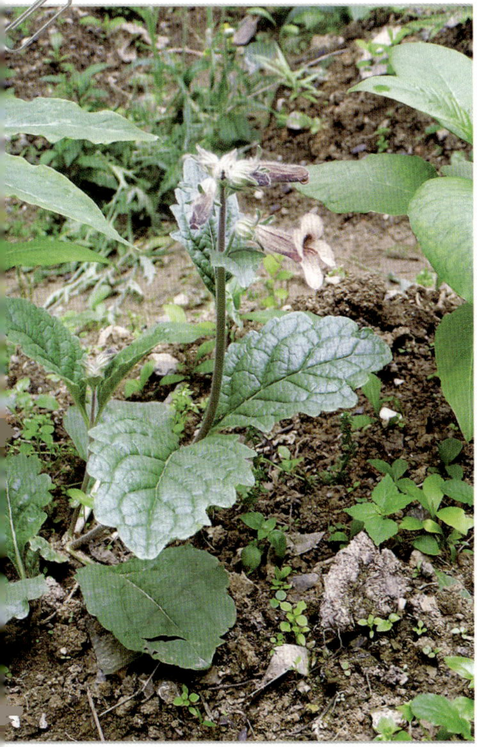

植物形态

多年生草本，全株有白色长柔毛和腺毛。叶基生成丛，倒卵状披针形，基部渐狭成柄，边缘有不整齐钝齿，叶面皱缩，背面略带紫色。花葶由叶丛中抽出，花序总状；花萼钟状，5裂；花冠宽筒状稍弯曲，先端5裂，略呈二唇形，紫红色，内面常有黄色带紫的条纹。蒴果球形或卵圆形，具宿萼和花柱。花期4~6月，果期7~8月。生于山坡、田埂、路旁；多栽培。

采制

秋季采挖，除去芦头、须根及泥沙，鲜用，为“鲜地黄”；或将地黄缓缓烘焙至约八成干，其内部变黑，捏成团状，为“生地黄”。药材主产于河南、辽宁、河北、山东、浙江。

药材性状（鲜地黄）

鲜地黄呈纺锤形或条状，长8~24cm，直径2~9cm。外皮薄，表面浅红黄色，具弯曲的纵皱纹、芽痕、横长皮孔样突起及不规则瘢痕。肉质，易断，断面皮部淡黄白色，可见橘红色油点，木部黄白色，导管呈放射状排列。气微，味微甜、微苦。

【功能】清热生津，凉血，止血。

【性味】性寒，味甘、苦。

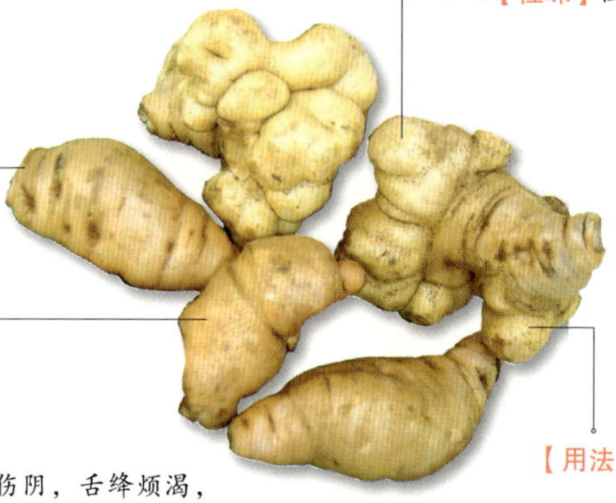

【主治】热病伤阴，舌绛烦渴，温毒发斑，吐血，衄血，咽喉肿痛。

【用法】用量12~30g。

验方（鲜地黄）

白喉	鲜地黄 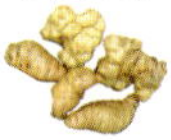 30g ＋ 黄芩 18g ＋ 连翘 18g ＋ 麦冬 9g ＋ 玄参 16g ▶ 每日1剂，水煎2次，混匀，分4次服。
肺结核咯血	鲜地黄 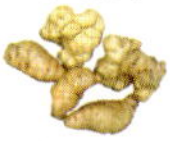 500g ▶ 榨汁，加适量冰糖温服。
高热痉挛	鲜地黄 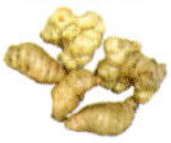 60~90g ＋ 柏子仁 12g ＋ 韭菜 少许 ▶ 捣烂绞汁，开水冲服。

药材性状（生地黄）

生地黄多呈不规则的团块状或长圆形，中间膨大，两端稍细，有的细小，长条状，稍扁而扭曲，长6~12cm，直径2~6cm。表面棕黑色或棕灰色，极皱缩，具不规则的横曲纹。体重，质较软而韧，不易折断，断面棕黑色或乌黑色，有光泽，具黏性。气微，味微甜。

【功能】清热凉血，养阴生津。

【性味】性寒，味甘。

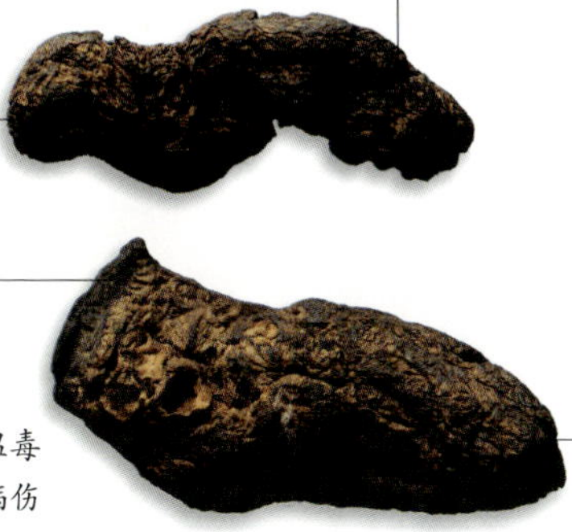

【主治】热入营血，温毒发斑，吐血衄血，热病伤阴，舌绛烦渴，津伤便秘，阴虚发热，骨蒸劳热，内热消渴。

【用法】用量9~15g。

验方（生地黄）

糖尿病口干舌燥	生地黄 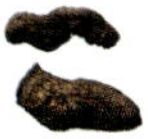 30g ＋ 麦冬 10g ＋ 天花粉 15g ＋ 石膏 30g ▶ 水煎服。
慢性咽喉炎	生地黄 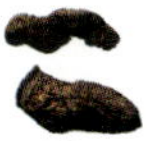 30g ＋ 卤地菊 15g ＋ 知母 10g ＋ 麦冬 10g ▶ 水煎服。
月经量过多	生地黄 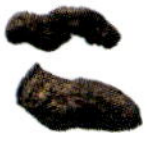 30g ＋ 牡丹皮 9g ＋ 白芍 9g ＋ 侧柏叶 15g ▶ 水煎服。

水牛角

Bubali Cornu

来源 本品为牛科动物水牛*Bubalus bubalis* Linnaeus的角。

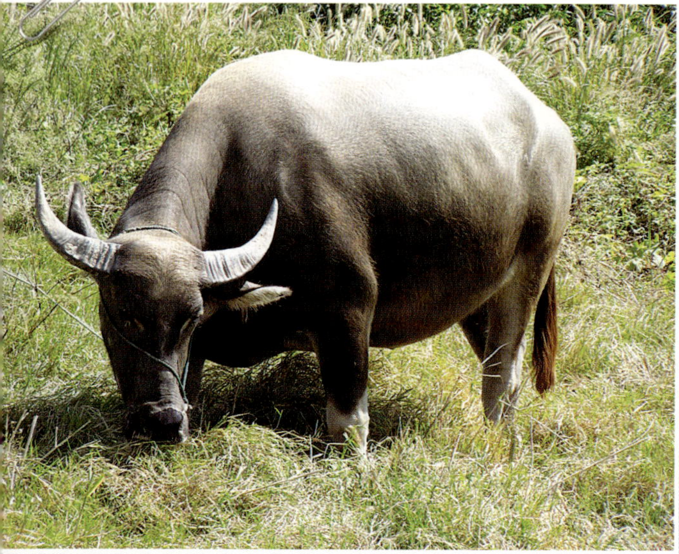

采制

取角后，水煮，除去角塞，干燥，得水牛角原药材；使用前取原药材洗净，用温水浸泡，捞出，镑片，或洗净干燥后锉成粗粉。药材产于华南、华东。

动物形态

常见动物。体型肥大，长达2.5m以上。头大额广，鼻阔，口大，上唇上部有2个大鼻孔，其间皮肤硬而光滑，无毛。眼、耳部很大，雌雄头上均有角1对，角长大而稍扁，呈弧形弯曲，上部有许多节纹。颈短，腰腹隆凸。四肢较短，蹄较大。皮厚无汗腺。毛粗而短，体前部较密，后背及胸腹各部稀疏。体色大多灰黑色，但亦有黄褐或白色者。

药材性状

原药材呈稍扁平而弯曲的锥形，长短不一。表面棕黑色或灰色，一侧有数条横向的沟槽，另一侧有密集的横向凹陷条纹。上部渐尖，有纵纹；基部略呈三角形，中空。角质，坚硬。气微腥，味淡。

【用法】用量15~30g，宜先煎3小时以上。

【性味】性寒，味苦。

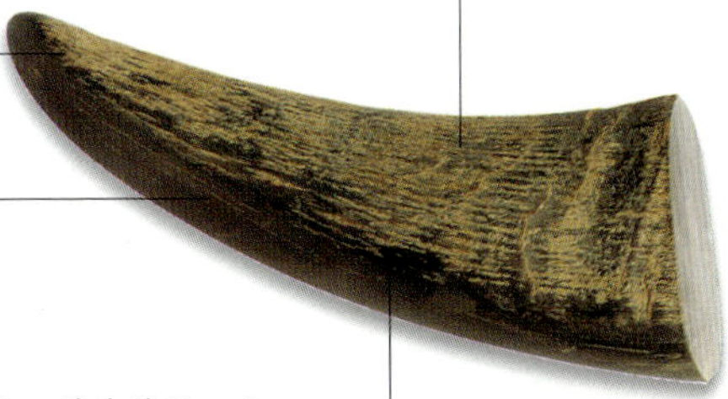

【主治】温病高热，神昏谵语，发斑发疹，吐血衄血，惊风，癫狂。

【功能】清热解毒，凉血，定惊。

验方

吐血、衄血	水牛角 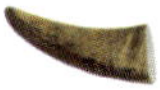 15g ＋ 侧柏炭 15g ＋ 生地黄 20g ＋ 牡丹皮 10g ＋ 藕节 25g ▶ 水煎服，每日2次。
高热惊厥	水牛角镑片 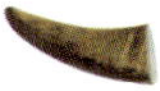 100g ▶ 水煎2小时，每日3次分服，连服1周，或服到热退清醒停药。
小儿惊风	水牛角 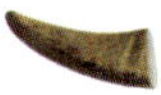 3g（研末）＋ 钩藤 9g ＋ 全蝎 1.6g ＋ 制南星 3g ＋ 朱砂 0.9g ▶ 水煎服。

附注 水牛角浓缩粉系水牛角粗粉用水提取、浓缩，加细粉混合制得，功能主治同水牛角，用量为1.5~3g。

玄参

Scrophulariae Radix

别名 元参、浙玄参、黑参、乌元参。

来源 为玄参科植物玄参*Scrophularia ningpoensis* Hemsl. 的根。

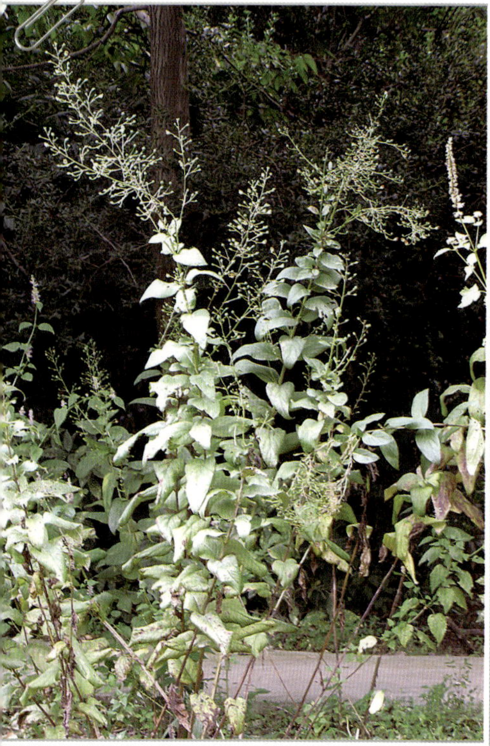

植物形态

多年生草本。根长圆柱形或纺锤形。茎具四棱，有沟纹。下部叶对生，上部叶有的互生，卵形至披针形，长10~15cm，边缘具细锯齿，齿缘反卷，骨质，并有突尖。聚伞圆锥花序大而疏散，轴上有腺毛；花萼5裂，裂片边缘有膜片；花冠褐紫色，上唇长于下唇；退化雄蕊近圆形。蒴果卵形。花期7~8月，果期8~9月。生于溪边、山坡林下及草丛中。

采制

冬季茎叶枯萎时采挖，除去根茎、幼芽、须根及泥沙，晒或烘至半干，堆放3~6天，反复数次至干。药材主产于浙江。

药材性状

根类圆柱形，中间略粗或上粗下细，有的微弯曲，长6~20cm，直径1~3cm。表面灰黄色或灰褐色，有不规则的纵沟、横向皮孔及稀疏的横裂纹和须根痕。质坚实，不易折断，断面黑色，微有光泽。气特异似焦糖，味甘、微苦、咸。

【功能】凉血滋阴，泻火解毒。

【性味】性微寒，味甘、苦、咸。

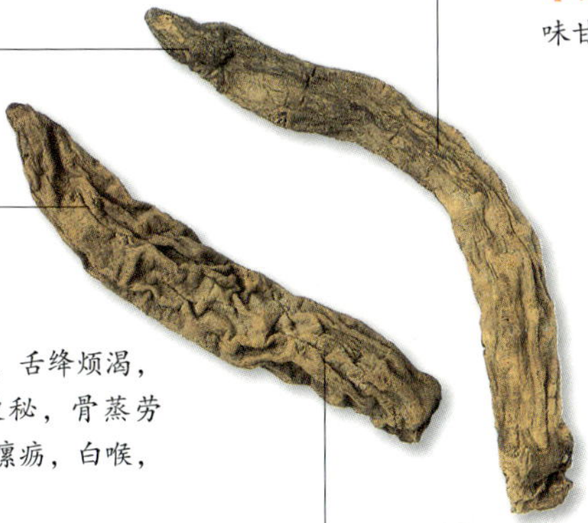

【主治】热病伤阴，舌绛烦渴，温毒发斑，津伤便秘，骨蒸劳嗽，目赤，咽痛，瘰疬，白喉，痈肿疮毒。

【用法】用量9~15g。

验方

慢性咽炎	玄参 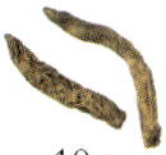 10g + 桔梗 9g + 金银花 9g + 胖大海 3g ▶ 水煎服。
口腔溃疡	玄参 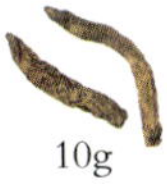 10g + 桔梗 9g + 牛蒡子 9g + 积雪草 15g + 甘草 3g ▶ 水煎服。
疔疮疖肿	鲜玄参根 适量 ▶ 捣烂敷患处。

赤芍

别名 山芍药、赤芍药。

Paeoniae Radix Rubra

来源 为毛茛科植物芍药*Paeonia lactiflora* Pall.的根。

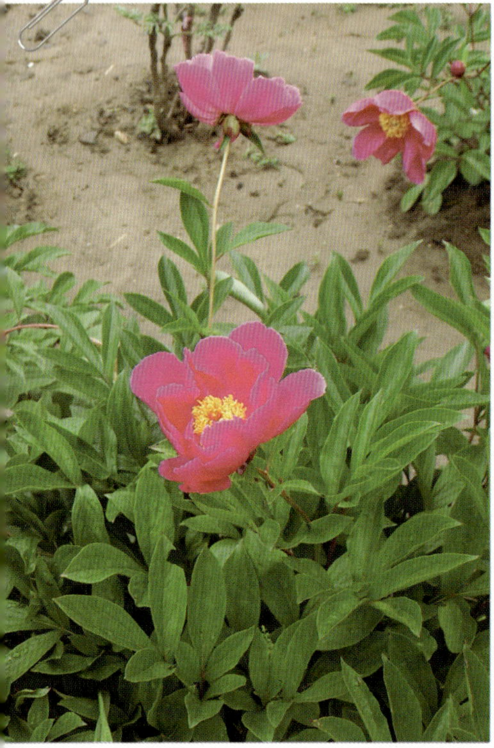

植物形态

多年生草本，高50~80cm。叶互生，有长柄；茎下部叶为2回三出羽状复叶，枝端为单叶；小叶狭卵形、披针形或椭圆形，边缘具软骨质小齿。花顶生并腋生；萼片4，微紫红色；花瓣6~9，白色、粉红色或紫红色；雄蕊多数；心皮4~5，无毛或密被白毛。蓇葖果卵形，先端外弯成钩状。花期6月，果期8~9月。多栽培。

采制

春、秋二季采挖，除去根茎、须根及泥沙，晒干。药材主产于浙江、四川、安徽。

药材性状

根呈圆柱形，稍弯曲，长5~40cm，直径0.5~3cm。表面棕褐色，粗糙，有纵沟和皱纹，并有须根痕和横长的皮孔样突起，有的外皮易脱落。质硬而脆，易折断，断面粉白色或粉红色，皮部窄，木部放射状纹理明显，有的有裂隙。气微香，味微苦、酸涩。

【功能】清热凉血，散瘀止痛。

【用法】用量6~12g。不宜与藜芦同用。

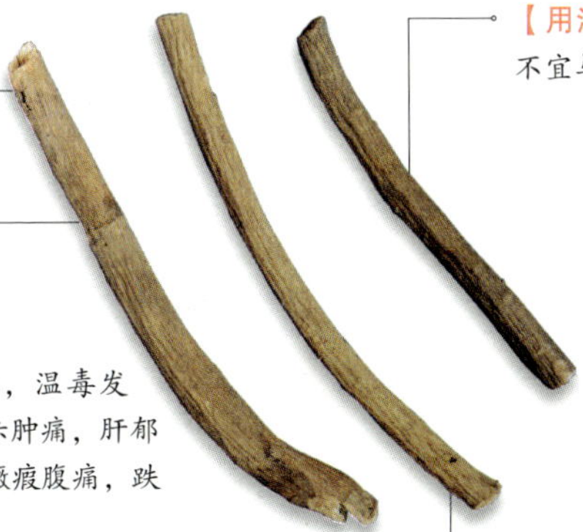

【主治】热入营血，温毒发斑，吐血衄血，目赤肿痛，肝郁胁痛，经闭痛经，癥瘕腹痛，跌仆损伤，痈肿疮疡。

【性味】性微寒，味苦。

验方

痛经	赤芍 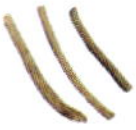 9g	+ 乌药 9g + 香附 9g + 当归 12g + 延胡索 6g ▶ 水煎服。
心绞痛	赤芍 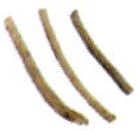 12g	+ 槐花 12g + 丹参 9g + 桃仁 6g + 没药 3g ▶ 制成水丸，每日服12~18g。
急性乳腺炎	赤芍 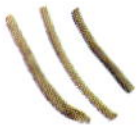 30g	+ 生甘草 6g ▶ 水煎服。

附注 同属植物川赤芍 *Paeonia veitchii* Lynch 的根同等入药。

牡丹皮

Moutan Cortex

别名 丹皮、粉丹皮、木芍药、洛阳花。

来源 为毛茛科植物牡丹 *Paeonia suffruticosa* Andr. 的根皮。

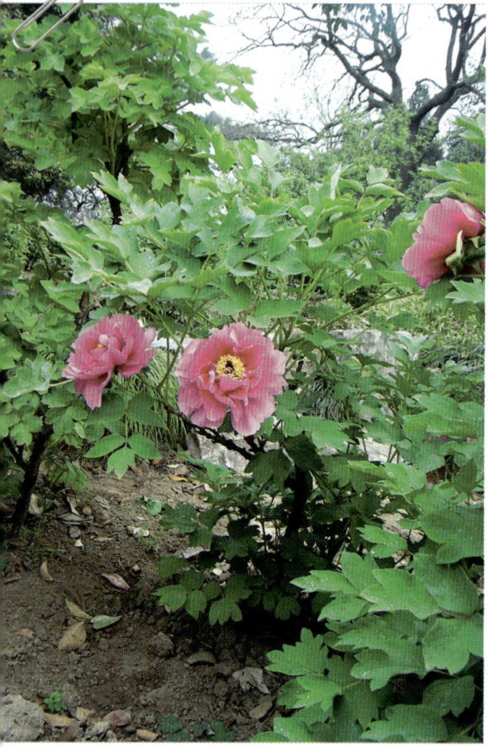

植物形态

落叶灌木，2回三出复叶，顶生小叶长达10cm，3裂近中部，裂片上部3浅裂或不裂，侧生小叶较小，斜卵形，不等2浅裂或不裂，上面绿色，下面有白粉，中脉有疏毛或近无毛。花单生枝顶；萼片5；花瓣5，或重瓣，白色、红紫色或黄色，倒卵形，先端常2浅裂；雄蕊多数；花盘杯状，红紫色，包住心皮，在心皮成熟时裂开；心皮5，密生柔毛。蓇葖果卵形，密生褐黄色毛。花期5~7月，果期7~8月。全国广为栽培。

采制

秋季采挖根部，除去细根，剥取根皮，晒干。药材主产于安徽、四川、甘肃、陕西、湖北、湖南、山东、贵州。

药材性状

根皮呈筒状或半筒状，略向内卷曲或张开，长5~20cm，直径0.5~1.2cm，厚0.1~0.4cm。外表面灰褐色或黄褐色，栓皮脱落处粉红色；内表面淡灰黄色或浅棕色，有明显的细纵纹，常见发亮的结晶。质硬而脆，易折断，断面较平坦，粉性，淡粉红色。气芳香，味微苦而涩。

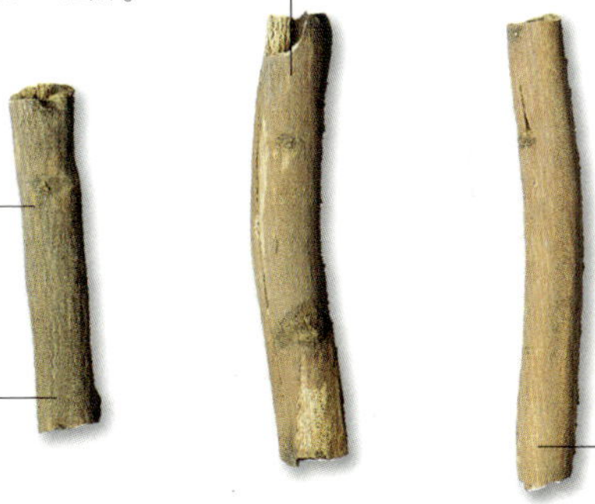

【性味】性微寒，味辛、苦。
【功能】清热凉血，活血化瘀。
【主治】温毒发斑，吐血衄血，夜热早凉，无汗骨蒸，经闭痛经，痈肿疮毒，跌仆伤痛。
【用法】用量6~12g。

验方

鼻出血	牡丹皮 10g + 侧柏叶 10g + 旱莲草 15g + 仙鹤草 5g ▶ 水煎服。
闭经	牡丹皮 15g + 丹参 15g + 赤芍 10g + 鸡血藤 24g + 桃仁 15g + 莪术 9g + 王不留行 10g ▶ 水煎服。
痛经	牡丹皮 10g + 川芎 9g + 延胡索 10g + 川楝子 9g + 乌药 9g ▶ 水煎服。

清热药·清热凉血

紫草

别名 软紫草。

Arnebiae Radix

来源 为紫草科植物新疆紫草 *Arnebia euchroma* (Royle) Johnst. 的根。

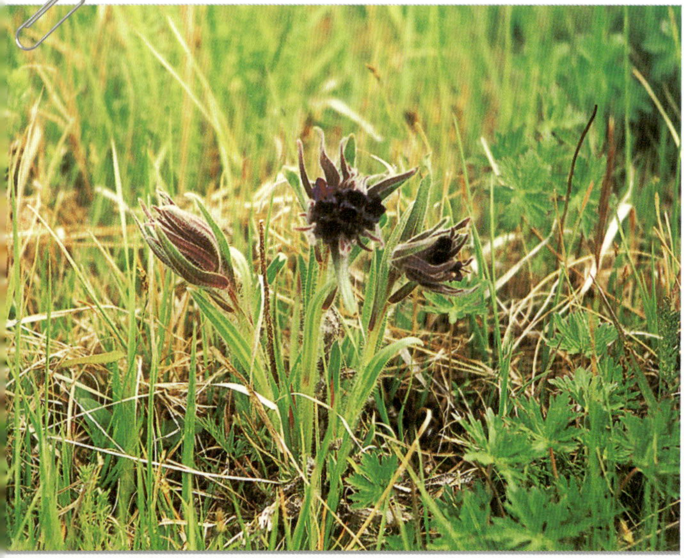

采制

春、秋二季采挖，除去泥沙，晒干或微火烘干。药材主产于新疆、西藏。

植物形态

多年生草本，高15~35cm。全株被白色硬糙毛。根圆锥形，多扭曲，紫色栓皮多层。茎直立，单一或基部分成二歧。基生叶丛生，叶条状披针形，长约13cm，全缘，黄绿色；茎生叶互生，较少，短小。花集结成聚伞花序，密生于茎顶，近于头状；花无梗，花萼短筒状，5深裂；花冠紫色，长筒形漏斗状，先端5裂，裂片椭圆形，喉部与基部光滑；雄蕊5；子房4深裂。小坚果骨质。花期6~8月，果期8~9月。生于山地阳坡草丛中。

药材性状

根呈不规则的长圆柱形，多扭曲，长7~20cm，直径1~2.5cm。表面紫红色或紫褐色，皮部疏松，呈条形片状，常10余层重叠，易剥落。顶端有的可见分歧的茎残基。体轻，质松软，易折断，断面不整齐，黄白色或黄色。气特异，味微苦、涩。

【用法】用量4.5~9g。外用适量，熬膏或用植物油浸泡涂擦。

【功能】凉血，活血，解毒透疹。

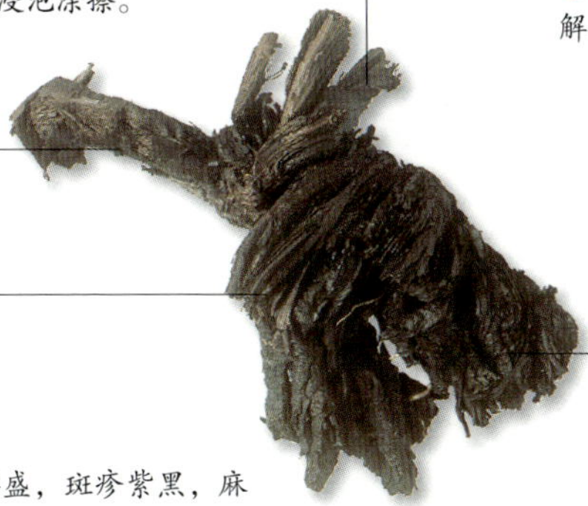

【主治】血热毒盛，斑疹紫黑，麻疹不透，疮疡，湿疹，水火烫伤。

【性味】性寒，味甘、咸。

验方

口腔溃疡	紫草 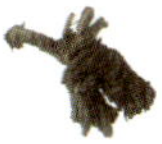 9g	+ 一点红 15g + 玄参 10g + 淡竹叶 10g ▶ 水煎服。
风火牙痛	紫草 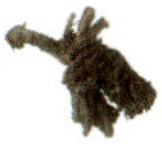 9g	+ 白蒺藜 9g + 骨碎补 10g + 防风 10g ▶ 水煎服。
烫伤	紫草 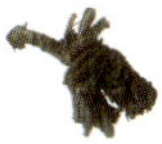 适量	▶ 放入茶油内浸15日后，取油涂患处。

附注 同属植物内蒙紫草*Arnebia guttata* Bunge 的根同等入药。

龙胆

别名 胆草、水龙胆、山龙胆草、四叶草。

Gentianae Radix et Rhizoma

来源 为龙胆科植物龙胆 *Gentiana scabra* Bge. 的根及根茎。

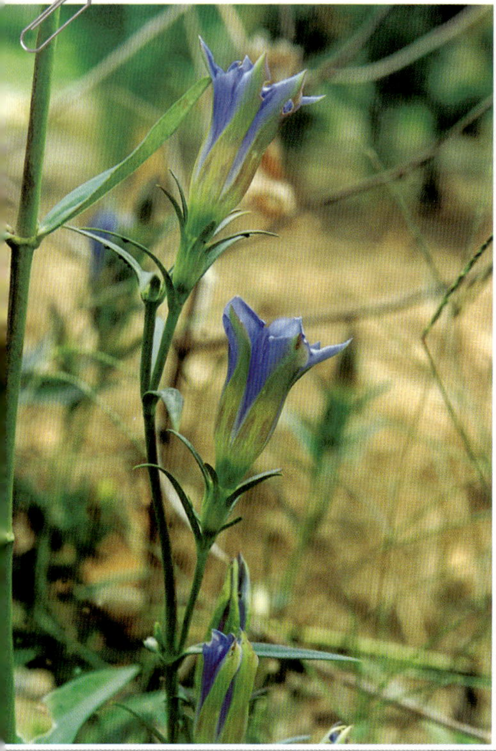

植物形态

多年生草本。茎略具四棱，粗糙，绿色或稍带紫色。叶对生；下部叶鳞片状；中、上部叶卵状披针形或狭披针形，边缘及下面主脉粗糙，基部抱茎。花簇生于茎顶和上部叶腋；花萼钟形，膜质；花冠蓝紫色，钟形，5裂。蒴果卵圆形，有柄。花期9~10月，果期10月。生于山坡林下及水沼湿地。除西北及西藏外，全国各地均有分布。

采制

春、秋二季采挖，洗净，干燥。药材主产于辽宁、吉林、黑龙江。

药材性状

根茎呈不规则块状，长1~3cm，直径0.3~1cm，表面暗灰棕色或深棕色，上端有茎痕或残留茎基，周围和下端着生多数细根。根圆柱形，略扭曲，长10~20cm，直径0.2~0.5cm，表面淡黄色或黄棕色，上部有横皱纹，下部有纵皱纹及支根痕。质脆，断面黄白色。味苦。

【功能】清热燥湿，泻肝胆火。

【用法】用量3~6g。

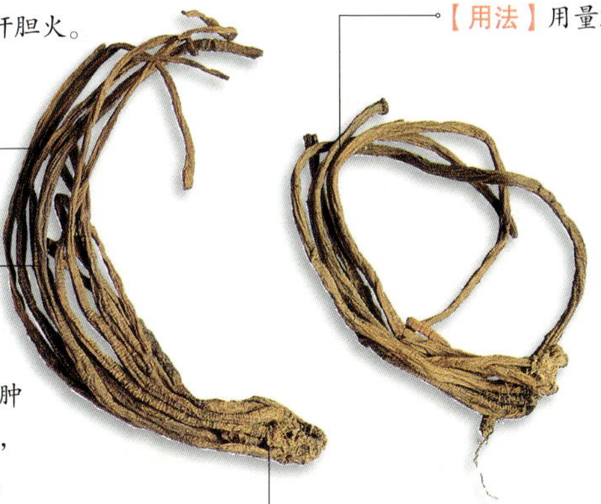

【主治】湿热黄疸，阴肿阴痒，带下，湿疹瘙痒，目赤，胁痛，惊风抽搐。

【性味】性寒，味苦。

验方

急性结膜炎	龙胆 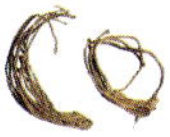 10g ＋ 菊花 9g ＋ 千里光 10g ▶ 水煎服。
风火牙痛	龙胆 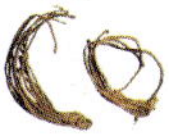 10g ＋ 石膏 30g ＋ 芦根 30g ＋ 知母 9g ▶ 水煎服。
胆囊炎	龙胆 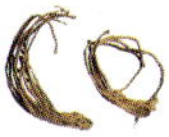 10g ＋ 蒲公英 15g ＋ 青皮 9g ＋ 半枝莲 24g ▶ 水煎服。

附注 同属植物条叶龙胆*Gentiana manshurica* Kitag.、三花龙胆*Gentiana triflora* Pall. 及坚龙胆*Gentiana rigescens* Franch.的根及根茎同等入药。前两种习称“龙胆”，后一种习称“坚龙胆”。

白鲜皮

别名 北鲜皮、山牡丹。

Dictamni Cortex

来源 为芸香科植物白鲜*Dictamnus dasycarpus* Turcz. 的根皮。

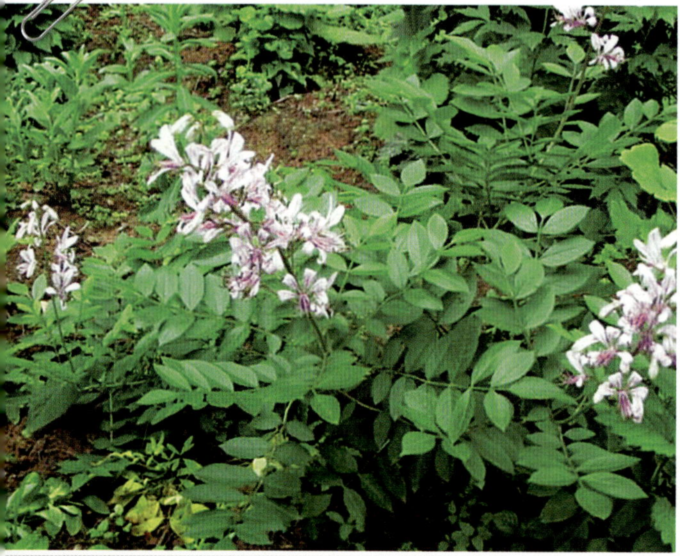

采制

春、秋二季采挖根部，除去粗皮及泥沙，剥取根皮，干燥。药材主产于辽宁、河北、山东，江苏、山西、内蒙古、吉林、黑龙江亦产。

植物形态

多年生草本，全株具香气。根数条丛生。茎直立，高50~65cm。羽状复叶互生，小叶9~13片，卵形至椭圆形，长3~9cm，宽1.5~4cm，先端短尖，边缘具细锯齿，基部宽楔形，两面密布腺点；叶柄及叶轴两侧有狭翼。总状花序顶生，密被柔毛及腺点；花白色或淡红色，萼片5；花瓣5；雄蕊10；子房上位。蒴果5裂，表面散布棕黑色油腺和白色细柔毛。种子近球形，先端短尖，黑色，有光泽。花期4~5月，果期6月。生于山坡丛林中。

药材性状

根皮呈卷筒状，长5~15cm，直径 1~2cm，厚0.2~0.5cm。外表面灰白色或淡灰黄色，常有突起的颗粒状小点；内表面类白色。质脆，折断时有粉尘飞扬，断面不平坦，略呈层片状，剥去外层，迎光可见闪烁的小亮点。有羊膻气，味微苦。

【功能】清热燥湿，祛风解毒。

【用法】用量4.5~9g。外用适量，煎汤洗或研粉敷。

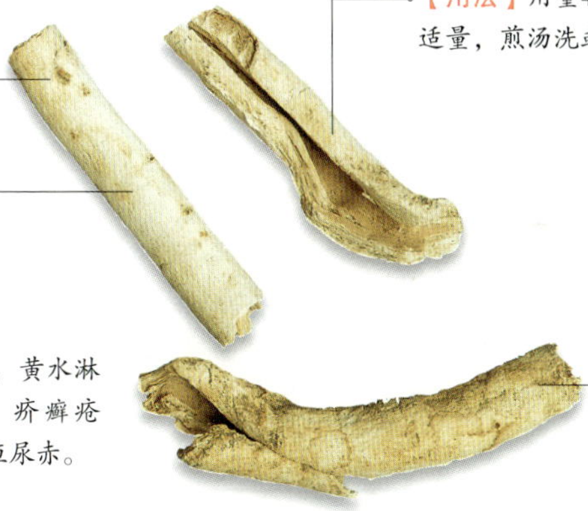

【主治】湿热疮毒，黄水淋漓，湿疹，风疹，疥癣疮癞，风湿热痹，黄疸尿赤。

【性味】性寒，味苦。

验方

风湿性关节炎	白鲜皮 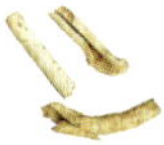 15g ＋ 香加皮 15g ＋ 穿山龙 15g ▶ 水煎服。
湿疹	白鲜皮 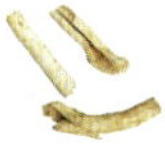 10g ＋ 徐长卿 9g ＋ 白蒺藜 9g ＋ 苍耳 15g ▶ 水煎服。
下肢静脉曲张、溃疡	白鲜皮 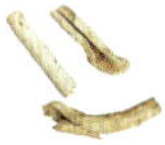 适量 ＋ 土荆皮 适量 ＋ 半枝莲 适量 ▶ 水煎浸洗患处。

苦参

别名 野槐根、山槐根、干人参、苦骨。

Sophorae Flavescentis Radix

来源 为豆科植物苦参*Sophora flavescens* Ait. 的根。

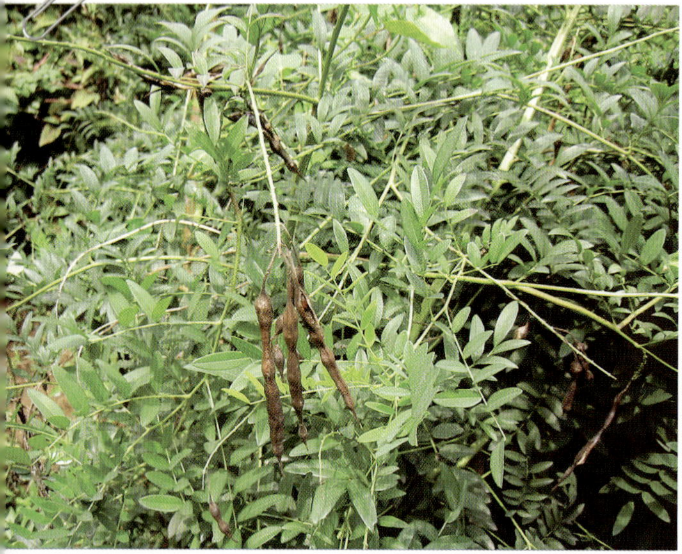

采制

秋季采挖，除去细根，洗净，晒干。药材主产于山西、湖北、河南、河北。

植物形态

落叶亚灌木。单数羽状复叶，小叶披针形至线状披针形，顶端渐尖，基部圆形，背面有平贴柔毛。总状花序顶生；花冠淡黄色，旗瓣匙形，翼瓣无耳；雄蕊10，花丝仅基部愈合；子房柄被细毛。荚果线形。种子3~7粒，黑色，近球形。花期5~7月，果期7~9月。生于向阳山坡灌丛、草地中。

药材性状

根圆柱形，下部常分叉，长10~20cm，直径1~6.5cm。表面棕黄色至灰棕色，有纵皱纹及横长线形皮孔。栓皮薄，常破裂外卷，脱落处显黄色。质坚韧，断面粗纤维性，黄白色。气微，味极苦。

【性味】性寒，味苦。

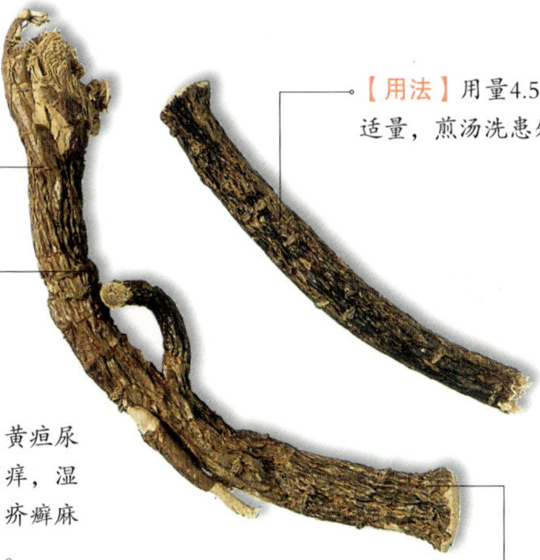

【用法】用量4.5~9g。外用适量，煎汤洗患处。

【主治】热痢，便血，黄疸尿闭，赤白带下，阴肿阴痒，湿疹，湿疮，皮肤瘙痒，疥癣麻风；外治滴虫性阴道炎。

【功能】清热燥湿，杀虫利尿。

验方

浑身瘙痒	苦参 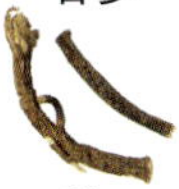 30g ＋ 白鲜皮 30g ＋ 蒺藜 30g ＋ 苍耳子 30g ▶ 水煎洗。
癣、痔疮出血	苦参 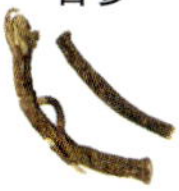 适量 ▶ 水煎熏洗患处。
妇女外阴瘙痒	苦参 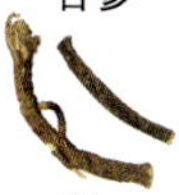 50g ＋ 蛇床子 15g ＋ 川椒 6g ▶ 水煎熏洗。

秦皮

Fraxini Cortex

别名 鸡糠树、青榔木、白荆树。

来源 为木犀科植物白蜡树*Fraxinus chinensis* Roxb. 的树皮。

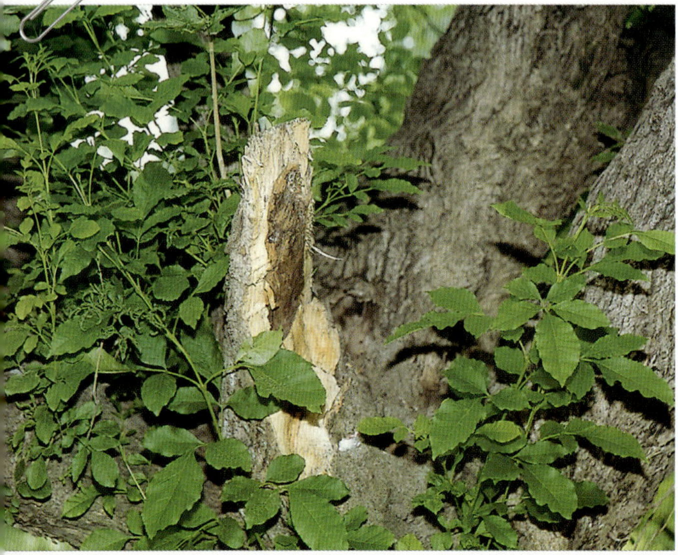

采制

春、秋二季整枝时剥取树皮，晒干。药材主产于陕西、四川、宁夏、云南、贵州、河北。

植物形态

落叶乔木，树皮淡灰色，裂皱浅细。羽状复叶对生，小叶5~9，椭圆形或椭圆状卵形，长3~10cm，宽1.5~5cm，先端尖或渐尖，基部宽楔形，边缘具锯齿或钝锯齿，下面脉上有柔毛。圆锥花序顶生，大而疏松，长8~15cm；花小，花萼钟状，不规则分裂；无花冠；雄蕊2，花药长椭圆形，约与花丝等长；子房2室，柱头2浅裂。翅果披针形。花期5月，果期7~8月。生于山坡、山沟及丛林中。

药材性状

树皮呈卷筒状或槽状，厚1.5~3mm。外表面灰褐色，散有灰白色圆点状皮孔；内表面淡棕色或红棕色。质坚韧，断面纤维状，易层状剥离。无臭，味苦。

【性味】性寒，味苦、涩。

【用法】用量6~12g。外用适量，煎洗患处。

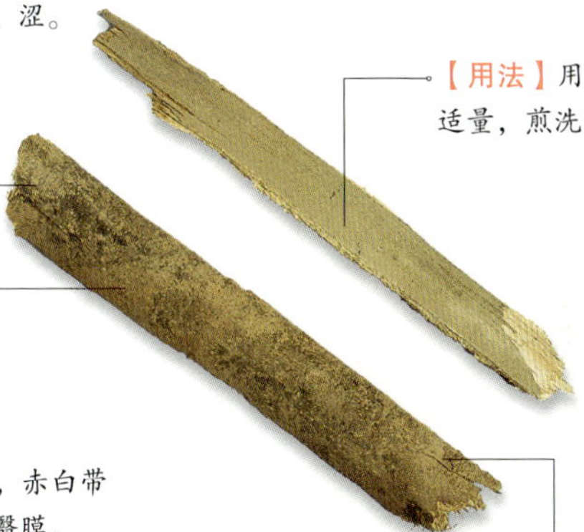

【主治】热痢，泄泻，赤白带下，目赤肿痛，目生翳膜。

【功能】清热燥湿，收涩，明目。

验方

痢疾	秦皮 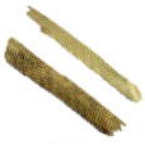 10g ＋ 凤尾草 15g ＋ 马齿苋 15g ＋ 神曲 10g ＋ 黄连 6g ▶ 水煎服。
急性结膜炎	秦皮 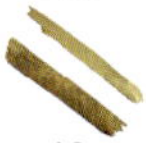 10g ＋ 野菊花 10g ＋ 木贼 9g ＋ 桑叶 9g ＋ 生地黄 15g ＋ 叶下珠 15g ▶ 水煎服。
痔疮出血	秦皮 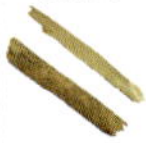 10g ＋ 仙鹤草 15g ＋ 木槿花 15g ＋ 瓜蒌 30g ▶ 水煎服。

附注 商品秦皮的原植物有多种，如苦枥白蜡树*Fraxinus rhynchophylla* Hance、尖叶白蜡树*Fraxinus szaboana* Lingelsh.、宿柱白蜡树*Fraxinus stylosa* Lingelsh.等。

黄芩

Scutellariae Radix

别名 黄金茶、山茶根、烂心草。

来源 为唇形科植物黄芩*Scutellaria baicalensis* Georgi的根。

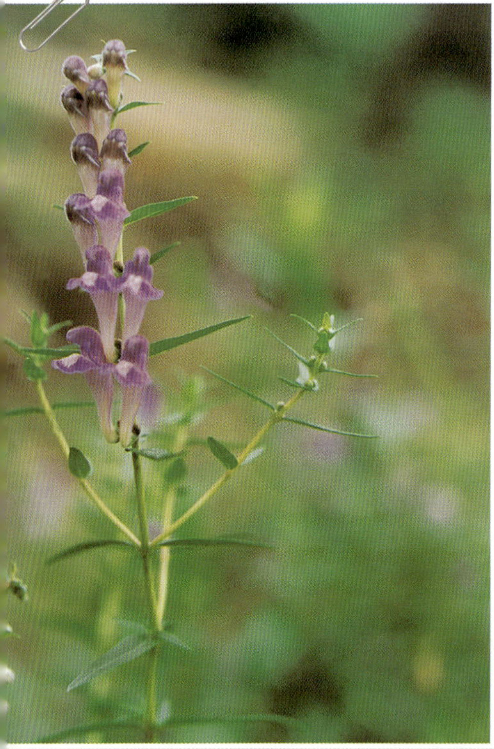

植物形态

多年生草本。茎丛生，具细条纹，近无毛或被上曲至开展的微柔毛。叶对生，披针形至条状披针形，全缘，下面密被下陷的腺点。总状花序顶生，花偏生于花序一侧；花萼二唇形，盾片高约1.5mm，果时增大；花冠紫色、紫红色至蓝紫色，花冠筒近基部明显膝曲；雄蕊4，二强。小坚果卵球形，黑褐色，具瘤。花期7~8月，果期8~9月。生于向阳草地、山坡及荒地上；有栽培。

采制

春、秋二季采挖，除去茎叶及须根，晒至半干后撞去栓皮，晒干。生用、酒炒或炒炭用。药材主产于河北、山西、内蒙古。

药材性状

根圆锥形，扭曲，长8~25cm，直径1~3cm。表面棕黄色或深黄色，有稀疏的细根痕，上部较粗糙，有扭曲的纵皱纹或网纹。质硬而脆，断面黄色，中间红棕色，老根中间呈暗棕色或棕黑色，枯朽成空洞。气微，味苦。

【性味】性寒，味苦。

【用法】用量3~9g。

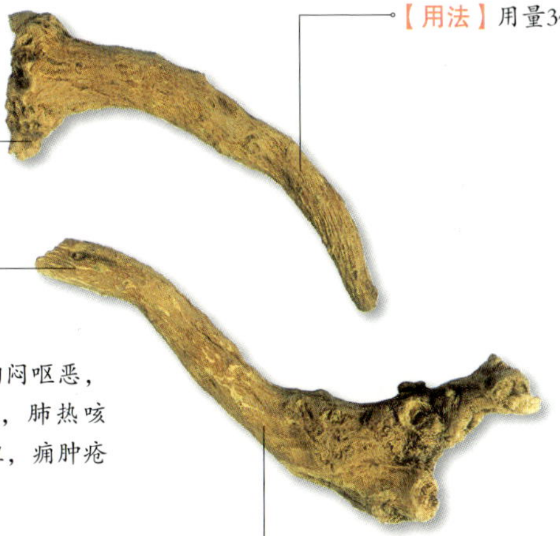

【主治】湿温、暑温，胸闷呕恶，湿热痞满，泻痢，黄疸，肺热咳嗽，高热烦渴，血热吐衄，痈肿疮毒，胎动不安。

【功能】消热燥湿，泻火解毒，止血，安胎。

验方

急性结膜炎	黄芩 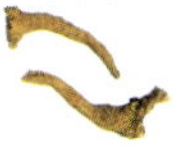 10g	＋ 菊花 10g	＋ 叶下珠 24g	▶	水煎服。
急性咽喉炎	黄芩 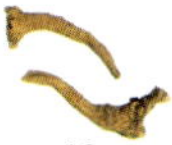 10g	＋ 马兰 15g	＋ 胖大海 6g	▶	水煎服。
急性扁桃体炎	黄芩 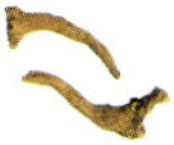 10g	＋ 一点红 15g	＋ 一枝黄花 15g	▶	水煎服。

黄连

Coptidis Rhizoma

来源 为毛茛科植物黄连*Coptis chinensis* Franch. 的根茎。

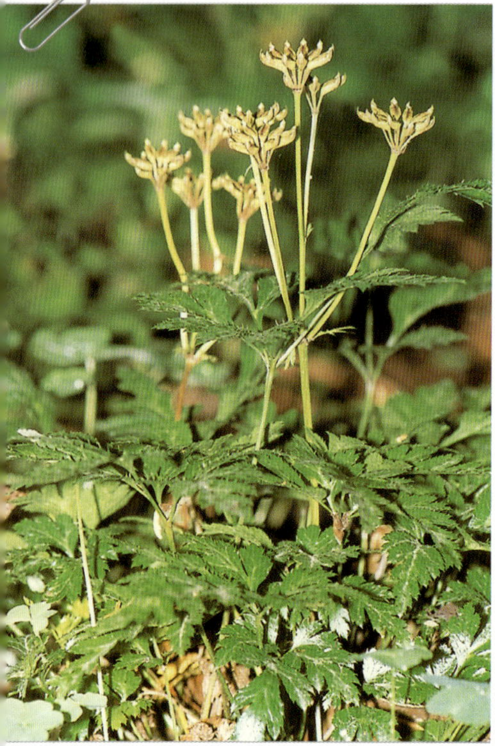

植物形态

多年生草本。叶基生，坚纸质，卵状三角形，三全裂，中央裂片稍呈菱形，两侧裂片斜卵形。花序顶生；萼片5，黄绿色；花瓣倒披针形，长约为萼片的1/2，中央有蜜槽；雄蕊多数。蓇葖果具细柄。花期2~4月，果期3~6月。野生或栽培于海拔1000~1900m的山谷凉湿荫蔽的密林中。

采制

秋季采挖，除去须根及泥沙，干燥，撞去残留须根。药材主产于四川、湖北。

药材性状

根茎多聚集成簇，常弯曲，形如鸡爪，单枝根茎长3~6cm，直径 0.3~0.8cm。表面灰黄色或黄褐色，粗糙，有不规则结节状隆起、须根及须根残基，有的节间表面平滑如茎秆，习称“过桥”。上部多残留褐色鳞叶，顶端常留有残余的茎或叶柄。质硬，断面不整齐，皮部橙红色或暗棕色，木部鲜黄色或橙黄色，呈放射状排列，髓部有时中空。气微，味极苦。

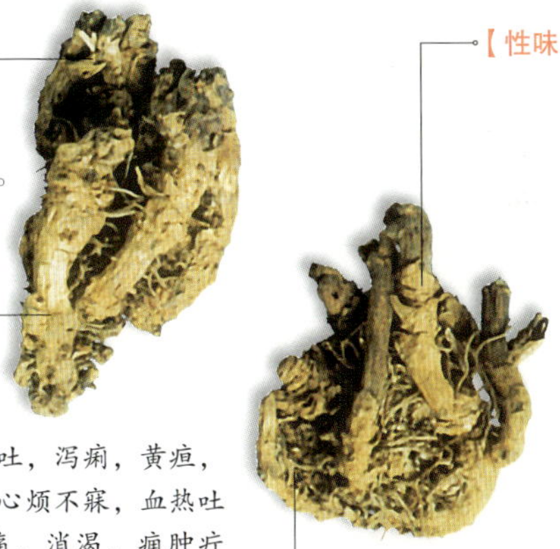

【性味】性寒，味苦。

【用法】用量 1.5~4.5g。外用适量。

【主治】湿热痞满，呕吐，泻痢，黄疸，高热神昏，心火亢盛，心烦不寐，血热吐衄，目赤，吞酸，牙痛，消渴，痈肿疔疮；外治湿疹，湿疮，耳道流脓。

【功能】清热燥湿，泻火解毒。

验方

口舌生疮	黄连 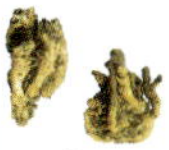 6g ＋ 穿心莲 10g ＋ 玄参 10g ＋ 生地黄 10g ▶ 水煎服。
急性肠炎腹泻	黄连 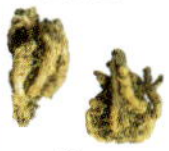 9g ＋ 葛根 9g ＋ 神曲 15g ＋ 谷芽 15g ＋ 麦芽 15g ＋ 凤尾草 15g ▶ 水煎服。

附注 同属植物三角叶黄连*Coptis deltoidea* C. Y. Cheng et Hsiao及云连*Coptis teeta* Wall. 的根茎同等入药。

黄柏

别名 川柏、檗木。

Phellodendri Cortex

来源　为芸香科植物黄皮树 *Phellodendron chinense* Schneid.的树皮，习称“川黄柏”。

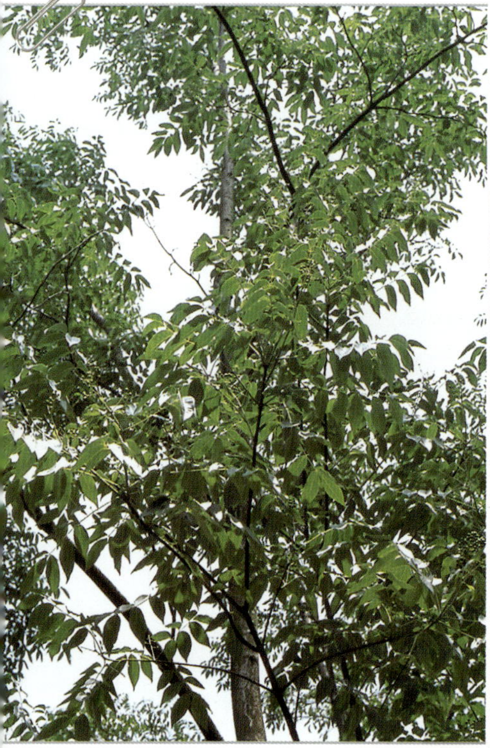

植物形态

乔木，高10~25m，胸径50~80cm。树皮暗灰棕色，木栓层薄或无，内皮鲜黄色。叶柄及叶轴均被锈色短毛；羽状复叶对生，小叶7~15，叶卵形或卵状披针形，长5~12cm，宽3~4.5cm，边缘有细锯齿或波状，上面暗绿色，下面密被长柔毛。花紫色；单性异株，集成顶生聚伞状圆锥花序。浆果状核果球形，紫黑色，有特殊香气。花期5~7 月，果期7~10 月。生于山沟杂木林中；有栽培。

采制

剥取树皮后，除去粗皮，晒干。药材主产于重庆、四川、贵州，陕西、湖南、湖北、广西亦产。

药材性状

药材呈板片状或浅槽状，长宽不一，厚3~6mm。外表面黄褐色或棕黄色，平坦或具纵沟纹，有的可见皮孔痕及残存的灰褐色粗皮；内表面暗黄色或淡棕色，具细密的纵棱纹。体轻，质硬，断面纤维性，呈裂片状分层，深黄色。气微，味甚苦，嚼之有黏性。

【用法】用量3~12g。外用适量。

【性味】性寒，味苦。

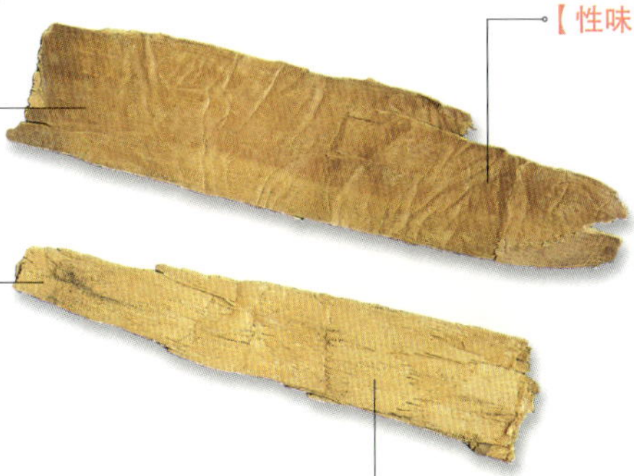

【主治】湿热泻痢，黄疸，带下，热淋，脚气，痿躄，骨蒸劳热，盗汗，遗精，疮疡肿毒，湿疹瘙痒。

【功能】清热燥湿，泻火除蒸，解毒疗疮。

验方

急性尿路感染	黄柏 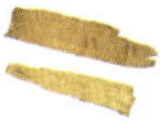 10g ＋ 泽泻 10g ＋ 车前草 10g ＋ 赤小豆 15g ＋ 薏苡根 24g ▶ 水煎服。
急性咽喉炎	黄柏 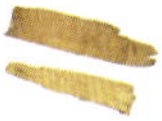 10g ＋ 穿心莲 10g ＋ 芦根 24g ＋ 金银花 15g ▶ 水煎服。
口腔溃疡	黄柏 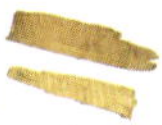 9g ＋ 桔梗 9g ＋ 牛蒡子 9g ＋ 卤地菊 15g ▶ 水煎服。

白薇

别名 山烟根子、白马尾、老君须。

Cynanchi Atrati Radix et Rhizoma

来源 为萝藦科植物白薇*Cynanchum atratum* Bge.的根及根茎。

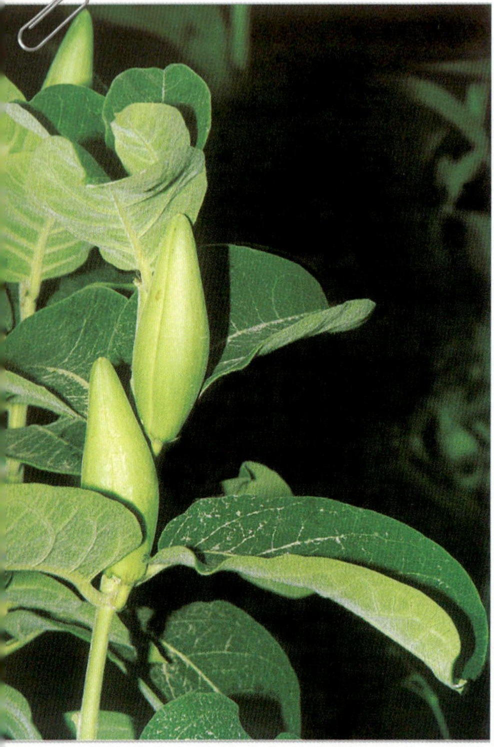

植物形态

多年生草本。茎直立，圆柱形，密被灰白色短柔毛，折断有白浆。叶对生，卵形或长圆形，长5~8cm，宽3~5cm，两面均有白色绒毛。聚伞花序伞状，无花序梗；花深紫色，直径约1cm；花萼外面有绒毛，内面基部有5个小腺体；花冠外面有微柔毛；副花冠5裂，裂片盾状长圆形，与合蕊柱近等长。蓇葖果单生，长约9cm，直径0.5~1cm。花期5~9月，果期8~10月。生于林下草地或荒地。

采制

春、秋二季采挖根及根茎，洗净，晒干。药材主产于安徽、湖北、辽宁。

药材性状

根茎粗短，有结节，多弯曲。上面有圆形的茎痕，下面及两侧簇生多数细长的根。根长10~25cm，直径0.1~0.2cm。表面棕黄色。质脆，易折断，断面皮部黄白色，木部黄色。气微，味微苦。

【用法】用量4.5~9g。

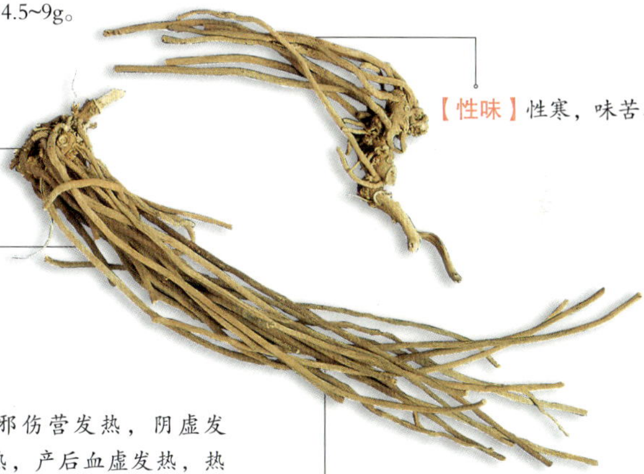

【性味】性寒，味苦、咸。

【主治】温邪伤营发热，阴虚发热，骨蒸劳热，产后血虚发热，热淋，血淋，痈疽肿毒。

【功能】清热凉血，利尿通淋，解毒疗疮。

验方

肺气肿咯血	白薇 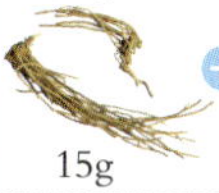 15g ＋ 白茶花 15g ＋ 白石榴花 15g ▶ 水煎服。
血尿	白薇 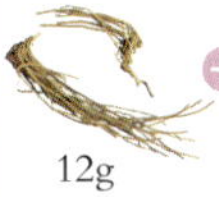 12g ＋ 车前草 15g ＋ 旱莲草 15g ＋ 荠菜 15g ▶ 水煎服。
肺热咳嗽	白薇 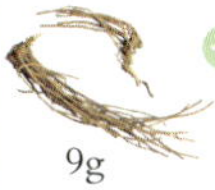 9g ＋ 藕片 15g ＋ 麦冬 9g ＋ 天冬 9g ＋ 炒栀子 9g ▶ 水煎服。

地骨皮

Lycii Cortex

别名 杞根、地节、红月坠根、狗奶子根。

来源 为茄科植物枸杞*Lycium chinense* Mill. 的根皮。

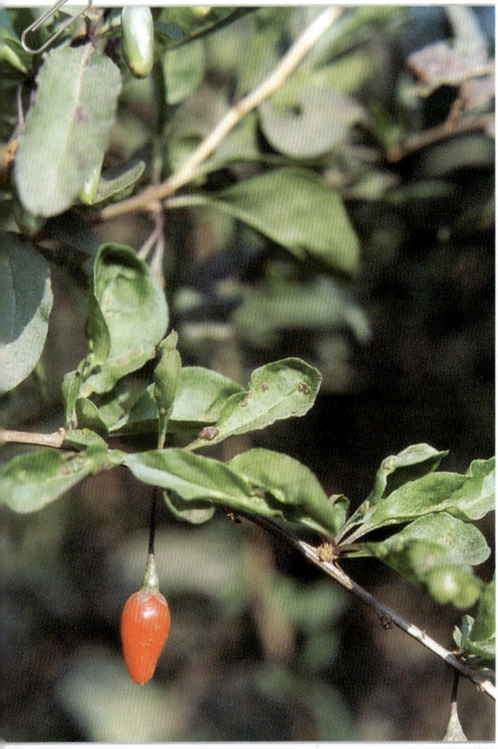

植物形态

灌木，高1~2m。枝细长，常弯曲下垂，有刺。叶互生或簇生于短枝上，卵状菱形至卵状披针形，长2~6cm，宽0.5~1.7cm。花1~4朵簇生于叶腋；花萼钟形，3~5裂；花冠漏斗状，淡紫色，5裂，有缘毛；雄蕊5，花丝基部密生白色柔毛；子房2室。浆果卵形或长椭圆状卵形，长5~15mm，红色。种子肾形，棕黄色。花期6~9月，果期7~10月。生于山坡、田野向阳干燥处；有栽培。

采制

全年采挖，剥取根皮，晒干。药材主产于甘肃、山西、四川、浙江、江苏；全国大部分地区均产。

药材性状

根皮呈筒状或槽状，长3~10cm，宽0.5~1.5cm，厚0.1~0.3cm。外表面灰黄色至棕黄色，粗糙，有不规则纵裂纹，易成鳞片状剥落；内表面黄白色至灰黄色，较平坦，有细纵纹。体轻，质脆，易折断，断面不平坦，外层黄棕色，内层灰白色。气微，味甘而后苦。

【用法】用量9~15g。

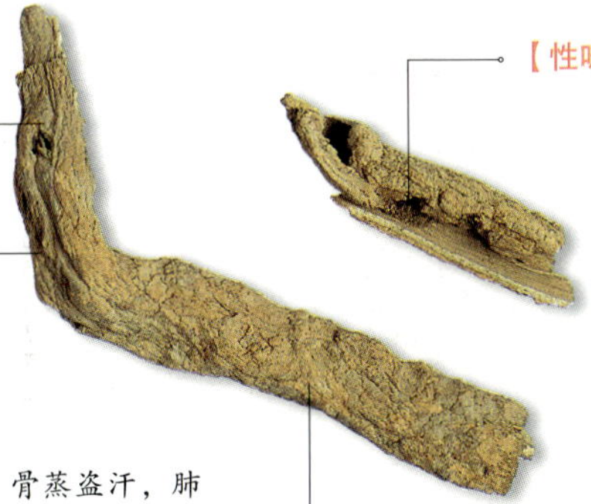

【性味】性寒，味甘。

【主治】阴虚潮热，骨蒸盗汗，肺热咳嗽，咯血，衄血，内热消渴。

【功能】凉血除蒸，清肺降火。

验方

更年期多汗症	地骨皮 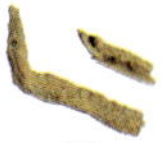 15g ＋ 生地黄 15g ＋ 桑寄生 15g ＋ 淫羊藿 10g ▶ 水煎服。
盗汗	地骨皮 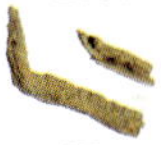 15g ＋ 荞麦 30g ＋ 白芍 10g ＋ 五味子 9g ▶ 水煎服。
鼻出血	地骨皮 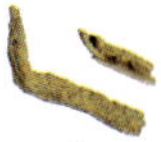 5g ＋ 侧柏叶 10g ＋ 紫珠叶 10g ＋ 白茅根 15g ▶ 水煎服。

附注　同属植物宁夏枸杞*Lycium barbarum* L.的根皮同等入药。

青蒿

别名 香蒿、臭蒿、苦蒿、黄蒿。

Artemisiae Annuae Herba

来源 为菊科植物黄花蒿*Artemisia annua* L.的地上部分。

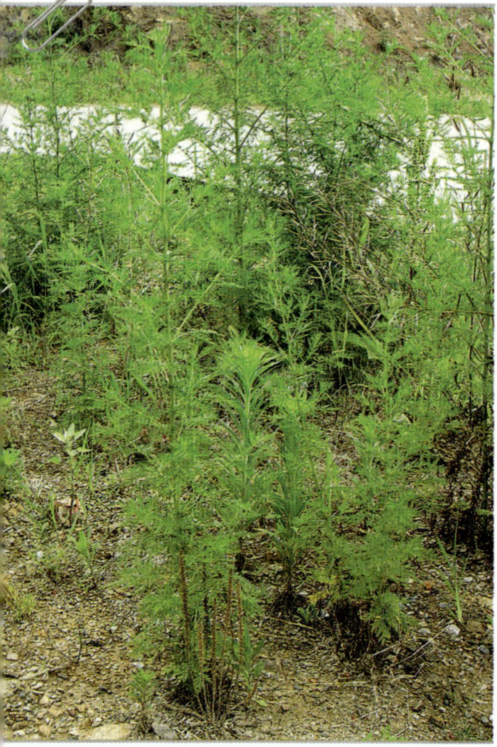

植物形态

一年生草本，高达1.5m；全株黄绿色，有臭气。茎直立，具纵条纹，上部分枝。基部及下部叶在花期枯萎；中部叶卵形，长4.5~7cm，2~3回羽状深裂，小裂片线形，先端尖锐，表面深绿色，背面色较浅，无毛或略具细微软毛，有柄；上部叶渐小，无柄。头状花序多数，球形，具细软短梗，排成圆锥状；总苞片2~3层；花管状，雌花长约0.5mm，两性花长约1mm，黄色；花药先端尖尾状，基部圆钝；柱头2裂，裂片先端呈画笔状。瘦果椭圆形。花期8~10月，果期10~11月。生于山坡、林缘、荒地。分布于全国各地。

采制

秋季花盛开时割取地上部分，除去老茎，阴干。

药材性状

茎呈圆柱形，上部多分枝，长30～80cm，直径0.2~0.6cm；表面黄绿色或棕黄色，具纵棱线；质略硬，易折断，断面中部有髓。叶互生，暗绿色或棕绿色，卷缩易碎，完整者展平后为3回羽状深裂，裂片和小裂片矩圆形或长椭圆形，两面被短毛。气香特异，味微苦。

【性味】性寒，味辛、苦。

【用法】用量4.5~9g。

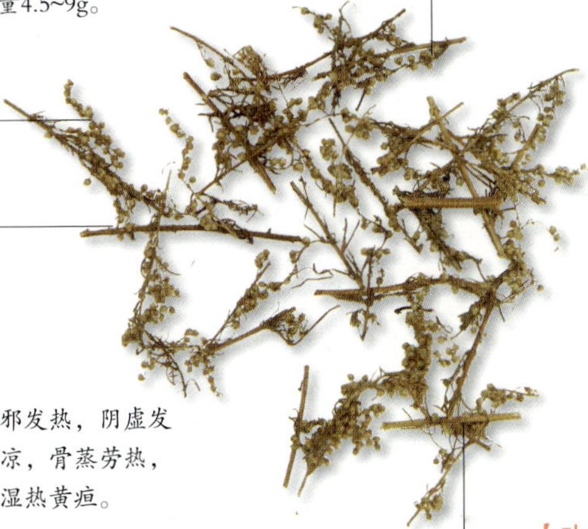

【主治】暑邪发热，阴虚发热，夜热早凉，骨蒸劳热，疟疾寒热，湿热黄疸。

【功能】清热解暑，除蒸，截疟。

验方

小儿夏季热	青蒿 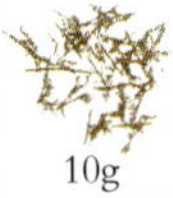 10g ＋ 荷叶 10g ＋ 金银花 6g ▶ 水煎代茶饮。
秋季腹泻	青蒿 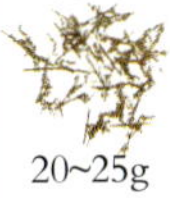 20~25g ▶ 水煎，分3次温服（过热易致恶心呕吐），至体温恢复正常，消化道症状消失即停药。
急性黄疸型肝炎	青蒿 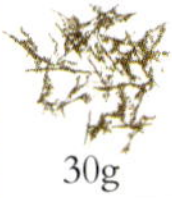 30g ＋ 龙胆 30g ▶ 水煎服，平均疗程为31日。

银柴胡

Stellariae Radix

别名 牛胆根、沙参儿。

来源 为石竹科植物银柴胡*Stellaria dichotoma* L. var. *lanceolata* Bge. 的根。

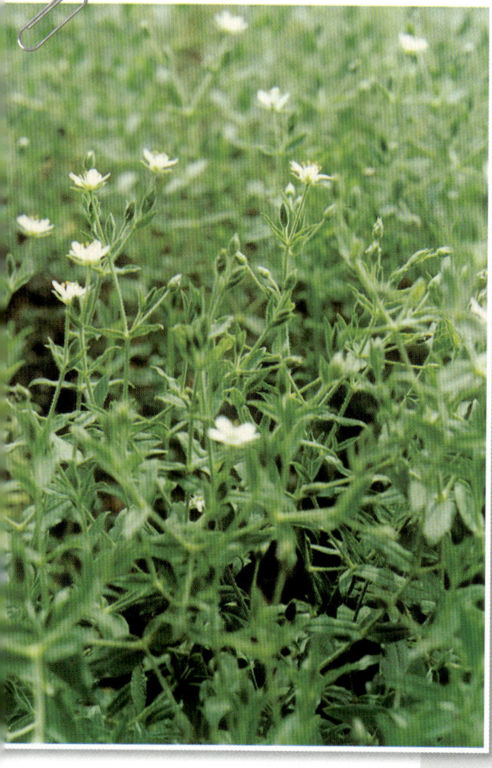

植物形态

多年生草本。茎簇生，数回叉状分枝，节稍膨大，密被茸毛。叶对生，披针形，上面疏被毛或几无毛，下面被短毛。聚伞花序，花梗细，有柔毛；萼片5，披针形，边缘白色，膜质；花瓣5，白色，与萼片近等长，先端2裂；雄蕊10；子房上位，花柱3，丝状。蒴果近球形，熟时先端6裂。花期6~7月，果期8~9月。生于干燥的草原或石缝中。

采制

春、夏间植物萌发或秋末茎叶枯萎时采挖，除去须根及泥沙，晒干。药材主产于宁夏、内蒙古、河北、青海。

药材性状

根呈类圆柱形，偶有分枝，长15~40cm，直径1~2.5cm。表面淡黄色或黄白色，有扭曲的纵皱纹及支根痕，具孔状凹陷，习称“砂眼”，从砂眼处折断有粉砂散出，并可见棕色裂隙。顶端有密集的疣状突起的茎痕，习称“珍珠盘”。质硬而脆，易折断，断面有裂隙，皮部甚薄，木部有黄白相间的放射状纹理。气微，味甘。

【用法】用量3~9g。

【性味】性微寒，味甘。

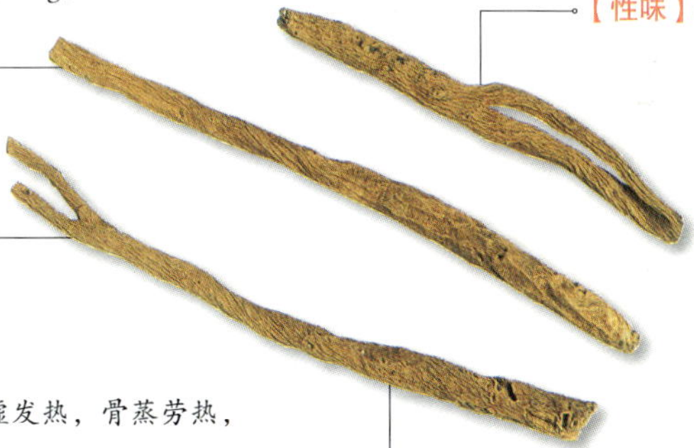

【主治】阴虚发热，骨蒸劳热，小儿疳热。

【功能】清虚热，除疳热。

验方

更年期综合征	银柴胡 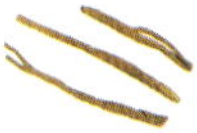 10g ＋ 徐长卿 15g ＋ 荞麦 15g ＋ 梅花 10g ▶ 水煎服。
头晕	银柴胡 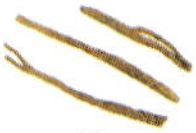 10g ＋ 向日葵 10g ＋ 刺五加 10g ▶ 水煎服。
流行性出血性结膜炎（俗称“红眼病”）	银柴胡 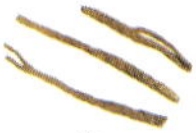 9g ＋ 爵床 15g ＋ 叶下珠 15g ▶ 水煎服。

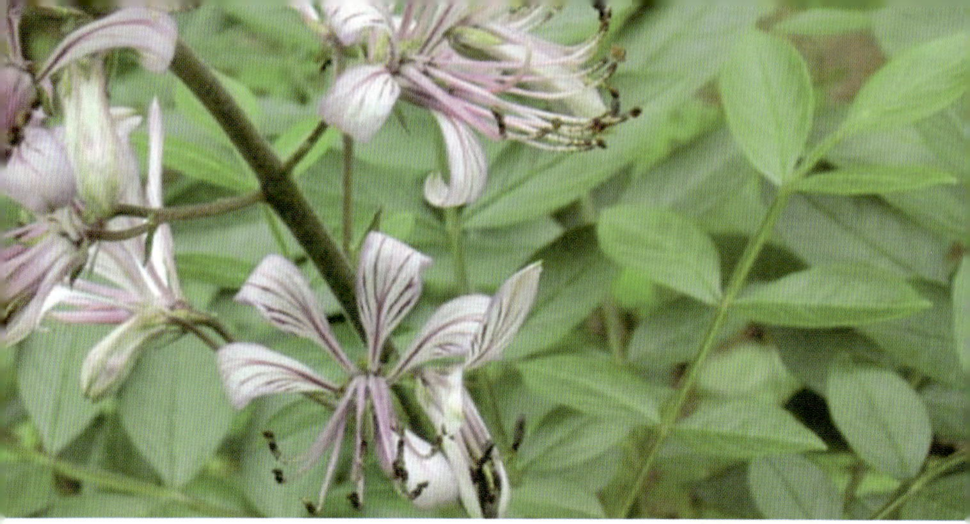
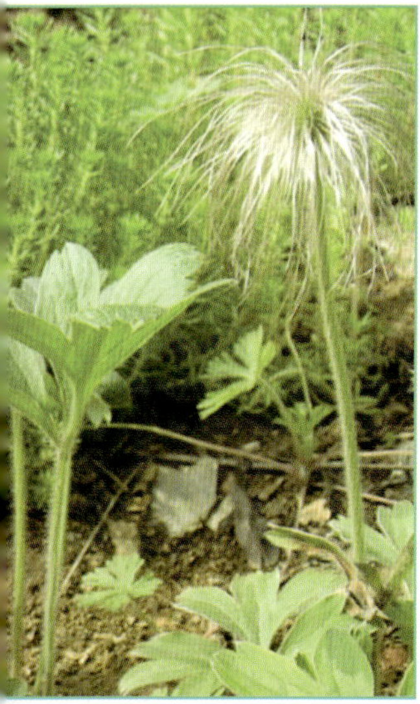
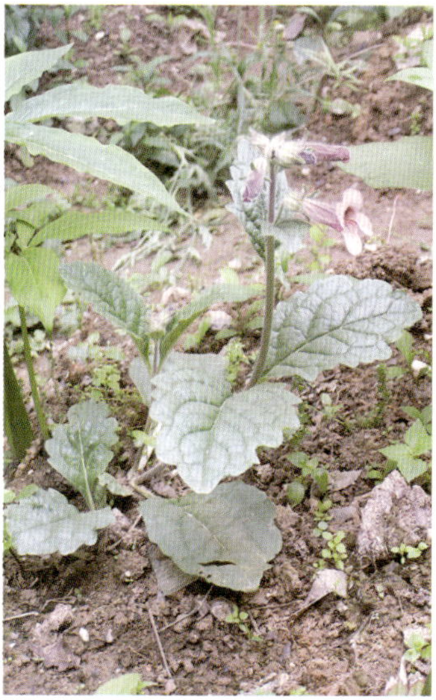
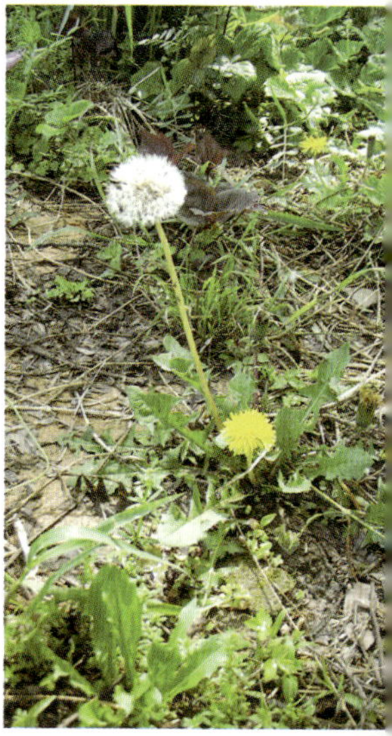
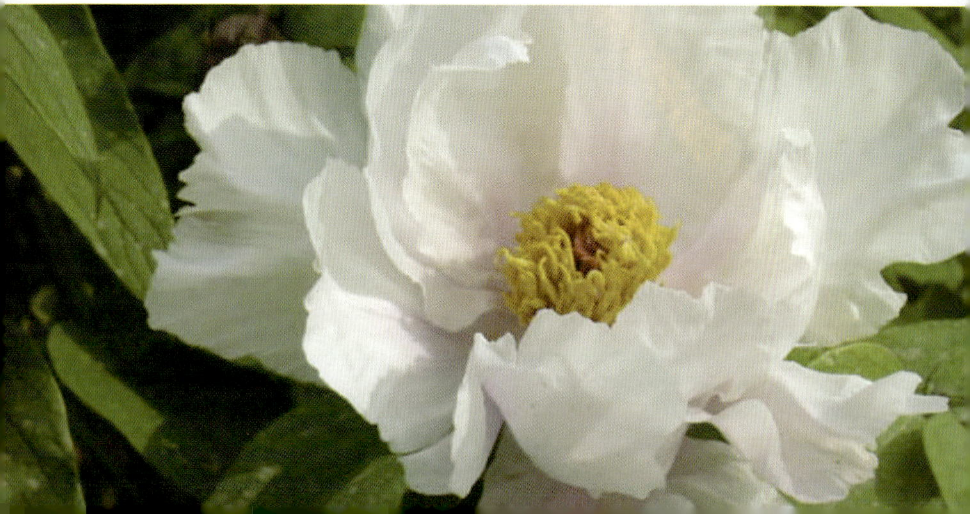

第三章

泻下药

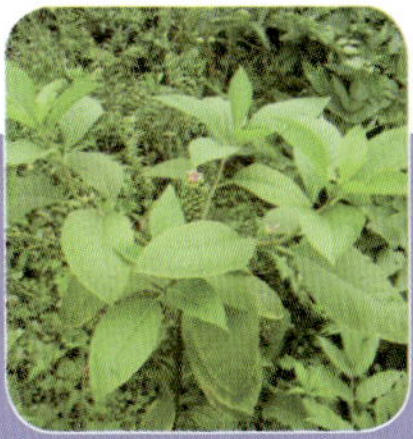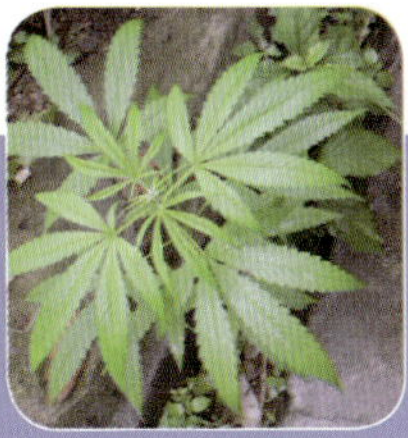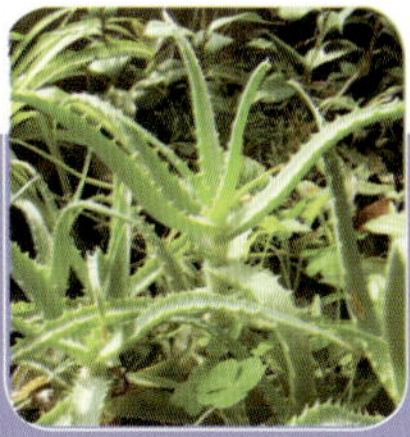

泻下药是指能引起腹泻，或能润滑大肠，以促进排便的药物，主要适用于大便秘结、胃肠积滞、实热内结及水肿停饮等里实证。泻下药中的润下药还可用于年老津枯、产后血虚、热病伤津及失血等所致的肠燥津枯便秘。部分泻下药还有解毒、活血祛瘀的作用。在使用泻下药时，要注意此类药大多苦寒峻烈而有毒，应对症安全用药。

郁李仁

别名 山梅子、小李仁。

Pruni Humilis Semen

来源 为蔷薇科植物欧李*Prunus humilis* Bunge的种子。

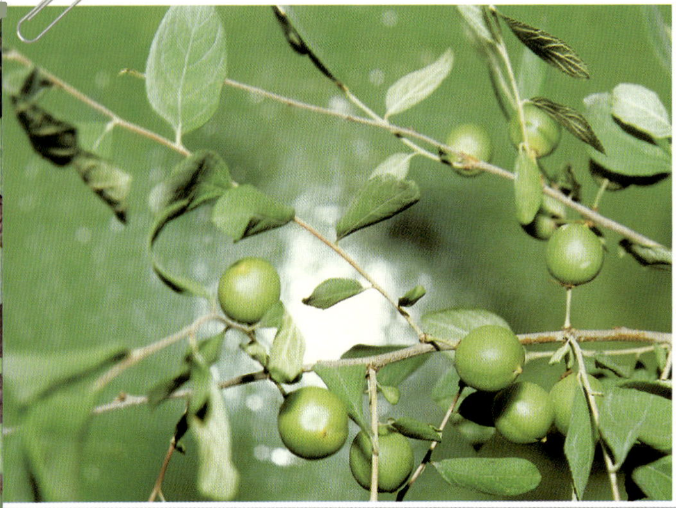

采制

夏、秋二季采收成熟果实，除去果肉及核壳，取出种子，干燥。药材产于黑龙江、吉林、辽宁、内蒙古、河北、山东。

植物形态

落叶灌木，高1~1.5m。树皮灰褐色，小枝被柔毛。叶互生，长圆形或椭圆状披针形，长2.5~5cm，宽1~2cm，先端尖，边缘有浅细锯齿，下面沿主脉散生短柔毛；托叶线形，早落。花与叶同时开放，单生或2朵并生，花梗有稀疏短柔毛；萼片5，花后反折；花瓣5，白色或粉红色；雄蕊多数；心皮1。核果近球形，直径约1.5cm，熟时鲜红色，味酸甜。花期4~5月，果期5~6月。生于荒山坡或沙丘边。

药材性状

种子呈卵形，长 5~8mm。表面黄白色或浅棕色，一端尖，另端钝圆。尖端一侧有线形种脐，圆端中央有深色合点，自合点向上具多条纵向维管束脉纹。种皮薄，子叶 2，乳白色，富油性。气微，味微苦。

【性味】性平，味辛、苦、甘。

【功能】润肠通便，下气，利水。

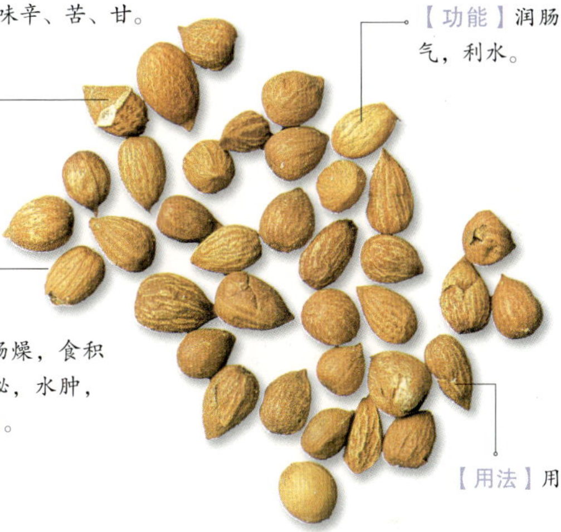

【主治】津枯肠燥，食积气滞，腹胀便秘，水肿，脚气，小便不利。

【用法】用量3~9g。

验方

津伤肠燥便秘、腹胀	郁李仁 9g ＋ 火麻仁 9g ＋ 枳壳 6g ▶ 水煎服。
血虚肠燥便秘	郁李仁 9g ＋ 当归 12g ＋ 生首乌 15g ▶ 水煎服。
水肿、小便不利、大便不畅、胸腹胀满	郁李仁 9g ＋ 桑白皮 9g ＋ 大腹皮 12g ＋ 大黄 6g ▶ 水煎服。

附注 同属植物郁李 *Prunus japonica* Thunb.或长柄扁桃 *Prunus pedunculata* Maxim.的种子同等入药。

牵牛子

Pharbitidis Semen

别名 黑丑、白丑、二丑、喇叭花。

来源 为旋花科植物裂叶牵牛*Pharbitis nil*（L.）Choisy的种子。

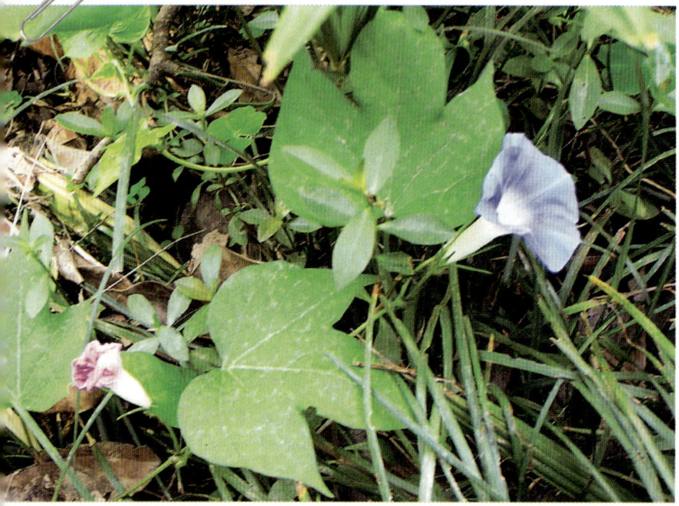

采制

秋末果实成熟、果壳未开裂时采割植株，晒干，打下种子，除去杂质。

植物形态

一年生缠绕草本，全株密被白色长毛。叶互生，近卵状心形，长8~15cm，常3浅裂，中裂片卵圆形，先端渐尖，侧裂片斜卵形；叶柄与总花梗近等长。花序有花1~3朵；萼片5深裂，裂片卵状披针形，长约1cm，先端尾尖；花冠白色、蓝紫色或紫红色，漏斗状，长5~8cm；雄蕊5；子房3室。蒴果球形。种子5~6粒，卵形，黑色或淡黄白色。花期6~9月，果期7~10月。生于山野灌木丛中、村边、路旁；多栽培。全国各地有分布。

药材性状

种子似橘瓣状，长 4~8mm，宽 3~5mm。表面灰黑色（黑丑）或淡黄白色（白丑）。背面有 1 条浅纵沟，腹面接线的近端处有 1 点状种脐，微凹。质硬，浸水中作龟裂状胀破，内有淡黄色子叶 2 片，紧密重叠而皱曲。气微，味辛、苦，有麻感。

【性味】性寒，味苦；有毒。

【功能】泻水通便，消痰涤饮，杀虫攻积。

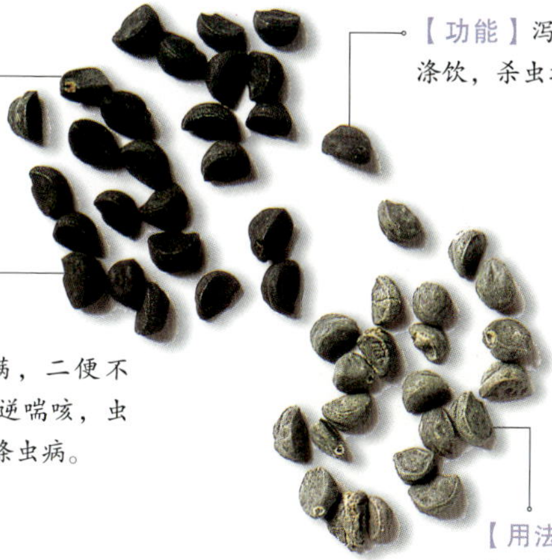

【主治】水肿胀满，二便不通，痰饮积聚，气逆喘咳，虫积腹痛，蛔虫病，绦虫病。

【用法】用量3~6g。孕妇禁用。

验方

水肿、腹水	牵牛子 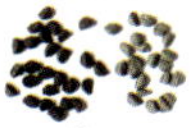 9g ＋ 厚朴 6g ▶ 水煎服。
痰饮咳喘，不得平卧	炒牵牛子 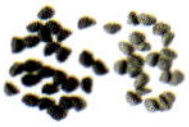 9g ＋ 紫苏子 10g ＋ 葶苈子 6g ＋ 杏仁 8g ▶ 水煎服。
便秘腹胀	牵牛子 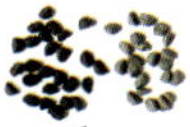 6g ＋ 枳实 10g ▶ 水煎服。

附注 同属植物圆叶牵牛 *Pharbitis purpurea* (L.) Voigt 的种子同等入药。

商陆

别名 山萝卜、水萝卜、当陆。

Phytolaccae Radix

来源 为商陆科植物商陆*Phytolacca acinosa* Roxb. 的根。

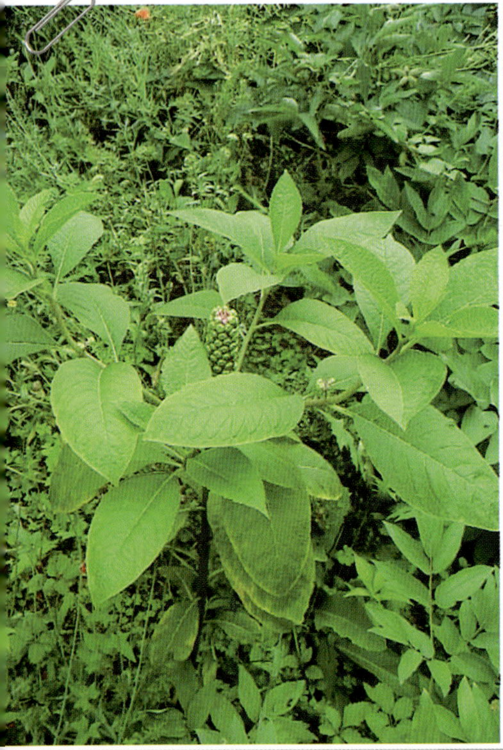

植物形态

多年生草本，高约达1.5m。叶互生，卵圆形或椭圆形，长12~25cm，宽5~10cm；叶柄长3cm。总状花序顶生或与叶对生；花被片5，卵形；雄蕊8；心皮8~10，离生。果穗直立，分果浆果状，扁球形，紫黑色，具宿存花被。花期6~7月，果期8~9月。生于水边、林下、路旁、田野。

采制

春、秋季挖根，洗净，切片，晒干。生用或醋炙用。药材产于河南、湖北、安徽、陕西。

药材性状

为横切或纵切的不规则块片。外皮灰黄色或灰棕色。横切片弯曲不平，边缘皱缩，直径 2~8cm，切面浅黄棕色或黄白色，木部隆起，形成数个突起的同心性环轮。纵切片弯曲或卷曲，长 5~8cm，宽 1~2cm，木部呈平行条状突起。质硬。气微，味稍甜，久嚼麻舌。

【功能】逐水消肿，通利二便，解毒散结。

【主治】水肿胀满，二便不通；外治痈肿疮毒。

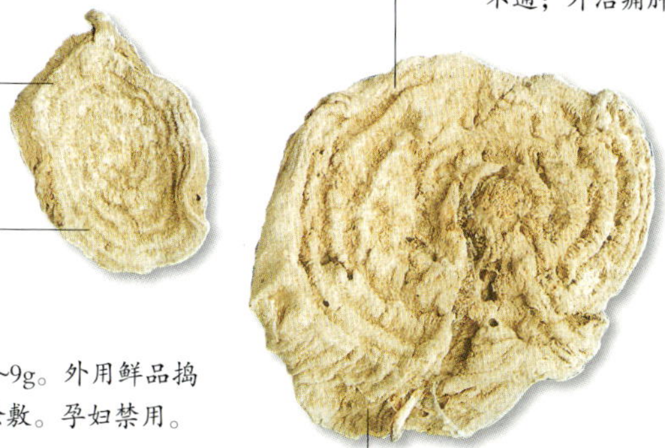

【用法】用量3~9g。外用鲜品捣烂或干品研末涂敷。孕妇禁用。

【性味】性寒，味苦；有毒。

验方

水肿	商陆 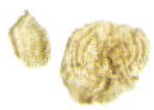 9g ＋ 车前草 15g ＋ 泽泻 15g ▶ 水煎服。
痔疮出血	商陆 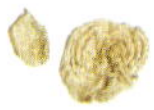 9g ＋ 旱莲草 15g ▶ 水煎服。
无名肿毒	鲜商陆根 适量 ▶ 捣烂敷患处。

附注 同属植物垂序商陆*Phytolacca americana* L.的根同等入药。

大黄

别名 将军、葵叶大黄、北大黄、天水大黄。

Rhei Radix et Rhizoma

来源 为蓼科植物掌叶大黄*Rheum palmatum* L.的根茎及根。

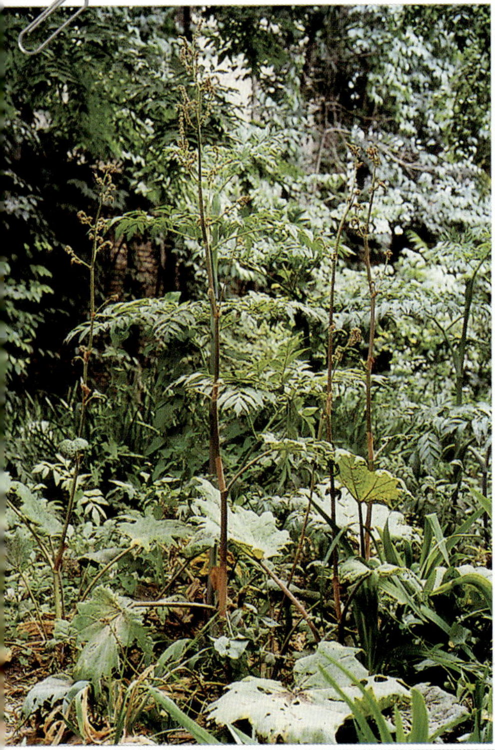

植物形态

多年生草本，高达2m。基生叶宽卵形或近圆形，长、宽均达35cm，掌状5~7中裂，裂片窄三角形，叶柄粗壮；茎生叶互生，较小；托叶鞘大，膜质，淡褐色。大圆锥花序顶生；花小，红紫色，花被片6。瘦果三棱形，具翅。花期6~7月，果期7~8月。生于山区林缘或草坡；有栽培。

采制

秋末采挖，除去细根，刮去外皮，切瓣或段，绳穿成串干燥或直接干燥。药材主产于青海、甘肃、四川、陕西。

药材性状

本品呈类圆柱形、圆锥形、卵圆形或不规则块状，长3~17cm，直径3~10cm。除尽外皮者表面黄棕色至红棕色，有的可见类白色网状纹理及星点（异形维管束）散在，残留的外皮棕褐色，多具绳孔及粗皱纹。质坚实，有的中心稍松软，断面淡红棕色或黄棕色，显颗粒性；根茎髓部宽广，有星点环列或散在；根木部发达，横断面具放射状纹理，形成层环明显，无星点。气清香，味苦而微涩，嚼之黏牙，有沙粒感。

【功能】泻热通肠，凉血解毒，逐瘀通经。

【主治】实热便秘，积滞腹痛，泻痢不爽，湿热黄疸。

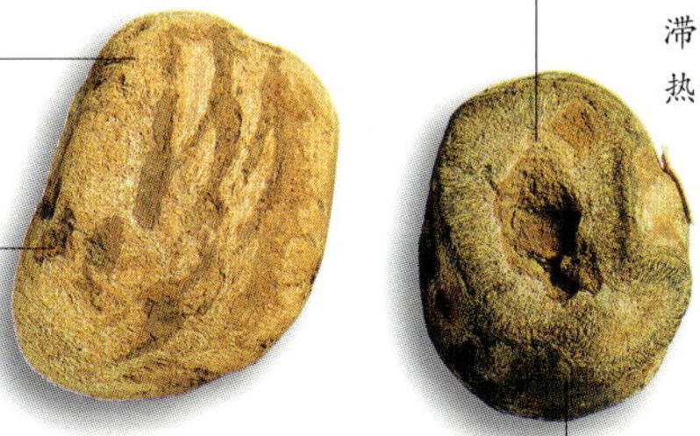

【用法】用量3~30g；用于泻下不宜久煎。外用适量。

【性味】性寒，味苦。

验方

便秘	生大黄 10g ＋ 草决明 15g ＋ 生地黄 30g ＋ 大枣 5枚 ▶ 水煎服。
疔疮疖肿	生大黄 适量（研粉）＋ 鲜一点红 适量（捣烂）▶ 调敷患处。
跌打损伤	生大黄粉 适量 ＋ 白芷粉 适量 ＋ 栀子粉 适量 ▶ 酒、水各半，调敷患处。

附注 同属植物唐古特大黄*Rheum tanguticum* Maxim. ex Balf.或药用大黄*Rheum officinale* Baill.的根及根茎同等入药。

芦荟

Aloe

别名 油葱、象鼻草、罗帏花、乌七。

来源 为百合科植物芦荟*Aloe vera* L. var. *chinensis* (Haw.) Berger 的叶汁干燥品。

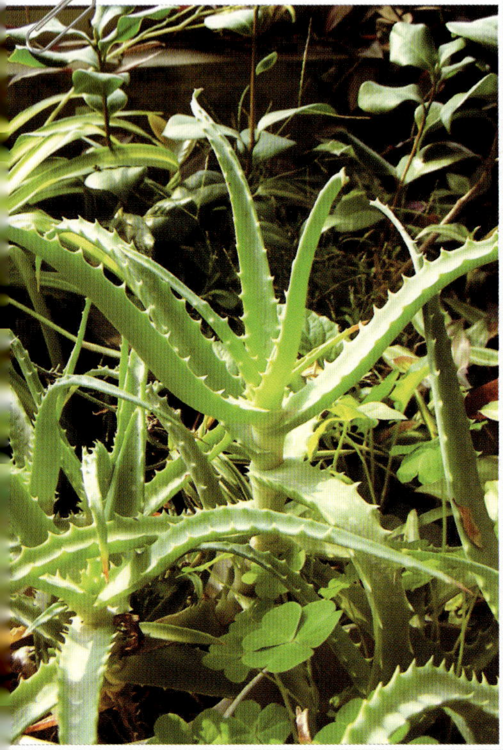

植物形态

多年生肉质草本。叶簇生，螺旋状排列，直立，肥厚，狭披针形，长10~20cm，宽1.5~2.5cm，厚5~8mm，先端渐尖，边缘有刺状小齿，基部阔而抱茎。花茎单生或分枝，高60~90cm；总状花序疏散；花梗长约2.5cm，黄色或有紫色斑点，具膜质苞片；花被筒状，6裂，裂片稍向外弯；雄蕊6，花药2室，背着；子房上位，3室，花柱线形。蒴果三角形，长约8mm。花期7~8月。

采制

夏末秋初将叶自基部切断，收集流出的叶汁，干燥。药材产于广东、广西、福建。

药材性状

为不规则团块或破碎的颗粒，棕褐色或墨绿色。质松脆，易碎，破碎面具玻璃样光泽。有特异臭气，味极苦。

【功能】清肝热，通便。

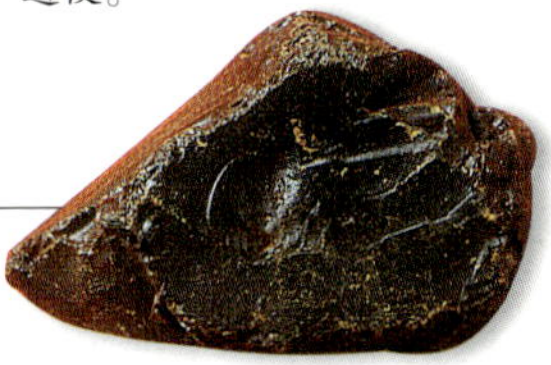

【主治】便秘，小儿疳积，惊风；外治湿癣。

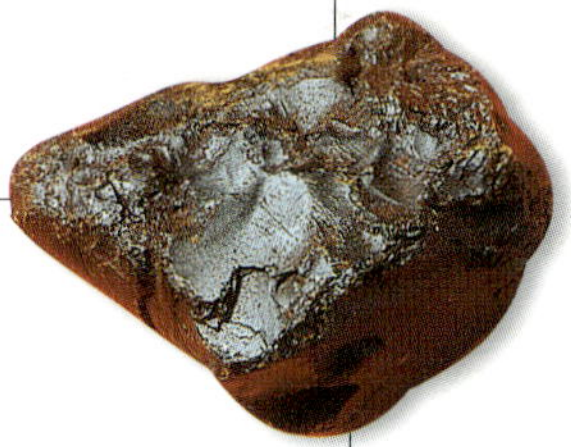

【用法】用量1.5~4.5g。外用适量，研末敷患处。

【性味】性寒，味苦。

验方

烧烫伤	鲜芦荟 适量（捣烂绞汁）	取汁涂患处。
湿疹	鲜芦荟 适量（捣烂绞汁）＋黄连粉 适量	调涂患处。
腮腺炎	鲜芦荟 适量（捣烂绞汁）＋青黛 少许	调涂患处。

附注 同属植物库拉索芦荟*Aloe barbadensis* Miller、好望角芦荟*Aloe ferox* Miller或其他同属近缘植物的汁液干燥物同等入药。

川乌

Aconiti Radix

别名 鹅儿花、铁花、五毒。

来源 为毛茛科植物乌头*Aconitum carmichaelii* Debx. 的母根。

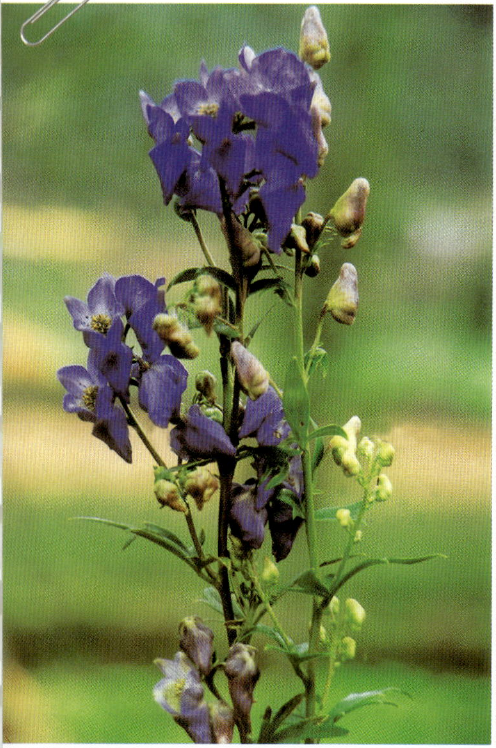

植物形态

多年生草本。茎直立，下部光滑无毛，上部散生少数贴伏柔毛。叶互生，具叶柄；叶片卵圆形，掌状3深裂，两侧裂片再2裂，边缘具粗齿或缺刻。总状花序顶生，花序轴与小花梗上密生柔毛；花蓝紫色，萼片5，上萼片高盔状，高2~2.6cm，侧萼片长1.5~2cm；花瓣2，有长爪，距长0.1~0.3cm；雄蕊多数；心皮3~5。蓇葖果3~5。花期6~7月，果期7~8月。生于山地草坡或灌木丛中。

采制

6月下旬至8月下旬采挖，去子根、须根及泥沙，晒干。药材主产于四川、陕西。

药材性状

根呈不规则圆锥形，稍弯曲，顶端常有残茎，中部多向一侧膨大，长 2~7.5cm，直径 1.2~2.5cm。表面棕褐色或灰棕色，有小瘤状侧根及子根脱离后的痕迹。质坚实，断面类白色或浅灰黄色，形成层环纹呈多角形。气微，味辛而麻舌。

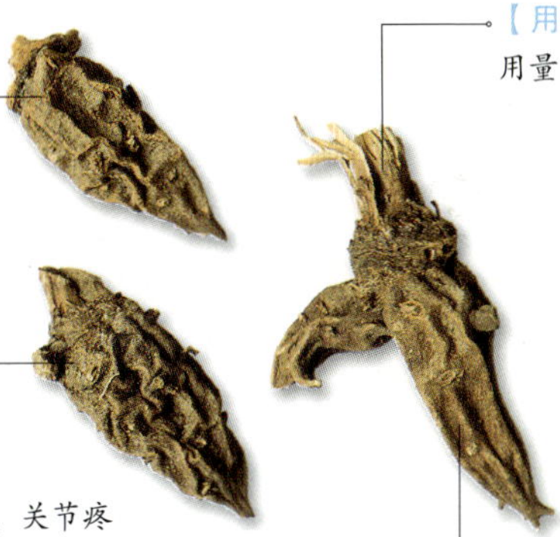

验方

跌打损伤	生川乌 15g ＋ 独活 15g ＋ 鸡血藤 24g ＋ 红花 10g	同浸于白酒内14日后，取药酒涂擦患处（此药液有毒，不可内服）。
风湿性关节炎、类风湿关节炎	制川乌 15g ＋ 鸡血藤 15g ＋ 威灵仙 15g ＋ 盐肤木 30g	同浸于白酒内50日，每次服药酒5ml，每日1～2次。
肩关节周围炎	川乌 适量 ＋ 羌活 适量 ＋ 红花 适量 ＋ 大黄 适量	共研粉，调酒敷患处。

祛风湿药·祛风寒湿

木瓜

别名 皱皮木瓜、宣木瓜、红木瓜。

Chaenomelis Fructus

来源 为蔷薇科植物贴梗海棠*Chaenomeles speciosa*（Sweet）Nakai的果实。

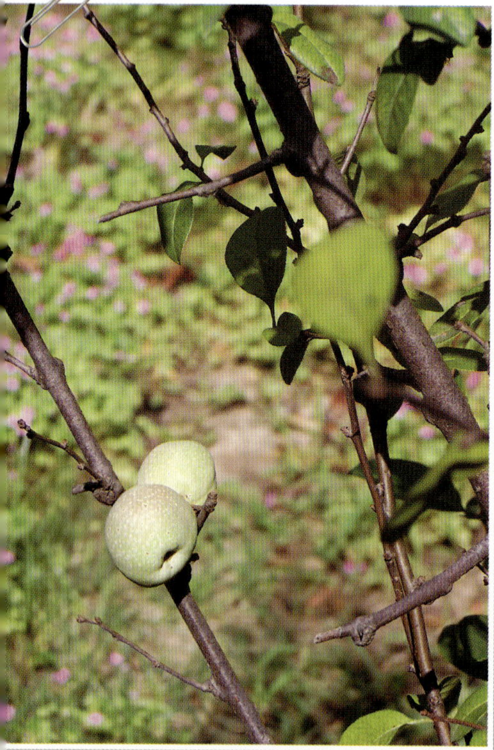

植物形态

落叶灌木，高达2m，小枝无毛，有刺。叶片卵形至椭圆形，长3~10cm，宽1.5~5cm，先端急尖，基部楔形至宽楔形，边缘有尖锐锯齿；托叶大，草质，常为肾形或半圆形，长0.5~1cm。花簇生，淡红色或白色；花柱5，基部合生，无毛。梨果球形或长圆形，长约8cm，干后果皮皱缩。花期3~4月，果期10月。各地常有栽培。

采制

夏、秋季果实绿黄时采摘，置沸水中烫至外皮灰白色，对半纵剖，晒干。药材主产于四川、湖北、安徽、浙江。

药材性状

果实卵圆形或长圆形，多纵剖为两瓣，长 4~9cm，宽 2~5cm，厚 1~2.5cm。外表面紫红色或红棕色，有不规则的深皱纹；剖面边缘向内卷曲，果肉红棕色，中心部分凹陷，棕黄色；种子扁长三角形，多脱落，脱落处平滑光亮。质坚硬。气微清香，味酸。

【功能】平肝舒筋，祛湿和胃。

【用法】用量6~9g。

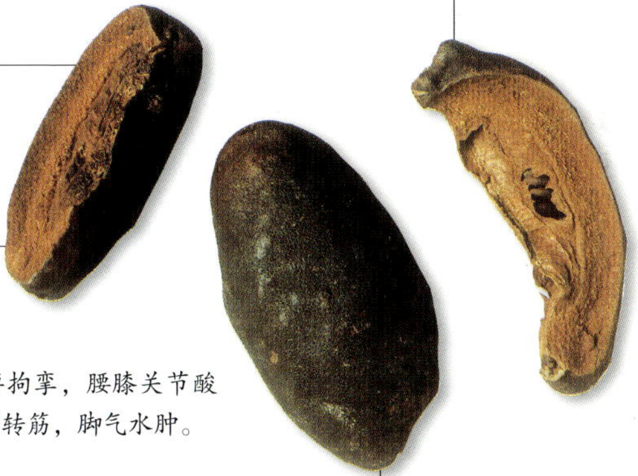

【主治】湿痹拘挛，腰膝关节酸重疼痛，吐泻转筋，脚气水肿。

【性味】性温，味酸。

验方

风湿手足腰膝不能举动	木瓜 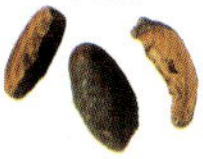 1个	▶ 去皮脐，开窍，填吴茱萸3g，去梗，蒸熟研细，入青盐1.5g，和为小丸如梧桐子大，每次服40丸，茶酒送服。
脚气湿热	木瓜 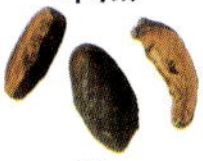 15g	+ 薏苡仁 15g + 白术 9g + 茯苓 9g + 黄柏 6g ▶ 水煎服。
脐下绞痛	木瓜 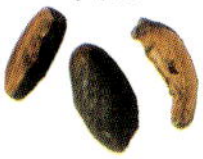 1~2片	+ 桑叶 7片 + 大枣 3枚（碎之）▶ 加水2000ml，煮取500ml，顿服。

乌梢蛇

Zaocys

别名 乌蛇、乌风蛇、黑花蛇、黑风蛇、剑脊蛇。

来源 为游蛇科动物乌梢蛇 *Zaocys dhumnades*（Cantor）的干燥体。

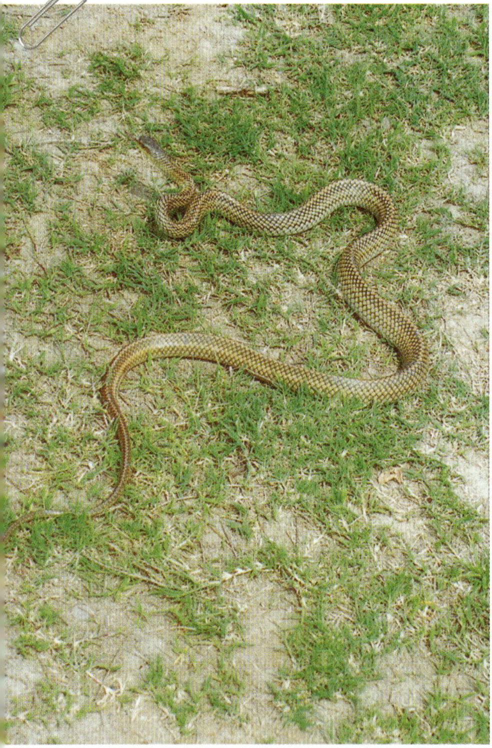

动物形态

蛇体背部绿褐色或棕黑色；体前段有明显黑纵纹，前段背鳞鳞缘黑色，形成网状斑纹。前段腹鳞多呈黄色或土黄色，后段由浅灰色变为浅棕黑色。头颈区分显著；瞳孔圆形；吻鳞自头背可见，宽大于高；鼻间鳞为前额鳞长的 2/3；颊鳞 1 枚；眶前鳞 2 枚；眶后鳞 2 枚，大小一致。生活于平原、丘陵、山区的田野间，或农田水域附近。除青海、内蒙古、云南、西藏外，我国各地均有分布，以长江下游诸省较多。

采制

夏、秋二季捕捉，剖开蛇腹或先剥去蛇皮(留头尾之皮)，除去内脏，盘成圆盘状，干燥。药材产于安徽、江苏、浙江、江西、上海、湖北、湖南。

药材性状

药材呈圆盘状，盘径约 16cm 。表面黑褐色或绿黑色，密被菱形鳞片；背鳞行数成双，背部中央 2~4 行鳞片强烈起棱，形成两条纵贯全体的黑线。头盘在中间，扁圆形，大多眼大不陷而有光泽；颊鳞 1 枚，眼前下鳞 1 枚，较小，眼厚鳞 2 枚。脊部高耸成屋脊状。腹部剖开边缘向内卷曲，脊肌肉厚，黄白色或淡棕色，可见排列整齐的肋骨。尾部渐细而长。剥皮者仅留头尾之皮，中段较光滑。气腥，味淡。

【功能】祛风，通络，止痉。

【用法】用量9~12 g。

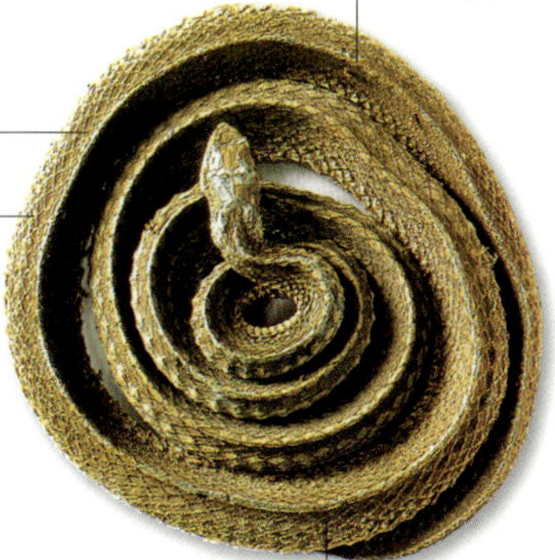

【主治】风湿顽痹，麻木拘挛，中风口眼㖞斜，半身不遂，抽搐痉挛，破伤风，麻风疥癣，瘰疬恶疮。

【性味】性平，味甘。

验方

癫痫	乌梢蛇 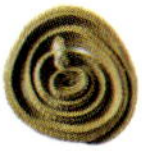 500g	慢火焙干，研成细末，每服15g，早晚各服1次，温开水送服。服完500g为1个疗程，无效者可再观察1~2个疗程。
癣	乌梢蛇 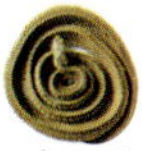 30g（酒浸）+ 干荷叶 15g + 枳壳 1g	共捣为散，每次1~2g，空腹蜜酒调下。
小儿冷汗症	乌梢蛇 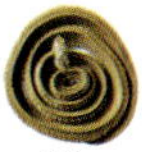 10g	加入生姜1片，大枣1枚，久煎取汁当茶饮。

青风藤

Sinomenii Caulis

别名 寻风藤、大风藤、大青木香、追骨散、追骨风。

来源 为防己科植物青藤*Sinomenium acutum*（Thunb.）Rehd. et Wils. 的藤茎。

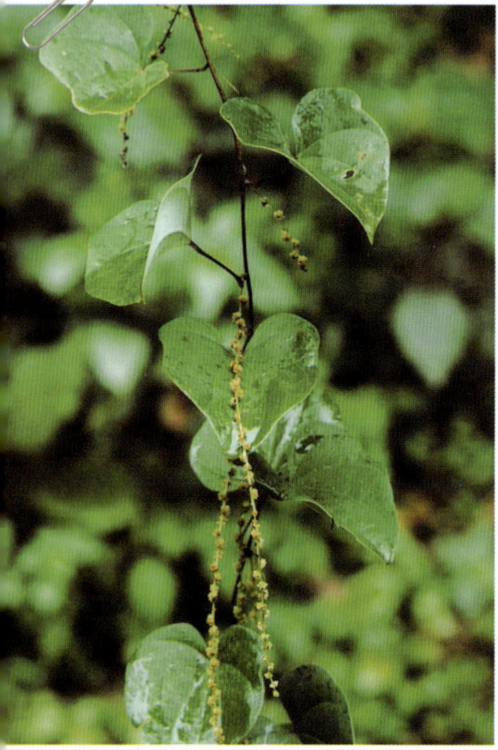

植物形态

木质落叶藤本。枝条灰褐色，无毛，具细沟纹。叶互生，厚纸质或革质，宽卵形，长 7~12cm，宽 5~10cm，先端渐尖，基部圆形、截形或心形，全缘，基部叶常 5~7 浅裂，上部叶有时 3~5 浅裂，上面浓绿色，下面苍白色，近无毛，基出 5~7 脉；叶柄长 6~10cm。花单性异株，聚伞花序排成圆锥状；雄花序长 10~20cm，花小，雄花萼片 6，淡黄色，2 轮，花瓣 6，淡绿色，雄蕊 9~12；雌花序长 8~12cm，雌花萼片、花瓣与雄花相似，具退化雄蕊 9，心皮 3，离生。核果扁球形，蓝黑色。花期 6~7 月，果期 8~9 月。生于山区路旁及山坡林缘、沟边。

采制

秋末冬初采割，扎把或切长段，晒干。药材主产于江苏、浙江、湖北。

药材性状

藤茎呈长圆柱形，常微弯曲，长20~70cm或更长，直径0.5~2cm。表面绿褐色至棕褐色，有的灰褐色，有细纵纹和皮孔。节部稍膨大，有分枝。体轻，质硬而脆，易折断，断面不平坦，灰黄色或淡灰棕色，皮部窄，木部射线呈放射状排列，髓部淡黄白色或黄棕色。气微，味苦。

【功能】祛风湿，通经络，利小便。

【性味】性平，味苦、辛。

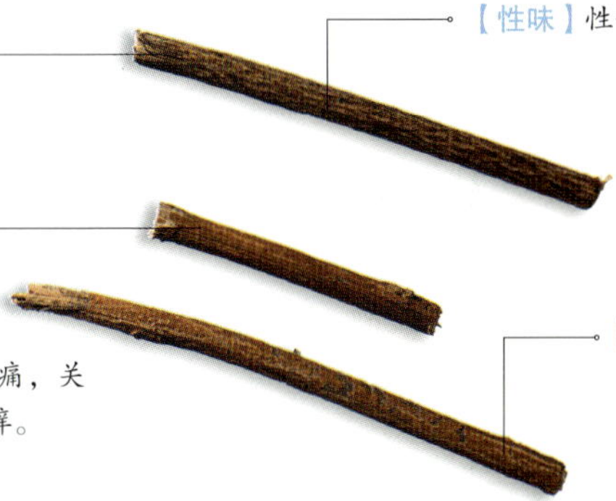

【主治】风湿痹痛，关节肿胀，麻痹瘙痒。

【用法】用量6~12g。

验方

腰椎间盘突出	青风藤 50g + 黑豆 50g + 黄芪 50g ▶ 水煎服。
风湿痹痛	青风藤 15g + 防己 10g ▶ 水煎服。
类风湿关节炎	青风藤 30g + 秦艽 15g + 制何首乌 30g ▶ 水煎2次，混合后上、下午分服。老幼体弱者酌减用量。

附注 同属植物毛青藤*Sinamenium acutum*（Thunb.）Rehd. et Wils. var. *cinereum* Rehd. et Wils.的藤茎同等入药。

草乌

别名 鸭头、药羊蒿、鸡头草、百步草。

Aconiti Kusnezoffii Radix

来源 为毛茛科植物北乌头*Aconitum kusnezoffii* Reichb. 的块根。

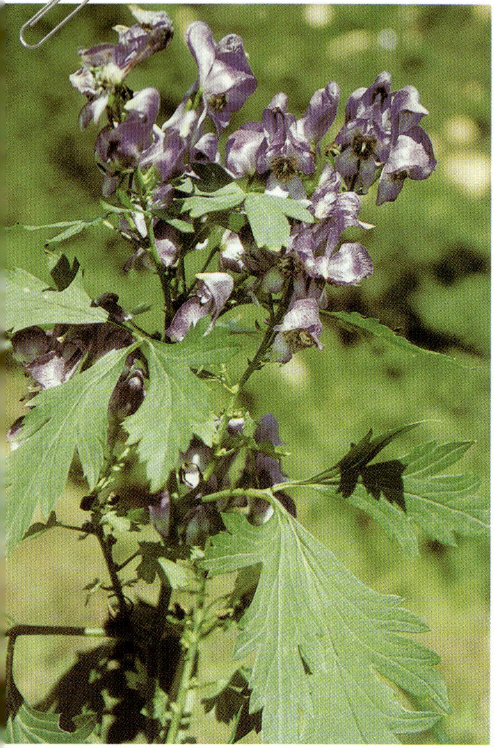

植物形态

多年生草本。茎直立，高50~150cm，无毛。茎中部叶有稍长柄或短柄；叶片纸质或近革质，五角形，3全裂，中裂片宽菱形，渐尖，近羽状深裂，小裂片披针形，上面疏被短曲毛，下面无毛。总状花序窄长；花梗长2~5cm；小苞片线形；萼片5，紫蓝色，上萼片盔形；花瓣2，有长爪，距卷曲；雄蕊多数；心皮3~5。蓇葖果。花期7~9月，果期10月。生于山坡草地或疏林中。

采制

秋季采挖，除去残茎、须根及泥土，洗净，干燥。药材主产于山西、河北、内蒙古及东北。

药材性状

根呈不规则长圆锥形，略弯曲，长 2~7cm，直径 0.6~1.8cm，顶端常有残茎和少数不定根残基。表面灰褐色或黑棕色，皱缩，有纵皱纹、点状须根痕和数个瘤突状侧根。质硬，断面灰白色或暗灰色，形成层环纹多角形或类圆形，髓部较大或中空。味辛辣、麻舌。

【功能】祛风除湿，温经止痛。

【主治】风寒湿痹，关节疼痛，心腹冷痛，寒疝作痛，麻醉止痛。

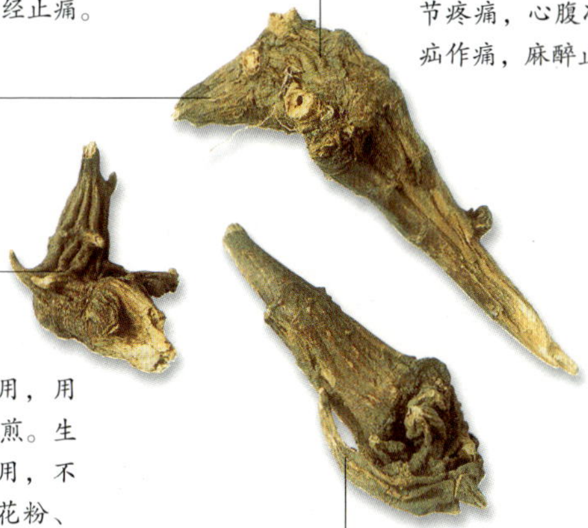

【用法】一般炮制后用，用量1.5~3g，宜先煎、久煎。生品内服宜慎；孕妇禁用，不宜与半夏、瓜蒌、天花粉、贝母、白蔹、白及等同用。

【性味】性热，味辛、苦；有大毒。

验方

跌打损伤	草乌 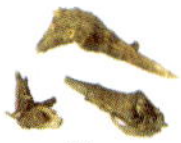 15g + 北细辛 10g + 鹅不食草 15g + 积雪草 15g ▶ 共研细末，水调敷患处。
耳鸣	草乌 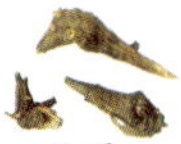 适量 + 石菖蒲 适量 ▶ 共研细末，水调制成小药丸，包于纱布内，塞外耳道。
慢性腹泻	草乌 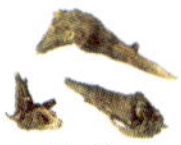 适量 + 吴茱萸 适量 ▶ 研细粉，水调制成药饼，贴肚脐上。

威灵仙

Clematidis Radix et Rhizoma

别名 铁脚威灵仙、铁扫帚、青龙须。

来源 为毛茛科植物威灵仙*Clematis chinensis* Osbeck的根和根茎。

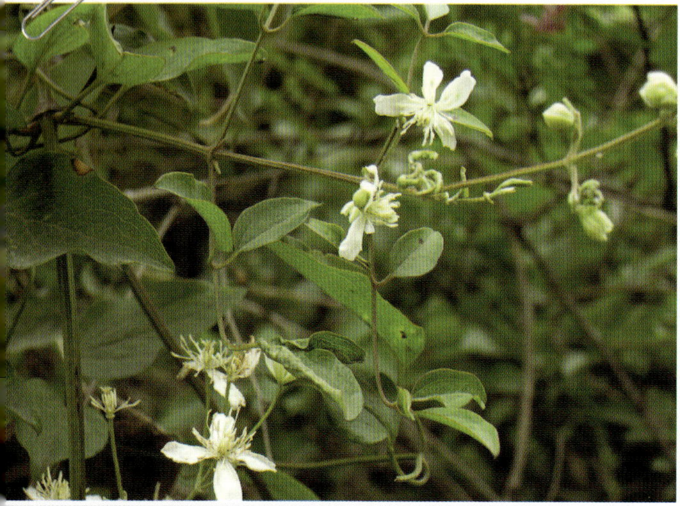

采制

秋季采挖，除去泥沙，干燥。药材主产于安徽、江苏、浙江。

植物形态

藤本。茎叶干后变黑色。羽状复叶对生，小叶 3~5，狭卵形至三角状卵形，长 3~7cm，宽 1.5~3.6cm，先端钝尖或渐尖，基部楔形或圆形，全缘，上面沿脉有毛；叶柄长 4.5~6.5cm。圆锥花序腋生或顶生；花被片 4，白色，外面边缘密生白色短柔毛。瘦果狭卵形而扁，疏生柔毛。花期 6~8 月，果期 9~10 月。生于山坡、山谷或灌木丛中。

药材性状

根茎柱状，长1.5~10cm，直径0.3~1.5cm；表面淡棕黄色，顶端残留茎基；质较坚韧，断面纤维性；下侧着生多数细根。根呈细长圆柱形，稍弯曲，长7~15cm，直径0.1~0.3cm；表面黑褐色，有细纵纹，有的皮部脱落，露出黄白色木部；质硬脆，易折断，断面皮部较广，木部淡黄色，略呈方形，皮部与木部间常有裂隙。气微，味淡。

【功能】祛风湿，通经络。

【性味】性温，味辛、咸。

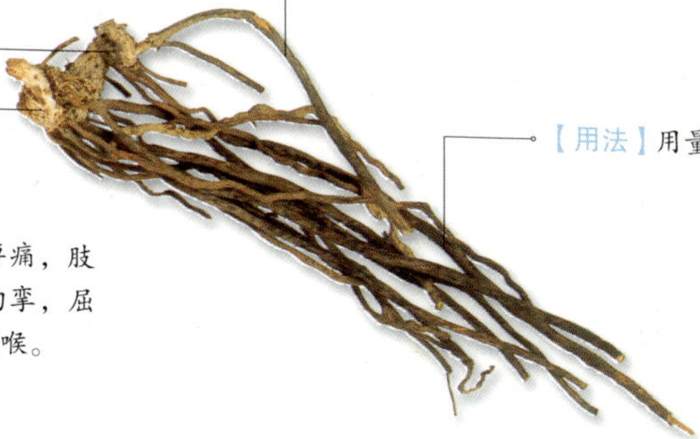

【用法】用量6~9g。

【主治】风寒痹痛，肢体麻木，筋脉拘挛，屈伸不利，骨鲠咽喉。

验方

风湿关节肿痛	威灵仙 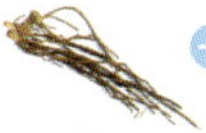 10g + 骨碎补 10g + 鸡血藤 15g + 千年健 15g + 无花果根 30g ▶ 水煎服。
慢性胃炎	威灵仙 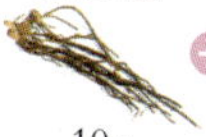 10g + 大腹皮 10g + 蒲公英 15g + 厚朴 9g ▶ 水煎服。
鱼骨鲠咽	威灵仙 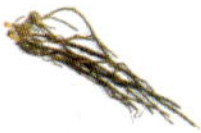 适量 ▶ 水煎加醋少许，慢慢咽下。

附注 同属植物棉团铁线莲*Clematis hexapetala* Pall.和东北铁线莲*Clematis manshurica* Rupr.根和根茎同等入药。

独活

别名 资丘独活、恩施独活、巴东独活。

Angelicae Pubescentis Radix

来源 为伞形科植物重齿毛当归*Angelica pubescens* Maxim. f. *biserrata* Shan et Yuan 的根。

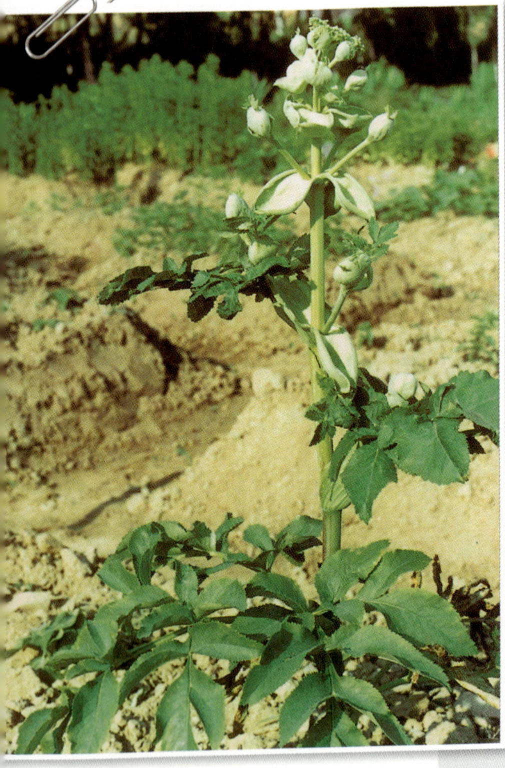

植物形态

多年生草本，高60~100cm。茎带紫色，光滑，有槽纹。基生叶及茎下部叶三角形，2~3回三出式羽状全裂，最终裂片长圆形，两面均被短柔毛，边缘有不整齐重锯齿；茎上部叶简化成叶鞘。复伞形花序密被黄色柔毛；伞幅10~25；小总苞片5~8；花梗15~30；花白色。双悬果长圆形，侧棱翅状。花期7~9月，果期9~10月。生于山谷沟边或草丛中；有栽培。

采制

春初苗刚发芽或秋末茎叶枯萎时采挖，除去须根及泥沙，烘至半干，堆置2~3天，发软后再烘至全干。药材主产于湖北、四川。

药材性状

略呈圆柱形，下部 2~3 分枝或更多，长 10~30cm。根头部膨大，圆锥状，多横皱纹，直径 1.5~3cm，顶端有茎、叶的残基或凹陷。表面灰褐色或棕褐色，具纵皱纹，有隆起的横长皮孔及稍突起的细根痕。质较硬，受潮则变软，断面皮部灰白色，有多数散在的棕色油室，木部灰黄色至黄棕色，形成层环棕色。有特异香气，味苦、辛，微麻舌。

【功能】祛风除湿，通痹止痛。

【主治】风寒湿痹，腰膝疼痛，少阴伏风头痛。

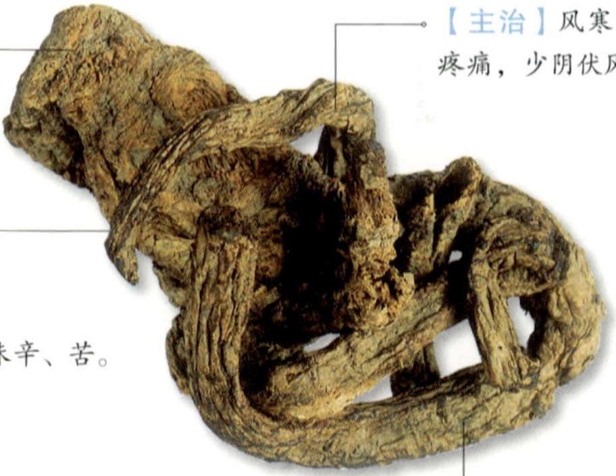

【性味】性微温，味辛、苦。

【用法】用量3~9g。

验方

风寒感冒浑身酸痛	独活 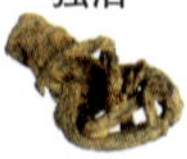 10g ＋ 紫苏叶 10g ＋ 骨碎补 10g ＋ 威灵仙 9g ▶ 水煎服。
风湿性关节炎	独活 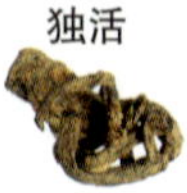 10g ＋ 穿山龙 24g ＋ 鸡血藤 24g ＋ 川牛膝 10g ＋ 山鸡椒根 15g ▶ 水煎服。
皮肤湿疹	独活 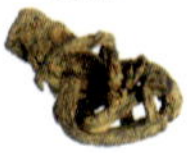 24g ＋ 忍冬藤 30g ＋ 徐长卿 15g ＋ 豨莶草 30g ▶ 水煎，熏洗患处。

秦艽

别名 秦胶、秦纠、左秦艽。

Gentianae Macrophyllae Radix

来源 为龙胆科植物秦艽*Gentiana macrophylla* Pall. 的根。

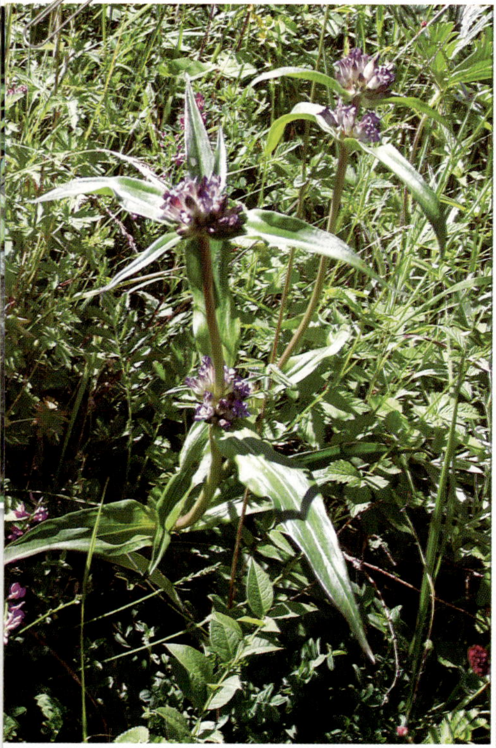

植物形态

多年生草本，高 40~60cm。茎圆柱形，基部有许多纤维状残叶。叶披针形或长圆状披针形；在茎基部者较大，长达 30cm，宽 3~4cm，先端尖，全缘，叶脉 3~5 条；茎生叶对生，3~4 对，稍小，基部连合。花生于上部叶腋，成轮状丛生；花冠筒状，深蓝紫色，长约 2cm，先端 5 裂，裂片卵圆形；雄蕊 5，子房长圆形。蒴果长圆形。种子椭圆形，褐色，有光泽。花期 7~8 月，果期 9~10 月。生于草地及湿坡上。

采制

春、秋二季采挖，除去茎叶、须根及泥土，晒干。药材主产于甘肃、青海、新疆、宁夏、陕西、内蒙古、山西、河北、黑龙江。

药材性状

根呈圆锥形，扭曲不直，长 10~30cm，直径 1.5~3cm。表面灰黄色至棕黄色，有扭曲的纵皱纹。根头部膨大，由数个根茎合着，顶端残留茎基及叶基维管束。气特异，味苦、微涩。

【功能】祛风湿，清湿热，止痹痛。

【性味】性平，味辛、苦。

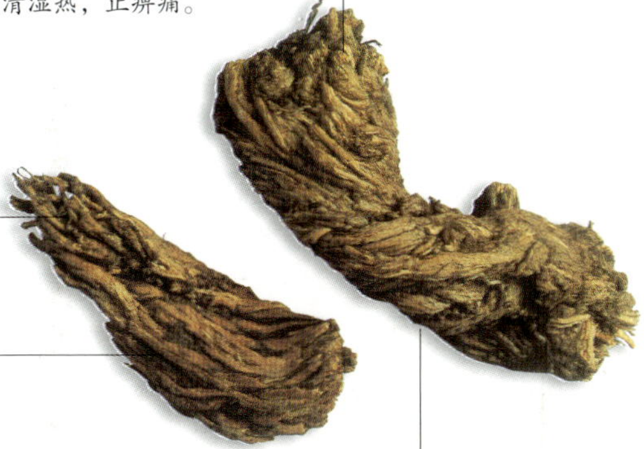

【主治】风湿痹痛，筋脉拘挛，骨节烦痛，日晡潮热，小儿疳积发热。

【用法】用量3~9g。

验方

风湿关节痛	秦艽 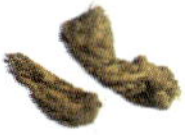 10g ＋ 无花果根 30g ＋ 忍冬藤 30g ＋ 徐长卿 10g ▶ 水煎服。
烦热多汗	秦艽 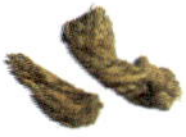 10g ＋ 阴地蕨 15g ＋ 地骨皮 15g ＋ 石仙桃 30g ▶ 水煎服。
风湿头痛	秦艽 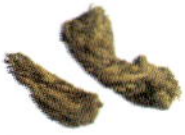 10g ＋ 川芎 9g ＋ 炒苍术 9g ＋ 蔓荆子 9g ▶ 水煎服。

附注 同属植物麻花秦艽*Gentiana straminea* Maxim.、粗茎秦艽*Gentiana crassicaulis* Duthie ex Burk.或小秦艽*Gentiana dahurica* Fisch.的根同等入药。

桑枝

Mori Ramulus

别名 双枝、嫩桑枝。

来源 为桑科植物桑*Morus alba* L. 的嫩枝。

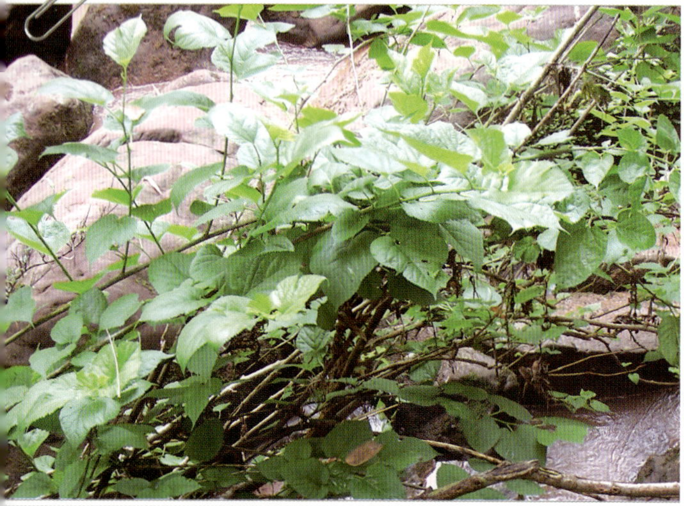

采制

春末夏初采收，去叶，晒干，或趁鲜切片，晒干。

植物形态

参见第 36 页桑叶“植物形态”项。

药材性状

嫩枝呈长圆柱形，少有分枝，长短不一，直径 0.5~1.5cm。表面灰黄色或黄褐色，有多数黄褐色点状皮孔及细纵纹，并有灰白色略呈半圆形的叶痕和黄棕色的腋芽。质坚韧，不易折断，断面纤维性。切片厚 0.2~0.5cm，皮部较薄，木部黄白色，射线放射状，髓部白色或黄白色。气微，味淡。

【功能】祛风湿，利关节。

【性味】性平，味微苦。

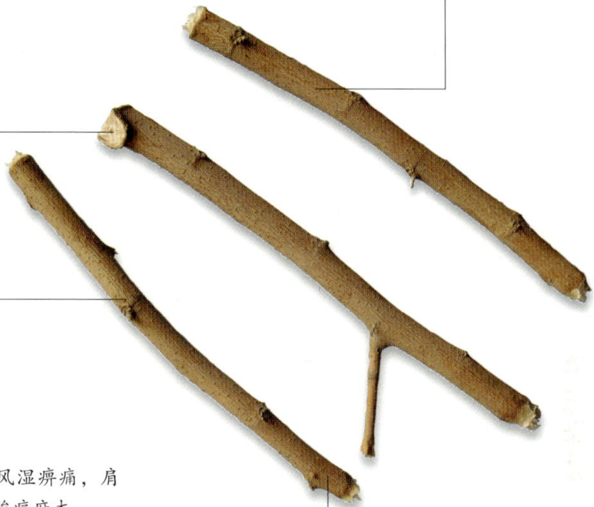

【主治】风湿痹痛，肩臂，关节酸痛麻木。

【用法】用量9~15g。

验方

风湿关节痛	鲜桑枝 60g ＋ 土牛膝鲜根 30g ＋ 肖梵天花鲜根 30g ▶ 水煎服。
高血压	桑枝 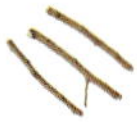 16g ＋ 桑叶 16g ＋ 茺蔚子 16g ▶ 加水1000ml，煎取600ml，睡前泡脚30~40分钟。
臂痛	桑枝 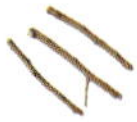 100g ▶ 细切，炒香，以水1500ml，煎取1000ml，随时服，一日服尽。（《本事方》）

豨莶草

Siegesbeckiae Herba

别名 粘金强子、粘不扎、珠草、棉苍狼。

来源 为菊科植物腺梗豨莶*Siegesbeckia pubescens* Makino的地上部分。

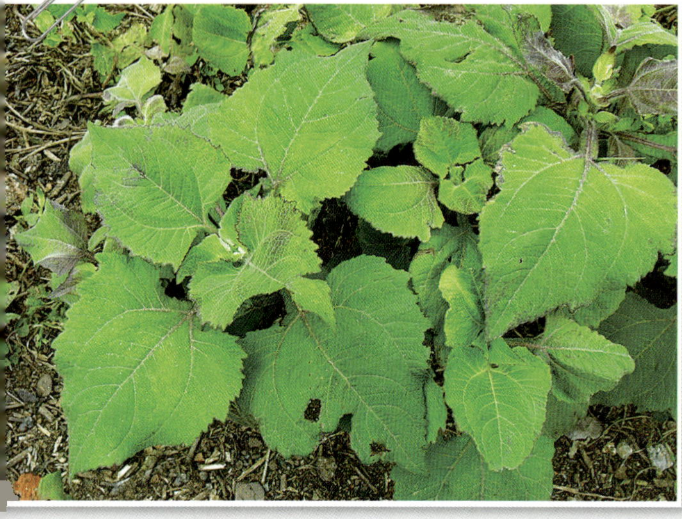

采制

夏、秋二季开花前及花期采割，除去杂质，晒干。

植物形态

一年生草本，高达1m以上，枝上部尤其是花序分枝被紫褐色头状有柄长腺毛及白色长柔毛。叶对生，叶片质薄，两面被短毛，沿叶脉有白色长柔毛，中部叶阔卵形至阔卵状三角形，长7~20cm，宽5~18cm，边缘有大小不等的齿，顶端短渐尖。头状花序直径2~3cm，多数，排成伞房状；外层总苞片长1~1.5cm；舌状花长约3.5mm。瘦果长约3.5mm。花期8~10月，果期9~12月。生于林缘、林下、荒野、路边。分布于东北、华北、华东、中南、西南地区。

药材性状

茎略呈方柱形，多分枝，长 30 ~ 110cm，直径 0.3~1cm；表面灰绿色、黄棕色或紫棕色，有纵沟和细纵纹，被灰色柔毛；节明显，略膨大；质脆，易折断，断面黄白色或带绿色，髓部宽广，类白色，中空。叶对生，叶片多皱缩、卷曲，展平后呈卵圆形，灰绿色，边缘有钝锯齿，两面皆有白色柔毛，主脉 3 出。有的可见黄色头状花序，总苞片匙形。气微，味微苦。

【功能】祛风湿，利关节，解毒。

【性味】性寒，味辛、苦。

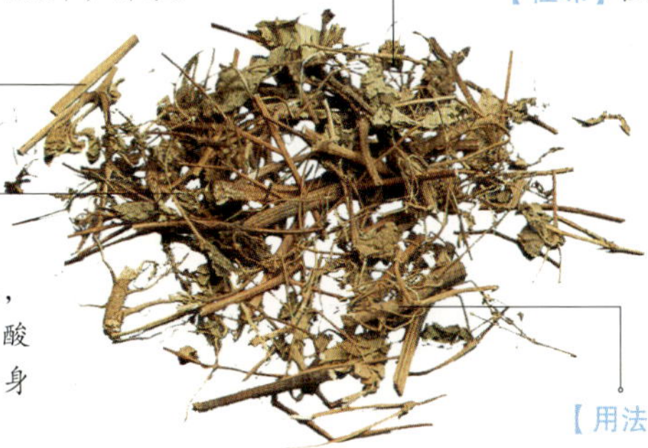

【主治】风湿痹痛，筋骨无力，腰膝酸软，四肢麻痹，半身不遂，风疹湿疮。

【用法】用量9~12g。

验方

高血压	豨莶草 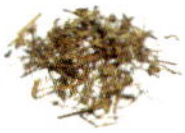 30g ＋ 地骨皮 10g ▶ 加水浓煎，分2~3次服。
急性黄疸型肝炎	豨莶草 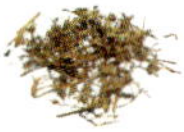 15g ＋ 栀子 3g ＋ 锈铁钉 2枚 ▶ 水煎，分2次服。
疟疾	豨莶草 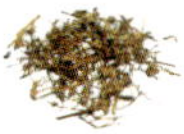 30~45g ▶ 每日2次煎服，连服2~3日。

附注 同属植物豨莶*Siegesbeckia orientalis* L.和毛梗豨莶*Siegesbeckia glabrescens* Makino 的地上部分同等入药。

天山雪莲

别名 雪莲花、新疆雪莲花、大苞雪莲花。

Saussureae Involucratae Herba

来源 为菊科植物天山雪莲*Saussurea involucrata* (Kar. et Kir.) Sch. -Bip.的地上部分。

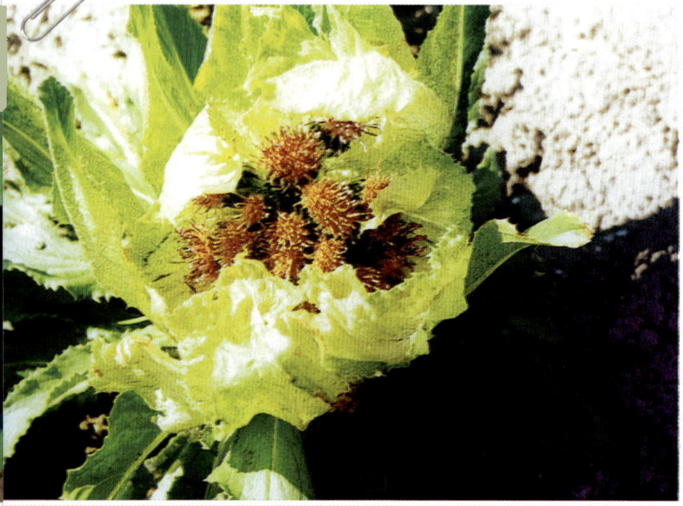

采制

夏、秋二季花开时采收，阴干。系维吾尔族习用药材。

植物形态

多年生草本，高 10~30cm。茎粗壮，基部有许多棕褐色丝状残存叶片。叶密集，无柄，叶片倒披针形，长 10~13cm，宽 2.5~4.5cm，先端渐尖，基部抱茎，边缘有锯齿。头状花序顶生，密集；总苞片叶状，卵形，多层，近似膜质，白色或淡绿黄色；花棕紫色，全为管状花。瘦果，冠毛白色，刺毛状。花期 6~8 月。生于高山石缝、砾石和沙质河滩中。分布于新疆、青海、甘肃。

药材性状

茎呈圆柱形，直径 0.5~3cm；表面黄绿色或黄棕色，有的微带紫色，具纵棱，断面中空。茎生叶密集排列，无柄，或脱落留有残基，完整叶片呈卵状长圆形或广披针形，两面被柔毛，边缘有锯齿和缘毛，主脉明显。头状花序顶生，10~42 个密集成圆球形，无梗。苞叶长卵形或卵形，无柄，中部凹陷呈舟状，膜质，半透明。总苞片 3~4 层，披针形，等长，外层多呈紫褐色，内层棕黄色或黄白色。花管状，紫红色，柱头 2 裂。瘦果圆柱形，具纵棱，羽状冠毛 2 层。体轻，质脆。气微香，味微苦。

【功能】温肾助阳，祛风胜湿，通经活血。

【性味】性温，味微苦。

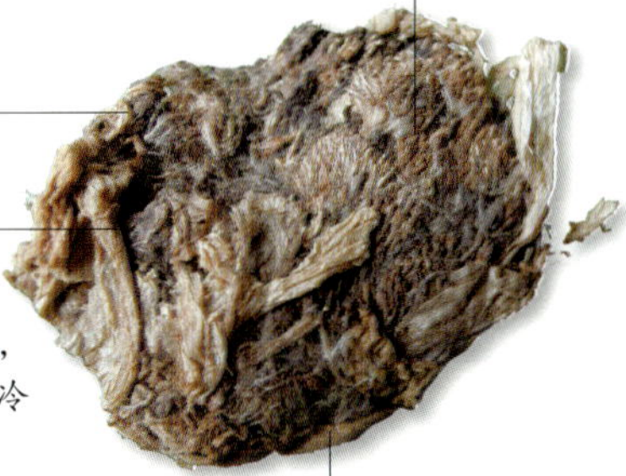

【主治】风寒湿痹痛，类风湿关节炎，小腹冷痛，月经不调。

【用法】用量3~6g，水煎或酒浸服。外用适量。孕妇忌用。

验方

阳痿	天山雪莲 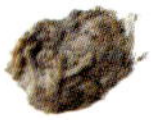 3g ＋ 冬虫夏草 3g ▶ 泡酒饮用。
妇女崩带	天山雪莲 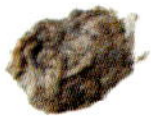 3g ＋ 峨参 9g ＋ 党参 9g ▶ 与鸡肉同炖服。
风湿性关节炎、妇女小腹冷痛、闭经、胎衣不下	天山雪莲 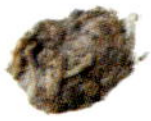 15g ▶ 加白酒或黄酒100ml，浸泡7日，每次10ml，每日2次。

桑寄生

Taxilli Ramulus

别名 广寄生、老式寄生、寄生。

来源 为桑寄生科植物桑寄生*Taxillus chinensis*（DC.）Danser的带叶茎枝。

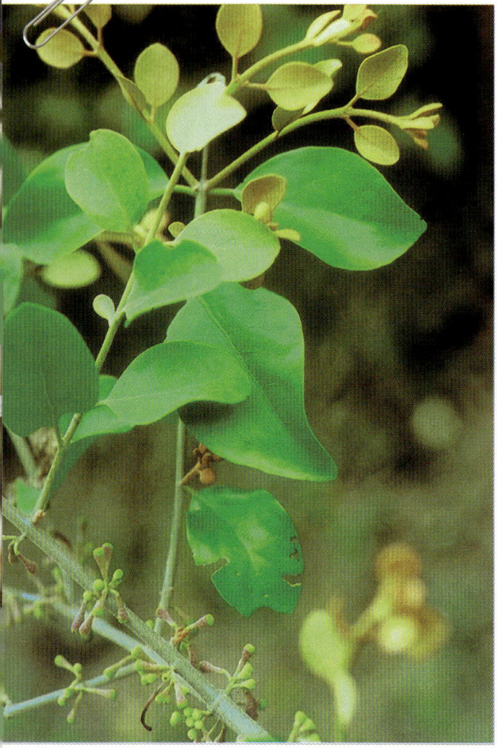

植物形态

常绿寄生小灌木。老枝无毛，有凸起的灰黄色皮孔，小枝梢被暗灰色短毛。叶互生或近于对生，革质，卵圆形至长椭圆状卵形，长3~8cm，宽2~5cm，先端钝圆，全缘，幼时被毛；叶柄长1~1.5cm。聚伞花序1~3个聚生于叶腋，总花梗、花梗、花萼和花冠均被红褐色星状短柔毛；花萼近球形，与子房合生；花冠狭管状，稍弯曲，紫红色，先端4裂；雄蕊4；子房下位，1室。浆果椭圆形，有瘤状突起。花期8~9月，果期9~10月。寄生于构、槐、榆、木棉、朴等树上。

采制

冬季至次春采割，除去粗茎，切段，干燥，或蒸后干燥。药材产于福建、台湾、广东、广西、云南。

药材性状

茎枝呈圆柱形，长 3~4cm，直径 0.2~1cm；表面红褐色或灰褐色，具细纵纹，并有多数细小突起的棕色皮孔，嫩枝有的可见棕褐色茸毛；质坚硬，断面不整齐，皮部红棕色，木部色较浅。叶多卷曲，具短柄，叶片展平后呈卵形或椭圆形，长 3~8cm，宽 2~5cm；表面黄褐色，幼叶被细茸毛，先端钝圆，基部圆形或宽楔形，全缘；革质。无臭，味涩。

【用法】用量9~15g。

【功能】补肝肾，强筋骨，祛风湿，安胎元。

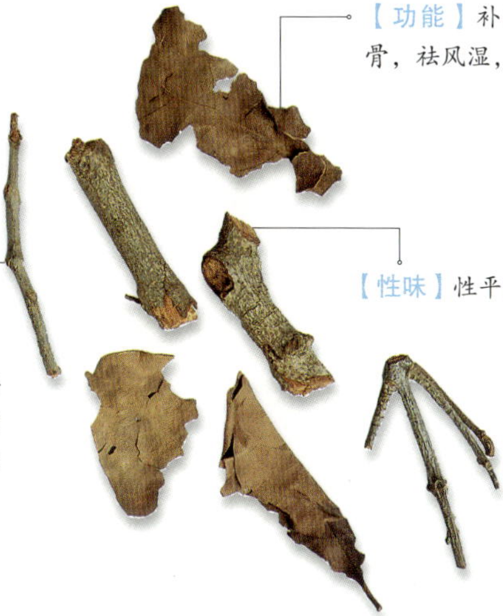

【性味】性平，味苦、甘。

【主治】风湿痹痛，腰膝酸软，筋骨无力，崩漏经多，妊娠漏血，胎动不安；高血压。

验方

风湿腰痛	桑寄生 15g + 炒杜仲 10g + 骨碎补 15g + 狗脊 15g + 盐肤木 24g ▶ 水煎服。
风湿性关节炎	桑寄生 30g + 当归 9g + 生黄芪 24g + 独活 9g + 川牛膝 10g + 木瓜 9g ▶ 水煎服。
胎动不安	桑寄生 24g + 熟地黄 24g + 炒杜仲 10g + 苎麻根 15g ▶ 水煎服。

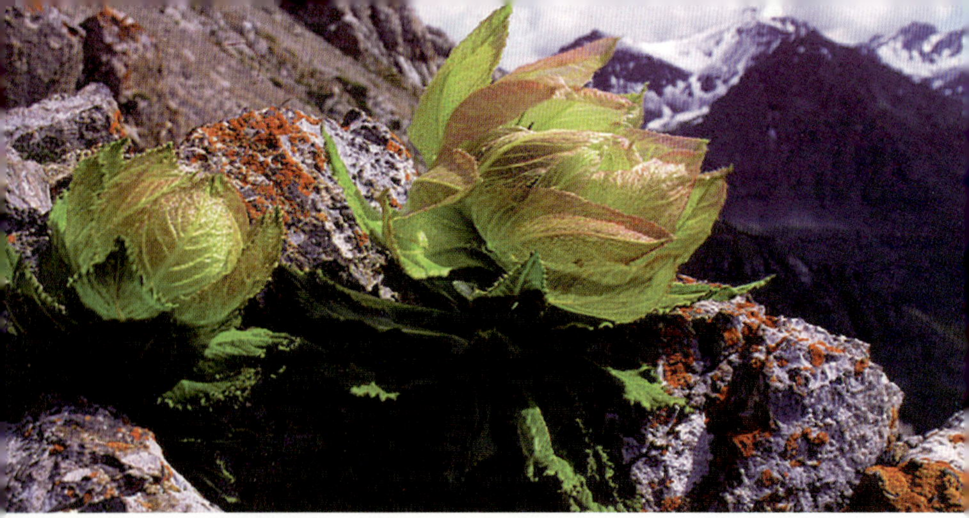

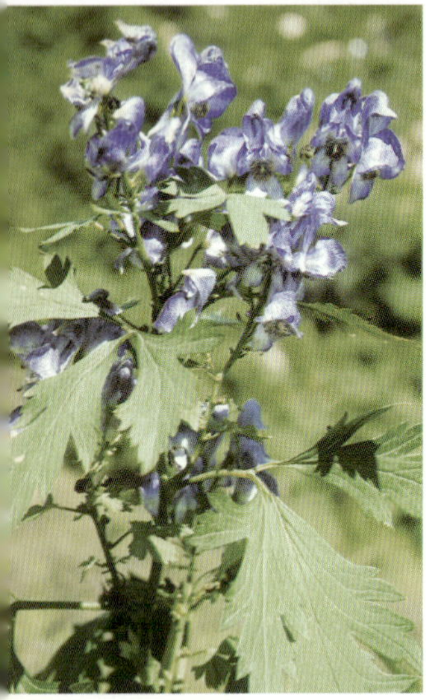

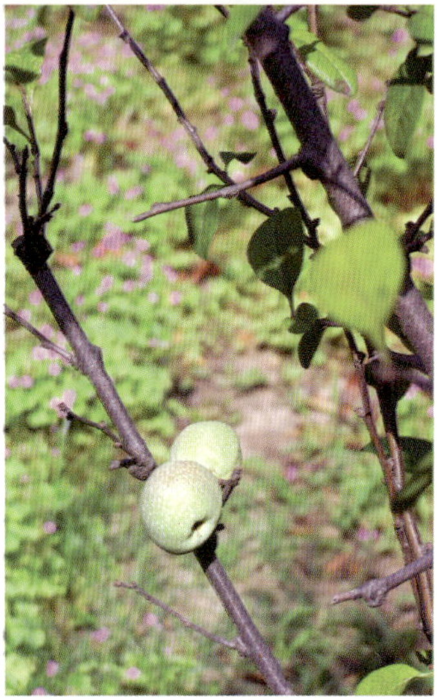

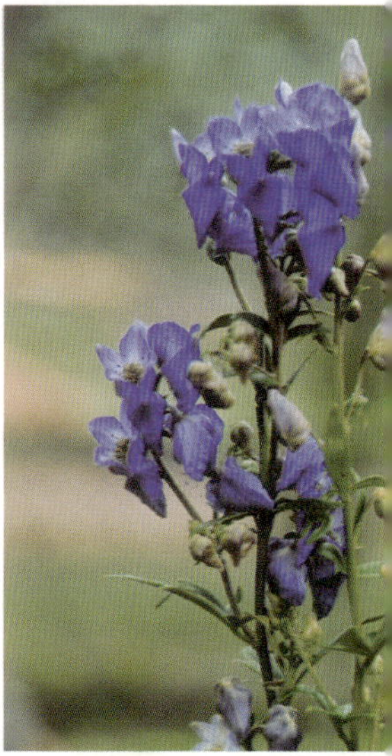

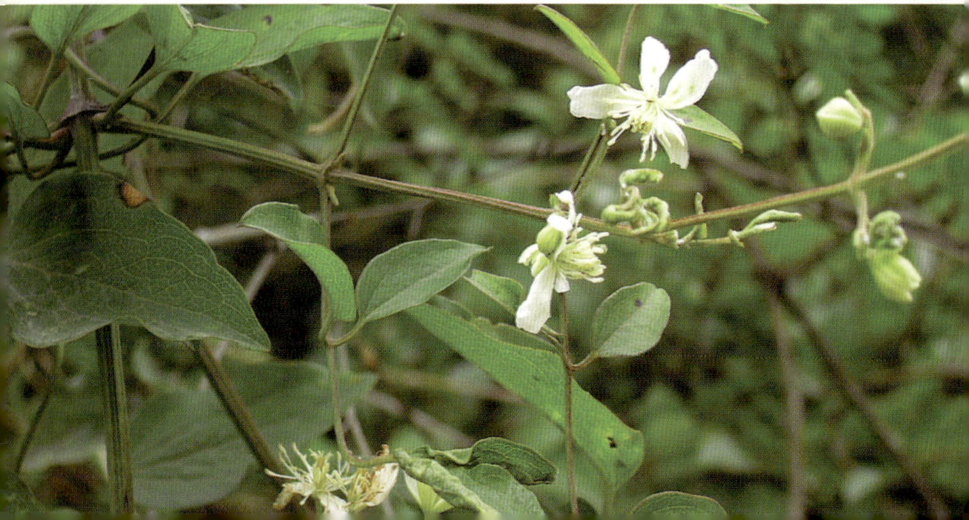

第五章

化湿药

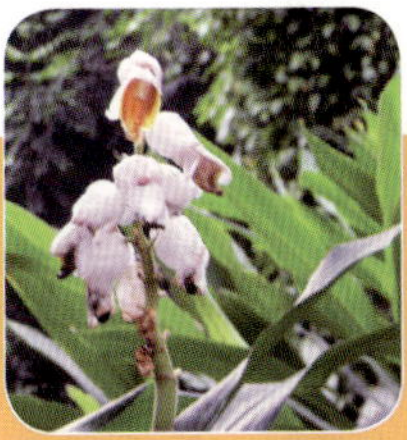
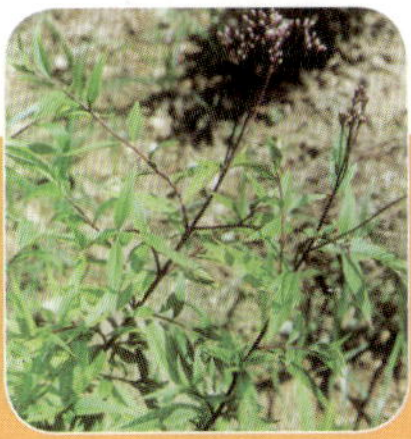
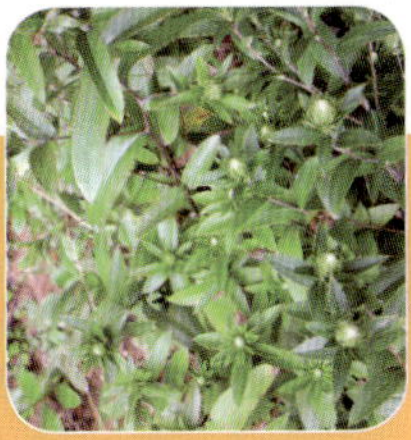

化湿药是指气味芳香，性偏温燥，以化湿运脾为主的药物。化湿药辛香醒脾，可以畅中焦之气机，解除脾胃之湿浊，从而达到治疗脾胃气滞之证的目的。部分化湿药还具有解暑、辟秽、开窍、截疟的作用。化湿药主要适用于湿浊困脾之脘腹痞满、呕吐泛酸、食少体倦、大便溏薄等症。

苍术

别名 茅术、南苍术、穹窿术。

Atractylodis Rhizoma

来源 为菊科植物茅苍术*Atractylodes lancea* (Thunb.) DC. 的根茎。

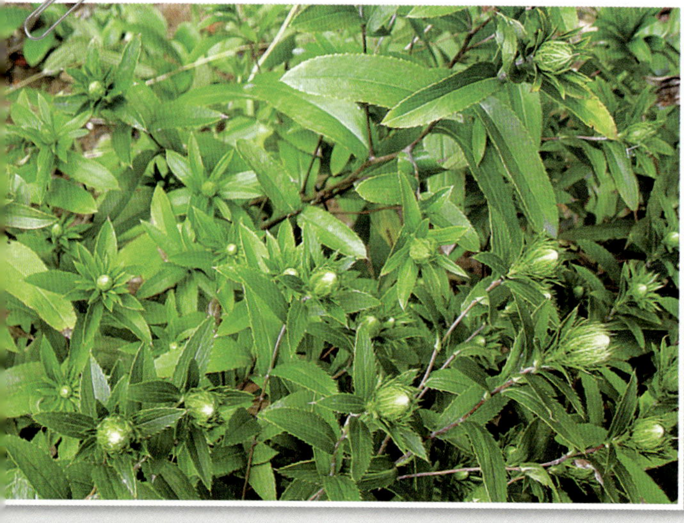

采制

春、秋二季采挖，除去泥沙，晒干，撞去须根。药材主产于江苏、湖北、河南、安徽。

植物形态

多年生草本，高30~60cm。茎直立或上部少分枝。叶互生，革质，卵状披针形或椭圆形，边缘具刺状齿，上部叶多不分裂，无柄；下部叶常3裂，有柄或无柄。头状花序顶生，下有羽裂叶状总苞1轮；总苞圆柱形，总苞片6~8层；两性花与单性花多异株；两性花有羽状长冠毛；花冠白色，细长管状。瘦果被黄白色毛。花期8~10月，果期9~10月。生于山坡灌丛、草丛中。

药材性状

根茎呈不规则连珠状或结节状圆柱形，略弯曲，偶有分枝，长 3~10cm，直径 1~2cm。表面灰棕色，有皱纹、横曲纹及残留须根，顶端具茎痕或残留茎基。质坚实，断面黄白色或灰白色，散有多数橙黄色或棕红色油室，暴露稍久，可析出白色细针状结晶。气香特异，味微甘、辛、苦。

【功能】燥湿健脾，祛风，散寒，明目。

【性味】性温，味辛、苦。

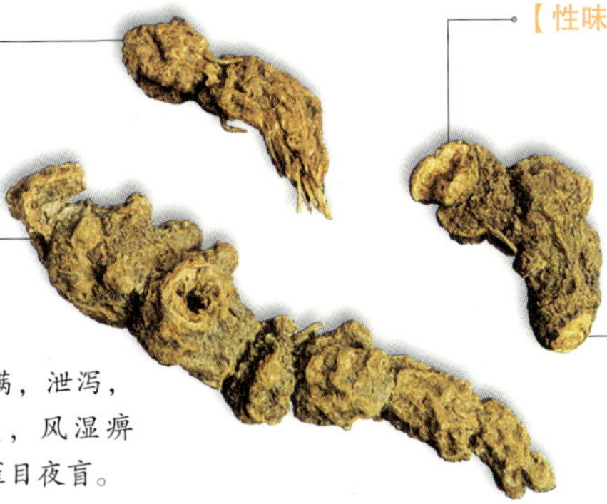

【主治】脘腹胀满，泄泻，水肿，脚气痿躄，风湿痹痛，风寒感冒，雀目夜盲。

【用法】用量 3~9g。

验方

白带	炒苍术 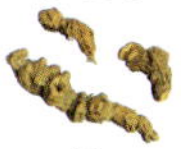 10g + 生薏苡仁 30g + 一点红 30g ▶ 水煎服。
四肢关节酸痛	炒苍术 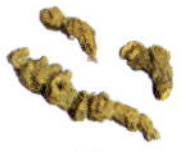 10g + 桂枝 6g + 骨碎补 10g + 狗脊 10g + 川牛膝 9g ▶ 水煎服。
脚气	苍术 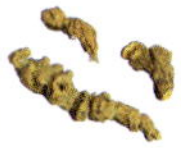 10g + 生薏苡仁 30g + 紫苏叶 9g + 泽泻 10g + 茯苓 10g + 川牛膝 10g + 木瓜 9g ▶ 水煎服。

附注 同属植物北苍术*Atractylodes chinensis* (DC.) Koidz. 的根茎同等入药。

豆蔻

别名 白豆蔻、圆豆蔻、原豆蔻、扣米。

Amomi Fructus Rotundus

来源 为姜科植物白豆蔻*Amomum kravanh* Pierre ex Gagnep. 的果实。

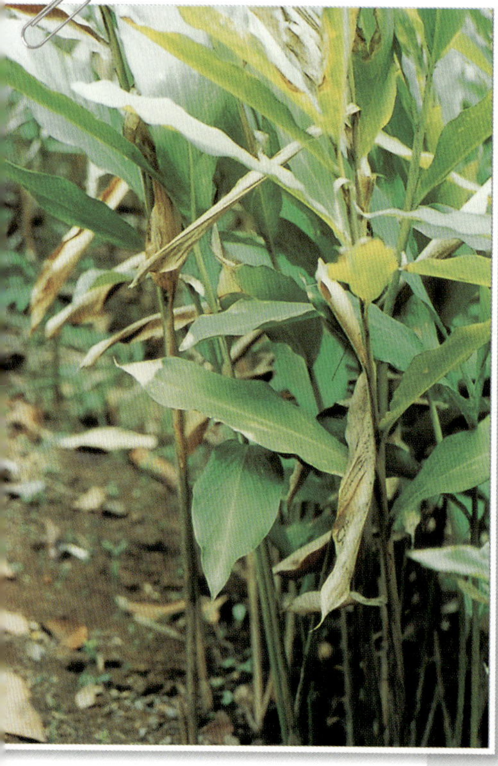

植物形态

多年生草本，高 2~3m。叶披针形，长 40~60cm，宽 5~9cm，顶端尾尖，两面光滑无毛，近无柄，叶鞘口及叶舌密被长粗毛。花序自靠近茎基处的根茎上抽出，花序轴不分枝，花序呈圆柱形，长 8~11cm；苞片覆瓦状排列；花萼白里透红；花冠白色；唇瓣椭圆形，白色，中肋稍厚，黄色，先端钝圆，2 浅裂。花期 5 月，果期 6~8 月。生于山沟阴湿处；我国多栽培于树阴下。

采制

秋季果实成熟时采收，用时除去果皮，取种子打碎。药材主产于泰国、柬埔寨；我国云南、海南、广西、广东有少量引种栽培。

药材性状

果实呈类球形，直径 1.2~1.8cm。表面黄白色至淡黄棕色，有 3 条较深的纵向槽纹，顶端有突起的柱基，两端均具有浅棕色绒毛。果皮体轻，质脆，易纵向裂开，内分 3 室，每室含种子约 10 粒。种子呈不规则多面体，直径 3~4mm，表面暗棕色，有皱纹，并被有残留的假种皮。气芳香，味辛凉略似樟脑。

【功能】化湿消痞，行气温中，开胃消食。

【性味】性温，味辛。

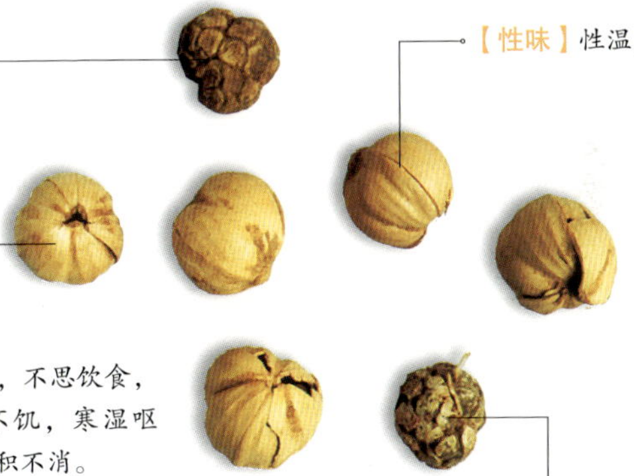

【主治】湿浊中阻，不思饮食，湿温初起，胸闷不饥，寒湿呕逆，胸腹胀痛，食积不消。

【用法】用量3~6 g，入煎剂宜后下。

验方

胃冷恶心，进食即想吐	豆蔻 3枚	捣细，温酒送服，数服以后即见效。
小儿吐乳	豆蔻 10g + 砂仁 10g + 生甘草 6g + 炙甘草 6g	共研为末，取少许常抹入小儿口中。
反胃	豆蔻 10g + 砂仁 10g + 丁香 5g	水煎，加姜汁适量，慢慢含咽。

附注　同属植物爪哇白豆蔻*Amomum compactum* Soland ex Maton的果实同等入药。

佩兰

Eupatorii Herba

别名 大泽兰、水泽兰、鸡骨香、香草。

来源 为菊科植物佩兰*Eupatorium fortunei* Turcz. 的地上部分。

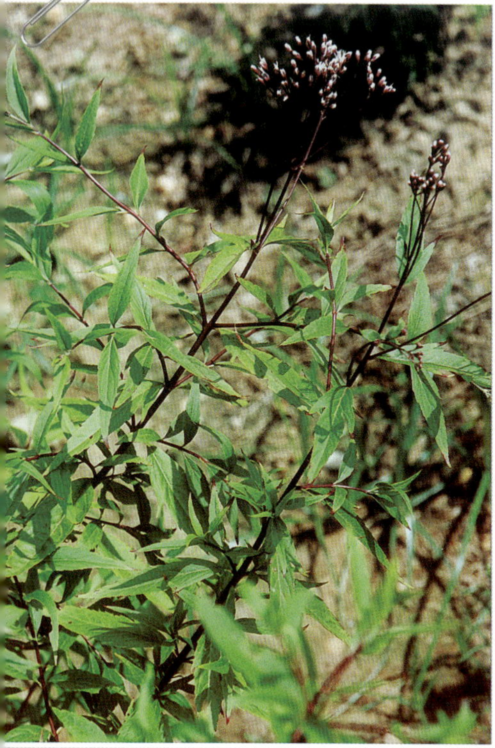

植物形态

多年生草本，高30~100cm。根茎横走。茎圆柱形，带紫绿色，无毛或有短柔毛。叶互生；下部叶常枯萎；中部叶较大，常3全裂或深裂，中裂片长椭圆形或长椭圆状披针形，长5~12cm，宽2.5~4.5cm，先端渐尖，边缘有粗锯齿或不规则细齿，两面无毛或沿脉有疏毛，无腺点，叶柄长约1cm；上部叶较小。头状花序排成复伞房状；总苞钟状，总苞片2~3层，紫红色；管状花4~6，白色或带淡红色，两性。瘦果圆柱形，具5棱，无毛及腺点。花期7~11月，果期9~12月。生于村旁、路边、荒地；有栽培。

采制

夏、秋二季分两次采割，除去杂质，晒干。药材主产于江苏、河北、山东、上海、天津，安徽、河南、陕西、浙江亦产。

药材性状

茎呈圆柱形，长 30~100cm，直径 0.2~0.5cm；表面黄棕色或黄绿色，有的带紫色，有明显的节和纵棱线；质脆，断面髓部白色或中空。叶对生，有柄，叶片多皱缩、破碎，绿褐色；完整叶片 3 裂或不分裂，分裂者中间裂片较大，展平后呈披针形或长圆状披针形，基部狭窄，边缘有锯齿；不分裂者展平后呈卵圆形、卵状披针形或椭圆形。气芳香，味微苦。

【功能】芳香化湿，醒脾开胃，发表解暑。

【性味】性平，味辛。

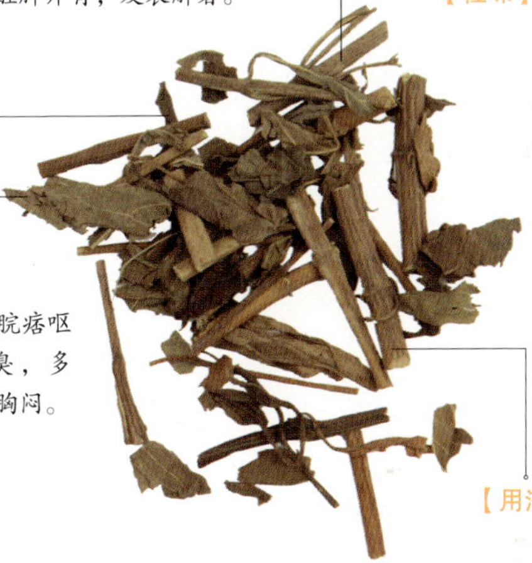

【主治】湿浊中阻，脘痞呕恶，口中甜腻，口臭，多涎，暑湿表证，头胀胸闷。

【用法】用量3~9g。

验方

中暑头痛	佩兰 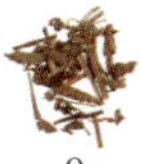 9g + 青蒿 9g + 菊花 9g ▶ 水煎服。
急性胃肠炎	佩兰 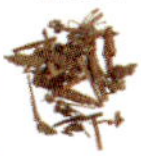 9g + 藿香 9g + 苍术 9g + 三颗针 9g ▶ 水煎服。
脾经湿热，口臭	佩兰 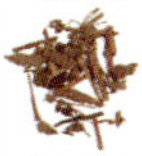 10~15g ▶ 开水冲泡，代茶常饮。

草豆蔻

别名 草扣仁、偶子。

Alpiniae Katsumadai Semen

来源 为姜科植物草豆蔻*Alpinia katsumadai* Hayata的种子。

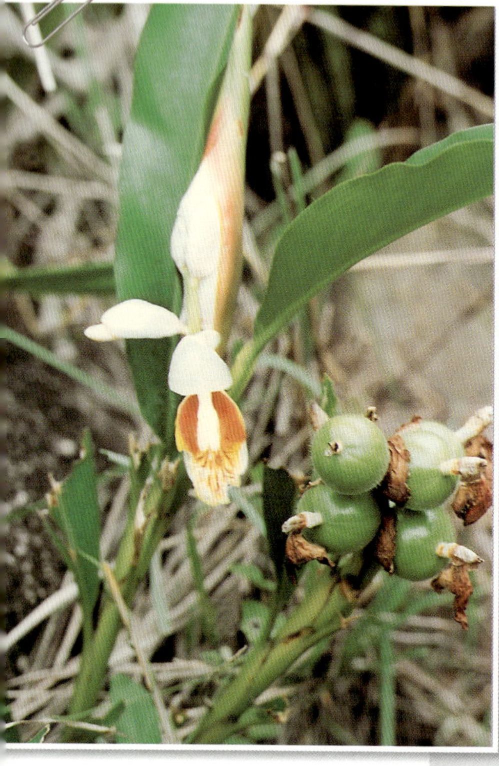

植物形态

多年生草本，高达3m。叶2列，狭椭圆形或披针形，长30~55cm，宽6~10cm，先端渐尖并有1短尖头，边缘被毛；叶柄短；叶鞘膜质，抱茎。总状花序顶生，花序轴长达30cm，被长硬毛；小苞片宽椭圆形；萼筒状；花冠白色，筒长约8mm，内被长柔毛，裂片矩圆形，长约1cm，具缘毛。蒴果圆球形，直径约3.5cm，外被密粗毛，熟时金黄色，具宿萼。种子多数。花期4~6月，果期5~8月。生于林缘、灌木丛或山坡草丛中。

采制

夏、秋二季采收，晒至九成干，或用水略烫，晒至半干，除去果皮，取出种子团，晒干。药材主产于广东、台湾、海南、广西。

药材性状

种子团类圆球形，直径 1.5~2.7cm。表面灰褐色，中间有黄白色的隔膜，将种子团分成 3 瓣，每瓣有种子多数。种子为卵圆状多面体，长 3~5mm，直径约 3mm，外被淡棕色膜质假种皮，种脊为 1 条纵沟，一端有种脐；质硬，将种子沿种脊纵剖两瓣，纵切面观呈斜心形。胚乳灰白色。气香，味辛、微苦。

【功能】燥湿健脾，温胃止呕。

【用法】用量3~6g，入汤剂宜后下。

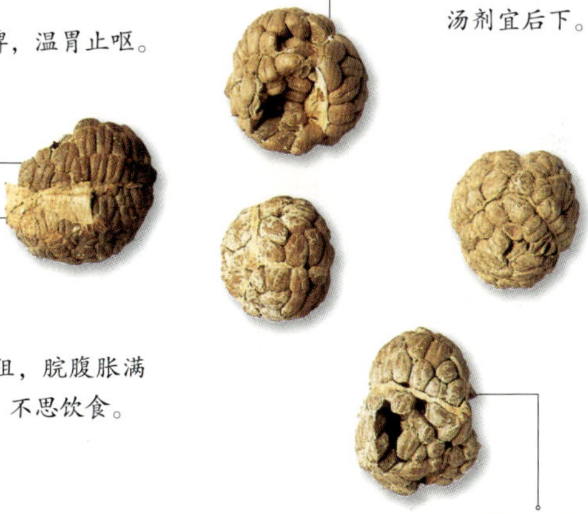

【主治】寒湿内阻，脘腹胀满冷痛，嗳气呕逆，不思饮食。

【性味】性温，味辛。

验方

寒湿中阻之脘腹冷痛、吐清涎酸水	草豆蔻 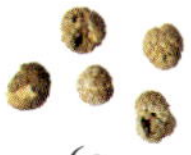 6g ＋ 吴茱萸 6g ＋ 高良姜 5g ▶ 水煎服。
泄泻、脘腹胀满、不思饮食	草豆蔻 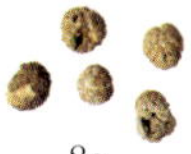 8g ＋ 苍术 8g ＋ 陈皮 6g ＋ 木香 6g ▶ 水煎服。
呕吐、反胃	草豆蔻 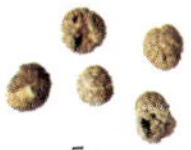 5g ＋ 生姜 5g ＋ 半夏 6g ▶ 水煎服，少量频服。

草果

Tsaoko Fructus

别名 草果仁、草果子。

来源 为姜科植物草果 *Amomum tsao-ko* Crevost et Lemaire的果实。

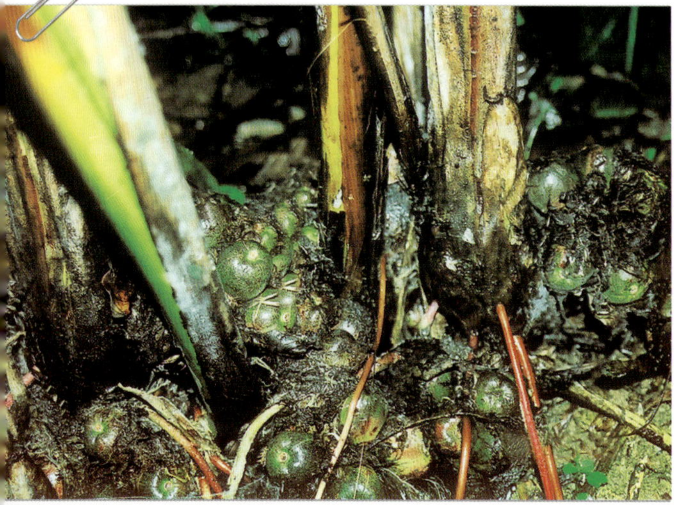

采制

秋季果实成熟时采收，除去杂质，晒干或低温干燥。药材主产于云南、广西、贵州。

植物形态

多年生草本，丛生，高达 2.5m，全株有辛香气。根茎粗壮，横生似姜，淡紫红色。茎圆柱形，直立或稍倾斜。叶 2 列，长椭圆形或长圆形，长 40~70cm，宽 5~18cm ，先端渐尖，基部渐狭，边缘干膜质；叶鞘开放，抱茎，边缘膜质；叶舌长 0.8~1.2cm，锈褐色。花序从根茎生出，长 9~13cm；花冠红色，裂片长圆形；唇瓣椭圆形，中肋两侧有紫红色条纹；雄蕊 1，药隔附属体 3 裂。蒴果密集，长圆形或卵状椭圆形，熟时红色，干后褐色，表面有不规则皱纹。花期 4~6 月，果期 9~12 月。生于疏林下；有栽培。

药材性状

果实呈长椭圆形，具三钝棱，长 2~4cm，直径 1~2.5cm。表面灰棕色至红棕色，具纵沟及棱线，顶端有突起的柱基。果皮质坚韧，易纵向撕裂。剥去外皮，中间有黄棕色隔膜，将种子团分成 3 瓣，每瓣有种子多为 8~11 粒。种子呈圆锥状多面体，直径约 5mm；表面红棕色，外被灰白色膜质的假种皮；质硬，胚乳灰白色。有特异香气，味辛、微苦。

【功能】燥湿温中，除痰截疟。

【性味】性温，味辛。

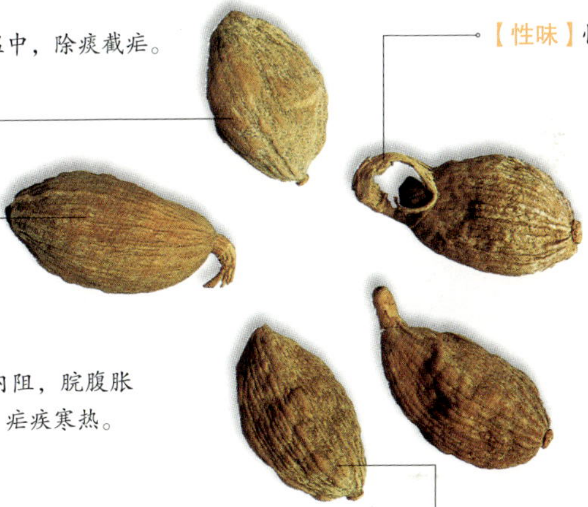

【主治】寒湿内阻，脘腹胀痛，痞满呕吐，疟疾寒热。

【用法】用量3~6g。

验方

胃脘冷痛、反胃呕吐	草果 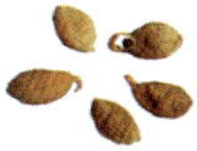 5g + 附子 6g + 生姜 6g + 红枣 10枚	水煎服。
虚寒久泻	草果 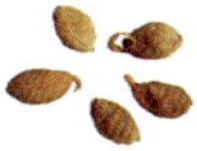 50g + 胡椒 30g	研细末，装入胶囊，清晨饭前温开水送服，每次3粒。
食积不化、呕腐吞酸	草果 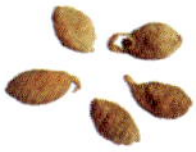 6g + 厚朴 8g + 鸡内金 8g + 麦芽 15g	水煎服。

厚朴

别名 重皮、赤朴、油朴。

Magnoliae Officinalis Cortex

来源 为木兰科植物凹叶厚朴*Magnolia officinalis* Rehd. et Wils. var. *biloba* Rehd. et Wils. 的干皮、根皮及枝皮。

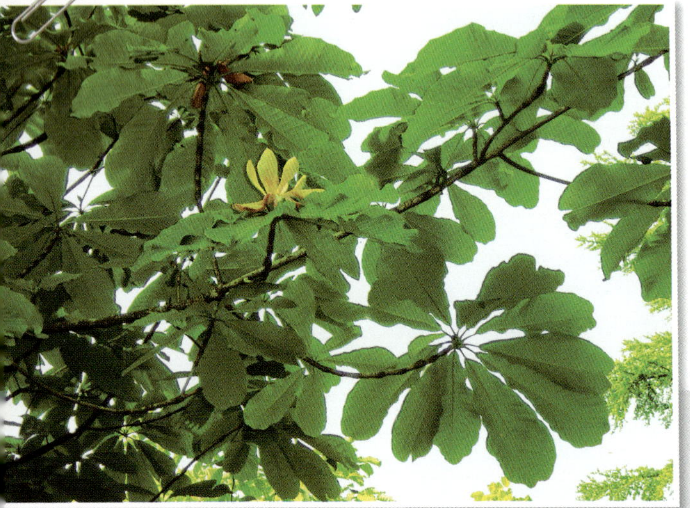

采制

4~6月剥取根皮及枝皮阴干；干皮置沸水中微煮后，堆置阴湿处，“发汗”至内表面变紫褐色或棕褐色时，蒸软，取出，卷成筒状，干燥。药材产于福建、浙江、安徽、江西和湖南。

植物形态

落叶乔木，树皮淡褐色。叶互生，革质，狭倒卵形，长15~30cm，宽8~17cm，顶端有凹缺或成2钝圆浅裂片，基部楔形，侧脉15~25对，下面灰绿色，幼时有毛；叶柄有白色毛。花白色，芳香；花被片9~12；雄蕊和心皮多数。聚合果圆柱状卵形，长11~16cm；蓇葖果木质，有短尖头。花期4~5月，果期9~10月。喜生于阴凉、湿润、酸性的肥沃砂壤土上。

药材性状

干皮呈卷筒状或双卷筒状，长30~35cm，厚0.2~0.7cm，习称“筒朴”；近根部的干皮一端展开如喇叭口，长13~25cm，厚0.3~0.8cm，习称“靴筒朴”。外表面灰棕色或灰褐色，粗糙，有时呈鳞片状，较易剥落，有明显椭圆形皮孔和纵皱纹，刮去粗皮者显黄棕色；内表面紫棕色或深紫褐色，较平滑，具细密纵纹，划之显油痕。质坚硬，不易折断。断面颗粒性，外层灰棕色，内层紫褐色或棕色，有油性，有的可见多数小亮星。气香，味辛辣、微苦。

【功能】燥湿消痰，下气除满。

【性味】性温，味苦、辛。

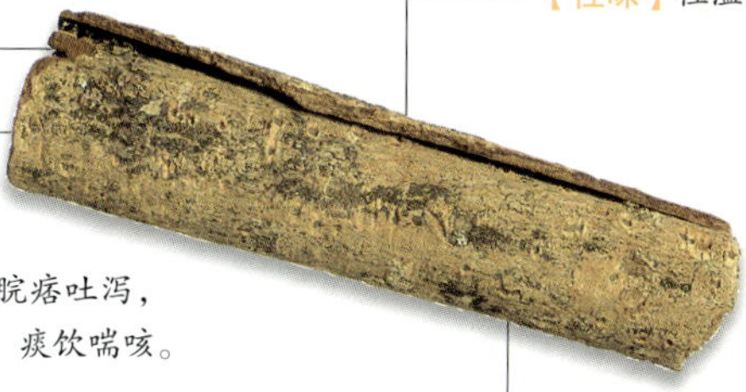

【主治】湿滞伤中，脘痞吐泻，食积气滞，腹胀便秘，痰饮喘咳。

【用法】用量3~9g。

验方

慢性胃炎	厚朴 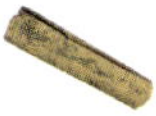 10g ＋ 蒲公英 15g ＋ 大腹皮 10g ＋ 槟榔 9g ＋ 神曲 15g ＋ 荜澄茄 6g ▶ 水煎服。
急性肠炎	厚朴 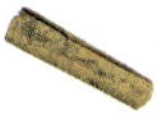 9g ＋ 鱼腥草 15g ＋ 凤尾草 30g ▶ 水煎服。
哮喘	厚朴 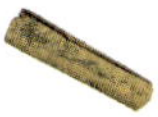 10g ＋ 佛手 6g ＋ 紫苏子 9g ＋ 葶苈子 9g ＋ 旋覆花 10g ▶ 水煎服。

附注　同属植物厚朴*Magnolia officinalis* Rehd. et Wils. 的干皮、根皮及枝皮同等入药。

砂仁

Amomi Fructus

别名 阳春砂、春砂仁、蜜砂仁。

来源 为姜科植物阳春砂*Amomum villosum* Lour.的果实。

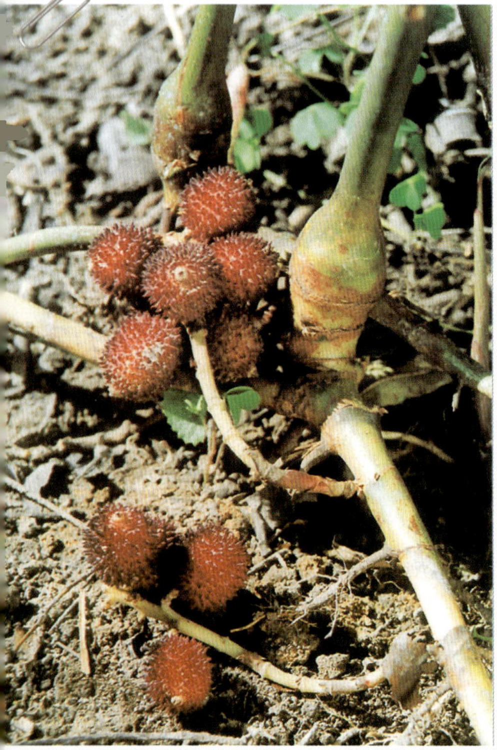

植物形态

多年生常绿草本，高达1.5m。地上茎直立，无分枝。叶排为2列，无柄；叶片窄长圆形或条状披针形，长14~40cm，宽2~5cm，全缘，羽状平行脉；叶鞘抱茎。穗状花序成疏松的球形，具花8~12朵；花萼筒状，先端3浅裂，花冠管细长，先端3裂，白色。蒴果椭圆形，成熟时红棕色，有柔刺。种子多数，芳香。花期3~6月，果期6~9月。生于山谷林下阴湿地；现多栽培。

采制

夏、秋二季果实成熟时采收，晒干或低温烘干。临用时取种子捣碎；果皮亦入药。药材主产于广东、广西、云南、四川，福建亦产。

药材性状

果实椭圆形或卵圆形，有不明显的三棱，长 1.5~2cm，直径 1~1.5cm。表面棕褐色，密生刺状突起，顶端有花被残基，基部常有果梗。果皮薄而软。种子集结成团，具三钝棱，中有白色隔膜，将种子团分成 3 瓣，每瓣有种子 5~26 粒。种子为不规则多面体，直径 2~3mm；表面棕红色或暗褐色，有细皱纹，外被淡棕色膜质假种皮；质硬，胚乳灰白色。气芳香而浓烈，味辛凉、微苦。

【功能】化湿开胃，温脾止泻，理气安胎。

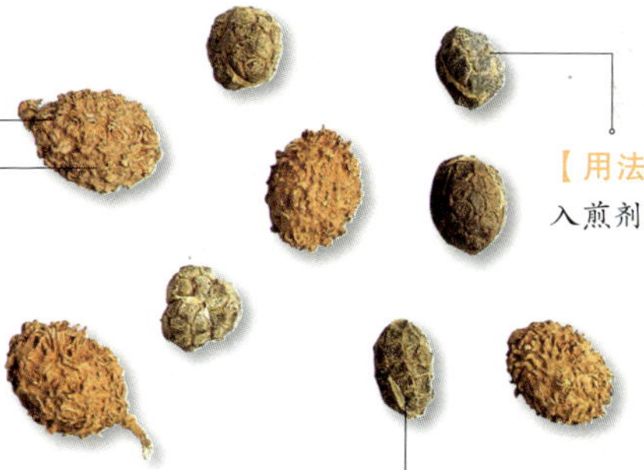

【用法】用量3~6g，入煎剂宜后下。

【主治】湿浊中阻，脘痞不饥，脾胃虚寒，呕吐泄泻，妊娠恶阻，胎动不安。

【性味】性温，味辛。

验方

大肠虚而夹热，肛头脱出	砂仁 为末 + 黄连 为末 + 木贼 为末 ▶ 每次0.6g，米汤送下。
食滞、心腹疼痛	砂仁 炒研 ▶ 袋盛浸酒，煮饮。
遍身肿满	砂仁 等份 + 蝼蛄 等份 ▶ 研细，和老酒服之。

附注 姜科植物海南砂*Amomum longiligulare* T. L. Wu和绿壳砂*Amomum villosum* Lour. var. *xanthioides* T. L. Wu et Senjen 的果实同等入药。

广藿香

Pogostemonis Herba

别名 刺蕊草、藿香。

来源 为唇形科植物广藿香*Pogostemon cablin*（Blanco）Benth.的地上部分。

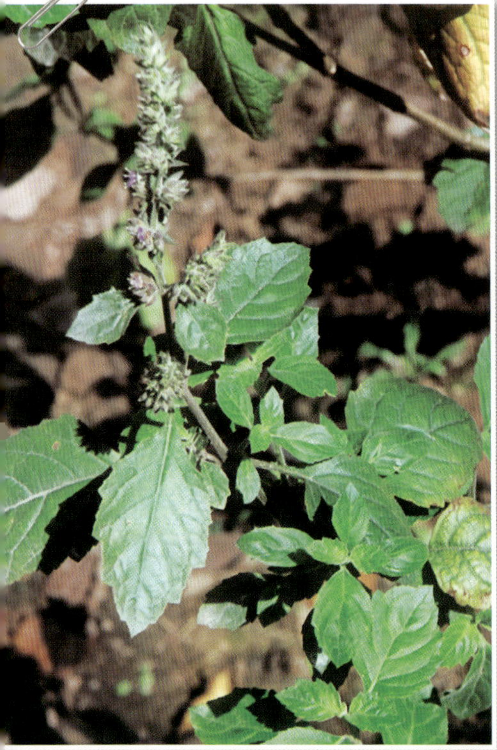

植物形态

多年生草本或灌木，高30~100cm，揉之有香气。茎直立，上部多分枝，老枝粗壮，近圆形；幼枝方形，密被灰黄色柔毛。叶对生，圆形至宽卵形，长2~10cm，宽2.5~7cm，先端短尖或钝，基部楔形或心形，边缘有粗钝齿或有时分裂，两面均被毛，脉上尤多；叶柄长1~6cm，有毛。轮伞花序密集成假穗状花序，密被短柔毛；花萼筒状，5齿；花冠紫色，4裂，前裂片向前伸；雄蕊4，花丝中部有长须毛，花药1室。小坚果近球形，稍压扁。原产亚洲菲律宾等亚热带地区，我国栽培的罕见开花。

采制

枝叶茂盛时采割，日晒夜闷，反复至干。我国药材主产于广东、海南。

药材性状

茎略呈方柱形，多分枝，枝条稍曲折，长 30 ~ 60cm，直径 0.2~0.7cm；表面被柔毛；质脆，易折断，断面中部有髓；老茎类圆柱形，直径 1 ~ 1.2cm，被灰褐色栓皮。叶对生，皱缩成团，展平后叶片呈卵形或椭圆形，长 4 ~ 9cm，宽 3 ~ 7cm；两面均被灰白色绒毛；先端短尖或钝圆，基部楔形或钝圆，边缘具大小不规则的钝齿；叶柄细，长 2 ~ 5cm，被柔毛。气香特异，味微苦。

【功能】芳香化浊，开胃止呕，发表解暑。

【用法】用量3~9g。

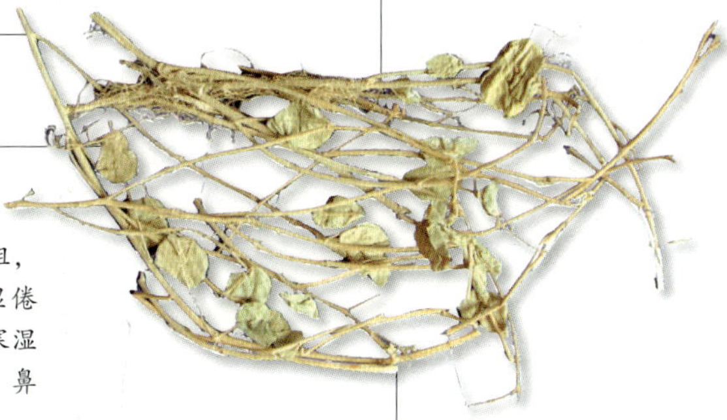

【主治】湿浊中阻，脘痞呕吐，暑湿倦怠，胸闷不舒，寒湿闭暑，腹痛吐泻，鼻渊头痛。

【性味】性微温，味辛。

验方

念珠菌阴道炎	广藿香 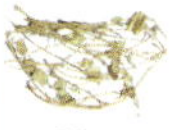 30g + 土茯苓 30g + 蛇床子 30g + 贯众 30g ▶ 加水1000ml煮沸，先熏后洗，每日1～2次，连续7日为1个疗程。
单纯性胃炎	广藿香 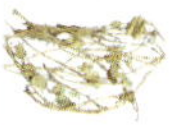 9g + 佩兰 9g + 半夏 9g + 黄芩 9g + 陈皮 6g + 厚朴 5g ▶ 水煎服。
无黄疸型肝炎（湿困型）	广藿香 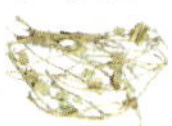 9g + 苍术 9g + 制香附 9g + 郁金 9g + 板蓝根 15g + 蒲公英 15g + 厚朴 6g + 陈皮 6g ▶ 水煎服。

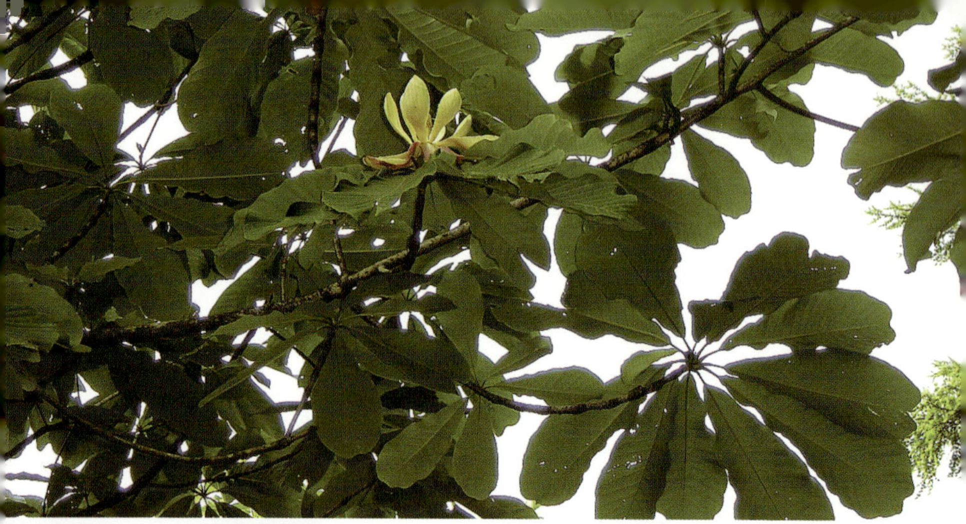
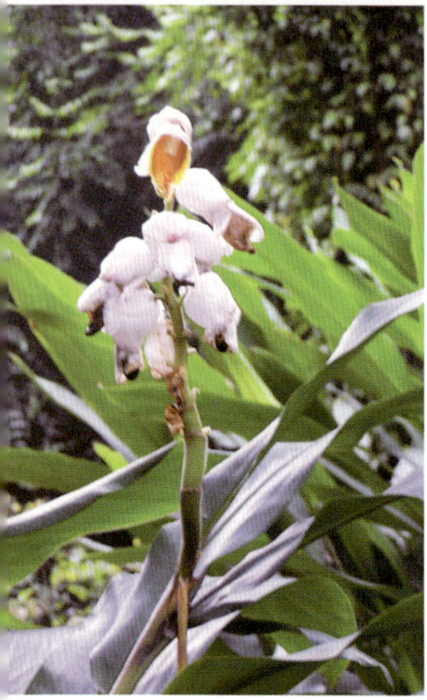
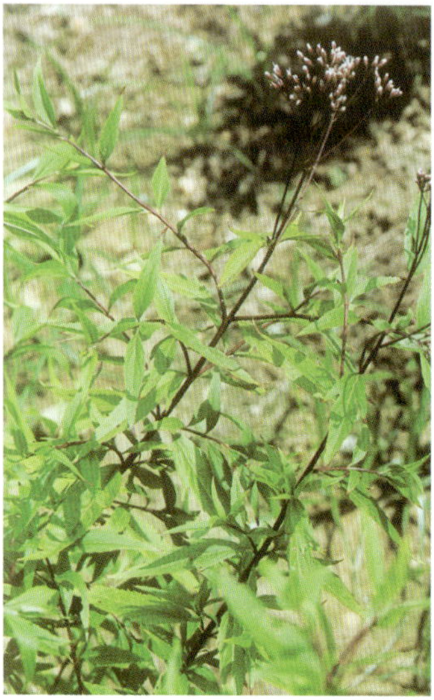
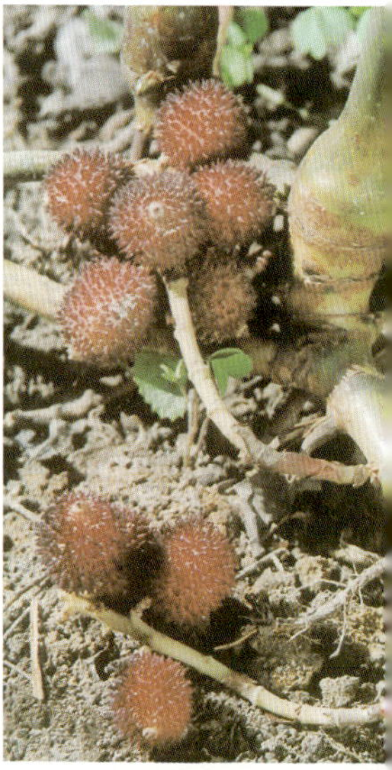
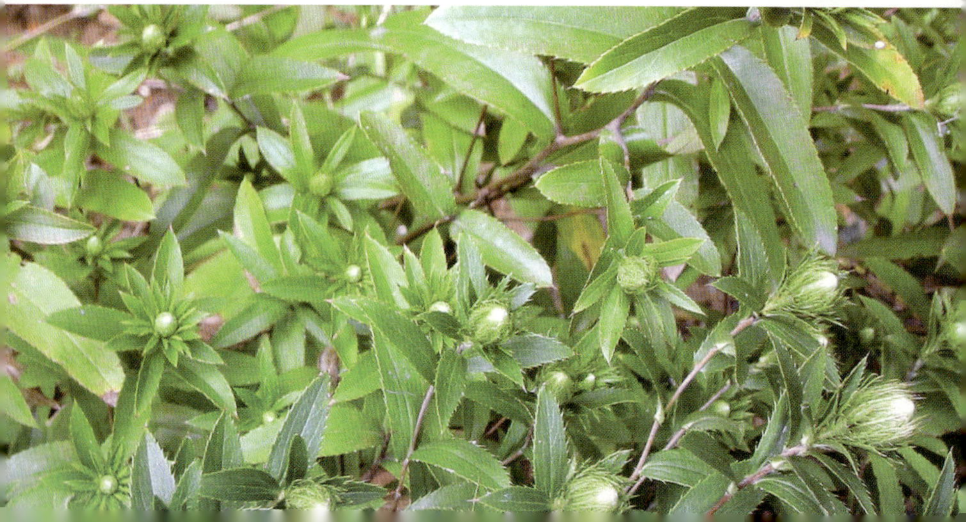

第六章

利水渗湿药

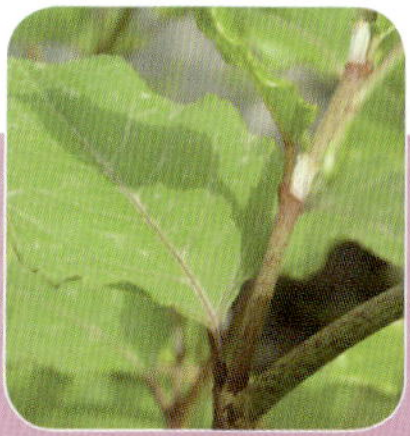
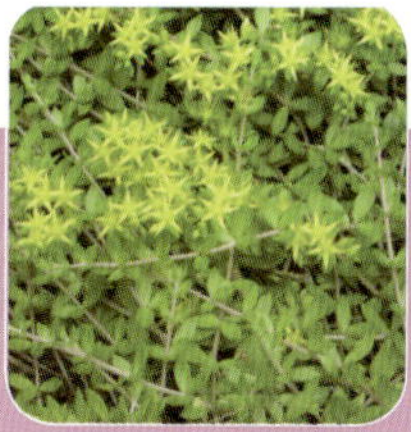
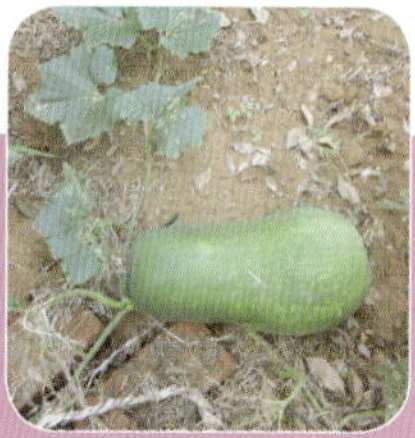

利水渗湿药是指能通利水道、渗泄水湿，以治疗水湿内停病症为主的药物。利水渗湿药具有利水消肿、利尿通淋、利湿退黄等功效。主要适用于小便不利、水肿、黄疸、湿疮、淋证、泄泻及痰饮等症。在使用利水渗湿药时，要注意部分药具有通利作用，孕妇慎用。

虎杖

别名 斑根紫金龙、活血龙、阴阳莲。

Polygoni Cuspidati Rhizoma et Radix

来源 为蓼科植物虎杖*Polygonum cuspidatum* Sieb. et Zucc.的根茎和根。

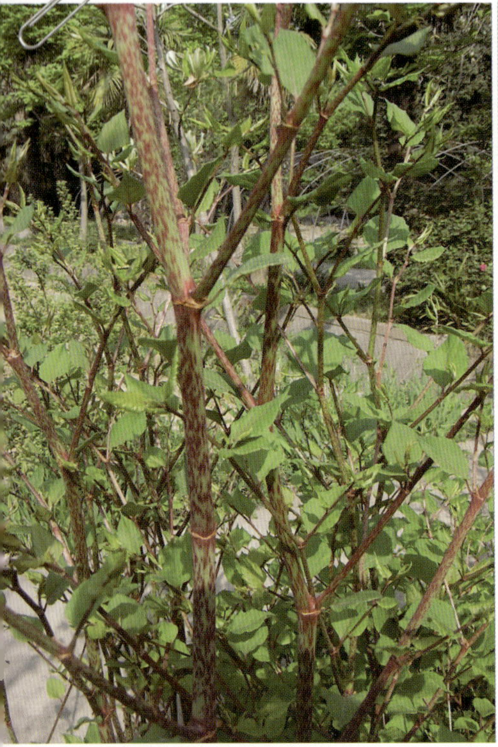

植物形态

多年生草本。茎直立，中空，表面散生红色或紫红色斑点，节稍膨大，叶互生，阔卵形或卵状椭圆形，先端短尖；托叶鞘短。花单性异株，圆锥花序腋生；花被片白色或红色，5深裂，外轮3片，背部有翅；雄蕊8；雌花子房卵形，有3棱，花柱3。瘦果三角状，包于翅状花被内。花期6~7月，果期9~10月。生于山沟、河旁、溪边、林下阴湿处。

采制

春、秋二季采挖，除去须根，洗净，趁鲜切短段或厚片，晒干。药材主产于江苏、浙江、安徽、广西。

药材性状

根茎圆柱形，多分枝，直径 0.6~1.5cm，节部较膨大，表面红棕色，有不规则纵皱纹，根茎下侧生数条粗根。根圆柱形，长约 17cm，直径 0.5~1.5cm，表面红棕色，有纵皱纹。质坚硬，断面黄色至橙红色，射线明显。气微，味微苦。

【功能】祛风利湿，散瘀定痛，止咳化痰。

【用法】用量9~15g。外用适量，制成煎液或油膏涂敷。孕妇慎用。

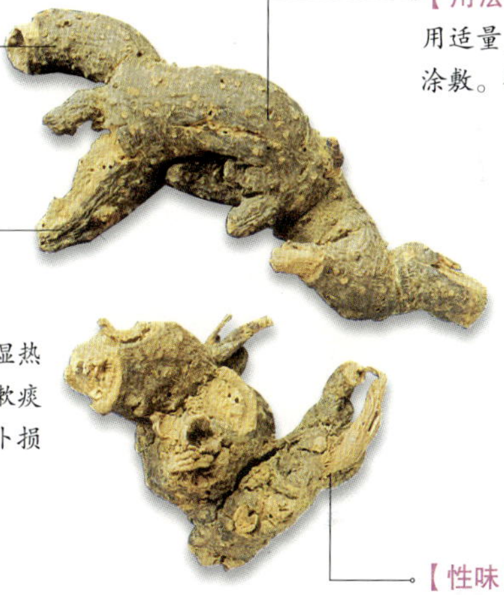

【主治】关节痹痛，湿热黄疸，经闭癥瘕，咳嗽痰多，水火烫伤，跌仆损伤，痈肿疮毒。

【性味】性微寒，味微苦。

验方

风湿性关节炎	虎杖 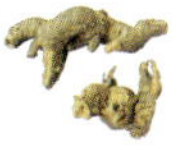 30g ＋ 梵天花 30g ＋ 忍冬藤 30g ＋ 穿山龙 24g ▶ 水煎服。
便秘	虎杖 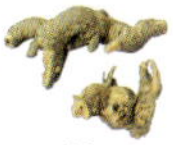 30g ＋ 生地黄 30g ＋ 火麻仁 15g ＋ 郁李仁 15g ▶ 水煎服。
痈肿	虎杖粉 适量 ＋ 生大黄粉 适量 ▶ 水调敷患处。

垂盆草

Sedi Herba

别名 狗牙齿、半枝莲、三叶佛甲草。

来源 为景天科植物垂盆草*Sedum sarmentosum* Bunge的全草。

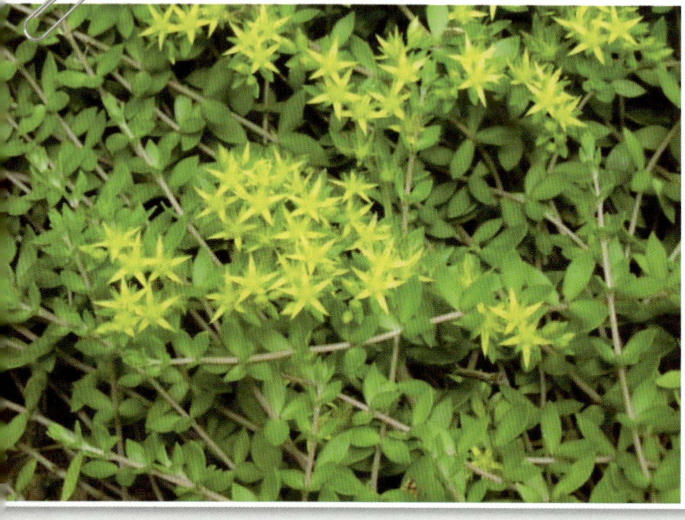

采制

夏、秋二季采挖，除去杂质，晒干。

植物形态

多年生肉质草本，不育枝匍匐生根，结实枝直立，长10~20cm。叶3片轮生，倒披针形至长圆形，长15~25mm，宽3~5mm，顶端尖，基部渐狭，全缘。聚伞花序疏松，常3~5分枝；花淡黄色，无梗；萼片5，阔披针形至长圆形，长3.5~5mm，顶端稍钝；花瓣5，披针形至长圆形，长5~8mm，顶端外侧有长尖头；雄蕊10，较花瓣短；心皮5，稍开展。种子细小，卵圆形，无翅，表面有乳头状突起。花期5~6月，果期7~8月。生于山坡岩石上；或栽培。我国南方和北方地区均有分布。

药材性状

茎纤细，长可达 20cm 以上，部分节上可见纤细的不定根。3 叶轮生，叶片倒披针形至矩圆形，绿色，肉质，长 1.5~2.8cm，宽 0.3~0.7cm，先端近急尖，基部急狭，有距。气微，味微苦。

【功能】清利湿热，有降低丙氨酸氨基转移酶的作用。

【用法】用量15~30g。

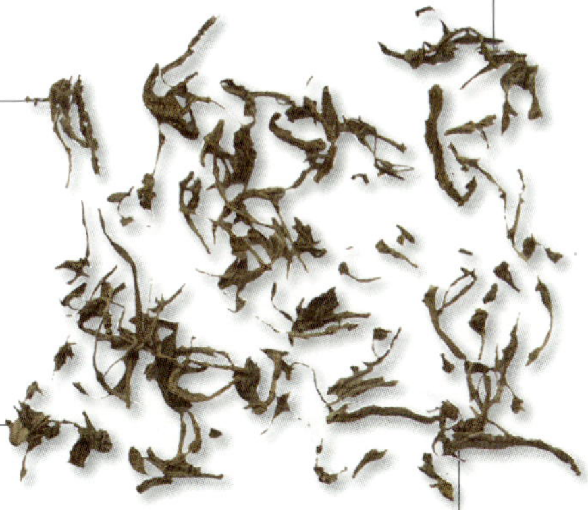

【主治】急性肝炎，迁延性肝炎，慢性肝炎的活动期。

【性味】性凉，味甘。

验方

肺痈	垂盆草 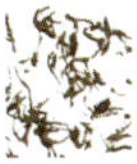 30~60g ＋ 冬瓜仁 15g ＋ 薏苡仁 15g ＋ 鱼腥草 15g ▶ 水煎服。
咽喉炎、扁桃体炎	鲜垂盆草 60g ▶ 洗净，捣烂绞汁，含漱并服下。
阑尾炎	鲜垂盆草 30~60g ＋ 红藤 9g ＋ 蒲公英 9g ＋ 紫花地丁 9g ▶ 水煎服。

金钱草

Lysimachiae Herba

别名 对坐草、大叶金钱草、过路黄。

来源 为报春花科植物过路黄*Lysimachia christinae* Hance的全草。

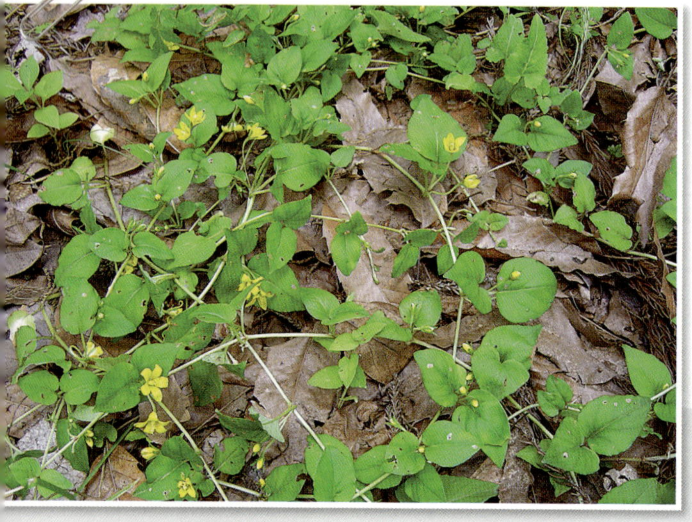

采制

夏、秋二季采收，除去杂质，晒干。

植物形态

多年生草本，全株近无毛，叶、花萼、花冠均有透明腺条。茎匍匐，由基部向顶端逐渐细弱，呈鞭状，长20~60cm。叶对生，宽卵形或心形，长2~5cm，宽1~4.5cm，先端钝尖或钝，基部心形或近圆形，全缘；叶柄长1~4cm。花单生于叶腋，花梗长达叶端；花萼5深裂；花冠黄色，5裂；雄蕊5，不等长，花丝基部愈合成筒。蒴果球形，有黑色短腺条纹。花期5~7月，果期6~8月。生于山地林缘、沟边、溪旁。分布于华北、华东、中南、西北、西南地区。

药材性状

常缠结成团，无毛或被疏柔毛。茎扭曲，表面棕色或暗棕红色，有纵纹，下部茎节上有时具须根，断面实心。叶对生，多皱缩，展平后呈宽卵形或心形，长1~4cm，宽1~5cm，基部微凹，全缘；上表面灰绿色或棕褐色，下表面色较浅，主脉明显突起，用水浸后，对光透视可见黑色或褐色条纹；叶柄长1~4cm。有的带花，花黄色，单生叶腋，具长梗。蒴果球形。气微，味淡。

【功能】清利湿热，通淋，消肿。

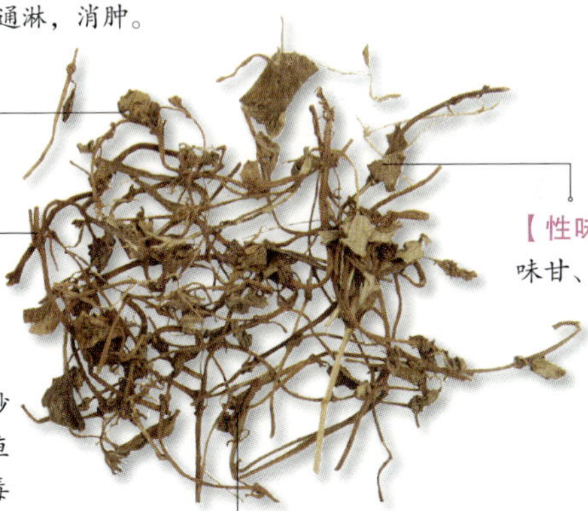

【性味】性微寒，味甘、咸。

【主治】热淋，砂淋，尿涩作痛，黄疸尿赤，痈肿疔疮，毒蛇咬伤，肝胆结石，尿路结石。

【用法】用量15~60g，鲜品加倍。

验方

尿路结石	金钱草 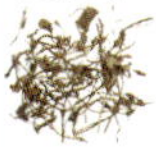 20~30g + 海金沙 20~30g + 石韦 15~20g ▶ 水煎服，平均服药21日。
小便不利	金钱草 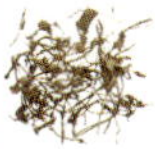 25g + 车前草 25g + 龙须草 25g ▶ 水煎服。
小儿神经性尿频	金钱草 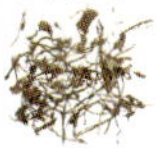 10g + 车前草 10g + 凤尾草 10g + 地锦草 10g + 通草 3g + 甘草 3g + 灯心草 3g ▶ 水煎服。

茵陈

别名 绵茵陈、白蒿、绒蒿、松毛艾。

Artemisiae Scopariae Herba

来源 为菊科植物茵陈蒿*Artemisia capillaris* Thunb. 的幼苗。

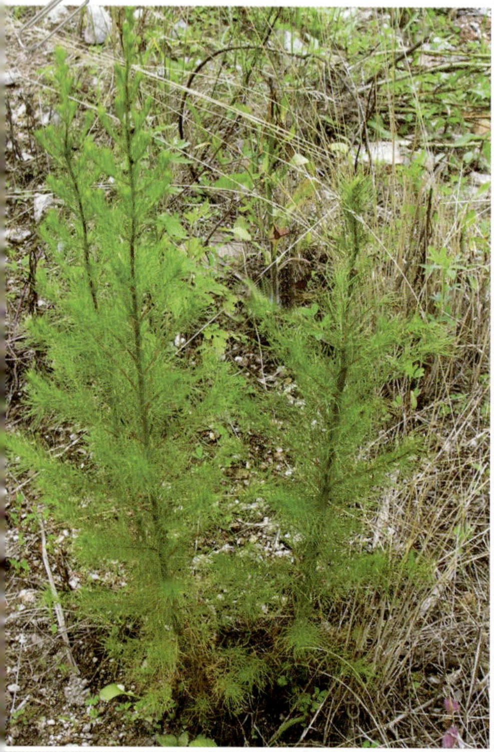

采制

春季幼苗高6~10cm或秋季花蕾长成时采收，除去老茎及杂质，晒干。春季采收的习称“绵茵陈”。

植物形态

多年生草本或半灌木状。茎直立，高 0.5~1m。基部木质化，表面黄棕色，具纵条纹，多分枝；幼时全体有褐色丝状毛，成长后近无毛。叶 1~3 回羽状深裂，下部裂片较宽短，常被短绢毛；中部叶裂片细长如发，宽约 1mm；上部叶羽状分裂，3 裂或不裂，近无毛。头状花序小而多，密集成复总状；总苞片 3~4 层，无毛，外层卵形，内层椭圆形，中央绿色，边缘膜质；花黄色，管状，外层花 3~5，雌性，能育，内层花 5~7，两性，不育。瘦果长圆形，长约 0.8mm，无毛。花期 9~10 月，果期 10~12 月。生于山坡、路边。全国各地均有分布。

药材性状

绵茵陈多卷曲成团状，灰白色或灰绿色，全体密被白色茸毛，绵软如绒。茎细小，长 1.5~2.5cm，直径 0.1~0.2cm，除去表面白色茸毛后可见明显纵纹；质脆，易折断。叶具柄；展平后叶片呈 1~3 回羽状分裂，叶片长 1 ~ 3cm，宽约 1cm；小裂片卵形或稍呈倒披针形、条形，先端锐尖。气清香，味微苦。

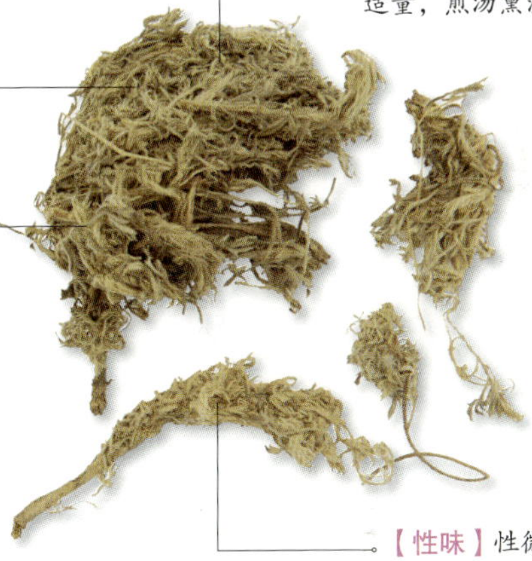

验方

高脂血症	茵陈 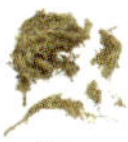 15g ＋ 泽泻 15g ＋ 葛根 15g ▶ 水煎服或制成糖衣片，分3次口服。
病毒性肝炎	茵陈 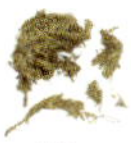 15g ＋ 龙胆 15g ＋ 蒲公英 15g ＋ 败酱草 15g ▶ 水煎服。
胆石症	茵陈 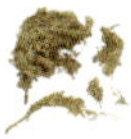 15g ＋ 鸡内金 15g ＋ 枳壳 9g ▶ 水煎服。

附注 同属植物滨蒿 *Artemisia scoparia* Waldst. et Kit. 的幼苗同等入药。

冬瓜皮

Benincasae Exocarpium

别名 白皮。

来源 为葫芦科植物冬瓜*Benincasa hispida*（Thunb.）Cogn. 的外层果皮。

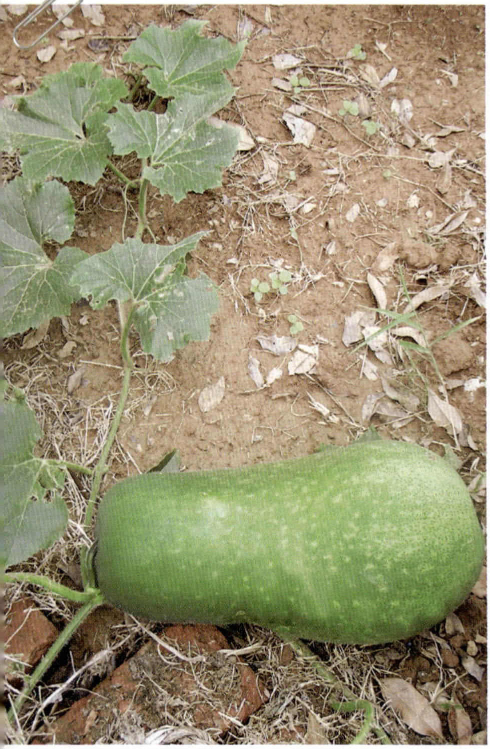

植物形态

一年生攀缘草本，多分枝，枝蔓粗壮，全体有白色刚毛；卷须2~3歧。叶片心状卵形，长宽均为10~25cm，通常5~7浅裂，裂片三角形或卵形，先端短尖，边缘有波状齿或钝齿。雌、雄花均单生于叶腋，黄色；花萼裂片三角状卵形，绿色，边缘有锯齿或波状裂，叶状，反折。果实长椭圆形，长25~60cm，直径20~30cm，幼时绿色，表面密被针状毛，成熟后有一层白色的蜡质粉末，果肉肥厚纯白，疏松多汁。种子卵形，白色或黄白色，扁平有窄缘。花期6~9月，果期7~10月。各地均有栽培。

采制

食用冬瓜时，洗净，削取外层果皮，晒干。

药材性状

外层果皮为不规则碎片，常向内卷曲，大小不一。外表面灰绿色或黄白色，被有白霜，有的较光滑不被白霜；内表面较粗糙，有的可见筋脉状维管束。体轻，质脆。无臭，味淡。

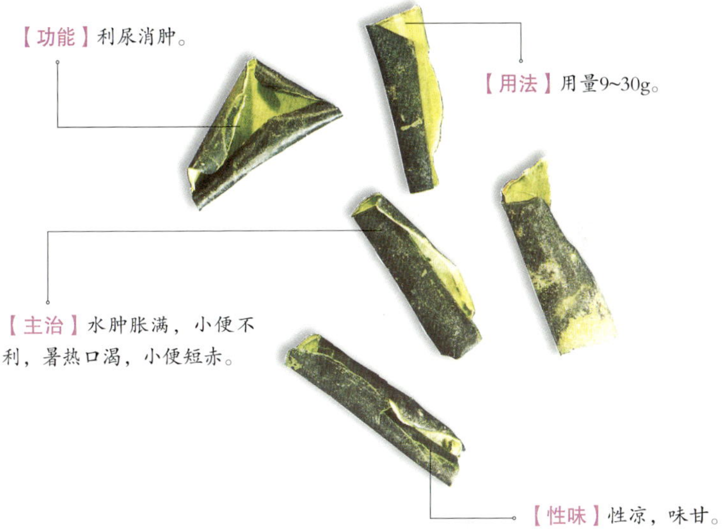

验方

夏日暑热口渴、小便短赤	冬瓜皮 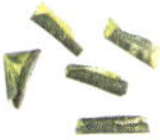 等量	+ 西瓜皮 等量 ▶ 水煎代茶饮。
肾小球肾炎小便不利、全身水肿	冬瓜皮 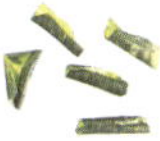 18g	+ 西瓜皮 18g + 白茅根 18g + 玉米须 12g + 赤小豆 90g ▶ 水煎，每日1剂，分3次服。
乳汁不通	冬瓜皮 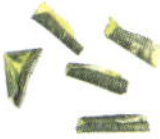 30g	▶ 加鲜鲤鱼（洗净，去肠杂），同炖服。

附注 冬瓜的种子亦入药，有清热化痰、消痈排脓、利湿等功效。

赤小豆

Phaseoli Semen

别名 红豆、野赤豆。

来源 为豆科植物赤豆*Phaseolus angularis* Wight的种子。

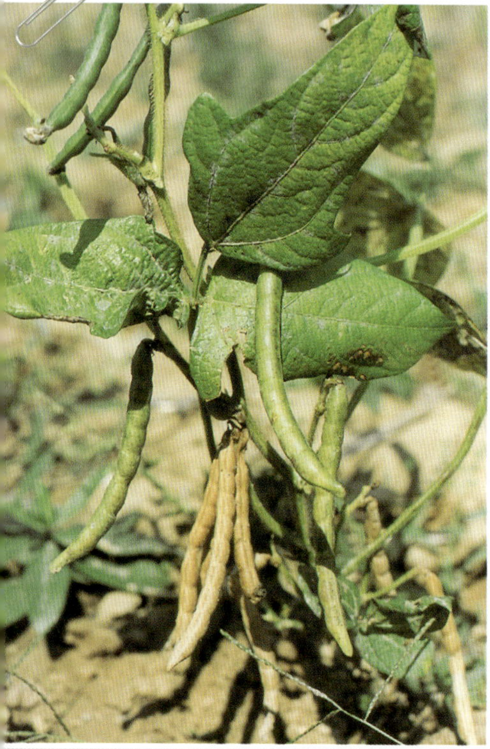

植物形态

一年生直立草本，高可达90cm。茎上有显著的长硬毛。三出复叶互生；顶生小叶卵形，长5~10cm，宽2~5cm，先端渐尖，侧生小叶偏斜，全缘或3浅裂，两面疏被白色柔毛；托叶卵形。总状花序腋生；花萼5裂；花冠蝶形，黄色，旗瓣具短爪，龙骨瓣上部卷曲；雄蕊10，二体。荚果圆柱形，长5~8cm。种子6~8粒。花期6~7月，果期7~8月。全国各地普遍栽培。

采制

秋季荚果成熟而未开裂时拔取全株，晒干，打下种子。药材产于吉林、北京、天津、河北、陕西、山东、安徽、江苏、浙江、江西、广东、四川。

药材性状

种子矩圆形，两端较平截，长 5~7mm，直径 4~6mm，表面暗红色，有光泽，侧面有白色线性种脐，长约 4mm，不突起。子叶 2，肥厚，乳白色。气微，味微甘。

【功能】利水消肿，解毒排脓。

【用法】用量9~30g。

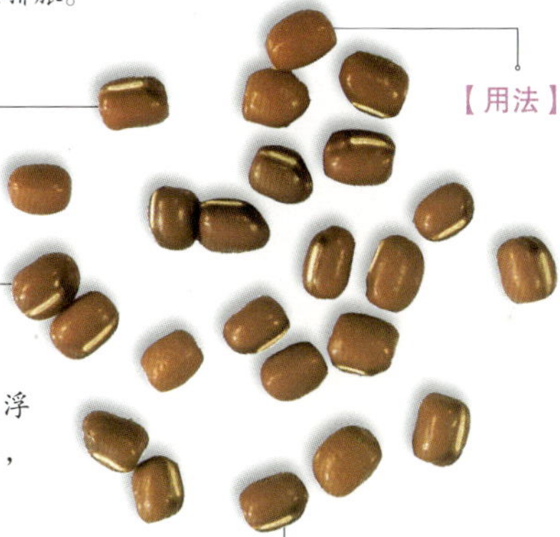

【主治】水肿胀满，脚气浮肿，黄疸尿赤，风湿热痹，痈肿疮毒，肠痈腹痛。

【性味】性平，味甘、酸。

验方

预防中暑	赤小豆 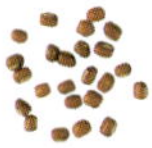 500g	＋ 食盐 30g	加水500ml，煮至豆烂，冷后饮用。
糖尿病	赤小豆 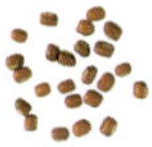 120g	＋ 猪脾 1个	同煮熟服。
肛裂	赤小豆 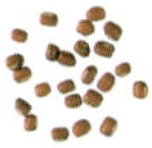 60g	＋ 炒当归 15g	煮汤内服，每日早、晚各1次。

附注 同属植物赤小豆*Phaseolus calcaratus* Roxb. 的种子同等入药。

泽泻

别名 水泽。

Alisimatis Rhizoma

来源 为泽泻科植物泽泻*Alisma orientale*（Sam.）Juzep.的块茎。

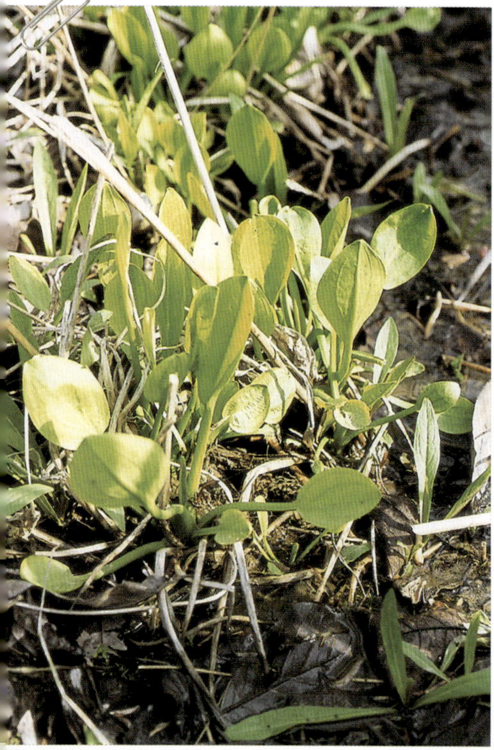

植物形态

多年生沼生草本。叶基生，长椭圆形至广卵形，长3~8cm，宽1~9cm，先端短尖，基部楔形或心形，叶脉5~7条；有长柄；叶鞘边缘膜质。花茎高达1m，花集成轮生状圆锥花序；萼片3，广卵形，绿色或稍带紫色，宿存；花瓣3，倒卵形，白色，膜质；雄蕊6，心皮多数，离生。瘦果倒卵形，扁平。花期6~8月，果期7~10月。生于沼泽、浅水池沼或稻田内。

采制

冬季茎叶开始枯萎时采挖，洗净，干燥，除去须根及粗皮。药材主产于福建、四川、江西。

药材性状

块茎呈类球形、椭圆形或卵圆形，长 2~7cm，直径 2~6cm。表面黄白色或淡黄棕色，有不规则的横向环状浅沟纹及多数细小突起的须根痕，底部有的有瘤状芽痕，质坚实，断面黄白色，粉性，有多数细孔。气微，味微苦。

【用法】用量6~9g。

【功能】利尿，清热。

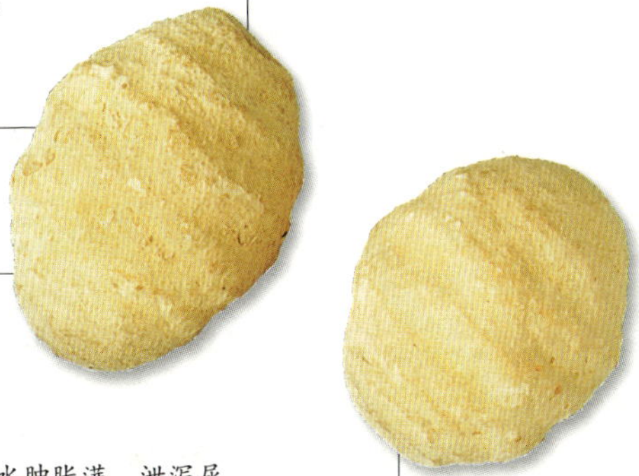

【主治】小便不利，水肿胀满，泄泻尿少，痰饮眩晕，热淋涩痛；高血脂。

【性味】性寒，味甘。

验方

肾炎水肿	泽泻 15g + 薏苡根 30g + 赤小豆 30g + 车前草 15g ▶ 水煎服。
高脂血症	泽泻 15g + 北山楂 15g + 草决明 15g ▶ 水煎服。
泌尿系统感染	泽泻 15g + 一点红 15g + 爵床 15g + 猫须草 15g + 半边莲 30g ▶ 水煎服。

茯苓
Poria

别名 玉灵、茯灵、万灵挂、茯菟。

来源 为多孔菌科真菌茯苓*Poria cocos* (Schw.) Wolf 的菌核。

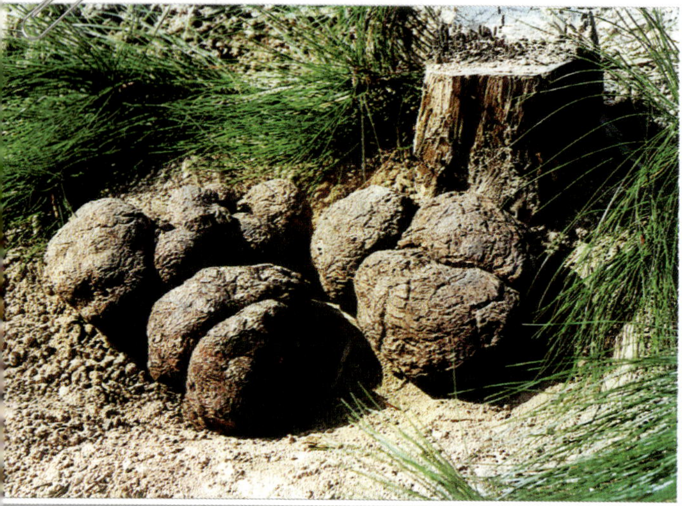

采制

全年可采挖，菌核挖出堆置“发汗”后，排开凉至表面干燥，再“发汗”，反复数次至出现皱纹，内部水分大部分散失后，阴干，或趁鲜按不同部分切制，阴干。药材主产于云南、安徽、湖北、河南。

植物形态

菌核球形、长圆形、卵圆形或不规则团块。表面有深褐色、多皱的皮壳。子实体平伏在菌核表面，厚 3~8mm，白色，老熟干燥后变为淡褐色。管口多角形至不规则形，直径 0.5~2mm。孔壁薄，边缘渐变成齿状。孢子椭圆形至圆柱形，壁光滑。生于砂质土壤、向阳山坡的松属植物的根际；有栽培。

药材性状

完整的茯苓呈类球形、扁长圆形或不规则团块。外皮薄而粗糙，黑褐色，有明显皱纹及缢缩。体重，质坚实，破碎面颗粒性，近边缘淡红色，有细小蜂窝样孔洞；内部白色，少数淡红色，有的中间抱有松根（茯神）。无臭，味淡，嚼之黏牙。

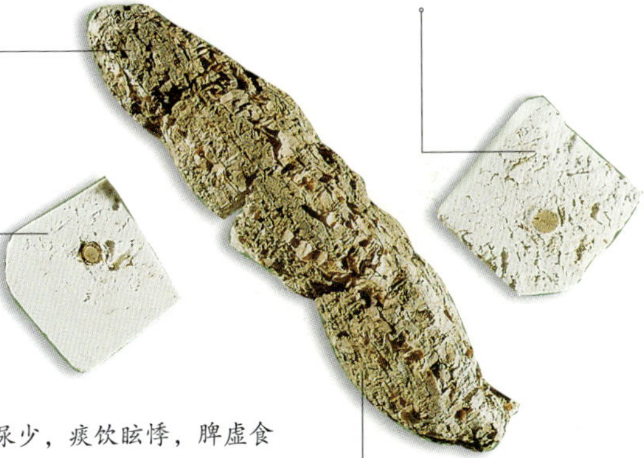

【功能】利水渗湿，健脾宁心。
【性味】性平，味甘、淡。
【主治】水肿尿少，痰饮眩悸，脾虚食少，便溏泄泻，心神不安，惊悸失眠。
【用法】用量9~15g。

验方

食欲不振	茯苓 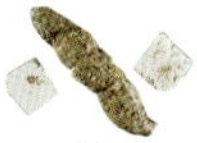 10g + 白术 9g + 太子参 15g + 甘草 6g + 陈皮 6g ▶ 水煎服。
小便不利	茯苓皮 15g + 赤小豆 15g + 泽泻 15g ▶ 水煎服。
早搏	茯苓 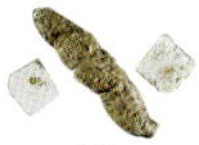 15g + 蜜枣仁 15g + 远志 9g + 太子参 24g ▶ 水煎服。

枳椇子

Hoveniae Semen

别名 拐枣、鸡爪梨、鸡矩子。

来源 为鼠李科植物枳椇*Hovenia dulcis* Thunb. 的种子。

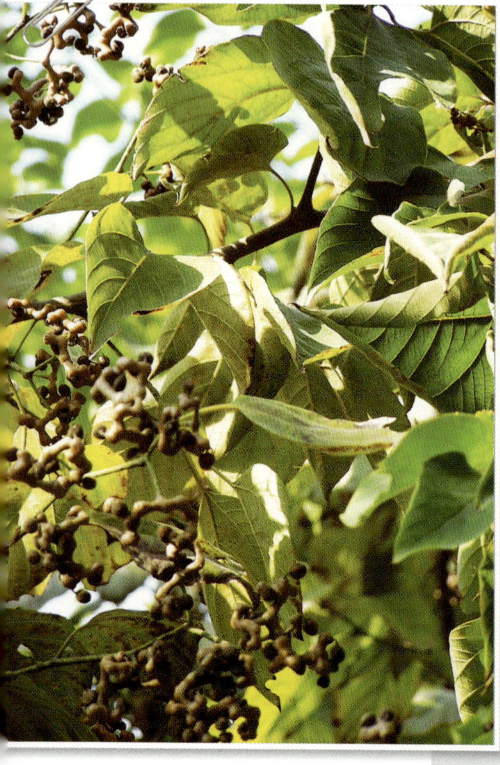

植物形态

落叶乔木。叶互生，广卵形，长 8~15cm，宽 6~10cm，先端渐尖或长尖，基部圆形或心形，边缘有粗锯齿；叶柄红褐色。聚伞花序腋生或顶生，花杂性，同株；萼片 5；花瓣 5，黄绿色，两侧卷起，包裹雄蕊；雄花有雄蕊 5，有退化子房；两性花有雄蕊 5，子房埋没于花盘中，3 室，柱头 3 裂。果实圆形或广椭圆形，生于肉质扭曲的花序轴上。花期 5~6 月，果期 10 月。生于沟边、路边或山谷中。

采制

10~11月果实成熟时连肉质花序轴一并摘下，晒干，取出种子。药材产于陕西、湖北、浙江、江苏、安徽、福建。

药材性状

种子扁平圆形，背面稍隆起，腹面较平坦，直径 3~5mm，厚 1~1.5mm。表面红棕色、棕黑色或绿棕色，有光泽，于放大镜下可见散在凹点，基部凹陷处有点状淡色种脐，顶端有微凸的合点，腹面有纵行隆起的种脊。种皮坚硬，胚乳乳白色，子叶淡黄色。味微涩。

【功能】止渴除烦，清湿热，解酒毒。

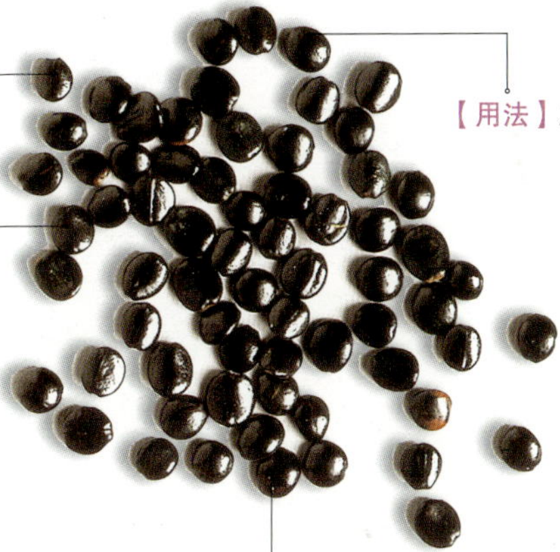

【用法】用量9~15g。

【主治】醉酒，烦渴呕逆，二便不利。

【性味】性平，味甘。

验方

热病烦渴、小便不利	枳椇子 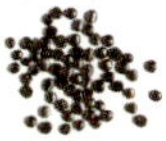 9g + 知母 9g + 金银花 24g + 灯心草 3g ▶ 水煎服。
伤暑烦渴、头晕尿少	枳椇子 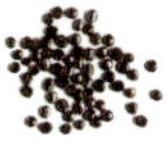 30g + 竹叶 30g ▶ 水煎服。
醉酒不醒	枳椇子 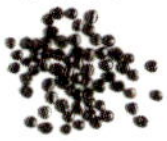 9g + 葛花 9g + 砂仁 6g ▶ 水煎服。

猪苓

Polyporus

别名 豕零、野猪粪、地乌桃。

来源 为多孔菌科真菌猪苓*Polyporus umbellatus* (Pers.) Fries的菌核。

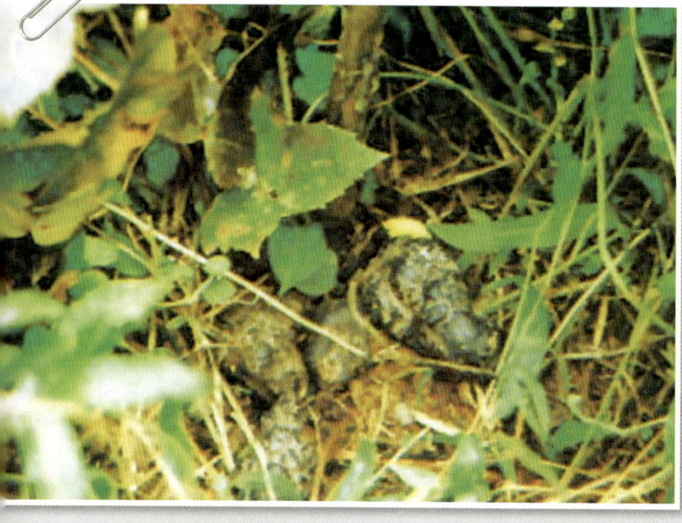

采制

春、夏、秋季采挖，晒干或趁鲜切片后晒干。药材主产于陕西、云南、河南、河北。

植物形态

菌核呈长形块状或不规则球形，稍扁，有的分枝如姜状，表面灰黑色或黑色，凹凸不平，有皱纹或瘤状突起，干后坚实，断面白色至淡褐色，半木质化，较轻。子实体由菌核内生出，有菌柄及菌盖。菌盖肉质，干后坚脆，圆形。担子呈短棒状，顶生4个孢子。孢子卵圆形，壁光滑。生于山林中阔叶树的根际。

药材性状

菌核呈不规则条状、圆块状或扁块状，有的有分枝，长5~25cm，直径3~8cm，表面灰黑色、棕黑色，皱缩或瘤状突起。体轻，质硬，断面颗粒性，类白色或黄白色。气微，味淡。

【性味】性平，味甘、淡。

【功能】利水渗湿。

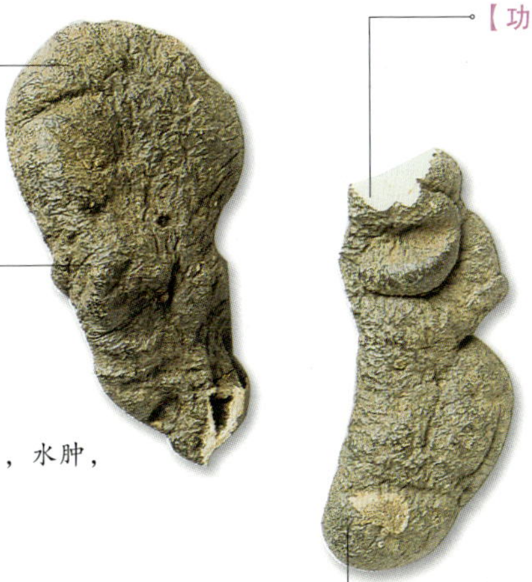

【主治】小便不利，水肿，泄泻，淋浊，带下。

【用法】用量6~12g。

验方

肾炎水肿	猪苓 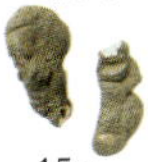 15g + 茯苓皮 15g + 泽泻 15g + 五加皮 15g + 赤小豆 30g ▶ 水煎服。
尿路感染	猪苓 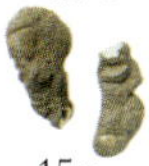 15g + 蒲公英 15g + 半枝莲 15g + 薏苡根 15g + 爵床 15g ▶ 水煎服。
肝硬化腹水	猪苓 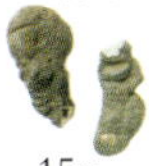 15g + 半边莲 15g + 葫芦 30g + 丹参 10g + 猫须草 30g ▶ 水煎服。

薏苡仁

Coicis Semen

别名 米仁、六谷、川谷、菩提子。

来源 为禾本科植物薏苡 *Coix lacryma-jobi* L. var. *ma-yuen*（Roman.）Stapf 的种仁。

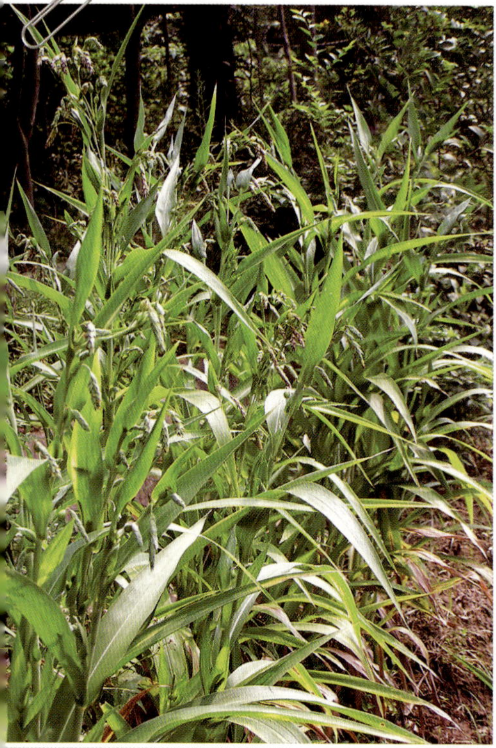

植物形态

一年或多年生草本。秆直立，高 1~1.5m，丛生，分枝多，基部节上生根。叶互生；叶片长 10~40cm，宽 1.5~3cm，先端尖，基部阔心形，中脉粗厚明显，边缘粗糙；叶舌短；叶鞘抱茎。总状花序自上部叶鞘内侧抽出，1 至数个成束；花单性，雌雄同株，雄小穗覆瓦状排列于穗轴上，雌小穗位于雄小穗下方，包被于卵形硬质总苞中，成熟后渐变珠状。花期 7~8 月，果期 9~10 月。生于河边、溪涧边或阴湿山谷中。全国各地有栽培。

采制

秋季果实成熟时采割植株，晒干，打下果实，再晒干，除去外壳、黄褐色种皮及杂质，收集种仁。药材主产于福建、江苏、河北、辽宁。

药材性状

种仁呈宽卵形或长椭圆形，长 4~8mm，宽 3~6mm。表面乳白色，光滑，偶有残存的黄褐色种皮。一端钝圆，另一端较宽而微凹，有一淡棕色点状种脐。背面微凸，腹面有 1 条宽而深的纵沟。质坚实，断面白色，粉性。气微，味微甜。

【功能】健脾渗湿，除痹止泻，清热排脓。

【用法】用量9~30g。

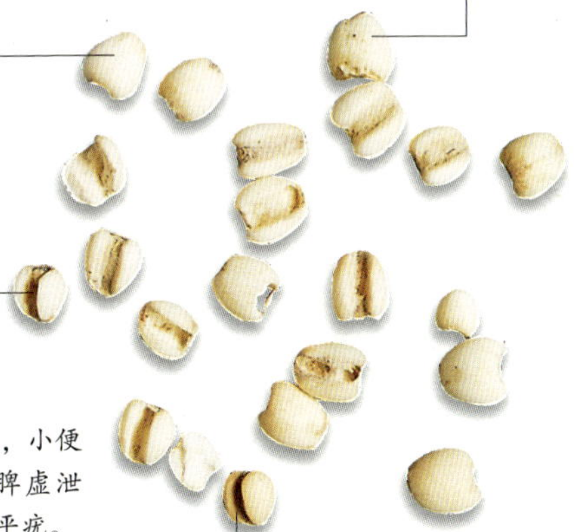

【主治】水肿，脚气，小便不利，湿痹拘挛，脾虚泄泻，肺痈，肠痈；扁平疣。

【性味】性凉，味甘、淡。

验方

水肿、小便不利	薏苡仁 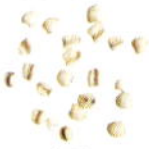 15g + 茯苓 15g + 黄芪 12g + 冬瓜皮 12g ▶ 水煎服。
白带量多清稀	薏苡仁 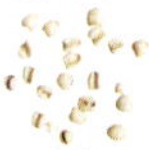 15g + 芡实 15g + 山药 15g ▶ 水煎服。
泄泻	薏苡仁 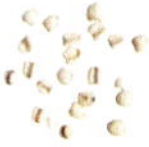 12g + 白术 12g + 苍术 10g + 陈皮 10g ▶ 水煎服。

木通

Akebiae Caulis

别名 八月札。

来源 为木通科植物木通*Akebia quinata*（Thunb.）Decne. 的木质茎藤。

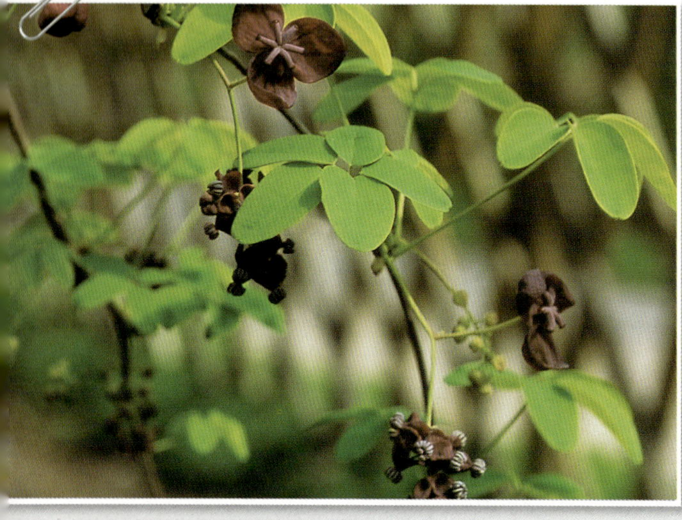

采制

夏、秋二季采收茎藤，晒干。药材产于江苏、湖南、湖北、四川、浙江、安徽。

植物形态

落叶或半常绿藤本。掌状复叶互生，小叶5，倒卵形或长倒卵形，长3~6cm，先端圆、微凹或有短尖，全缘。花单性同株，总状花序腋生；雄花生于花序上部，花被片3，淡紫色，雄蕊6；雌花生于花序下部，花被3，退化雄蕊6，雌蕊6。果实肉质，长椭圆形，两端圆形，成熟时沿腹缝线开裂。花期4~5月，果期8月。生于山林灌木丛。

药材性状

茎圆柱形而弯曲，直径1~2cm。表面灰棕色，粗糙，节不明显。质坚实，断面不整齐，皮部较厚，黄棕色，木部黄白色，导管束呈放射状排列，髓小。味苦涩。

【功能】泻火行水，通血脉。

【性味】性微寒，味苦。

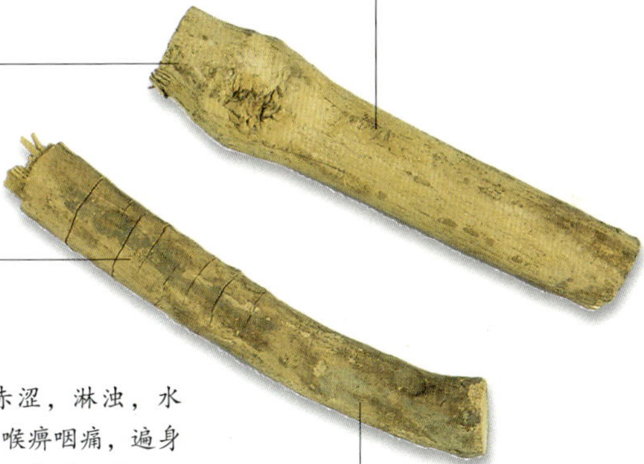

【主治】小便赤涩，淋浊，水肿，胸中烦热，喉痹咽痛，遍身拘痛，妇女经闭，乳汁不通。

【用法】用量3~6g。

验方

尿急、尿痛、小便不利	木通 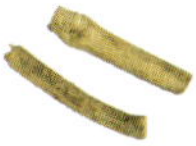 6g ＋ 地肤子 15g ＋ 车前子 15g ＋ 滑石 15g ＋ 甘草 3g	水煎服。
水气、小便涩、身体虚肿	木通 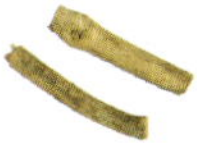 30g ＋ 槟榔 30g ＋ 乌桕皮 60g	捣细为散，以粥饮服，每次6g。
小儿心热	木通 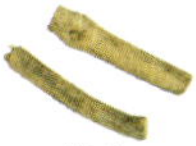 等份 ＋ 生地黄 等份 ＋ 生甘草 等份	研末，每次15g，入竹叶，水煎服。

附注 同属植物三叶木通*Akebia trifoliata*（Thunb.）Koidz. 的茎藤同入药。

车前子

Plantaginis Semen

别名 牛舌草子、车轱辘草子。

来源　为车前科植物车前*Plantago asiatica* L. 的种子。

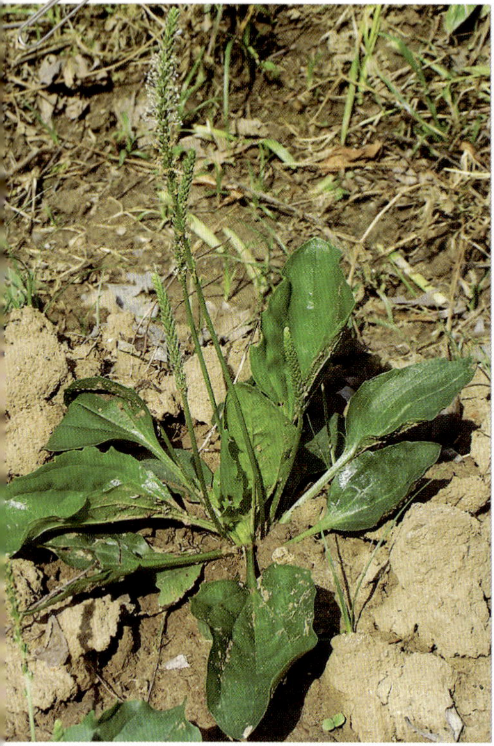

植物形态

多年生草本。叶丛生，直立或展开，广卵形或宽卵形，长 4~12cm，宽 4~9cm，全缘或有不规则波状浅齿，弧形脉 4~7 条；叶柄长 5~22cm。花茎长 20~45cm，顶生穗状花序；花萼 4 裂，宿存；花冠干膜质，4 裂；雄蕊 4，着生于花冠筒上；子房 2 室，花柱丝状，宿存。蒴果卵状圆锥形，周裂。种子 4~8 粒。花期 5~9 月，果期 6~10 月。生于山野、路旁、沟旁及河边。

采制

夏、秋二季种子成熟时采收果穗，晒干，搓出种子，除去杂质。药材主产于江西、河南；各地亦产。

药材性状

种子细小，略呈椭圆形、不规则长圆形或三角状长圆形，略扁，长约 2 mm，宽约 1 mm。表面有细皱纹，一面有灰白色点状种脐。质硬。气微，味淡。

【功能】清热利尿，渗湿通淋，明目，祛痰。

【用法】用量9~15g，入煎剂宜包煎。

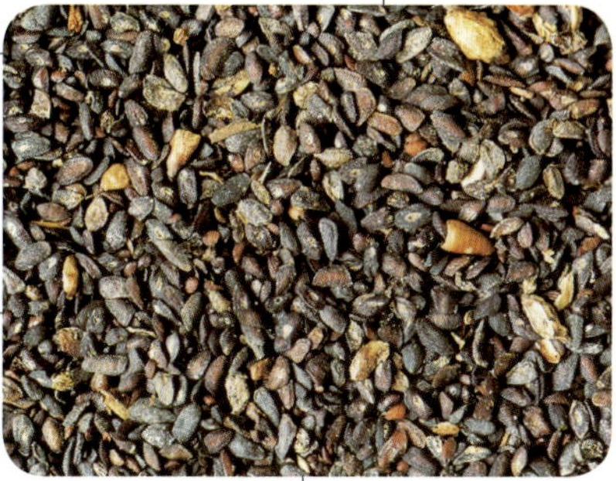

【主治】水肿胀满，热淋涩痛，暑湿泄泻，目赤肿痛，痰热咳嗽。

【性味】性微寒，味甘。

验方

慢性肾盂肾炎	车前子 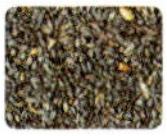 15g + 滑石 15g + 金银花 20g + 蒲公英 20g ▶ 水煎服。
尿路感染，尿急尿痛	车前子 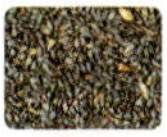 15g + 白茅根 15g + 紫花地丁 10g + 栀子 10g ▶ 水煎服。
肠炎水泻	车前子 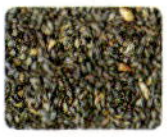 15g + 茯苓 15g + 藿香 6g + 黄连 6g ▶ 水煎服。

附注 同属植物平车前*Plantago depressa* Willd. 的种子同等入药。

石韦

Pyrrosiae Folium

别名 大石韦、光板石韦。

来源 为水龙骨科植物庐山石韦*Pyrrosia sheareri*（Bak.）Ching的叶。

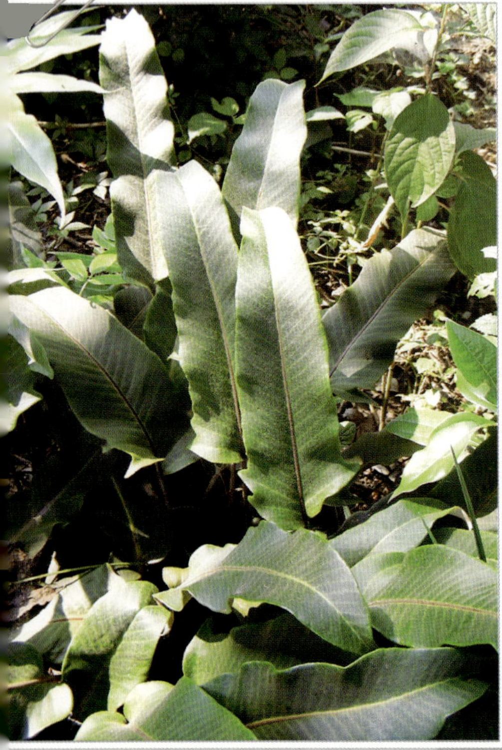

植物形态

多年生草本，高30~60cm。根茎粗壮，横走，密生披针形鳞片，鳞片边缘有睫毛。叶同型，簇生，坚革质，上面仅沿叶脉有毛或无毛，有细密而不整齐的凹点，下面有分叉、短阔的黄色星状毛；叶柄粗壮，以关节着生于根茎上；叶片宽披针形，长20~40cm，宽3~5cm，向顶端渐尖，向基部稍变宽，为不等的圆耳形；侧脉在两面略下凹。孢子囊群小，在侧脉间排列成多行，无盖。生于岩石或树干上。

采制

全年可采，除去根茎及根，晒干或阴干。药材产于江西、安徽、浙江、湖北、湖南。

药材性状

叶片略皱缩，展平后呈披针形，长10~20cm，宽3~5cm。先端渐尖，基部耳状偏斜，全缘，边缘常向内卷曲；上表面黄绿色或灰绿色，散布有黑色圆形小凹点；下表面密生红棕色星状毛，有的侧脉间布满棕色圆点状的孢子囊群。叶柄具四棱，长10~20cm，直径1.5~3mm，略扭曲，有纵槽。叶片革质。气微，味微涩苦。

【功能】利尿通淋，清肺止咳，凉血止血。

【用法】用量6~12g。

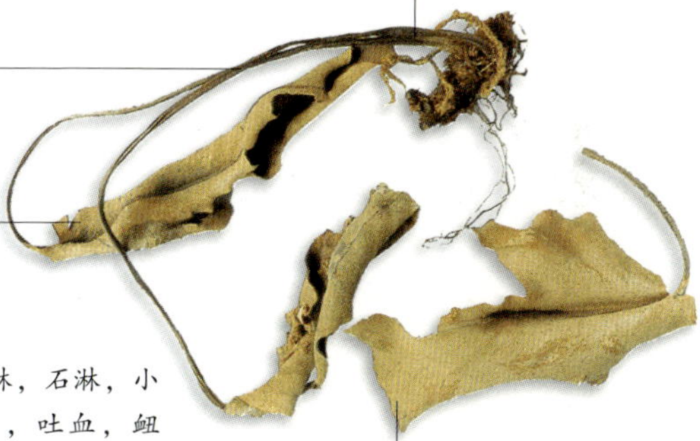

【主治】热淋，血淋，石淋，小便不通，淋沥涩痛，吐血，衄血，尿血，崩漏，肺热喘咳。

【性味】性微寒，味甘、苦。

验方

泌尿系统结石	石韦 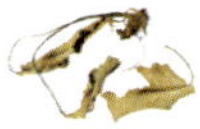 20g + 金钱草 30g + 巴戟天 15g + 生大黄 10g + 生甘草 10g	每日1剂，水煎服。
泌尿系统感染	石韦 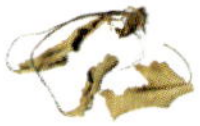 30g + 蒲公英 30g + 马齿苋 30g + 苦参 9~15g + 柴胡 9~18g + 黄柏 9g	水煎服。
慢性支气管炎、支气管哮喘	石韦 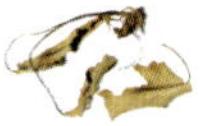 15g + 鱼腥草 15g + 黄芩 8g + 浙贝母 8g	水煎服。

附注 同属植物石韦*Pyrrosia lingua*（Thunb.）Farwell和有柄石韦*Pyrrosia petiolosa* (Christ) Ching的叶同等入药。

地肤子

Kochiae Fructus

别名 扫帚菜子、扫帚子。

来源 为藜科植物地肤*Kochia scoparia*（L.）Schrad. 的果实。

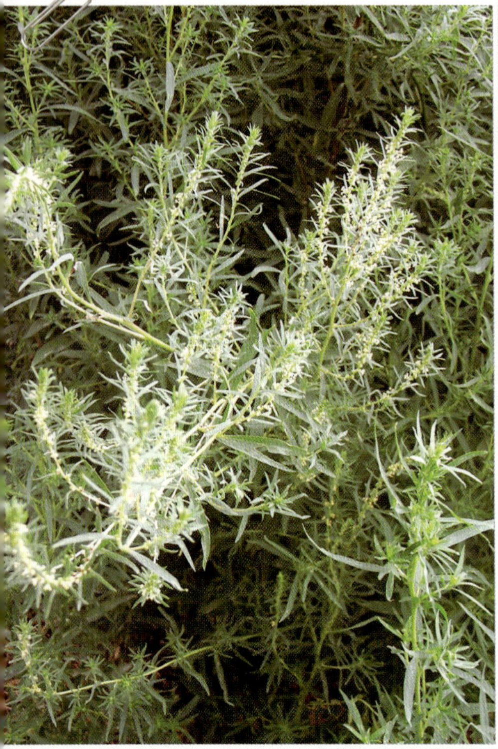

植物形态

一年生草本，高达1.5m。茎直立，多分枝，淡绿色或浅红色，有短柔毛。叶互生，线形或披针形，长2~5cm，宽0.3~0.7cm。花小，两性或雌性，单生或2朵生于叶腋；花被片2，黄绿色；雄蕊5；子房上位，1室。胞果扁球形，包于宿存花被内。花期7~9月，果期8~10月。生于山野荒地、田野、路旁，或庭园栽培。

采制

秋季果实成熟时采收植株，晒干，打下果实。药材产于河北、山西、山东、河南、江苏。

药材性状

果实扁球状五角星形，直径 1~3mm。外被宿存花被，表面灰绿色或浅棕色，周围具膜质小翅 5 枚，背面中心有微突起的点状果梗痕及放射状脉纹 5~10 条；剥离花被，可见膜质果皮，半透明；种子扁卵形，长约 1mm，黑色。气微，味微苦。

【功能】清热利湿，祛风止痒。

【用法】用量9~15g。外用适量，煎汤熏洗。

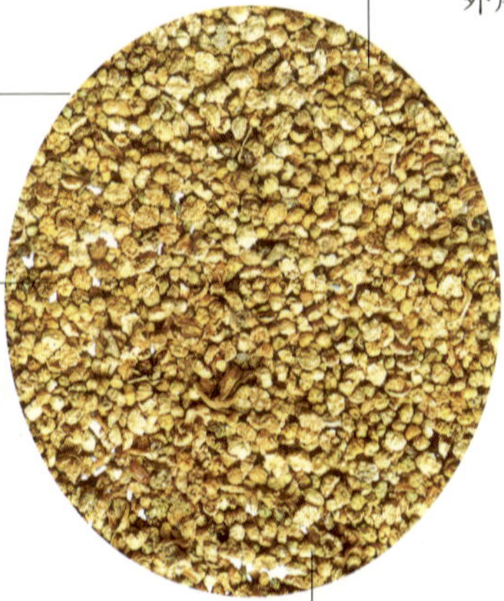

【主治】小便涩痛，阴痒带下，风疹，湿疹，皮肤瘙痒。

【性味】性寒，味辛、苦。

验方

尿急、尿痛、小便不利	地肤子 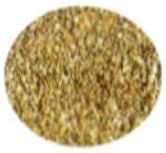 15g + 车前子 15g + 滑石 15g + 木通 6g + 甘草 3g ▶ 水煎服。
湿疹、带下阴痒	地肤子 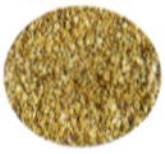 30g + 蛇床子 30g + 白鲜皮 30g + 苦参 30g + 白矾 15g ▶ 水煎，熏洗患处，每日2次。
风疹瘙痒	地肤子 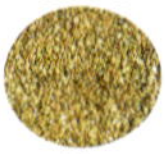 15g + 荆芥 15g + 蝉蜕 6g + 生地黄 20g ▶ 水煎服。

八角茴香

Anisi Stellati Fructus

别名 大茴香、八角、八月珠。

来源 为木兰科植物八角茴香 *Illicium verum* Hook. f. 的果实。

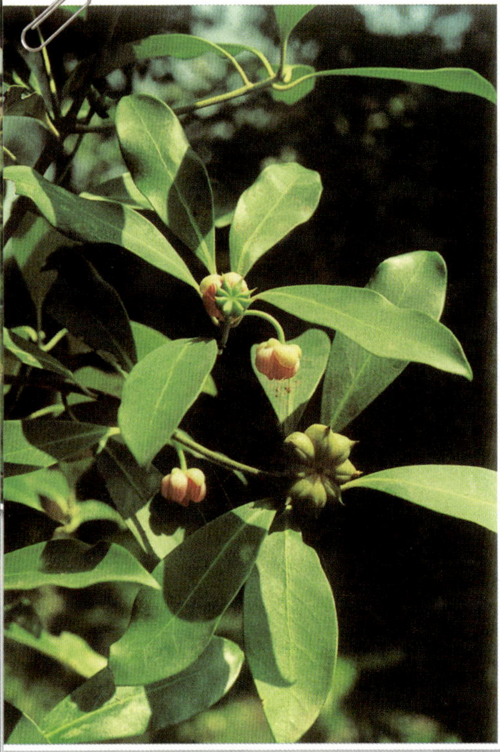

植物形态

常绿乔木，高达20m。树皮灰色至红褐色。叶互生或螺旋状排列，革质，椭圆形或椭圆状披针形，长6~12cm，宽2~5cm，上面深绿色，光亮无毛，有透明油点，下面淡绿色，被疏毛。花单生于叶腋，有花梗；萼片3，黄绿色；花瓣6~9，淡红至深红色；雄蕊15~19；心皮8~9；胚珠倒生。聚合果星芒状。花期春、秋季，果期秋季至翌年春季。生长于阴湿、土壤疏松的山地。

采制

秋、冬二季果实由绿变黄时采摘，置沸水中略烫后干燥或直接干燥。药材产于广东、广西、云南、海南。

药材性状

聚合果多由8个蓇葖果组成，放射状排列于中轴上。蓇葖果长1~2cm；外表面红棕色，有不规则皱纹，顶端呈鸟喙状，上侧多开裂；内表面淡棕色，平滑，有光泽；质硬而脆。每个蓇葖果含种子1粒，扁卵圆形，长约6mm，红棕色或黄棕色，光亮。气芳香，味辛、甜。

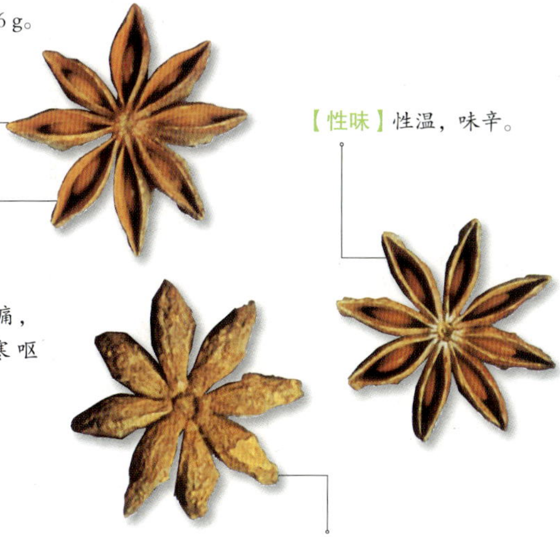

验方

乳腺增生（轻者）	八角茴香 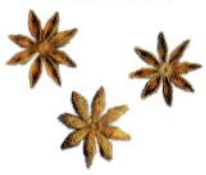 1枚 + 核桃 1个（取仁）	饭前嚼烂吞下，每日3次，连用1个月。
腰痛	八角茴香 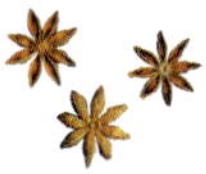 100g	微炒，研成细粉，每日2次，每次6g，黄酒60ml加温冲服。

干姜

Zingiberis Rhizoma

别名 均姜、川姜、白姜、黄姜。

来源 为姜科植物姜*Zingiber officinale* Rosc. 的根茎。

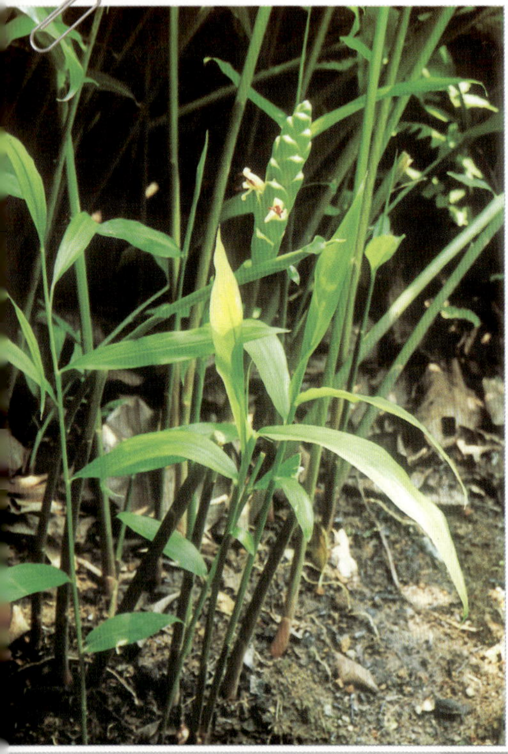

植物形态

多年生草本，高40~100cm。叶2列，线状披针形，长15~30cm，宽约2cm，光滑无毛。花茎自根茎生出，高约20cm；穗状花序卵形至椭圆形；苞片淡绿色，卵圆形；花冠黄绿色，裂片披针形；唇瓣中央裂片长圆状倒卵形，较花冠裂片短，有淡紫色条纹及淡黄色斑点；雄蕊微紫色。本品栽培时很少开花。我国大部分地区有栽培。

采制

冬季采挖，除去茎叶及须根，洗净，晒干或低温干燥。药材主产于四川、贵州。

药材性状

根茎呈扁平块状，指状分枝，长3~7cm，厚1~2cm。表面灰黄色或淡灰棕色，粗糙，具纵皱纹及环节。分枝处常有鳞叶残存，分枝顶端有茎痕或芽。质坚实，断面黄白色或灰白色，粉性或颗粒性，内皮层环纹明显，维管束及黄色油室散在。气香、特异，味辛辣。

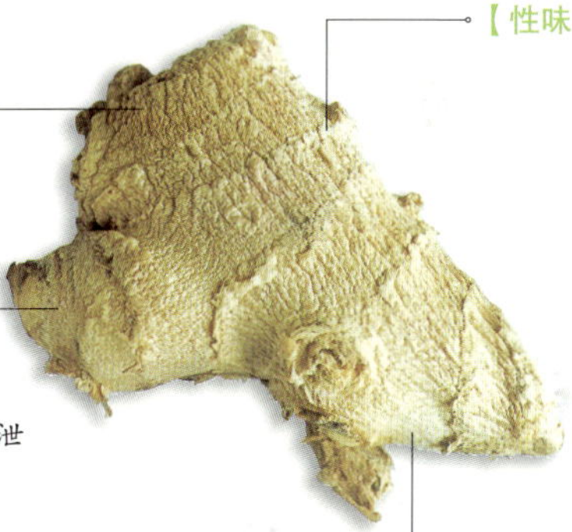

验方

胃腹冷痛	干姜 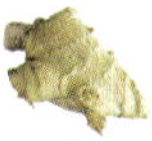 9g + 高良姜 6g + 制香附 9g ▶ 水煎服。
虚寒腹泻	干姜 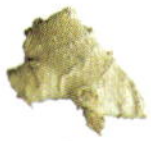 9g + 党参 15g + 白术 9g + 茯苓 9g + 炙甘草 6g + 豆蔻 6g ▶ 水煎服。
肺寒咳嗽、气喘	干姜  9g + 桂枝 9g + 款冬花 9g + 紫菀 9g + 煮半夏 9g + 茯苓 10g + 五味子 9g + 北细辛 2g ▶ 水煎服。

小茴香

Foeniculi Fructus

别名 谷茴香、谷茴。

来源 为伞形科植物茴香*Foeniculum vulgare* Mill. 的果实。

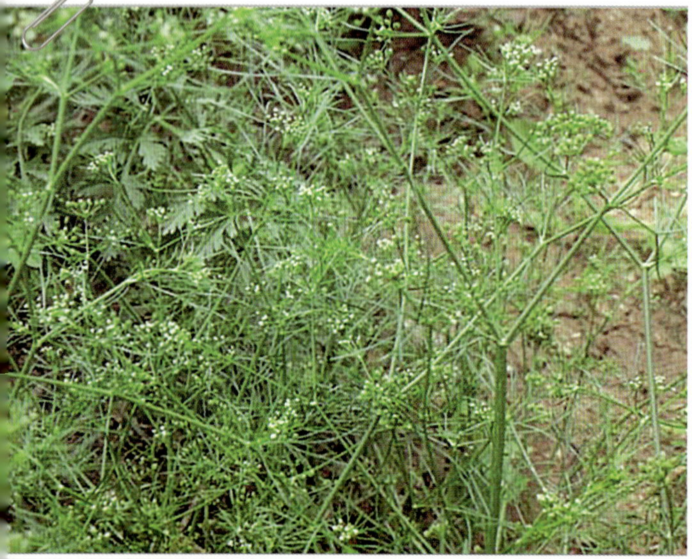

采制

秋季果实初熟时采割植株，晒干，打下果实。有时盐炒用。药材主产于山西、内蒙古、甘肃、辽宁。

植物形态

多年生草本，高0.6~2m，全株有粉霜，有强烈香气。茎直立，上部分枝，有棱。叶互生，2~4回羽状细裂，最终裂片丝状，长0.4~4cm，宽约0.5mm；下部叶具长柄，基部鞘状抱茎，上部叶的柄部分或全部成鞘。复伞形花序顶生，无总苞和小总苞；伞幅8~30，不等长；花梗5~30；花小，金黄色。双悬果矩圆形，果棱尖锐，具特异芳香气。花期6~7月，果期10月。各地有栽培。

药材性状

双悬果细椭圆形，有的稍弯曲，长4~8mm，直径1.5~2.5mm。表面黄绿色或淡黄色，两端略尖，顶端残留有黄棕色突起的柱基，基部有的有细小的果梗。分果瓣呈长椭圆形，背面有5条纵棱，接合面平坦而较宽。横切面略呈五边形，背面的四边约等长。有特异香气，味微甜、辛。

【功能】散寒止痛，理气和胃。

【性味】性温，味辛。

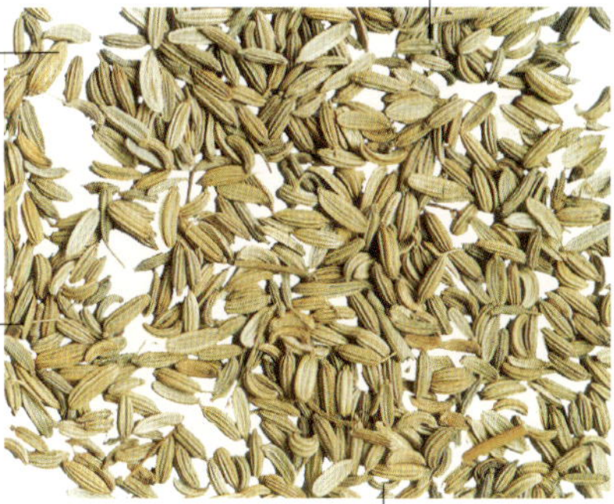

【主治】寒疝腹痛，睾丸偏坠，痛经，少腹冷痛，脘腹胀痛，食少吐泻；睾丸鞘膜积液。

【用法】用量3~6g。

验方

寒疝腹痛	小茴香 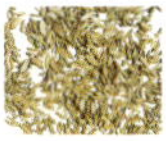 10g ＋ 荔枝核 10g ▶ 研末服。
肾虚夜尿多或遗尿	小茴香 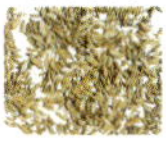 9g ＋ 桑螵蛸 9g ＋ 鸡内金 10g ▶ 焙干，共研细末，开水送服。
经行少腹冷痛、血色暗黑有块	小茴香 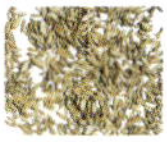 9g ＋ 当归 12g ＋ 川芎 12g ▶ 水煎服。

花椒

别名 川椒、红椒、蜀椒、大红袍。

Zanthoxyli Pericarpium

来源 为芸香科植物花椒*Zanthoxylum bungeanum* Maxim.的果皮。

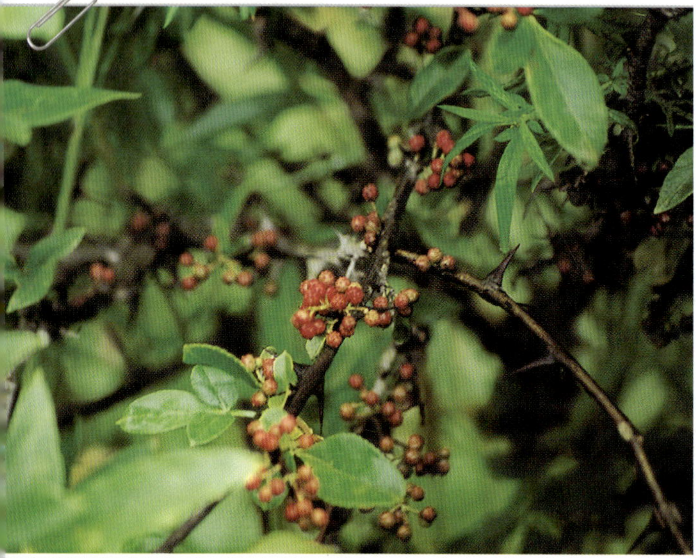

采制

秋季采收成熟果实，晒干，除去种子及杂质。药材主产于四川、陕西、河北。

植物形态

高大灌木或小乔木。小叶5~11，卵形、椭圆形至广卵圆形，长1.5~7cm，宽0.8~3cm，边缘有细圆锯齿，齿缝处有粗大透明腺点；叶轴具狭翅，下面生有向上升的小皮刺。花序顶生；花被片4~8；雄花雄蕊5~7；雌花心皮4~6。果成熟时红色至紫红色，密生疣状突起的油点。花期3~5月，果期7~10月。生于山坡灌木丛中或向阳地、路旁。

药材性状

荜茇果多单生，偶有2个，罕为3个并生，直径4~5mm，果皮由腹面开裂或背面亦稍开裂；外表面红紫色或红棕色，极皱缩，散有多数疣状突起的油点，直径0.5~1mm；内果皮淡黄色，常由基部与外层果皮分离并向内反卷。香气浓，味麻辣而持久。

【用法】用量3~6g。外用适量，煎汤熏洗。

【性味】性温，味辛。

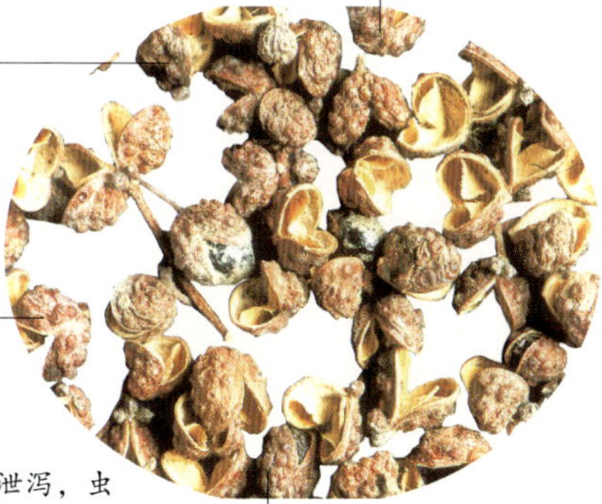

【主治】脘腹冷痛，呕吐泄泻，虫积腹痛，蛔虫病；外治湿疹瘙痒。

【功能】温中止痛，杀虫止痒。

验方

胃脘冷痛，得温则减	花椒 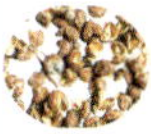 6g ＋ 干姜 6g ＋ 党参 12g ▶ 水煎温服。
寒湿吐泻	花椒 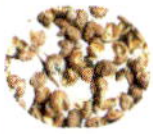 6g ＋ 草豆蔻 6g ＋ 砂仁 6g ＋ 苍术 10g ▶ 水煎服。
蛔虫病腹痛	花椒 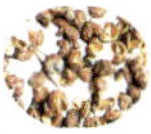 6g ＋ 干姜 6g ＋ 乌梅 12g ＋ 黄连 8g ▶ 水煎服。

附注　同属植物青椒*Zanthoxylum schinifolium* Sieb. et Zucc. 的果皮同等入药。

吴茱萸

Euodiae Fructus

别名 曲药子、伏辣子、茶辣、臭泡子。

来源 为芸香科植物吴茱萸 *Euodia rutaecarpa* (Juss.) Benth. 的近成熟果实。

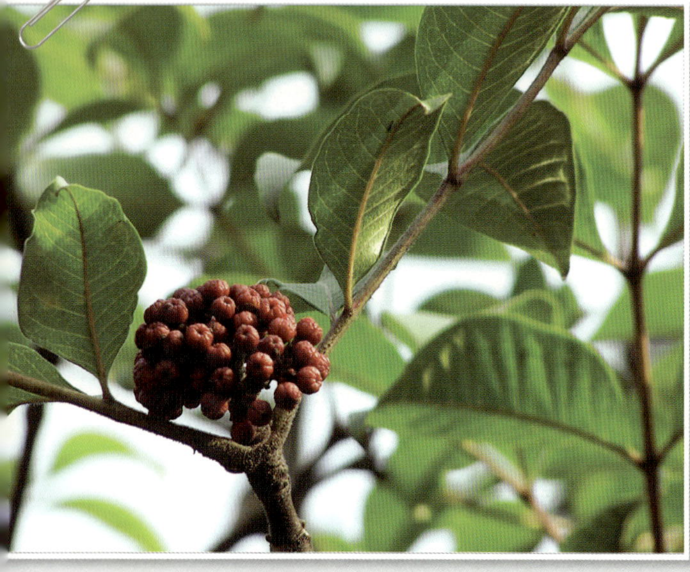

采制

8~11月果实尚未开裂时，剪下果枝，晒干或低温干燥，除去枝、叶、果梗等。药材产于广东、广西、贵州、云南、四川、陕西、湖南、湖北、福建、浙江、江西。

植物形态

灌木或小乔木，高2.5~8m。幼枝、叶轴、叶柄及花序均被黄褐色长柔毛。羽状复叶对生；小叶5~11，长椭圆形或卵状椭圆形，长5~14cm，宽2~6cm，上面疏生毛，下面密被白色长柔毛，有透明腺点。花单性异株，密集成顶生的圆锥花序。蓇葖果紫红色，有粗大腺点，每果含种子1粒。花期6~8月，果期9~10月。生于温暖地带的山地、路旁或疏林下。

药材性状

果实类球形或略呈五角状扁球形，直径2~5mm。表面暗黄绿色至褐色，粗糙，有多数点状突起或凹下的油点。顶端有五角星状的裂隙，基部残留被有黄色茸毛的果梗。质硬而脆。种子淡黄色。气芳香浓郁，味辛辣而苦。

【功能】散寒止痛，降逆止呕，助阳止泻。

【性味】性热，味辛、苦；有小毒。

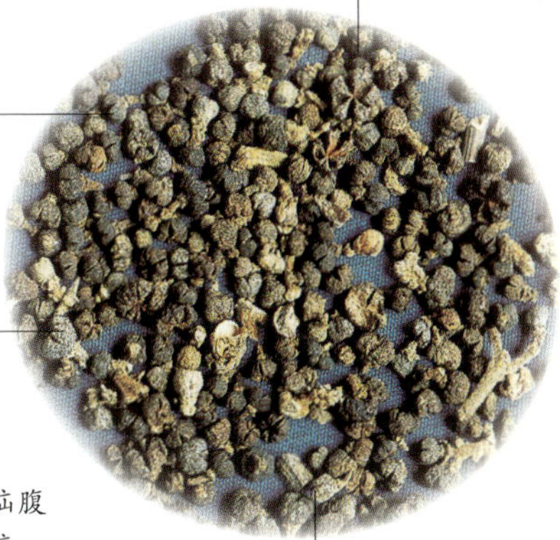

【主治】厥阴头痛，寒疝腹痛，寒湿脚气，经行腹痛，脘腹胀痛，呕吐吞酸，五更泄泻；高血压。外治口疮。

【用法】用量1.5~4.5g。外用适量。

验方

寒疝腹痛	吴茱萸 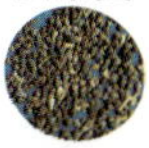 4.5g + 乌药 4.5g + 川楝子 10g + 小茴香 10g ▶ 水煎服。
呕吐吞酸	吴茱萸 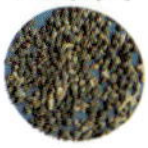 4.5g + 黄连 2g ▶ 水煎少量频服。
五更泄泻	吴茱萸 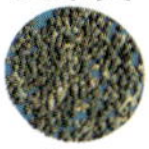 4.5g + 五味子 4.5g + 肉豆蔻 10g + 补骨脂 8g ▶ 水煎服。

荜茇

别名 鼠尾、逼拨。

Piperis Longi Fructus

来源 为胡椒科荜茇*Piper longum* L.的近成熟或成熟果穗。

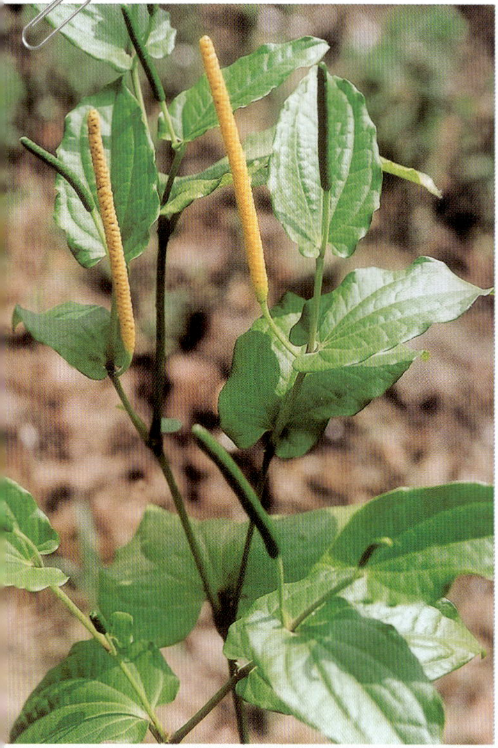

植物形态

攀缘藤本。茎有棱和沟槽。叶互生，纸质，有密细腺点，下部叶卵圆形或近肾形，向上渐次为卵形或卵状长圆形，长6~12cm，先端具短尖头或渐尖，基部阔心形或浅心形，有耳，两面沿脉被短柔毛，基生脉7；叶柄被短柔毛。花单性杂株，穗状花序与叶对生；雄花序长4~5cm，苞片近圆形，雄蕊2；雌花序长1.5~2.5cm，子房卵形。浆果球形，干时黄褐色或深褐色。花期7~10月，果期10~12月。分布于尼泊尔、印度、斯里兰卡、越南及马来西亚。我国云南、广西、广东、海南及福建有栽培。

采制

果穗由绿变黑时采收，除去杂质，晒干。

药材性状

果穗呈圆柱形，稍弯曲，由多数小浆果集合而成，长1.5~3.5cm，直径0.3~0.5cm。表面黑褐色或棕色，有斜向排列整齐的小突起，基部有果穗梗残存或脱落。质硬而脆，易折断，断面不整齐，颗粒状。小浆果球形，直径约1mm。有特异香气，味辛辣。

【用法】用量1.5~3g。外用适量，研末塞龋齿孔中。

【性味】性热，味辛。

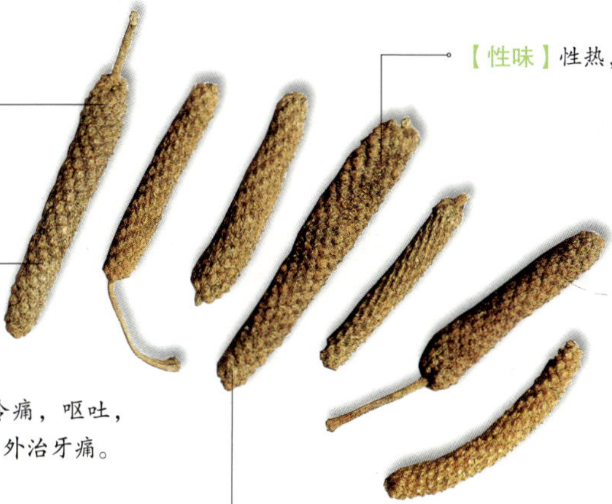

【主治】脘腹冷痛，呕吐，泄泻，偏头痛；外治牙痛。

【功能】温中散寒，下气止痛。

验方

脘腹冷痛、完谷不化、呕吐、泄泻	荜茇 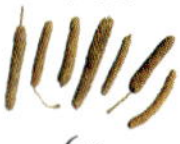 6g + 干姜 6g + 肉桂 8g + 砂仁 5g ▶ 水煎温服。
寒凝痛经	荜茇 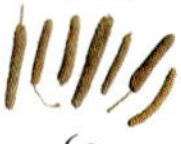 6g + 艾叶 10g + 蒲黄 8g ▶ 水煎服。
“寒包火”头痛	荜茇 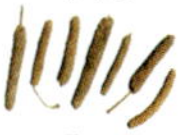 5g + 细辛 5g + 川芎 10g + 升麻 10g ▶ 水煎服。

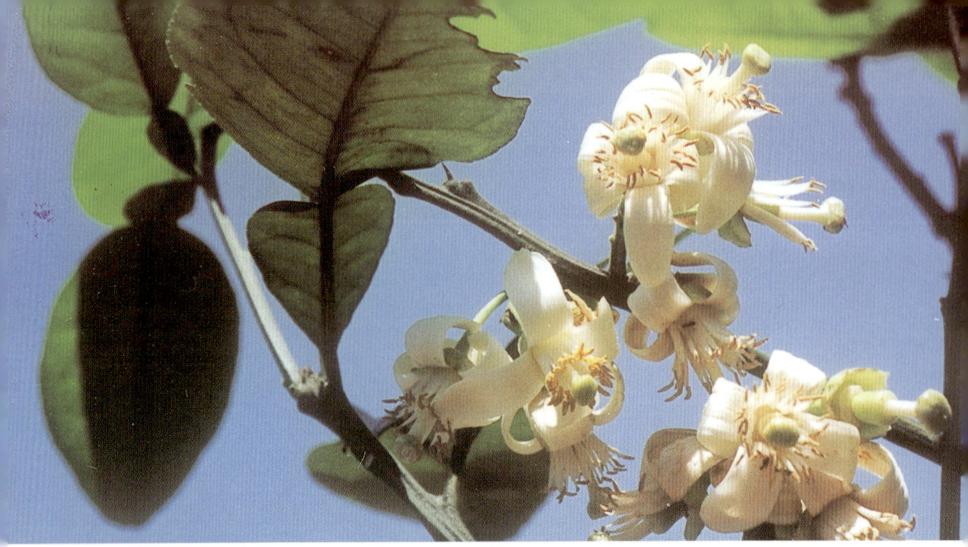
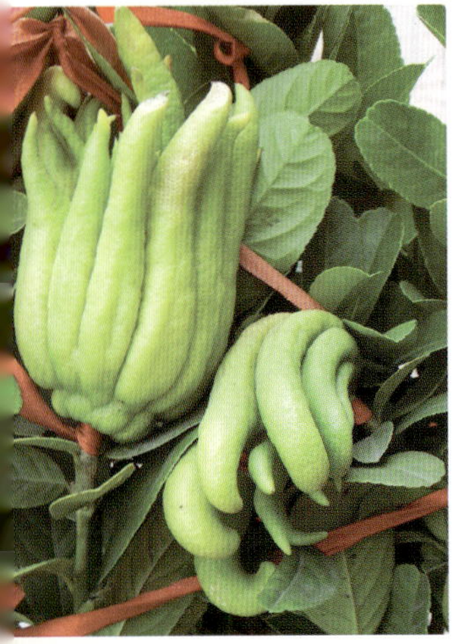
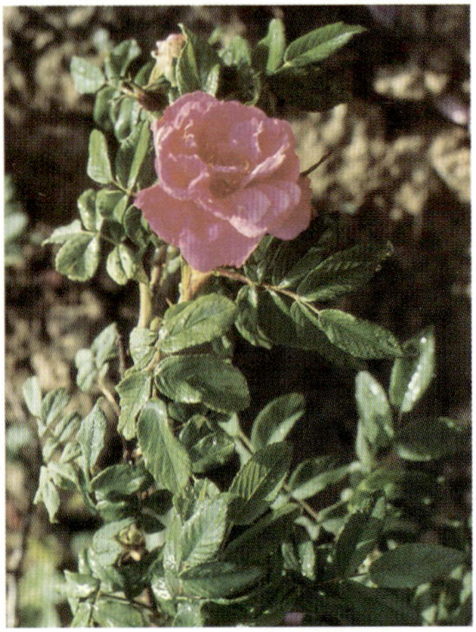
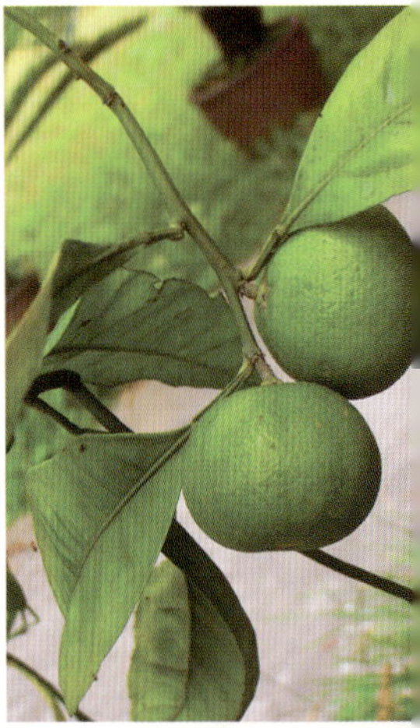
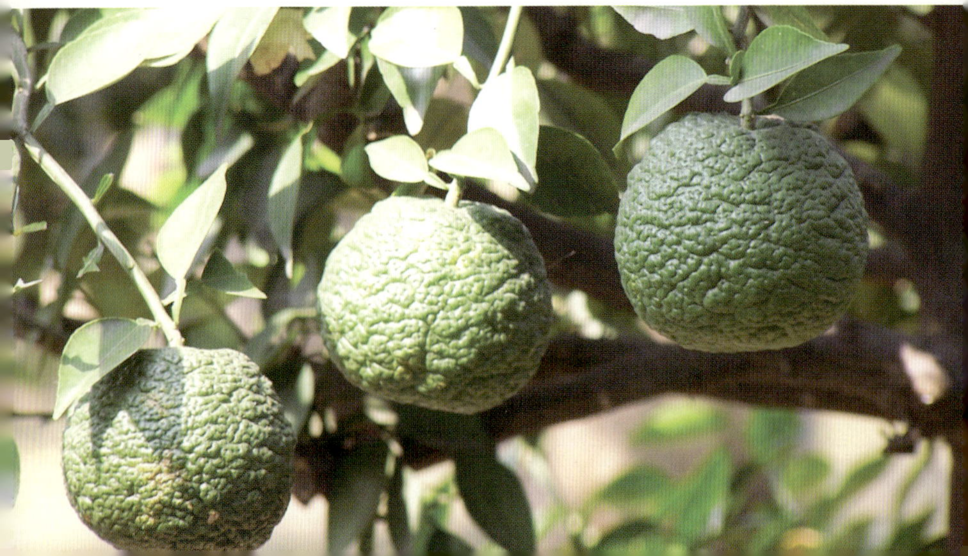

第八章

理气药

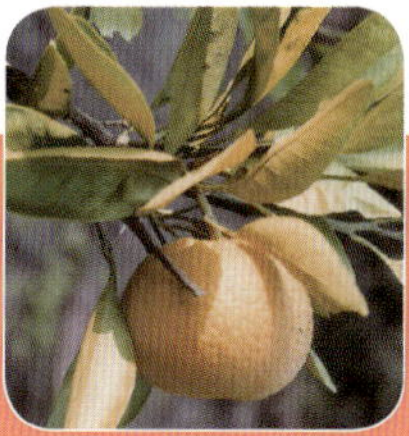
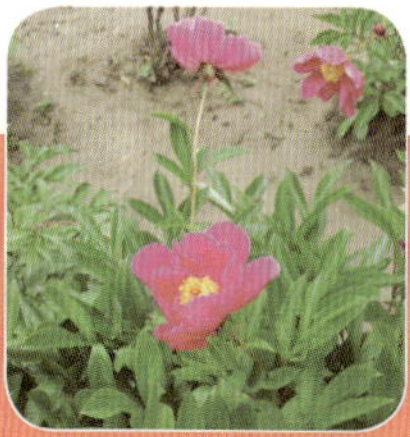
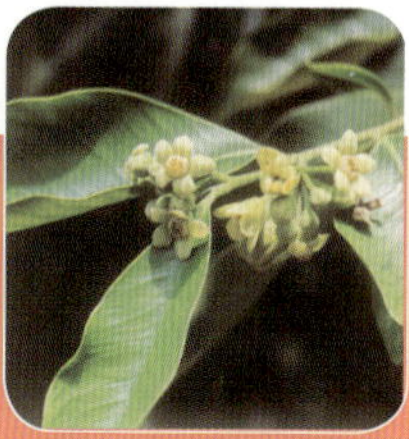

理气药是以疏理气机为主要作用，治疗气滞或气逆证的药物。理气药性味多辛苦温而芳香，通过理气健脾、疏肝解郁、理气宽胸、行气止痛、破气散结等作用，达到治疗气机失调证的效果。主要适用于脾胃气滞之恶心呕吐、腹泻、脘腹胀痛，肝气郁滞之抑郁不乐、乳房胀痛、月经不调，肺气壅滞之咳嗽气喘等。在使用理气药时，要注意它多辛温香燥，易耗气伤阴，阴虚者应慎用。

刀豆

别名 大刀豆、挟剑豆、刀鞘豆。

Canavaliae Semen

来源 为豆科植物刀豆*Canavalia gladiata*（Jacq.）DC. 的种子。

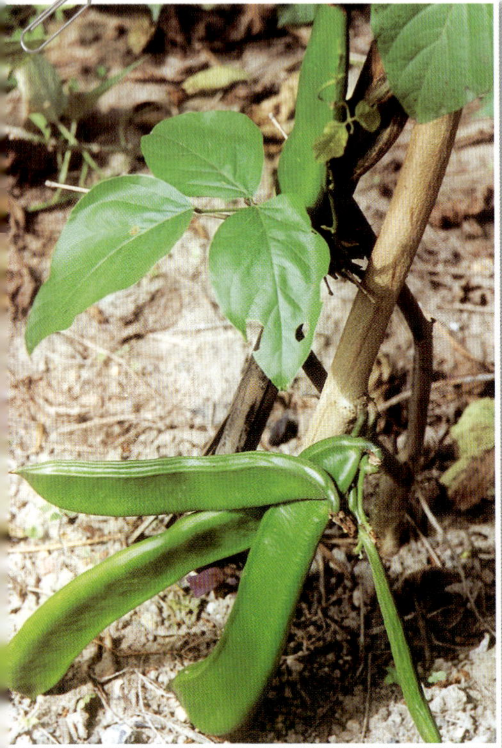

植物形态

一年生半直立缠绕草本，高60~100cm。三出复叶互生；小叶阔卵形或卵状长椭圆形，长约12cm，宽约8cm。总状花序腋生；花萼唇形；花冠蝶形，淡红紫色，旗瓣圆形，翼瓣狭窄而分离，龙骨瓣弯曲；雄蕊单体或1个雄蕊部分分离；子房有疏长硬毛。荚果带形而扁，略弯曲，长可达30cm，边缘有隆脊。种子椭圆形，红色或褐色，种脐约为种子全长的3/4。花期6~7月，果期8~10个。广东、湖南、湖北、江苏、浙江、安徽、四川、陕西等地有栽培。

采制

9~11月间摘取成熟荚果，晒干，剥取种子。

药材性状

种子扁肾形或扁椭圆形，长2.5~3.5cm，宽1~2cm，厚0.5~1.2cm。表面淡红色或红紫色，略有光泽。边缘有灰黑色线形种脐，长1.5~2cm，宽约2mm，种脐上有白色膜状珠柄残余，近种脐一端有凹点状的珠孔，另端有深色合点，种脐与合点间有隆起的种脊。种皮革质，内表面棕绿色而光亮；子叶两片，黄白色，油润。无臭，味淡，嚼之有豆腥气。

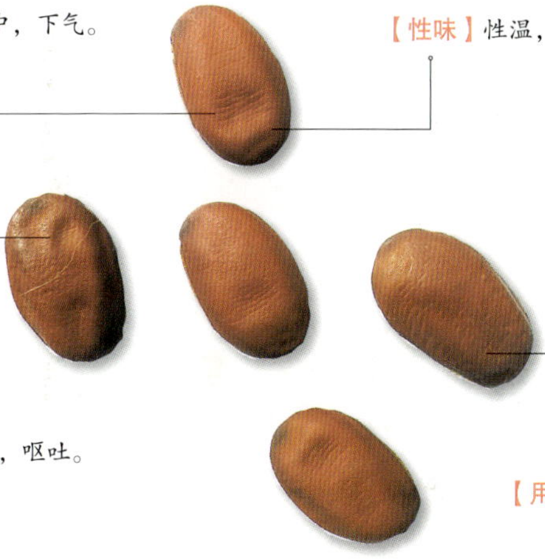

【功能】温中，下气。

【性味】性温，味甘。

【主治】虚寒呃逆，呕吐。

【用法】用量6~9g。

验方

胃寒呕吐、呃逆	刀豆 10g ＋ 柿蒂 10g ＋ 砂仁 6g ＋ 半夏 6g ▶ 水煎服。
腰痛乏力，遇寒加剧	刀豆 15g ＋ 杜仲 12g ＋ 五加皮 12g ▶ 炖猪脊骨。
久泄久痢	刀豆壳 30g（烧灰存性）＋ 肉豆蔻 10g ▶ 水煎送服，每次6g。

理气药

川楝子

别名 金铃子。

Toosendan Fructus

来源 为楝科植物川楝*Melia toosendan* Sieb. et Zucc. 的果实。

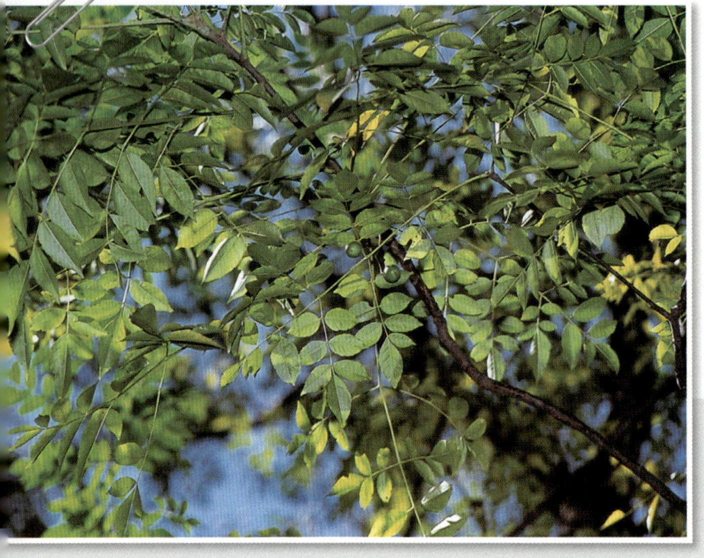

采制

冬季果实成熟、果皮黄色时采收，晒干。药材主产于四川、云南。

植物形态

落叶乔木，高达10m。树皮灰褐色，小枝灰黄色。2回羽状复叶互生，总叶柄长5~12cm；羽叶4~5对，小叶5~11，狭卵形，长4~10cm，宽2~4cm，先端渐尖或长渐尖，全缘或少有疏锯齿。圆锥花序腋生；花萼5~6裂；花瓣5~6，淡紫色；雄蕊10~12，花丝合生成筒；子房上位，瓶状，6~8室。核果圆形或长圆形，直径约3cm，黄色或栗棕色。花期4~5月，果期10~12月。生于丘陵、田边；有栽培。

药材性状

果实类球形，直径2~3.2cm。表面金黄色至棕黄色，微有光泽，具深棕色小点。顶端有花柱残基，基部凹陷有果梗痕。外果皮革质，与果肉间常成空隙，果肉松软，淡黄色，遇水润湿显黏性。果核球形或卵圆形，质坚硬，两端平截，有6~8条纵棱，内分6~8室，每室含黑棕色长圆形的种子1粒。气特异，味酸、苦。

【功能】疏肝行气止痛，驱虫。

【用法】用量4.5~9g。

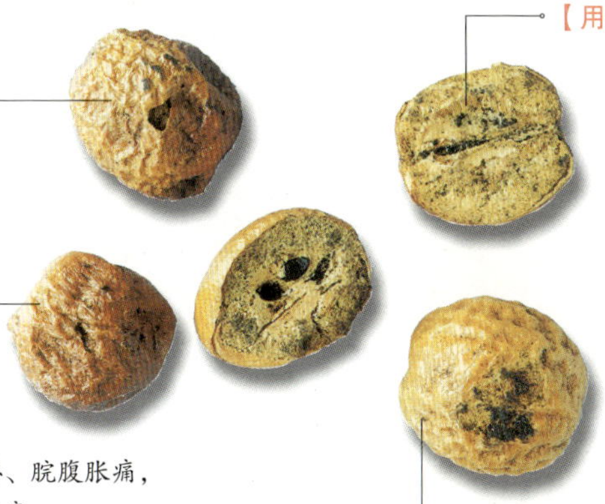

【主治】胸胁、脘腹胀痛，疝痛，虫积腹痛。

【性味】性寒，味苦；有小毒。

验方

胆石症	川楝子 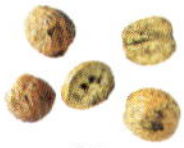 30g ＋ 延胡索 30g	研细末，每次服3g，每日2~3次。
疝气痛	川楝子 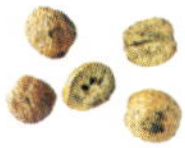 9g ＋ 橘核 9g ＋ 乌药 8g ＋ 小茴香 8g	水煎服。
头癣	川楝子 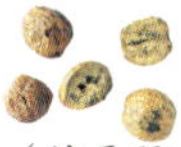 60g（焙干研末）＋ 熟猪油（或茶油）适量	调成软膏外涂患处。

木香

别名 云木香、广木香。

Aucklandiae Radix

来源 为菊科植物木香*Aucklandia lappa* Decne. 的根。

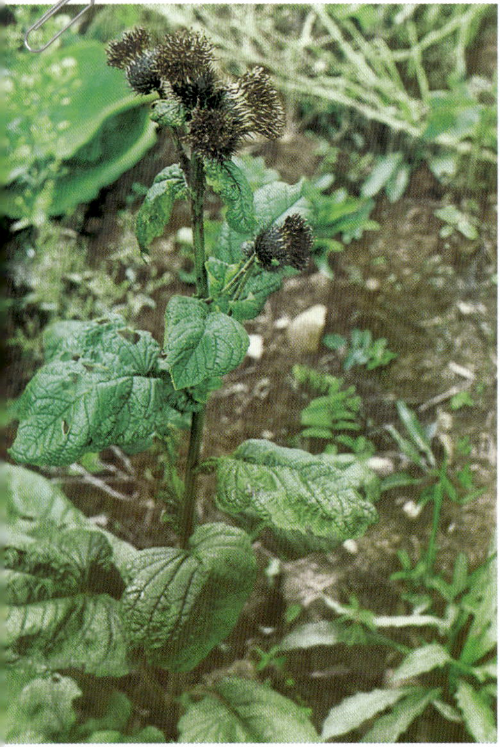

植物形态

多年生草本，高1.5~2m。主根粗大。茎被稀疏短柔毛。茎生叶有长柄，叶片三角状卵形或长三角形，长30~100cm，宽15~30cm，基部心形，下延成不规则分裂的翅状，边缘不规则微波状或浅裂并具稀疏的刺，两面有短毛；茎生叶基部翼状抱茎。头状花序顶生和腋生，花序直径约3cm，常数个集生于花茎顶端；总苞片约10层；花冠暗紫色，5裂；雄蕊5，聚药；子房下位，花柱伸出花冠外。瘦果长锥形，上端有两层羽状冠毛。花期7~8月，果期8~10月。多栽培于海拔2500m以上的高山。

采制

秋、冬季采挖，除去杂质，切段，干燥后撞去粗皮。药材主产于云南、四川。

药材性状

根圆柱形或半圆柱形，长5~10cm，直径0.5~5cm。表面黄棕色至灰棕色，有皱纹、纵沟及侧根痕，有的可见网状纹。质硬，难折断，断面较平坦，棕色至暗棕色，散有棕色的点状油室，形成层环棕色，有放射状纹理，老根中央多枯朽。气芳香，味甜、苦，稍刺舌。

【功能】行气止痛，健脾消食。

【性味】性温，味辛、苦。

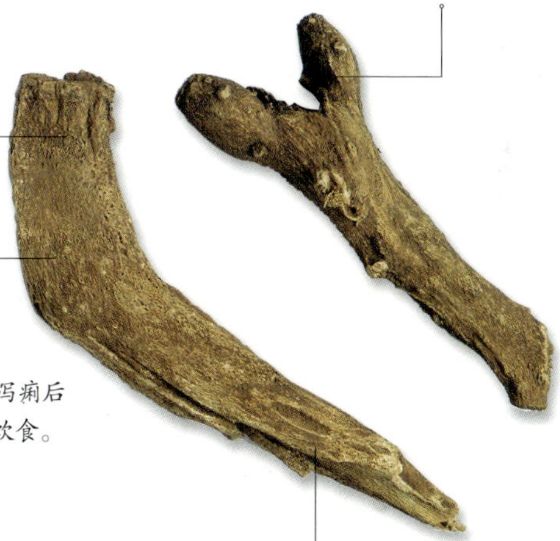

【主治】胸脘胀痛，泻痢后重，食积不消，不思饮食。

【用法】用量1.5~6g。

验方

胃痛	木香 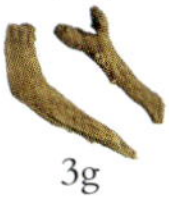 3g	+ 制香附 9g + 南山楂 9g + 神曲 9g ▶ 水煎服。
脾虚腹泻	木香 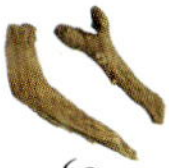 6g	+ 白术 6g + 太子参 9g + 茯苓 9g + 甘草 3g + 砂仁 3g + 葛根 9g ▶ 水煎服。
肋间神经痛	木香 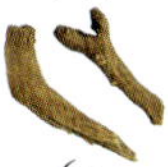 6g	+ 川楝子 9g + 三叉苦 15g + 重楼 15g ▶ 水煎服。

化橘红

Citri Grandis Exocarpium

别名 柚皮橘红、化州橘红、柚子皮。

来源 为芸香科植物柚*Citrus grandis*（L.）Osbeck的未成熟或近成熟的外层果皮。

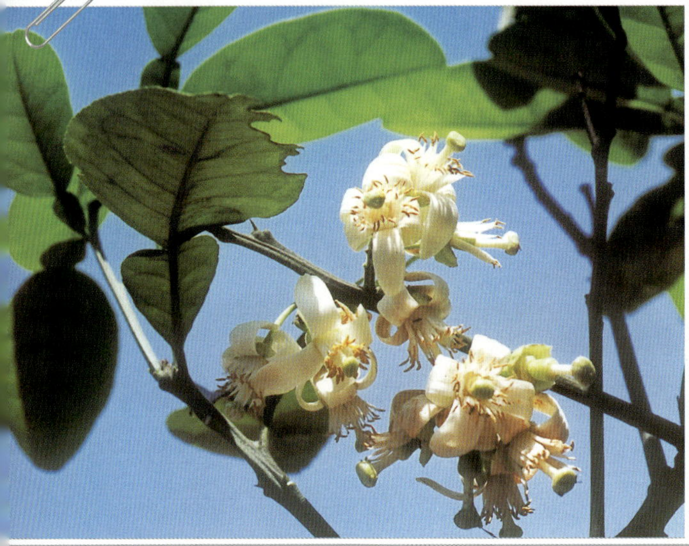

采制

果实未成熟时采收，置沸水中略烫后，将果皮割成5或7瓣，除去果瓤及部分中果皮，压制成形，干燥。药材主产于广东、广西、四川、湖南、湖北、浙江。

植物形态

常绿乔木，高5~10m。小枝扁，幼枝、新叶被短柔毛。单身复叶互生，长椭圆形、卵状椭圆形或阔卵形，长6.5~16.5cm，宽4.5~8cm，边缘浅波状，叶翅倒心形。花单生或为总状花序，腋生；花瓣白色；雄蕊25~45；子房长圆形。柑果梨形、倒卵形或圆形，直径10~15cm，柠檬黄色，油室大；瓤囊10~18瓣。花期4~5月，果熟期9~11月。栽培于丘陵地带。

药材性状

药材呈对折的七角或展平的五角星状，单片呈柳叶形。完整者展平后直径15~28cm，厚0.2~0.5cm。外表面黄绿色，无毛，有皱纹及小油室；内表面黄白色或淡黄棕色，有脉络纹。质脆，易折断，断面不整齐。气芳香，味苦、微辛。

【功能】散寒，燥湿，利气，消痰。

【用法】用量3~6g。

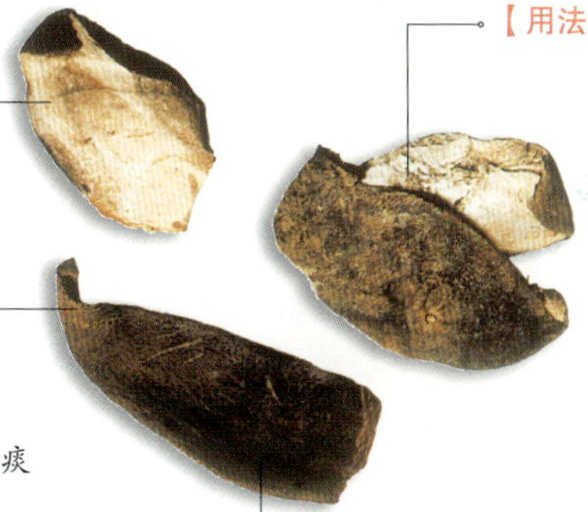

【主治】风寒咳嗽，喉痒痰多，食积伤酒，呕恶痞闷。

【性味】性温，味辛、苦。

验方

支气管炎咳喘痰多	化橘红 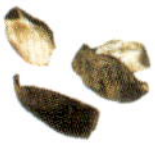 8g + 半夏 8g + 茯苓 15g + 紫苏子 10g + 甘草 3g ▶ 水煎服。
食积伤酒	化橘红 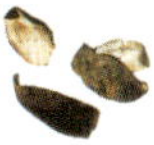 9g + 葛花 9g ▶ 开水泡服。

附注 柚的栽培变种化州柚*Citrus grandis* “Tomentosa”的外层果皮同等入药。

乌药

Linderae Radix

别名 矮樟、香桂樟、白叶柴。

来源 为樟科植物乌药*Lindera aggregata* (Sims) Kosterm. 的块根。

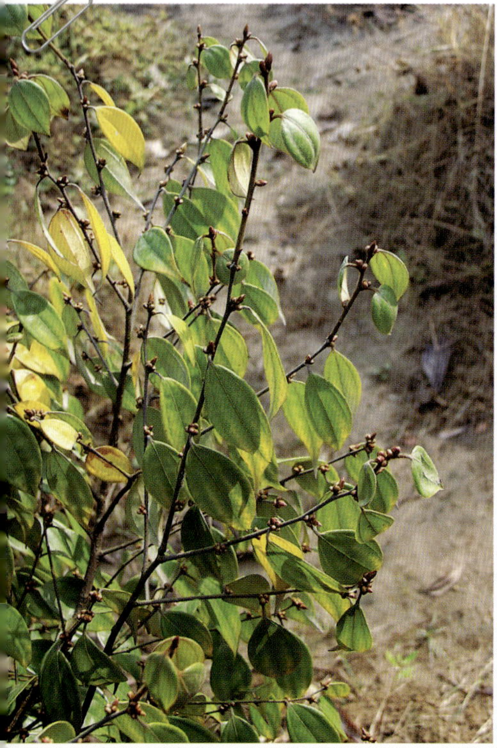

植物形态

常绿灌木或小乔木，高达4m。叶革质，椭圆形或卵形，先端长渐尖或短尾尖，上面有光泽，下面密生灰白色柔毛，三出脉。雌雄异株；伞形花序腋生，花序梗短或无；花被片6，黄绿色；雄花有雄蕊9；雌花有退化雄蕊，子房上位。核果球形，黑色。花期3~4月，果期9~10月。生于向阳山坡灌木林或山麓、旷野。

采制

全年均可采挖，除去细根，切片或直接晒干。药材主产于安徽、浙江、湖南、广东、广西。

药材性状

块根多呈纺锤形，略弯曲，有的中部收缩成连珠状，长6~15cm，直径1~3cm；表面黄棕色或黄褐色，有纵皱纹及稀疏的细根痕；质坚硬。切片黄白色或淡黄棕色，射线放射状排列，可见年轮环状，中心颜色较深。气香，味微苦、辛，有清凉感。

【功能】顺气止痛，温肾散寒。

【性味】性温，味辛。

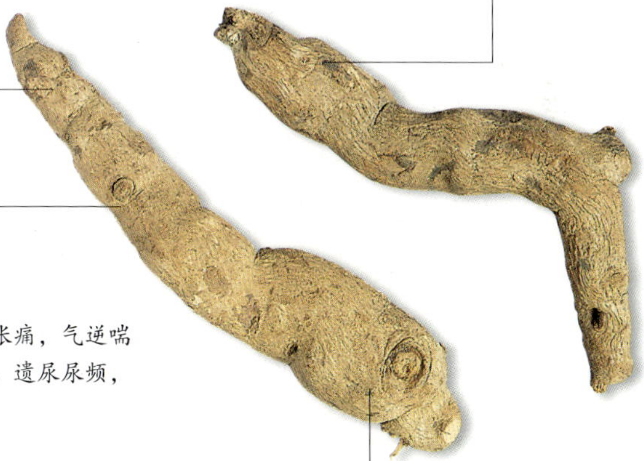

【主治】胸腹胀痛，气逆喘急，膀胱虚冷，遗尿尿频，疝气，痛经。

【用法】用量3~9g。

验方

气滞胃痛	乌药 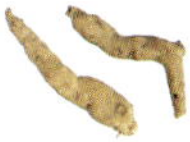 9g ＋ 制香附 9g ＋ 川木香 3g ▶ 水煎服。
痛经	乌药 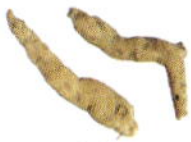 10g ＋ 川楝子 9g ＋ 延胡索 9g ＋ 白芍 10g ＋ 当归 6g ▶ 水煎服。
胸胁疼痛	乌药 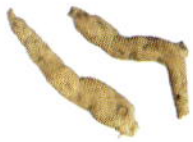 10g ＋ 丝瓜络 10g ＋ 北柴胡 9g ＋ 三叉苦 15g ▶ 水煎服。

甘松

别名 香松、甘松香。

Nardostachyos Radix et Rhizoma

来源 为败酱科植物甘松*Nardostachys chinensis* Batal.的根及根茎。

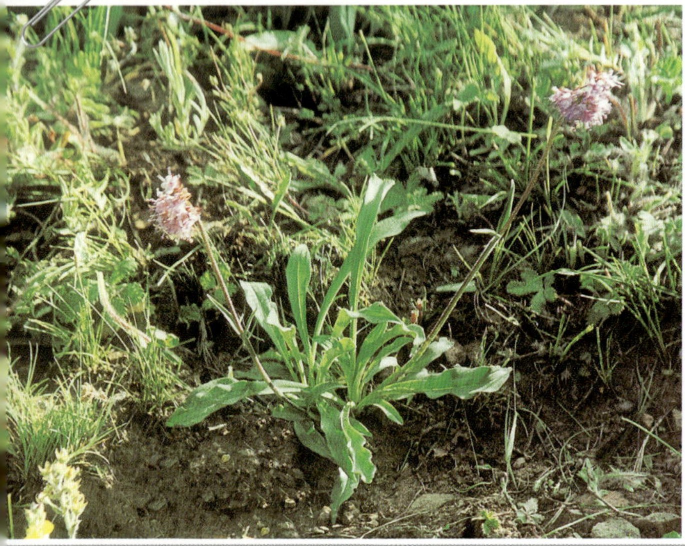

采制

春、秋二季采挖，除去泥沙及杂质，晒干或阴干。药材主产于四川，青海、甘肃、西藏亦产。

植物形态

多年生草本，高20~35cm ，全株有强烈的松节油样香气。主根长圆柱形，微肉质，单一或分枝，棕黑色。根茎较短，有少数棕色叶基纤维。叶基生，有叶6~9片，线状倒披针形或披针形，长7~8cm，宽0.4~1cm，全缘，主脉平行三出。花茎有苞叶3~4对，长2~6cm，愈上愈小。聚伞花序多呈紧密圆头状；花冠淡紫红色，筒状，基部一侧突缩，先端5裂，稍不等大；雄蕊4；子房下位。瘦果倒卵形。花期8月。生于海拔3500~4500m 高山地的草原河边。

药材性状

药材略呈圆锥形，多弯曲，长5～18cm。根茎短小，上端有茎、叶残基，呈狭长的膜质片状或纤维状。外层黑棕色，内层棕色或黄色。根单一或数条交结、分枝或并列，直径0.3～1cm。表面棕褐色，皱缩，有细根及须根。质松脆，易折断，断面粗糙。气特异，味苦而辛，有清凉感。

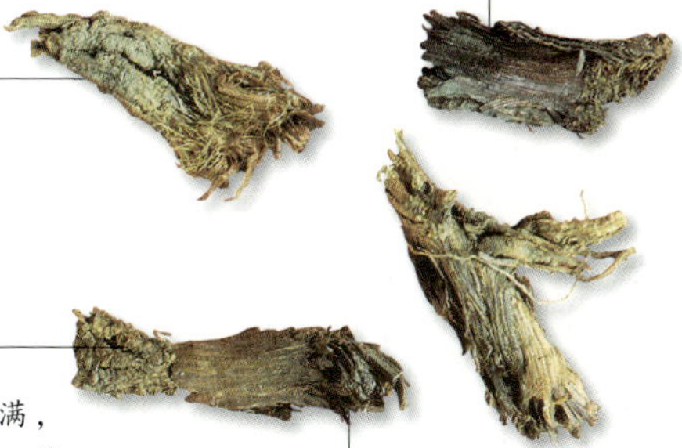

【用法】用量3~6g。外用适量，泡汤漱口或煎汤洗脚，或研末敷患处。

【功能】理气止痛，开郁醒脾。

【主治】脘腹胀满，食欲不振，呕吐；外治牙痛，脚肿。

【性味】性温，味辛、甘。

验方

胃痛	甘松 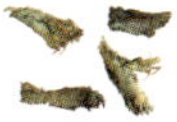 6g ＋ 木香 3g ＋ 川楝子 9g ＋ 神曲 15g ＋ 谷芽 15g ＋ 麦芽 15g ▶ 水煎服。
足癣	甘松 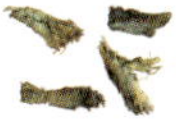 30g ＋ 鬼针草 30g ＋ 艾叶 30g ＋ 一枝黄花 30g ▶ 水煎液浸患处。
跌打肿痛	甘松 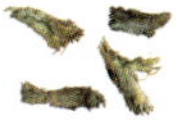 适量（研粉） ▶ 酒、水各半调敷患处。

附注 同属植物匙叶甘松*Nardostachys jatamansi* DC.的根及根茎同等入药。

佛手

别名 九爪木、五指柑。

Citri Sarcodactylis Fructus

来源 为芸香科植物佛手 *Citrus medica* L. var. *sarcodactylis* Swingle的果实。

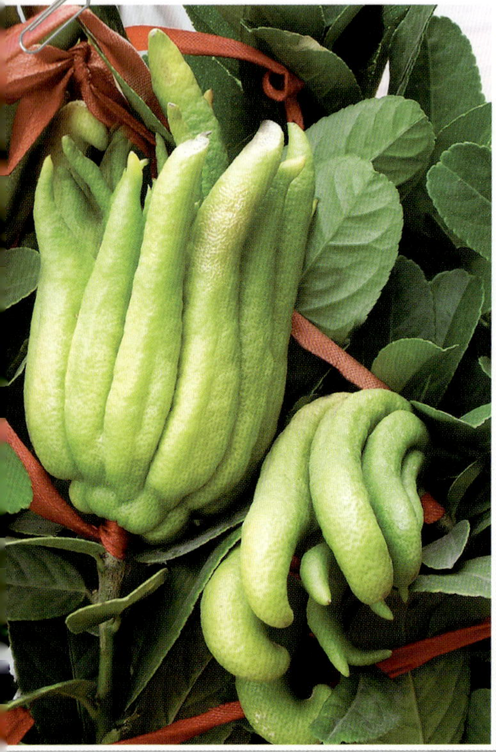

植物形态

常绿小乔木或灌木。老枝灰绿色，幼枝微带紫红色，有短硬刺。叶互生，革质，长圆形或倒卵状长圆形，长8~15cm，宽3.5~6.5cm，先端钝圆，有时微凹，基部圆或呈楔形，边缘有浅锯齿，具有透明油点；叶柄短，无翅。花杂性，单生、簇生或成总状花序；花萼杯状，4~5裂；花瓣4~5，白色，外面有淡紫色晕斑；雄蕊30~50。果卵形或长圆形，顶端裂瓣如拳或指状，表面粗糙，橙黄色。花期初夏，果期10~12月。分布于广东、四川、广西、福建、云南、安徽；我国南部多有栽培。

采制

秋季果实尚未变黄或变黄时采收，纵切成薄片，晒干或低温干燥。

药材性状

果实呈类椭圆形或卵圆形的薄片，常皱缩或卷曲。长6~10cm，宽3~7cm，厚0.2~0.4cm。顶端稍宽，常有3~5个手指状的裂瓣，基部略窄。外皮黄绿色或橙黄色，有皱纹及油点。果肉浅黄白色，散有凹凸不平的线纹或点状维管束。质硬而脆，受潮后柔韧。气香，味微甜而后苦。

【功能】疏肝理气，和胃止痛。

【性味】性温，味辛、苦、酸。

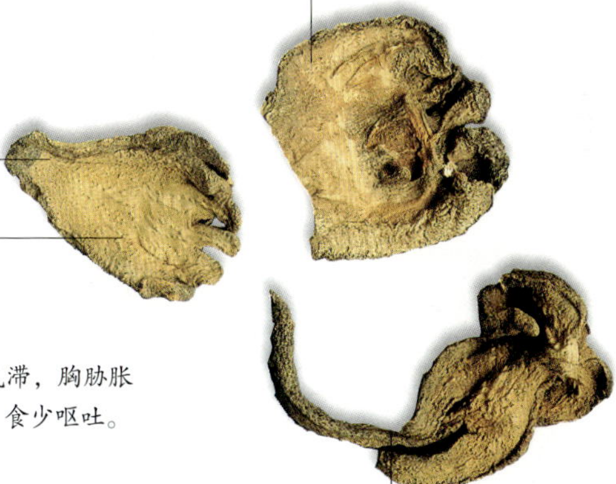

【主治】肝胃气滞，胸胁胀痛，胃脘痞满，食少呕吐。

【用法】用量3~9g。

验方

慢性胃炎胃脘胀痛	鲜佛手 20g ▶ 开水冲泡，代茶饮。
食欲不振、脘腹痞满	佛手 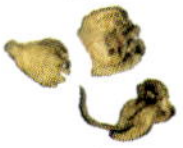 6g ＋ 陈皮 6g ＋ 麦芽 10g ＋ 神曲 10g ▶ 水煎服。
慢性支气管炎咳嗽痰多	佛手 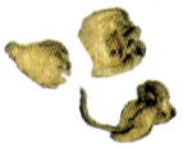 8g ＋ 姜半夏 8g ▶ 水煎服。

沉香

别名 土沉香。

Aquilariae Sinensis Lignum

来源 为瑞香科植物白木香*Aquilaria sinensis*（Lour.）Gilg含有树脂的木材。

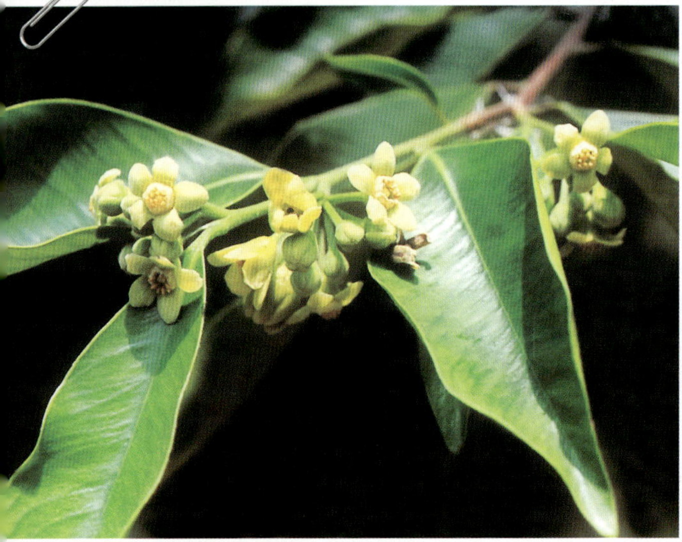

采制

全年均可采收，削去黄白色不含树脂的部分，阴干，刨片或磨细粉用。药材产于广东、广西、福建、台湾。

植物形态

常绿乔木，幼枝有疏柔毛。叶互生，革质，有光泽，卵形、倒卵形或椭圆形，先端短渐尖，基部宽楔形。伞形花序顶生或腋生；花黄绿色，芳香；花萼浅钟状，裂片5，两面均有短柔毛；花瓣10，鳞片状，有毛；雄蕊10，1轮；雌蕊子房上位，2室，每室1胚珠。蒴果木质，长2.5~3cm，被灰黄色短柔毛。基部有宿存花萼。种子基部有长约2cm的尾状附属物。花期4~5月，果期7~8月。生于中海拔山地、丘陵地；有栽培。

药材性状

含树脂的木材呈不规则块、片或盔帽状，有的为小碎块。表面凹凸不平，有刀痕，偶有孔洞，可见黑褐色树脂与黄白色木部相间的斑纹。孔洞及凹窝表面多呈朽木状。质较坚实，断面刺状。气芳香，味苦。

【用法】用量1.5~4.5g，入煎剂宜后下。

【性味】性微温，味辛、苦。

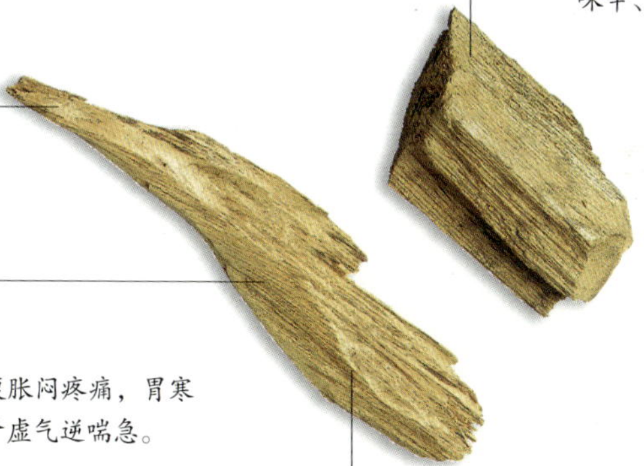

【主治】胸腹胀闷疼痛，胃寒呕吐呃逆，肾虚气逆喘急。

【功能】行气止痛，温中止呕，纳气平喘。

验方

大肠气滞，虚闭不行	沉香 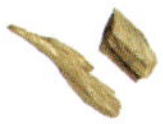 2~2.5g（磨汁）＋当归9g＋枳壳9g＋杏仁9g＋肉苁蓉9g＋紫菀30g ▶ 水煎取汁，和入沉香汁服。
胃冷久呃	沉香 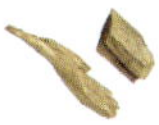 3g＋紫苏3g＋豆蔻3g ▶ 共研末，每次2g，柿蒂汤送服。
支气管哮喘	沉香 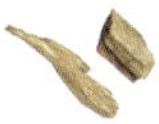 1.5g＋侧柏叶3g ▶ 共研细末，睡前顿服。

陈皮

别名 红橘、大红袍、川橘。

Citri Reticulatae Pericarpium

来源 为芸香科植物橘 *Citrus reticulata* Blanco的果皮。

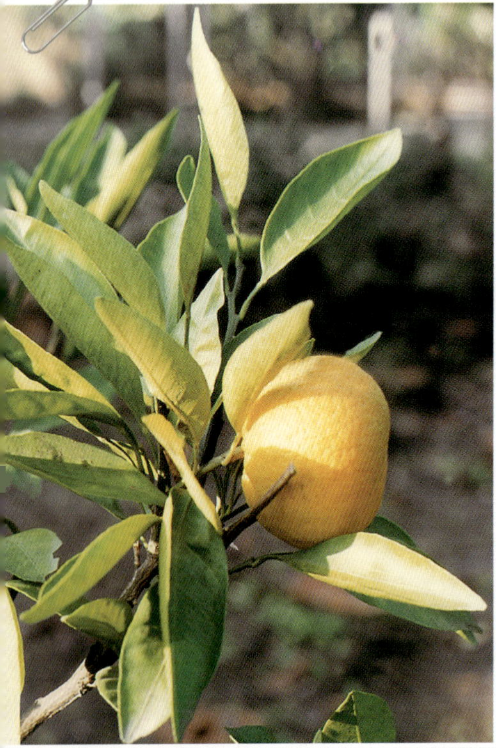

植物形态

常绿小乔木或灌木，高3~4m。叶互生，单身复叶；叶片披针形或椭圆形，长4~11cm，宽1.5~4cm，先端渐尖，全缘或为波状钝锯齿，具半透明油点。花单生或数朵生于枝端和叶腋，白色或带淡红色；花萼杯状，花瓣5，长椭圆形；雄蕊15~25；雌蕊1。柑果近圆形或扁圆形，红色、朱红色、黄色或橙黄色，囊瓣7~12。种子卵圆形，白色。花期3~4月，果期10~12月。栽培于丘陵、低山地带、江河湖泊沿岸或平原，全国各产橘区均产。

采制

果实成熟时剥取果皮，晒干或低温干燥。

药材性状

果皮常剥成数瓣，基部相连，有的呈不规则的片状，厚1~4mm。外表面橙红色或红棕色，有细皱纹及凹下的点状油室；内表面浅黄白色，粗糙，附黄白色或黄棕色筋络状维管束。质稍硬而脆。气香，味辛、苦。

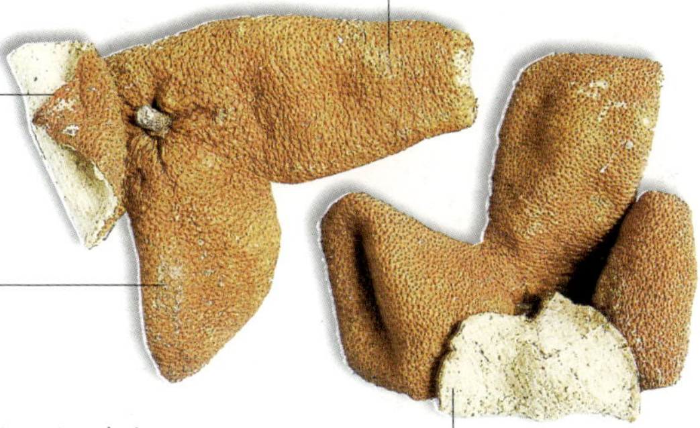

验方

胃脘胀痛	陈皮 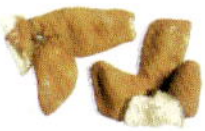 8g ＋ 苍术 8g ＋ 厚朴 10g ▶ 水煎服。
胃寒气逆呕吐	陈皮 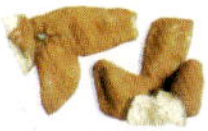 6g ＋ 生姜 6g ＋ 半夏 8g ▶ 水煎服。
醉酒或伤酒呕吐、干渴	陈皮 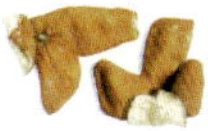 9g ＋ 葛花 9g ▶ 水煎代茶。

附注 橘栽培变种的果皮同等入药。其未成熟果实的外层果皮亦入药，药材称为“青皮”，能疏肝破气、消积化滞。

玫瑰花

别名 湖花、刺玫花。

Rosae Rugosae Flos

来源 为蔷薇科植物玫瑰*Rosa rugosa* Thunb. 的花蕾。

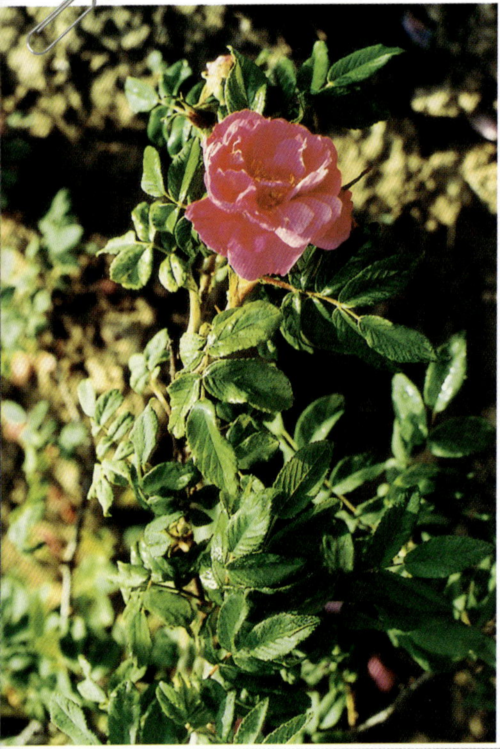

植物形态

落叶灌木，高约2m。茎枝有皮刺、腺毛，并密被绒毛。羽状复叶互生；小叶5~9，椭圆形或椭圆状倒卵形，长2~5cm，宽1~2cm，边缘有细锯齿，下面密被灰白色柔毛及腺体；叶柄、叶轴有绒毛、刺毛和皮刺；托叶边缘有腺点；叶柄基部的刺常成对着生。花单生或数朵聚生，有浓香气；萼片5，披针形；花瓣5或重瓣，紫红色至白色；雄蕊多数，着生于花托边缘的花盘上；雌蕊多数，包于花托内。蔷薇果扁球形，砖红色，直径2~2.5cm。花期5~8月，果期6~9月。生于山坡、沟谷，各地有栽培。分布于东北及陕西、甘肃、山东、江苏、浙江。

采制

春末夏初花将要开放时分批采摘，及时低温干燥。

药材性状

呈半球形或不规则团块状，直径1~2.5cm。花托半球形，与花萼基部合生；萼片5，披针形，黄绿色或棕绿色，被细柔毛；花瓣多皱缩，展平后宽卵形，呈覆瓦状排列，紫红或棕红色。体轻，质脆。气芳香浓郁。

【功能】行气解郁，和血止痛。

【用法】用量1.5~6g。

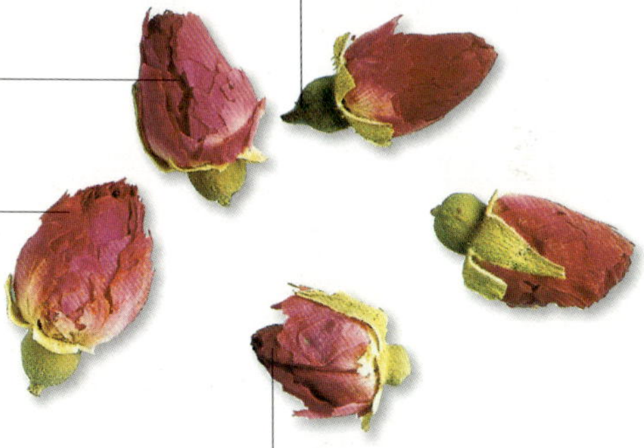

【主治】肝胃气痛，食少呕恶，月经不调，跌仆伤痛。

【性味】性温，味甘、微苦。

验方

胃痛	玫瑰花 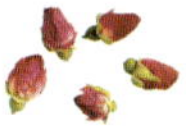 9g + 川楝子 9g + 白芍 9g + 香附 12g ▶ 水煎服。
月经不调	玫瑰花 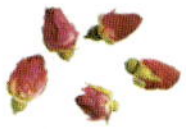 9g + 月季花 9g + 益母草 15g + 丹参 15g ▶ 水煎服。
肠炎	玫瑰花 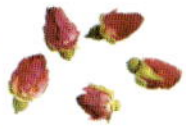 9g + 白头翁 15g + 马齿苋 30g + 茯苓 12g ▶ 水煎服。

枳实

别名 枸头橙、臭橙、香橙。

Aurantii Immaturus Fructus

来源 为芸香科植物酸橙*Citrus aurantium* L.的幼果。

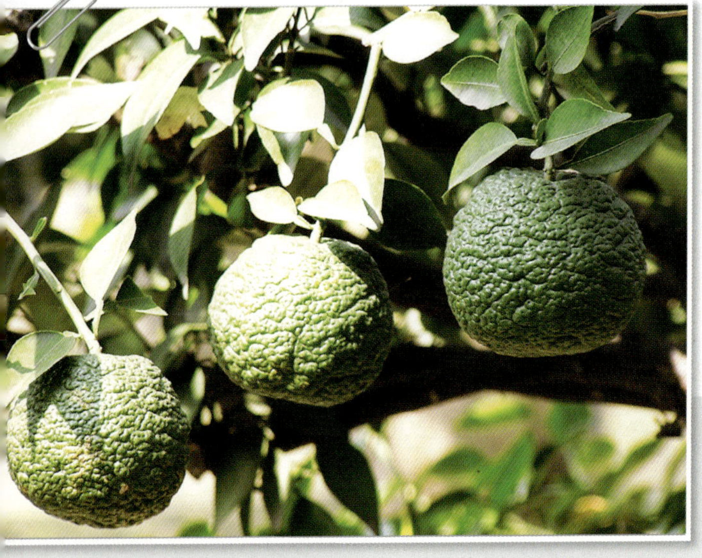

采制

5~6月收集自落的果实，除去杂质，自中部横切为两半，晒干或低温干燥，较小者直接晒干或低温干燥。药材主产于四川、江西。

植物形态

常绿小乔木。三棱状茎有刺，刺长2cm。单身复叶互生，革质，卵状长椭圆形或倒卵形，长5~10cm，宽2.5~5cm，近全缘，有油点；叶翅长0.8~1.5cm，宽0.3~0.6cm。花单生或数朵簇生于叶腋；萼片5；花瓣5，白色，略反卷。柑果球形或稍扁，直径约7.5cm，成熟后橙黄色，表面粗糙，瓤瓣约12枚，味酸而苦。花期4~5月，果期11月。多为栽培。

药材性状

果实呈半球形，少数为球形，直径0.5~2.5cm。外果皮黑绿色或暗棕绿色，有颗粒状突起和皱纹，有明显的花柱残迹或果梗痕。切面中果皮黄白色或黄褐色，稍隆起，厚0.3~1.2cm，边缘散有1~2列油室，瓤囊棕褐色。质坚硬。气清香，味苦、微酸。

【用法】用量3~9 g。孕妇慎用。

【性味】性微寒，味苦、辛、酸。

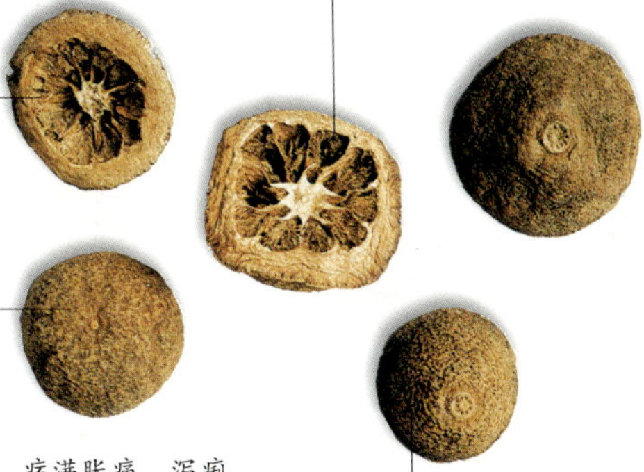

【主治】积滞内停，痞满胀痛，泻痢后重，大便不通，痰滞气阻，胸痹，结胸；胃下垂，脱肛，子宫脱垂。

【功能】破气消积，化痰散痞。

验方

积滞内停而脘腹痞满、嗳腐不食	枳实 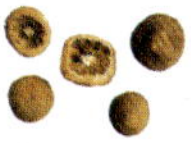 9g + 厚朴 9g + 白术 9g + 麦芽 15g + 半夏 6g + 陈皮 8g ▶ 水煎服。
热结便秘	枳实 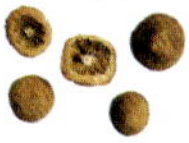 9g + 厚朴 9g + 芒硝（冲服）9g + 大黄 8g ▶ 水煎服。
产后腹痛胀满	枳实 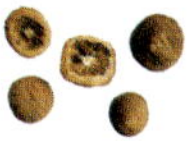 9g + 赤芍 9g ▶ 水煎服。

附注 酸橙的栽培变种及甜橙*Citrus sinensis* Osbeck的幼果同等入药。

香附

Cyperi Rhizoma

别名 香附子、莎草根、三棱草。

来源 为莎草科植物莎草*Cyperus rotundus* L. 的根茎。

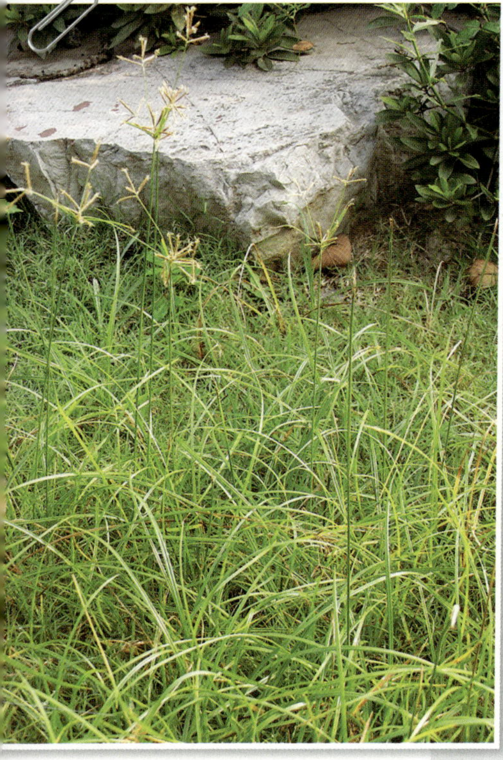

植物形态

多年生草本。秆单生，有三锐棱。叶基生，窄线形，先端尖；叶鞘闭合包于秆上。花序复穗状，3~6个在茎顶排成伞状，有叶状总苞2~4片，与花序几等长或长于花序；小穗宽线形，鳞片2列，卵形，膜质，两侧紫红色，每鳞片有1花。小坚果长圆倒卵形，三棱状。花期6~8月，果期7~11月。生于荒地、路边、沟边或田间向阳处。

采制

秋季采挖，燎去毛须，置沸水中略煮或蒸透后晒干或燎后直接晒干。药材主产于山东、河南、浙江、福建、湖南。

药材性状

根茎纺锤形，长1.5~3.5cm，直径0.5~1cm。表面紫棕色或焦黑色，具纵皱纹，有6 ~10个略隆起的环节，节处有棕色毛须及残留根痕；去净毛须者较光滑，环节不明显。质硬，经蒸煮者断面黄棕色，角质样；生晒者断面显粉性，内皮层环纹明显，中柱有点状维管束散在。气香，味微苦。

【功能】理气解郁，调经止痛。

【性味】性平，味辛、微苦、甘。

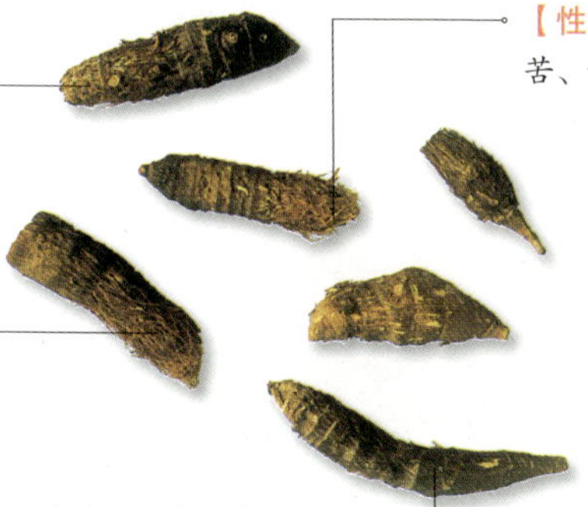

【主治】肝郁气滞，胸胁、脘腹胀痛，消化不良，胸脘痞闷，寒疝腹痛，乳房胀痛，月经不调，经闭痛经。

【用法】用量6~9g。

验方

胃痛	制香附 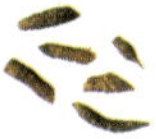 10g + 川木香 5g + 延胡索 9g + 荜澄茄 3g + 金银花 15g ▶ 水煎服。
闭经	制香附 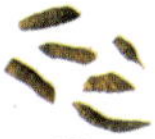 10g + 鸡血藤 18g + 川芎 9g + 王不留行 10g + 路路通 9g + 莪术 9g ▶ 水煎服。
痛经	制香附 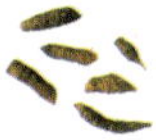 10g + 川楝子 9g + 延胡索 9g + 乌药 9g + 丹参 6g ▶ 水煎服。

香橼

Citri Fructus

别名 陈香圆。

来源 为芸香科植物香圆 *Citrus wilsonii* Tanaka的果实。

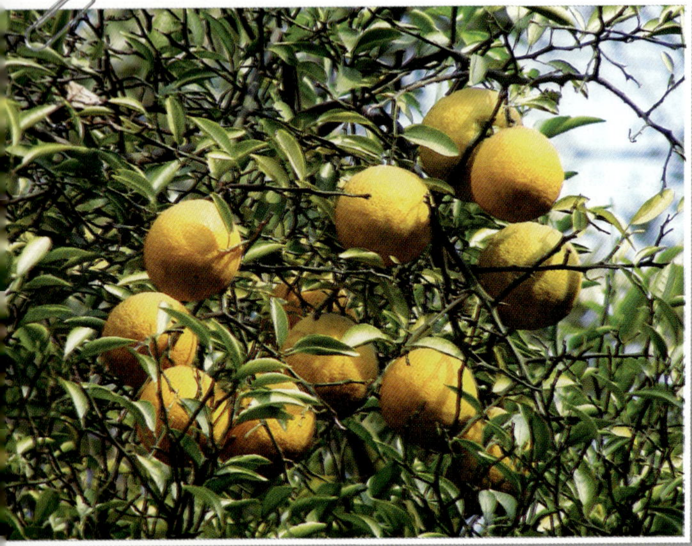

采制

秋季果实成熟时采收，趁鲜切片，亦可整个或对剖两瓣后，晒干或低温干燥。药材主产于江苏、浙江、安徽、江西、湖北、四川。

植物形态

常绿乔木，高达11m。枝有棱及短刺。单身复叶互生，革质；叶长椭圆形，长6~12cm，宽2~4.5cm，近全缘，有油点；叶翅倒心形，长1.5~3cm。花单生或簇生于叶腋；花萼盆状，5裂；花瓣5，白色，芳香；雄蕊25枚以上；子房10~11室。柑果长圆形、圆形或扁圆形，成熟时橙黄色，果皮粗糙，有香气。花期4~5月，果期10~11月。多为栽培。

药材性状

果实为类球形、半球形或圆片，直径4~7cm。表面黑绿色或黄棕色，密被凹陷的小油点及网状隆起的粗皱纹，顶端有花柱残痕及隆起的环圈，基部有果梗残基。质坚硬。剖面或横切薄片，边缘油点明显，中果皮厚约0.5cm，瓤囊9~11室，棕色或淡红棕色，其间或有黄白色种子。气香，味酸而苦。

【用法】用量3~9 g。

【性味】性温，味辛、苦、酸。

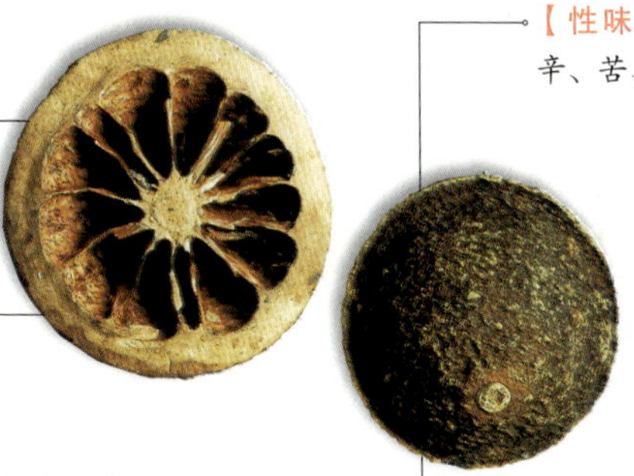

【主治】肝胃气滞，胸胁胀痛，脘腹痞满，呕吐嗳气，痰多咳嗽。

【功能】疏肝理气，宽中，化痰。

验方

胁肋胀痛	香橼 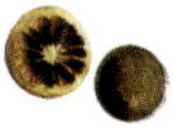 9g + 川楝子 9g + 柴胡 9g + 香附 9g + 川芎 9g ▶ 水煎服。
胃脘胀痛	香橼 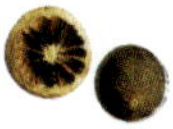 9g + 枳壳 9g + 生姜 9g + 黄连 1g ▶ 水煎服。
咳嗽痰多	香橼 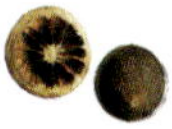 9g + 半夏 8g + 陈皮 8g + 茯苓 15g + 紫苏子 12g ▶ 水煎服。

附注 同属植物枸橼*Citrus medica* L. 的果实同等入药。

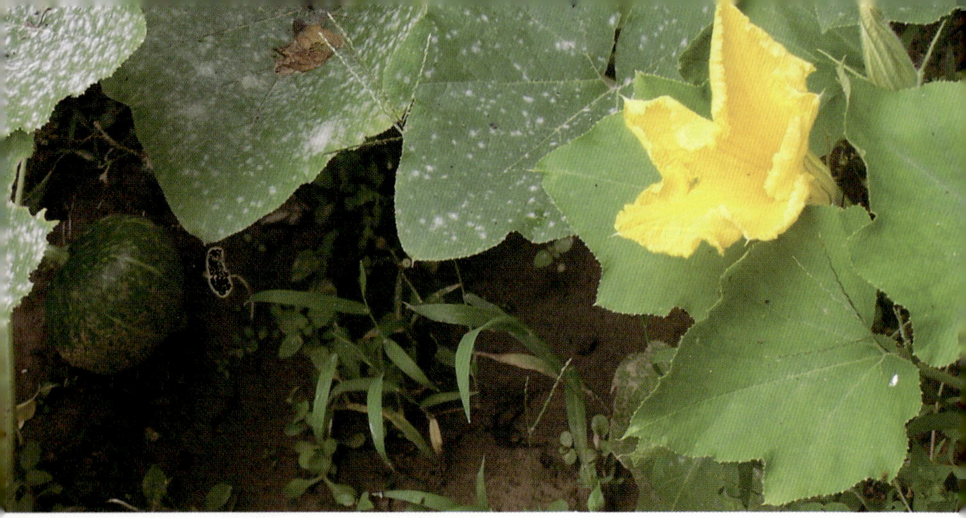
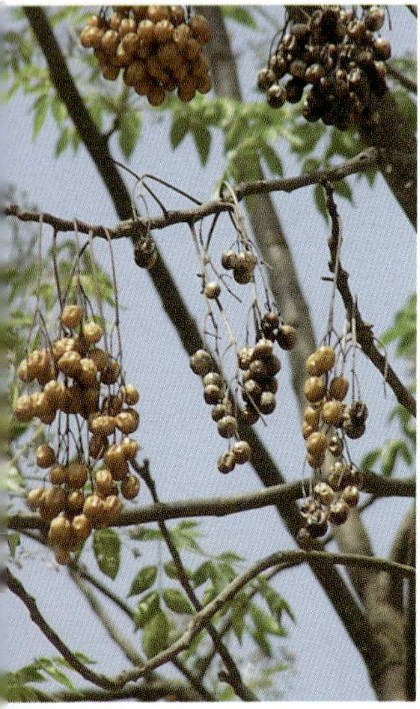
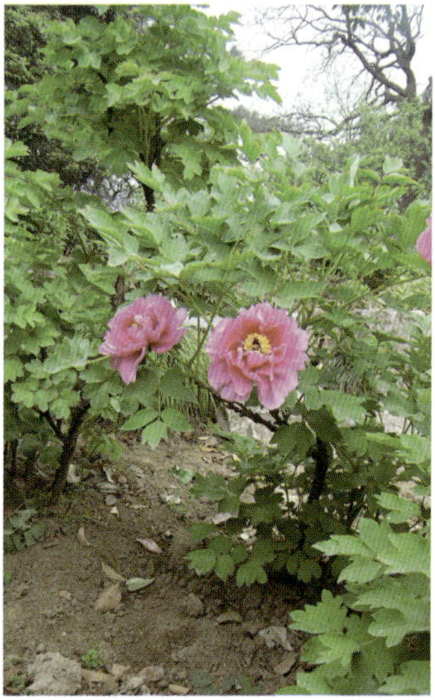
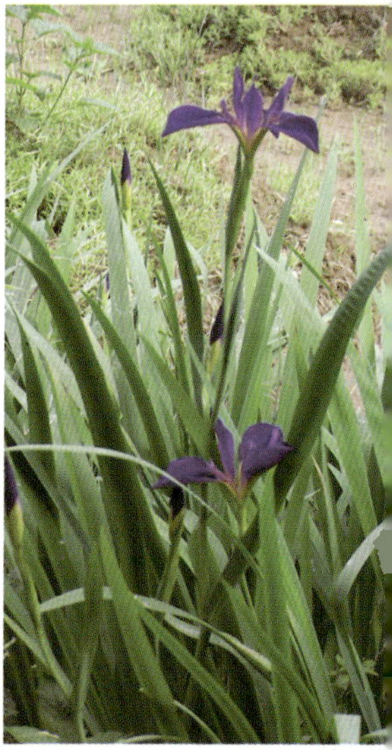
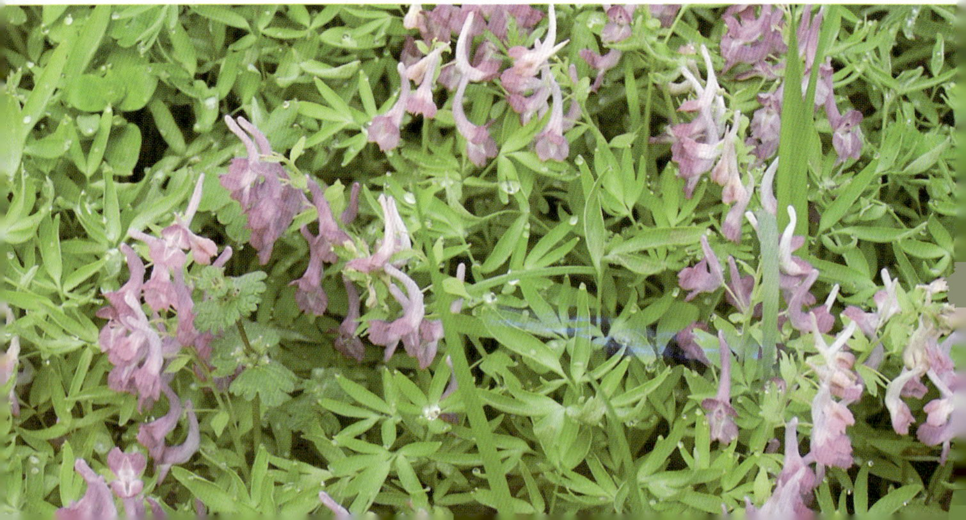

第九章

消食驱虫药

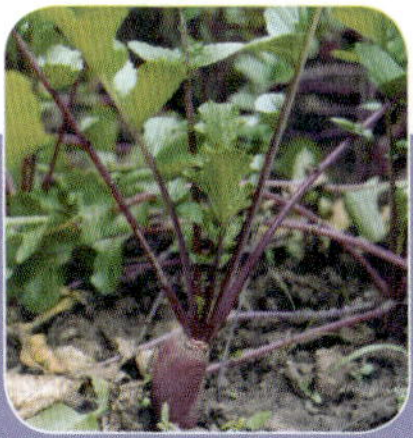
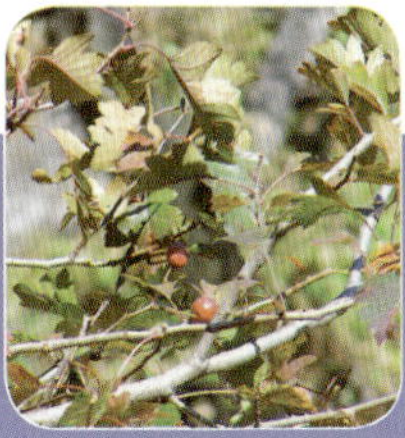
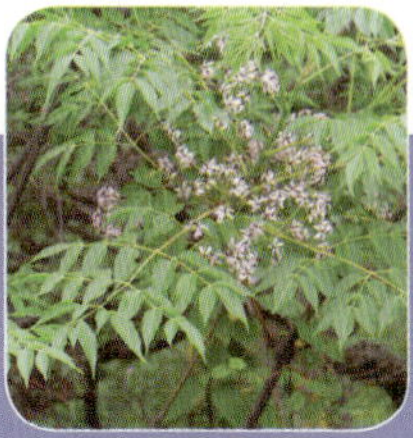

消食药是以消化食积为主要作用，主治饮食积滞的药物。消食药具有消食化积、健脾开胃的作用，主要适用于饮食不消所致的脘腹胀满、嗳气吞酸、恶心呕吐、不思饮食、脾胃虚弱、消化不良等症。在使用消食药时，要注意气虚无积滞者慎用。

驱虫药是以驱除或杀灭人体内寄生虫，治疗虫证为主的药物。部分驱虫药还具有行气、消积、润肠、止痒等作用。驱虫药主要适用于由湿热内蕴、饮食不洁、食入或感染寄生虫卵所致的不思饮食、多食善饥、肌肉消瘦、腹部膨大等症。在使用驱虫药时，要注意它具有一定毒性，对人体正气有一定损伤，须控制剂量，且驱虫药多宜空腹服。

山楂

Crataegi Fructus

别名 红果、棠棣、绿梨、北山楂。

来源 为蔷薇科植物山楂*Crataegus pinnatifida* Bge. 的果实。

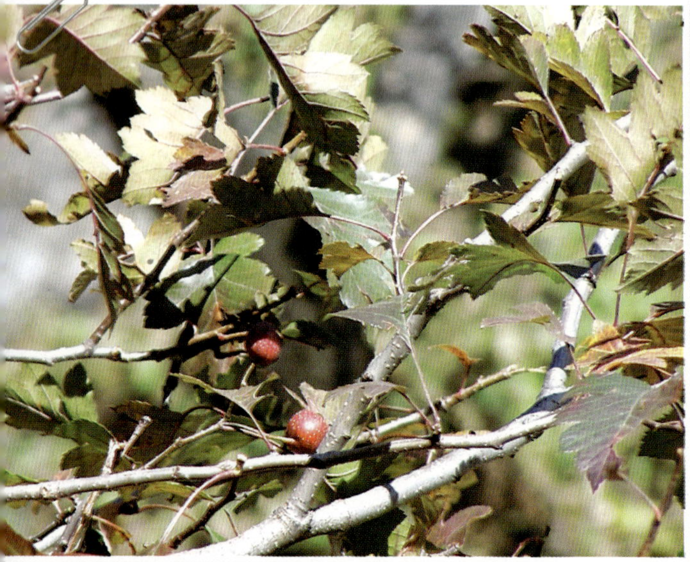

采制

秋季果实成熟时采收，切片，干燥。药材主产于河北、山东、辽宁、河南。

植物形态

落叶乔木，高达 7m。小枝紫褐色，老枝灰褐色。叶片宽卵形或三角状卵形，长 4~10cm，宽 3~7cm，基部截形或宽楔形，两侧各有 3~5 枚羽状深裂片，基部 1 对裂片分裂较深，边缘有不规则锐锯齿。复伞房花序，花序梗、花柄都有长柔毛；花白色，直径约 1.5cm；萼筒外有长柔毛，萼片内、外两面无毛或内面顶端有毛。梨果深红色，近球形。花期 5~6 月，果期 9~10 月。生于山谷或山地灌木丛中。

药材性状

为圆形片，皱缩不平，直径 1~2.5cm，厚 0.2~0.4cm。外皮红色，具皱纹，有灰白小斑点。果肉深黄色至浅棕色。中部横切片具 5 粒浅黄色果核，但核多脱落而中空。有的片上可见短而细的果梗或花萼残迹。气微清香，味酸，微甜。

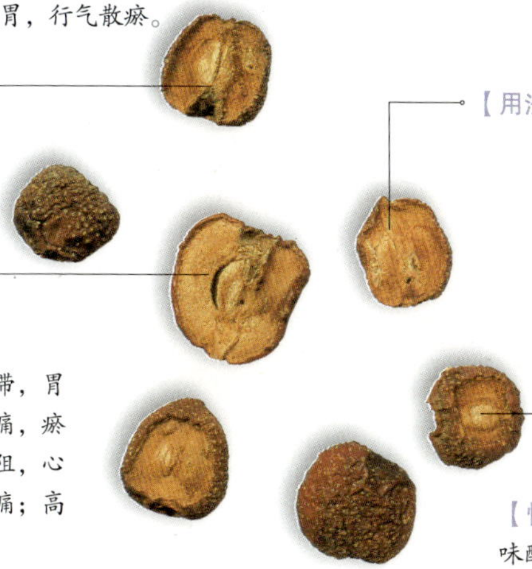

验方

肉食积滞、嗳腐、便溏	炒山楂 12g + 炒麦芽 12g + 陈皮 6g ▶ 水煎服。
高脂血症	炒山楂 12g + 玉米须 12g ▶ 水煎代茶。
高血压、冠心病	生山楂 12g + 葛根 12g + 菊花 12g ▶ 水煎服。

附注 同属植物山里红 *Crataegus pinnatifida* Bge. var. *major* N. E. Br. 的果实同等入药。

鸡内金

别名 鸡肫皮、鸡黄皮。

Galli Gigerii Endothelium Corneum

来源 为雉科动物家鸡*Gallus gallus domesticus* Brisson的干燥沙囊内壁。

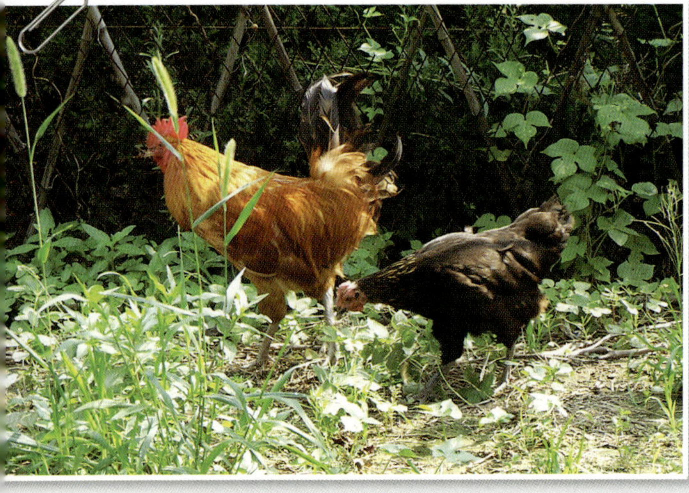

采制

杀鸡后，取出鸡肫，立即剥下内壁，洗净，干燥。炮制品有炒鸡内金、醋鸡内金、鸡内金炭。药材全国各地均产。

植物形态

常见动物。原鸡是家鸡的祖先，全长约62cm，外形似土著家鸡而稍小。虹膜红褐或橙红，上嘴黑褐，下嘴较浅，脚铅褐至蓝灰；雄鸡头顶具红色锯齿缘肉冠，喉侧红色肉垂1对，头顶两侧、枕至后颈和颈侧被火红色矛状羽，较长的矛状羽金黄色，上背和肩羽黑而有暗蓝绿色反光，后缘栗红色，下背浓紫栗色，并有灿烂的金属反光；尾羽黑褐色而有金属暗绿色反光，白色羽基常展露于外，中央1对镰刀状，特别长；下体黑色。雌鸟肉冠小，洋红色，后颈和颈侧羽缘金黄色，上体和尾羽大都黑褐色，上背黄而密布黑色纵纹；胸棕色，腹浅棕色。

药材性状

为不规则卷片，厚约2mm。表面黄色、黄绿色或黄褐色，薄而透明，具明显的条状皱纹。质脆，断面角质样，有光泽。气微腥，味微苦。

【功能】健胃消食，涩精止遗。

【性味】性平，味甘。

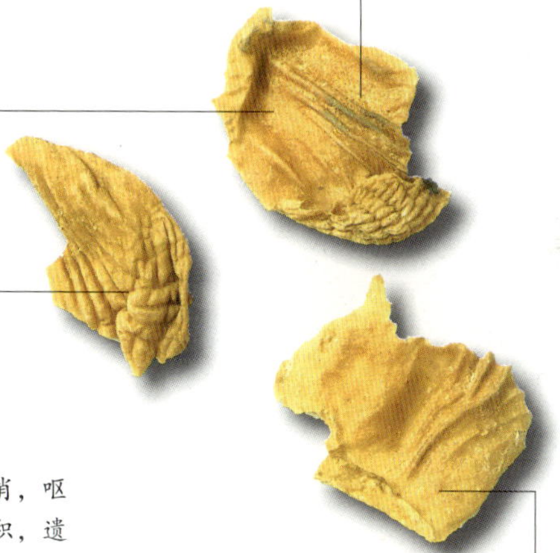

【主治】食积不消，呕吐泻痢，小儿疳积，遗尿，遗精。

【用法】用量3~9g。

验方

小儿疳积	炒鸡内金 5个（研末）	▶ 加糖适量，分3次温开水送服。
食积不消，脘腹胀满	炒鸡内金 5个 + 莱菔子 6g + 香附 9g + 苍术 9g + 麦芽 16g	▶ 水煎服。
慢性腹泻	鸡内金 6g + 炒白术 9g + 木香 4.5g	▶ 水煎服。

莱菔子

Raphani Semen

别名 萝卜子、萝白子、菜头子。

来源 为十字花科植物萝卜*Raphanus sativus* L. 的种子。

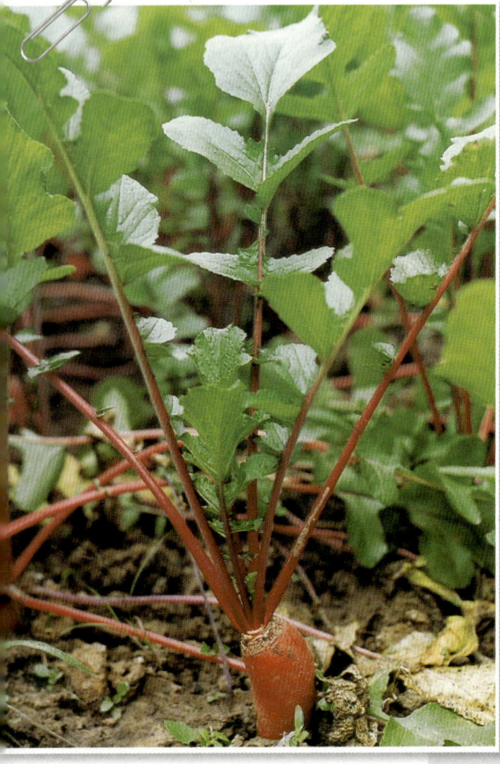

植物形态

根肉质。茎高 1m，多分枝，稍有白粉。基生叶大头状羽裂，侧生裂片 4~6 对，向基部渐缩小，有粗糙毛；茎生叶长圆形至披针形，边缘有锯齿或缺刻，很少全缘。总状花序顶生，花淡紫红色或白色，直径 15~20mm。长角果肉质，圆柱形，长 15~30mm，在种子间收缩，熟时变成海绵状横隔，顶端渐尖成喙；种子圆形，稍扁，红褐色。花期 4~5 月，果期 5~6 月。全国各地普遍栽培。

采制

夏季果实成熟时采割植株，晒干，搓出种子，除去杂质，再晒干。

药材性状

种子类卵圆形或椭圆形，稍扁，长 2.5~4mm，宽 2~3mm。表面黄棕色、红棕色或灰棕色，一端有深棕色圆形种脐，一侧有数条纵沟。种皮薄而脆，子叶 2，黄白色，有油性。味淡，微苦辛。

【功能】消食除胀，降气化痰。

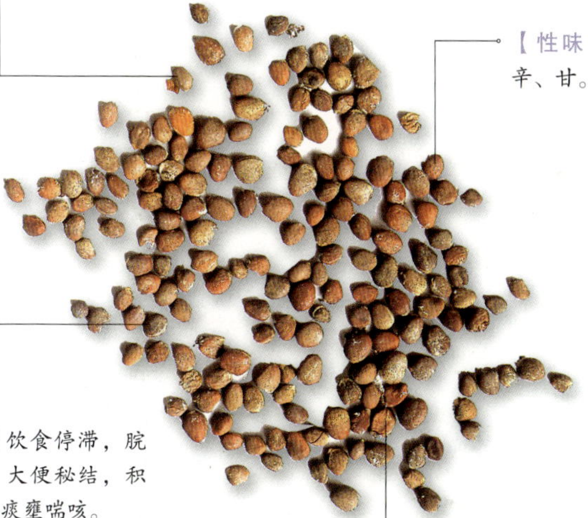

【性味】性平，味辛、甘。

【主治】饮食停滞，脘腹胀痛，大便秘结，积滞泻痢，痰壅喘咳。

【用法】用量4.5~9g。

验方

食积腹胀	炒莱菔子 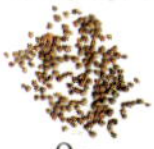 9g ＋ 炒麦芽 9g ＋ 厚朴 9g ▶ 水煎服。
便秘、腹胀痛	生莱菔子 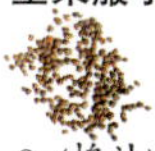 9g(捣汁) ＋ 皂荚末 6g ▶ 开水冲服。
里急后重、泻而不爽	莱菔子 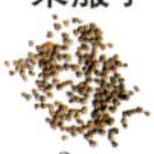 9g ＋ 木香 9g ＋ 大黄 8g ▶ 水煎服。

苦楝皮

别名 楝皮。

Meliae Cortex

来源 为楝科植物楝*Melia azedarach* L. 的干皮和根皮。

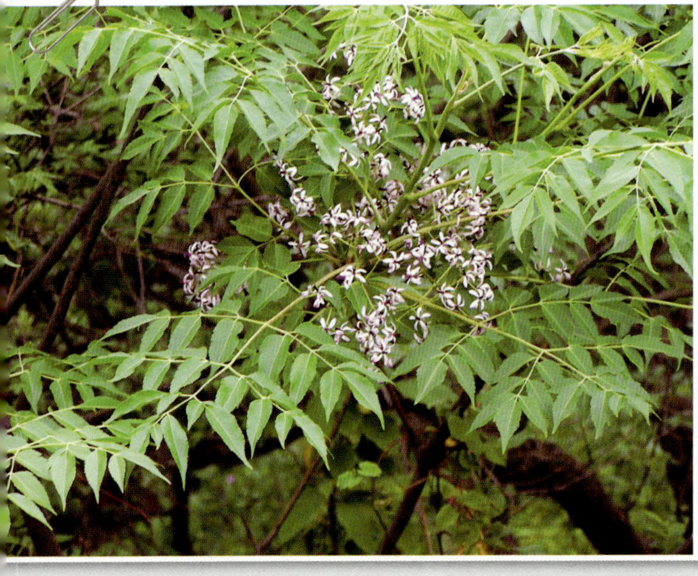

采制

春、秋二季剥取，晒干，或除去粗皮，晒干。药材产于华北、华东、中南及西南各地。

植物形态

落叶乔木。树皮纵裂，幼枝被星状柔毛。叶互生，2~3 回羽状复叶，小叶卵形至椭圆形，长 3~7cm，宽 2~3cm，先端长尖，边缘具深浅不一的钝齿，幼时被星状毛，后仅沿脉有白毛。圆锥花序腋生；花萼 5 裂，被毛；花瓣 5，淡紫色，外面被毛；雄蕊 10；子房上位，4~5 室。核果近球形，直径 1~1.5cm，黄棕色，有光泽。花期 5 月，果期 10 月。生于山坡、田野，或栽培。

药材性状

树皮不规则板片状、槽状或半卷筒状，长宽不一，厚2~6mm。外表面灰棕色或灰褐色，粗糙，除去粗皮者淡黄色；内表面类白色或淡黄色。质韧，不易折断，断面纤维性，呈层片状，易剥离。无臭，味苦。

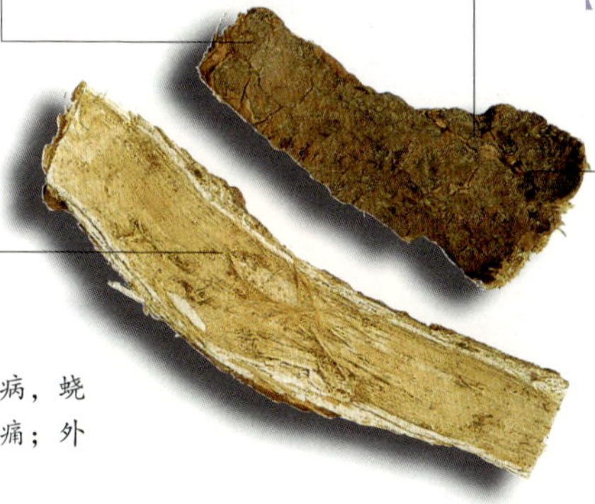

验方

股癣	苦楝皮 适量 + 羊蹄根 适量 ▶ 浸75％乙醇（酒精）2周，取药液涂患处。
头癣	苦楝皮 适量 + 羊蹄根 适量 + 乌桕木根皮 适量 ▶ 共研细粉，调茶油涂患处。
痔疮出血	苦楝皮 适量 + 一点红 适量 + 野菊花 适量 + 木芙蓉叶 适量 ▶ 水煎熏洗患处。

附注 同属植物川楝*Melia toosendan* Sieb. et Zucc. 的干皮及根皮同等入药。

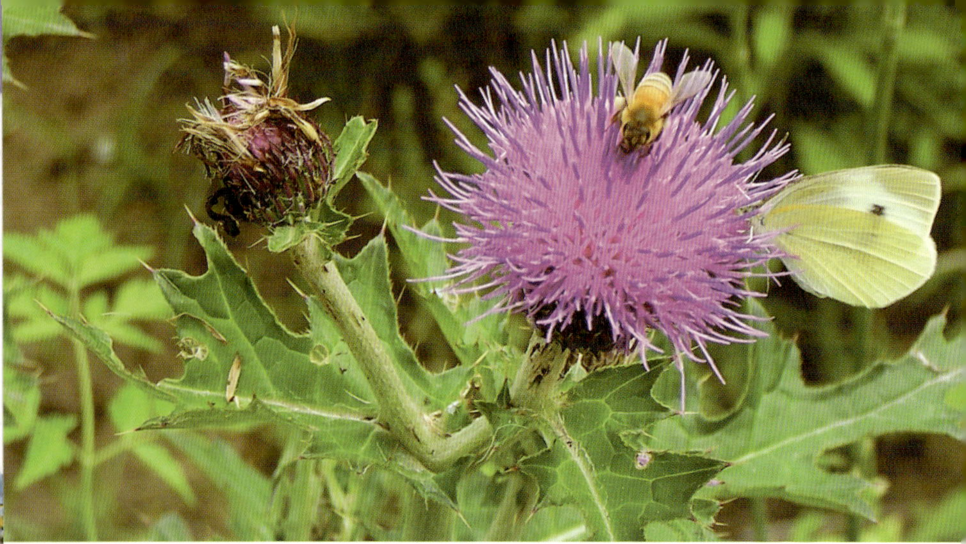
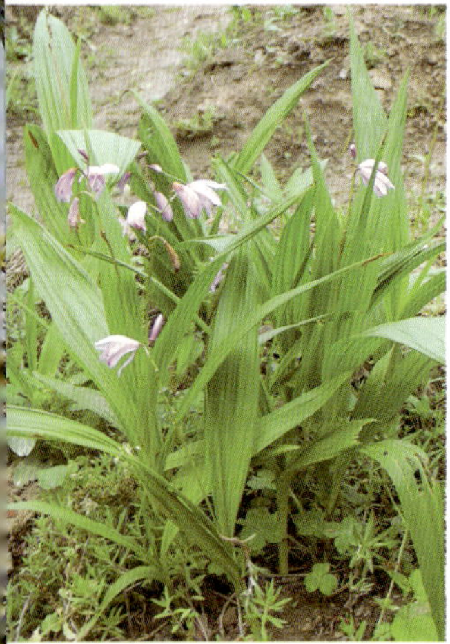
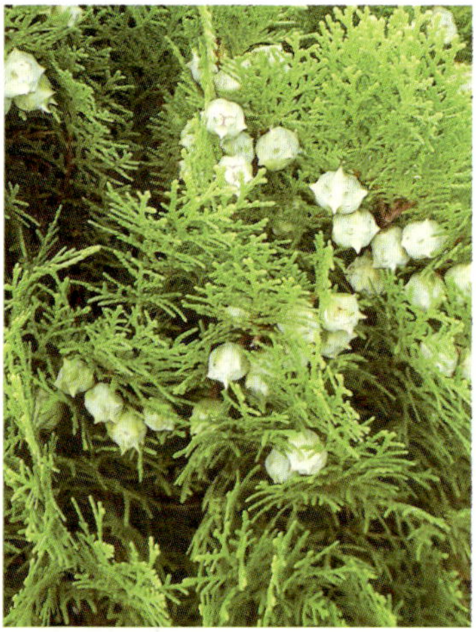
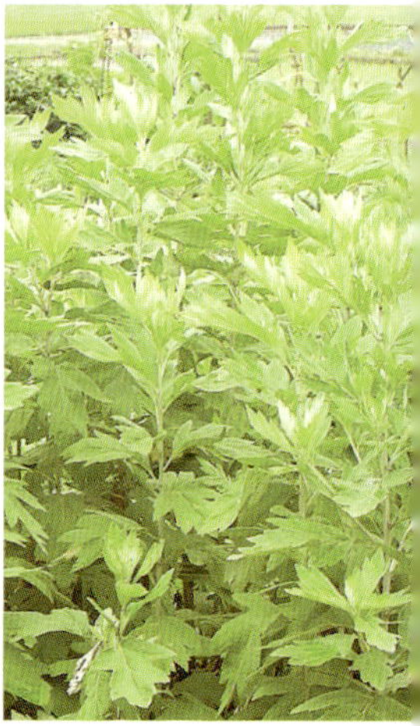
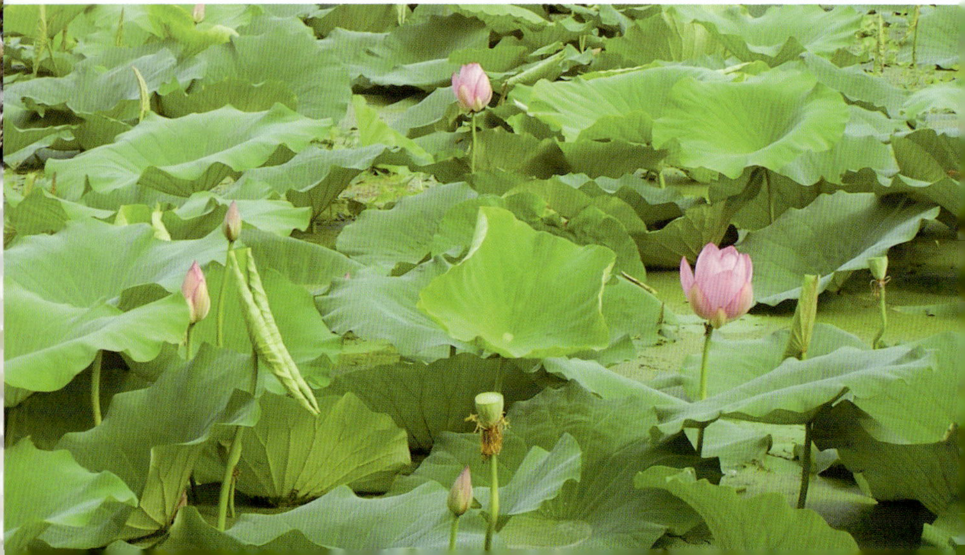

第十章

止血药

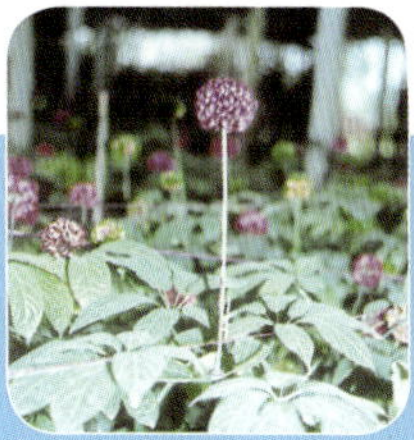
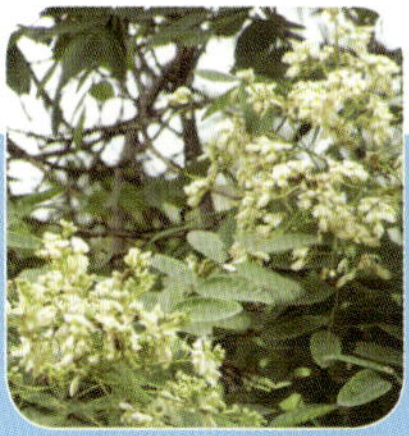
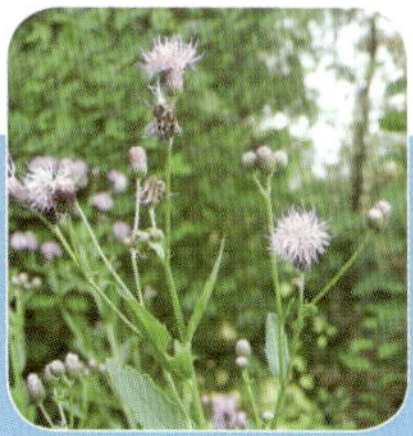

止血药是指能制止体内外出血，以治疗各种出血病症为主的药物。止血药入血分，具有凉血止血、温经止血、化瘀止血、收敛止血之功，主要适用于咯血、吐血、便血、尿血、崩漏以及外伤出血等各种出血病症。在使用止血药时，要注意“止血不留瘀”。若出血过多，气随血脱者，应急投大补元气之药，以挽救气脱危候。

大蓟

别名 将军草、牛口刺、马刺草。

Cirsii Japonici Herba Seu Radix

来源 为菊科植物蓟*Cirsium japonicum* DC. 的地上部分或根。

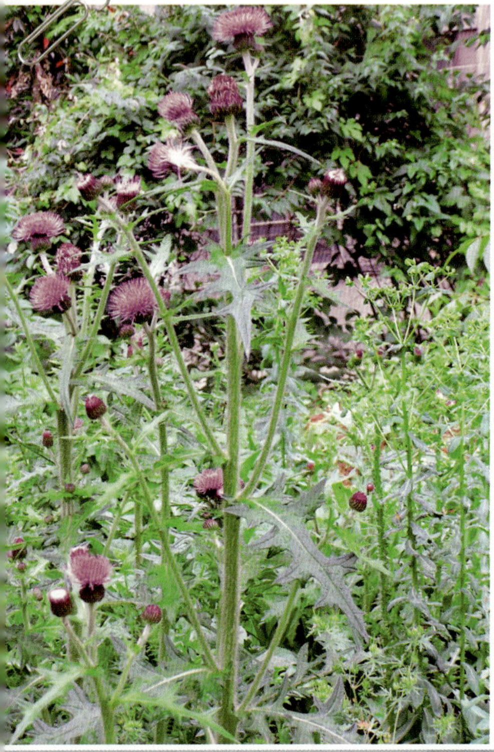

植物形态

多年生草本，高 0.5~1m。根簇生，圆锥形，肉质，表面棕褐色。茎直立，有细纵纹，基部有白色丝状毛。基生叶丛生，有柄，倒披针形或倒卵状披针形，长 15~30cm，羽状深裂，边缘齿状，齿端具针刺，上面疏生白色丝状毛，下面脉上有长毛；茎生叶互生，基部心形抱茎。头状花序顶生；总苞钟状，外被蛛丝状毛；总苞片 4~6 层，披针形，外层较短；花两性，管状，紫色；花药顶端有附片，基部有尾。瘦果长椭圆形，冠毛多层，羽状，暗灰色。花期 5~8 月，果期 6~8 月。生于山野、路旁、荒地。

采制

夏、秋季花开时割取地上部分，或秋末挖根，除去杂质，晒干，生用或炒炭用。药材产于全国大部分地区。

药材性状

茎呈圆柱形，基部直径可达1.2cm；表面绿褐色或棕褐色，有数条纵棱，被丝状毛；断面灰白色，髓部疏松或中空。叶皱缩，多破碎，完整叶片展平后呈倒披针形或倒卵状椭圆形，羽状深裂，边缘具不等长的针刺；上表面灰绿色或黄棕色，下表面色较浅，两面均具灰白色丝状毛。头状花序顶生，球形或椭圆形，总苞黄褐色，羽状冠毛灰白色。气微，味淡。

根茎结节状，下生多条细长的根。根长纺锤形，稍弯曲，表面暗褐色。质脆，易折断。气特异，味微苦、涩。

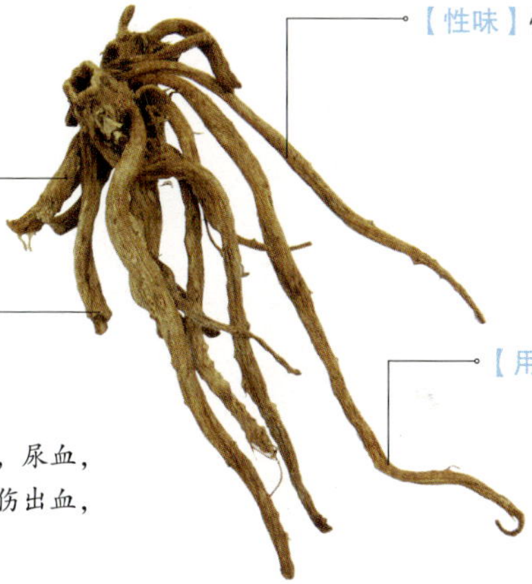

验方

月经过多	大蓟根 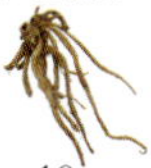 10g + 栀子炭 10g + 生地黄 10g + 白芍 10g + 黄芩 10g ▶ 水煎服。
急性扁桃体炎	鲜大蓟根 60g + 鲜土牛膝 60g + 鲜酢浆草 60g ▶ 水煎服，严重者每日2剂，小儿酌减。

小蓟

Cirsii Herba

别名 野红花、小刺盖、刺菜。

来源 为菊科植物刺儿菜*Cirsium setosum*（Willd.）MB. 的地上部分。

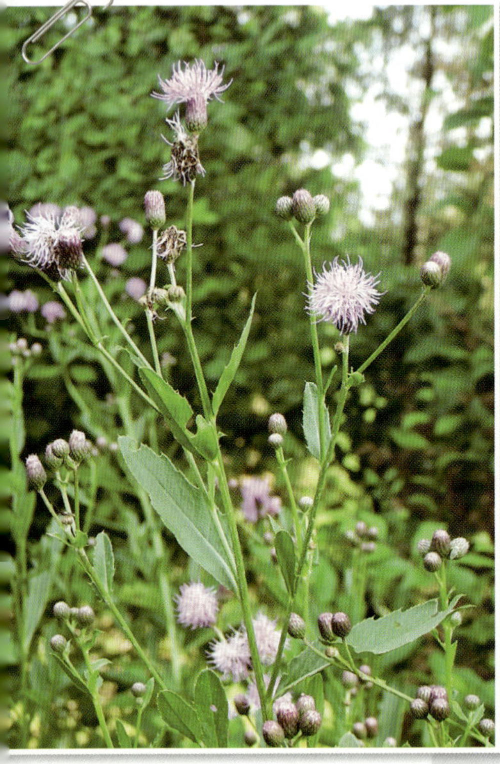

植物形态

多年生草本，高25~50cm，具匍匐根茎。茎直立，有纵槽，幼茎被白色蛛丝状毛。叶互生，椭圆形或长椭圆状披针形，长7~10cm，宽1.5~2.5cm，先端钝，边缘齿裂，有不等长的针刺，两面均被蛛丝状绵毛。头状花序顶生，雌雄异株；总苞钟状，总苞片5~6层，雄花序总苞长1.8cm，雌花序总苞长约2.3cm；花管状，淡紫色，雄花花冠长1.7~2cm，雌花冠长约2.6cm。瘦果椭圆形或长卵形，具纵棱，冠毛羽状。花期5~6月，果期5~7月。生于荒地、路旁或田间。

采制

夏、秋二季采收，洗净晒干或鲜用。

药材产于全国各地。

药材性状

茎呈圆柱形，有的上部分枝，长5~30cm；直径0.2~0.5cm；表面灰绿色或带紫色，具纵棱及白色柔毛；质脆，易折断，断面中空。叶互生，无柄或有短柄；叶片皱缩或破碎，完整者展平后呈长椭圆形或长圆状披针形，长3~12cm，宽0.5~3cm；全缘或微齿裂至羽状深裂，齿尖具针刺；上表面绿褐色，下表面灰绿色，两面均具白色柔毛。头状花序单个或数个顶生；总苞钟状，苞片5~8层，黄绿色；花紫红色。气微，味微苦。

【功能】凉血止血，祛瘀消肿。

【性味】性凉，味甘、苦。

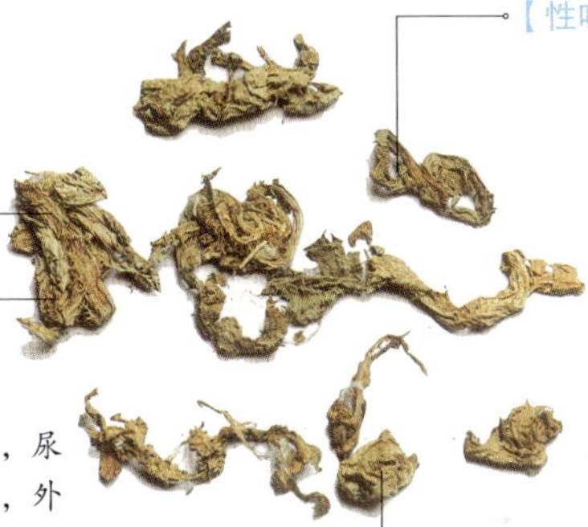

【主治】衄血，吐血，尿血，便血，崩漏下血，外伤出血，痈肿疮毒。

【用法】用量4.5~9g。外用鲜品适量。

验方

预防细菌性痢疾	小蓟全草 适量	制成每100ml含生药50g的汤剂。成人每次服50ml，小儿酌减，隔日1次，共3次。
病毒性肝炎	小蓟根 30g	水煎0.5~1小时，过滤后加糖，睡前顿服，20~30日为1个疗程。
鼻出血	鲜小蓟全草 150~300g	洗净，捣烂如泥，再将药泥用纱布包好，压榨取汁，加红糖15g，分早晚2次服下。

白茅根

Imperatae Rhizoma

别名 茅根、黄茅、兰根、丝茅根、甜根。

来源 为禾本科植物白茅*Imperata cylindrica* Beauv. var. *major* (Nees) C. E. Hubb. 的根茎。

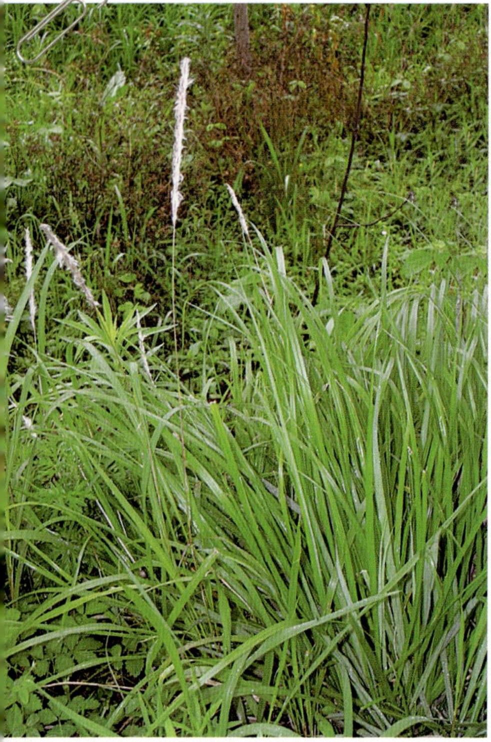

植物形态

多年生草本，高20~100cm。秆直立，具节，节上有细柔毛。叶线形或线状披针形；根出叶几与植株等长；茎生叶较短，叶鞘褐色，无毛，或上部及边缘和鞘口具纤毛，具短叶舌。圆锥花序紧缩呈穗状；小穗披针形，对生于花序枝轴上；花两性，每小穗具1花，基部被白色丝状柔毛。颖果暗褐色，成熟果序被白色长柔毛。花期5~6月，果期6~7月。生于路旁向阳干草地或山坡上，几乎遍布全国。

采制

春、秋二季采挖，洗净，晒干，除去须根及膜质叶鞘，捆成小把。

药材性状

根茎长圆柱形，长 30~60cm，直径 2~4mm。表面黄白色或淡黄色，微有光泽，具纵皱纹，节明显，稍突起，节间长短不等，通常长 1.5~3cm。体轻，质略脆，断面皮部白色，有裂隙，放射状排列，中柱淡黄色，易与皮部剥离。气微，味微甜。

【功能】凉血止血，清热利尿。

【性味】性寒，味甘。

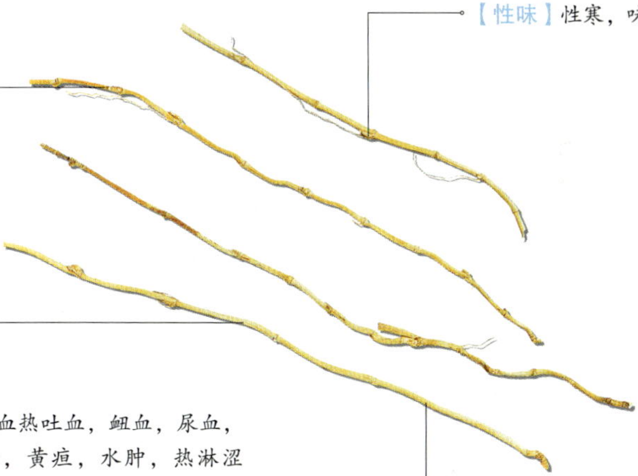

【主治】血热吐血，衄血，尿血，热病烦渴，黄疸，水肿，热淋涩痛；急性肾炎水肿。

【用法】用量9~30g，鲜品30~60g。

验方

急性黄疸型病毒性肝炎	白茅根 30g + 白毛藤 30g + 茵陈蒿 15g ▶ 水煎服。
血尿	白茅根 30g + 车前草 15g + 蒲公英 15g ▶ 水煎服。
支气管扩张咯血	白茅根 30g + 苇茎 15g + 鱼腥草 15g + 侧柏叶 15g ▶ 水煎服。

地榆

Sanguisorbae Radix

别名 黄瓜香、山地瓜、猪人参、血箭草。

来源 为蔷薇科植物地榆*Sanguisorba officinalis* L. 的根。

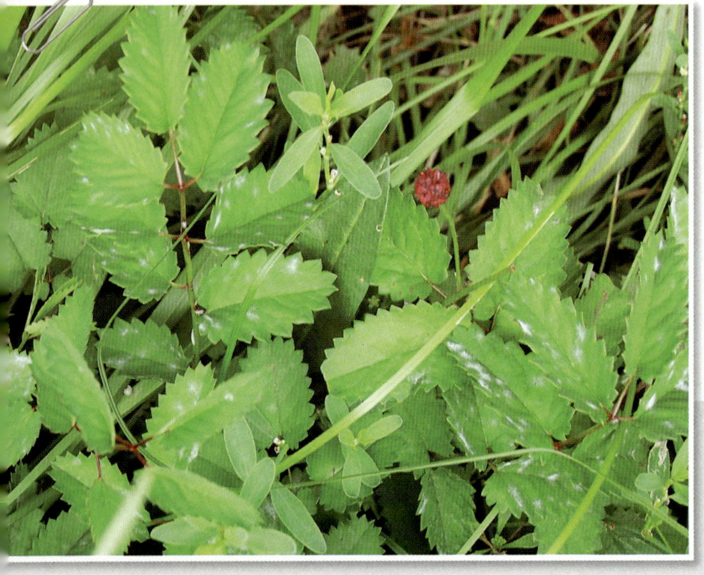

采制

春、秋二季采挖，除去须根，洗净，干燥；或趁鲜切片，干燥。生用或炒炭用。药材主产于江苏、浙江。

植物形态

多年生草本。茎有时带紫色。羽状复叶，基生叶有长柄，茎生叶互生；托叶镰状，有齿；小叶7~21，矩状椭圆形，长1.5~6cm，宽0.5~3cm，先端钝，有小突尖，基部截形或浅心形，边缘有圆而锐的锯齿，小叶柄基部具小托叶。穗状花序顶生，圆柱形，花小而密集；花被4裂，花瓣状，紫红色。瘦果椭圆形，褐色，花被宿存。花、果期7~9月。生于山坡、草地、林缘灌丛及田边。

药材性状

根呈不规则纺锤形或圆柱形，稍弯曲或扭曲，长 5~25cm，直径 0.5~2cm。表面灰褐色、棕褐色或暗紫色，粗糙，有纵皱纹、横裂纹及支根痕。质硬，断面较平坦或皮部露出绵状纤维。味微苦涩。

【功能】凉血止血，解毒敛疮。

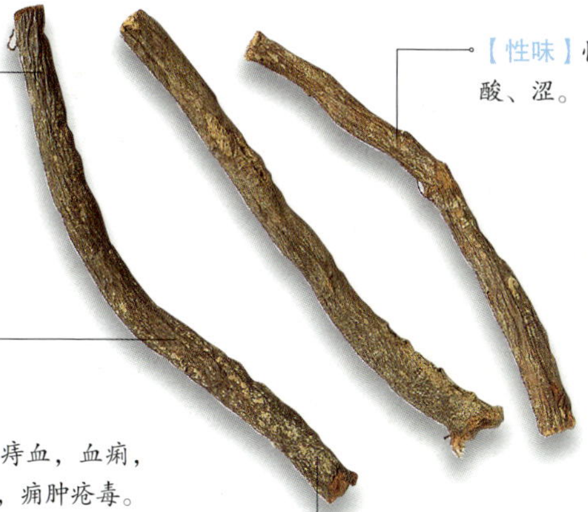

【性味】性微寒，味苦、酸、涩。

【主治】便血，痔血，血痢，崩漏，水火烫伤，痈肿疮毒。

【用法】用量9~15g。外用适量，研末涂敷患处。

验方

胃出血	地榆 10g + 侧柏叶 15g + 紫珠叶 15g ▶ 水煎服。
尿血	地榆 10g + 车前草 15g + 旱莲草 15g + 半边莲 15g ▶ 水煎服。
血崩	地榆炭 15g + 槐花 10g + 紫珠叶 15g + 仙鹤草 24g + 阿胶 15g ▶ 水煎服。

附注 同属植物长叶地榆*Sanguisorba officinalis* L. var. *longifolia* (Bert.) Yü et Li 的根同等入药。

侧柏叶

Platycladi Cacumen

别名 扁柏、香柏、片柏、片松。

来源 为柏科植物侧柏*Platycladus orientalis*（L.）Franco 的枝梢和叶。

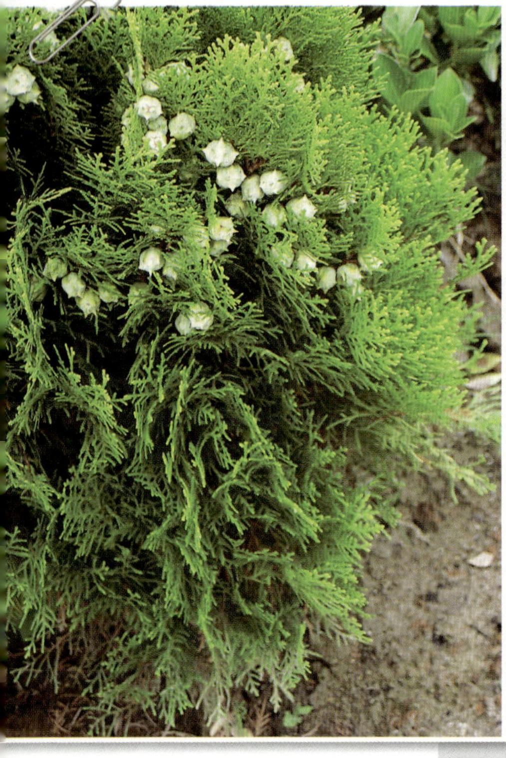

植物形态

常绿乔木，高达 20m。树皮淡灰褐色或深灰色，纵裂成长条片剥落。分枝密，小枝扁平，排成一平面。鳞形叶交互对生，正面 1 对扁平，有腺点，侧面 1 对龙骨状，盖于正面叶上。雌雄同株，球花单生于上年短枝顶；雄球花有 3~6 对雄蕊，每一雄蕊有 2~ 4 枚花药；雌球花有 4 对珠鳞。球果有种鳞 4 对，成熟前肉质，成熟后木质，开裂，较厚，背部近顶端有一反曲的尖头，中部种鳞各有 1~2 粒种子。种子长卵形，无翅。花期 3~4 月，果期 10~11 月。多栽培。除青海、新疆外，全国均有分布。

采制

夏、秋二季采收，阴干。

药材性状

茎枝类圆柱形，红棕色；小枝扁平，直径1~2mm。叶细小鳞片状，交互对生，贴伏于枝上，深绿色或黄绿色。质脆。气清香，味苦、涩、微辛。

【功能】凉血止血，生发乌发。

【性味】性寒，味苦、涩。

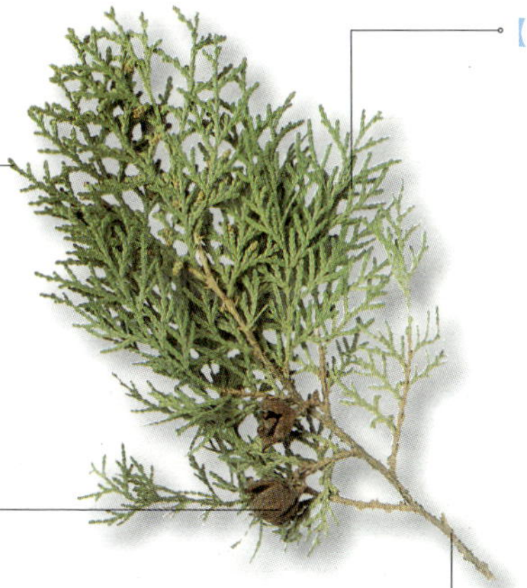

【主治】吐血，衄血，咯血，便血，崩漏不止，血热脱发，须发早白。

【用法】用量6~12g。外用适量。

验方

百日咳	侧柏叶 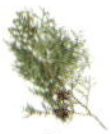 9g + 百部 9g + 麦冬 9g + 炙甘草 3g ▶ 水煎服。
烧伤	鲜侧柏叶 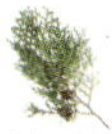 300~500g ▶ 洗净，捣成泥，加75%乙醇(酒精)少许调成糊状，外敷。
便血	侧柏叶炭 12g + 荷叶 9g + 生地黄 9g + 百草霜 9g ▶ 水煎服。

附注　种仁亦入药，名柏子仁，能养心安神、止汗润肠。

槐花

Sophorae Flos

别名 白槐、槐米。

来源 为豆科植物槐*Sophora japonica* L. 的开放的花或花蕾。

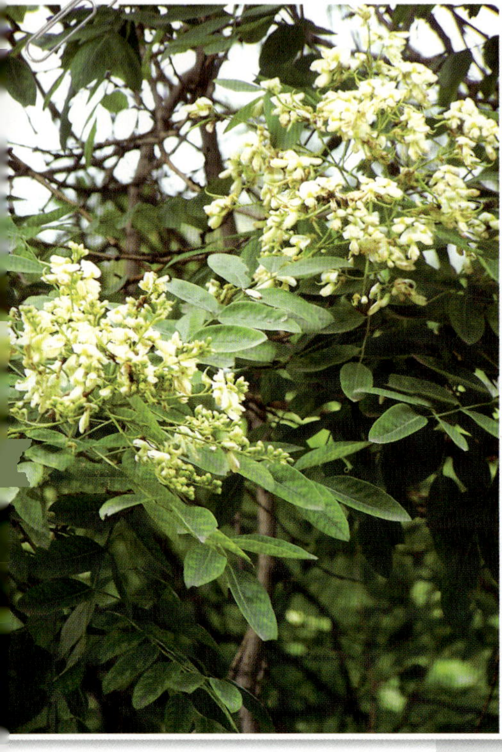

植物形态

落叶乔木，高 15~25m。羽状复叶互生；叶轴有毛，基部膨大；小叶 9~15，卵状长圆形，长 2.5~7.5cm，宽 1.5~5cm，先端尖，基部阔楔形，下面灰白色，疏生短柔毛。圆锥花序顶生；萼钟状，有 5 小齿；花冠乳白色，旗瓣阔心形，有短爪，并有紫脉，翼瓣和龙骨瓣边缘稍带紫色；雄蕊 10，分离，不等长。荚果肉质，串珠状，长 2.5~5cm，无毛，不裂。种子 1~6，肾形。花期 7~9 月，果期 9~10 月。全国各地有栽培。

采制

夏季花开放或花蕾形成时采收，及时干燥，除去枝、梗及杂质。前者习称"槐花"，后者习称"槐米"。

药材性状

皱缩而卷曲，花瓣多散落。完整者花萼钟状，黄绿色，先端5浅裂；花瓣5，黄色或黄白色，1片较大，近圆形，先端微凹，其余4片长圆形。雄蕊10，其中9个基部连合，花丝细长。雌蕊圆柱形，弯曲。体轻。无臭，味微苦。

【功能】凉血止血，清肝泻火。

【性味】性微寒，味苦。

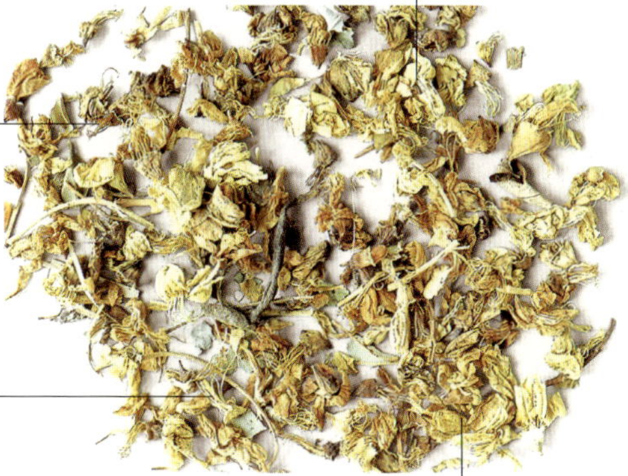

【主治】便血，痔血，血痢，崩漏，吐血，衄血，肝热目赤，头痛眩晕。

【用法】用量4.5~9g。

验方

银屑病	槐花 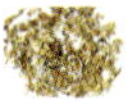 适量	炒黄，研成细粉。每次5g，每日2次，饭后温开水送服。
颈淋巴结结核	槐花 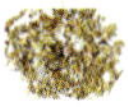 2份 + 糯米 1份	炒黄研末。每日早晨空腹服10g。服药期间禁止食糖。
急性乳腺炎	槐花 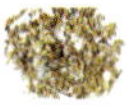 30g + 重楼 15g + 生甘草 15g	烘干研末。分早晚2次，以水、酒送服，并配合局部热敷。

槐角

Sophorae Fructus

别名 槐豆、绿槐角、槐母实、槐连灯、槐连豆。

来源 为豆科植物槐*Sophora japonica* L. 的成熟果实。

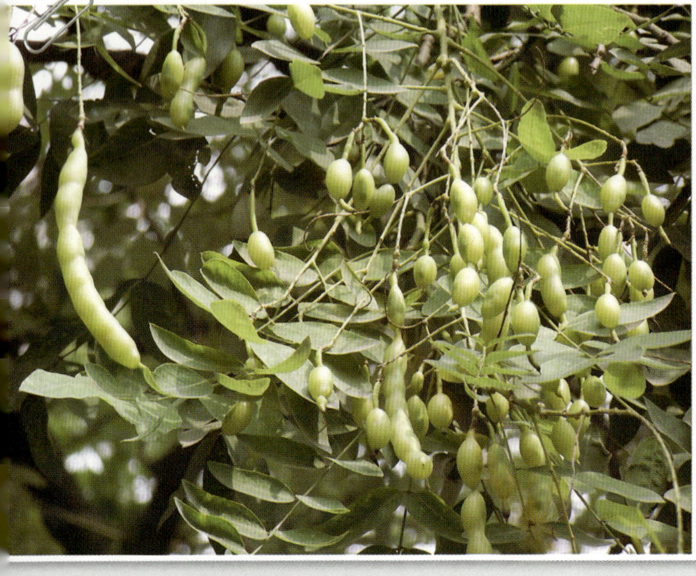

采制

冬季采收，除去杂质，干燥。

植物形态

参见第340页槐花“植物形态”项。

药材性状

果实呈连珠状，长1~6cm，直径0.6~1cm。表面黄绿色或黄褐色，皱缩而粗糙，背缝线一侧呈黄色。质柔润，干燥皱缩，易在收缩处折断，断面黄绿色，有黏性。种子1~6粒，肾形，长约8mm，表面光滑，棕黑色，一侧有灰白色圆形种脐；质坚硬，子叶2，黄绿色。果肉气微，味苦，种子嚼之有豆腥气。

【功能】清热泻火，凉血止血。

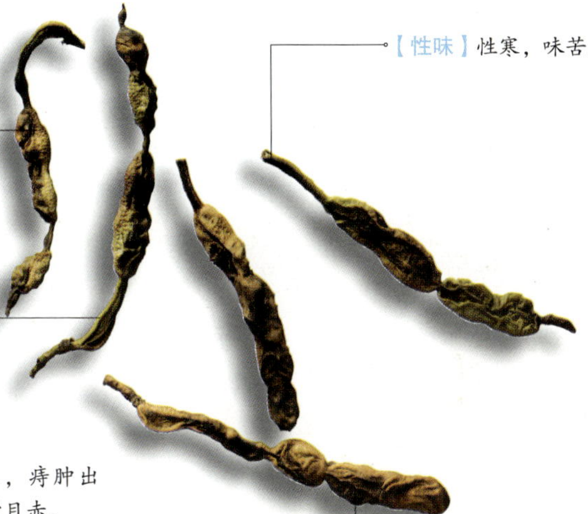

【性味】性寒，味苦。

【主治】肠热便血，痔肿出血，肝热头痛，眩晕目赤。

【用法】用量6~9g。

验方

痔疮肿痛	槐角 12g + 地榆 12g + 黄芩 9g	水煎服。
高血压	槐角 125g + 旱莲草 70g + 桑椹 70g + 女贞子 70g	水煎浓缩成50g，烘干制成颗粒，加适量赋形剂，压成100片。每次3~4片，每日3次。
眼热目暗	槐子 60g + 黄连（去须）60g	捣罗为末，炼蜜丸如梧桐子大。每于食后以温浆水下20丸，夜临卧再服。（《圣惠方》明目槐子丸）

化瘀止血

三七

别名 人参三七、田七、盘龙七、金不换。

Notoginseng Radix et Rhizoma

来源 为五加科植物三七*Panax notoginseng*（Burk.）F. H. Chen的根和根茎。

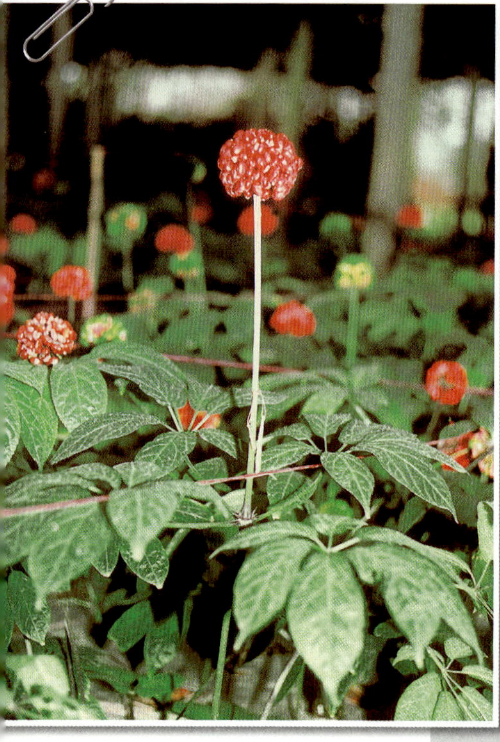

植物形态

多年生草本，高达 60cm。根茎短，茎直立，光滑无毛。掌状复叶，具长柄，3~4 片轮生于茎顶；小叶 3~4，椭圆形或长圆状倒卵形，边缘有细锯齿。伞形花序顶生，花序梗从茎顶中央抽出，长 20~30cm；花小，黄绿色；花萼 5 裂；花瓣、雄蕊皆为 5。核果浆果状，近肾形，熟时红色。种子 1~3，扁球形。花期 6~8 月，果期 8~10 月。生于山坡丛林下；现多栽培于海拔 800~1000m 的山脚斜坡或土丘缓坡上。

采制

栽种后第3年夏末秋初或冬季采挖。去须根，曝晒至半干，用力搓揉，再曝晒，重复数次，置麻袋中加蜡打光。药材主产于云南、广西、四川。

药材性状

根圆锥形、纺锤形或不规则块状，长 1.5~5cm，直径 1.2~2cm。表面灰黄色或棕黑色，具蜡样光泽，有不规则细纹及少数横长皮孔；上部有数个瘤状隆起的支根断痕，顶端残留根茎基。质坚实，击碎后皮部与木部常分离；横切面灰白色或黄棕色，皮部有棕色小点（树脂道）。气微，味苦、微甜。

【功能】散瘀止血，消肿定痛。

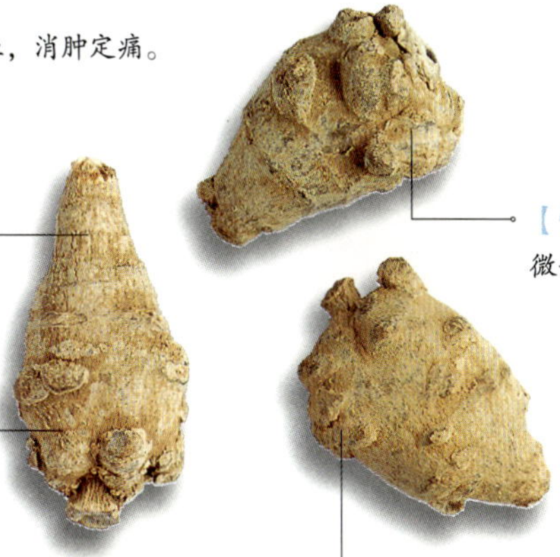

【性味】性温，味甘、微苦。

【主治】咯血，吐血，衄血，便血，崩漏，外伤出血，胸腹刺痛，跌仆肿痛。

【用法】用量3~9g；研末吞服，每次1~3g。外用适量。

验方

胃出血	三七粉 1g + 生大黄粉 2g ▶ 水调服。
胃、十二指肠溃疡出血	三七粉 1g + 白及粉 6g ▶ 水调服。
跌打损伤瘀肿	三七粉 适量 + 生大黄粉 适量 ▶ 水、酒各半，调敷患处。

降香

别名 降真香、紫降香、花梨母。

Dalbergiae Odoriferae Lignum

来源 为豆科植物降香檀*Dalbergia odorifera* T. Chen 树干和根的心材。

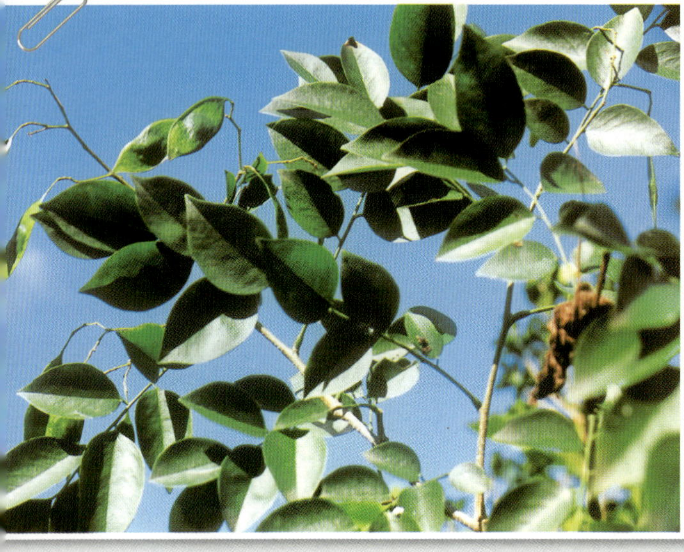

采制

全年采收，除去边材，阴干。药材产于海南。

植物形态

乔木。幼嫩部分、花序及子房略被短柔毛；树皮褐色，粗糙；小枝近平滑，具密集的苍白色皮孔。羽状复叶互生；小叶 9~13，近革质，卵形或椭圆形，基部小叶较小，阔卵形，侧脉和网脉于两面略凸起。圆锥花序腋生；萼钟状，5 裂，上部 2 裂齿短阔；花冠蝶形，淡黄色或乳白色，各瓣近等长，均具爪；雄蕊 9 枚，1 组；子房狭椭圆形，具长约2.5mm的柄。荚果舌状长椭圆形，长4.5~8cm，宽 1.5~1.8cm，柄长 5~10mm。种子常 1 枚，稀 2 枚。花期 4~6 月。生于中海拔地区的山坡疏林中、林边或村旁。

药材性状

心材呈类圆柱形或不规则块片状。表面紫红色或红褐色，切面有致密的纹理。质硬，有油性。气微香，味微苦。

【功能】行气活血，止痛，止血。

【性味】性温，味辛。

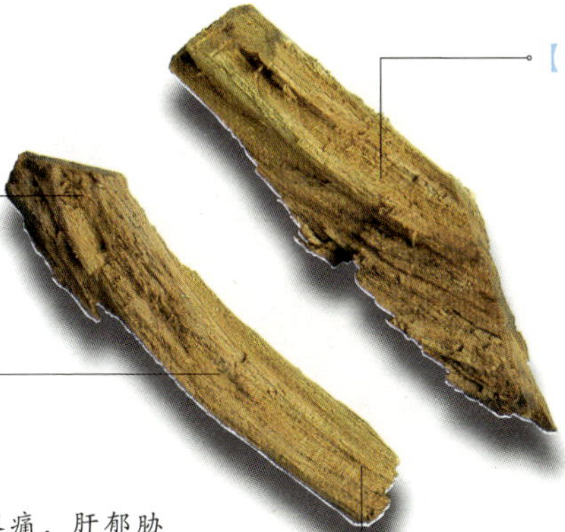

【主治】脘腹疼痛，肝郁胁痛，胸痹刺痛，跌仆损伤，外伤出血。

【用法】用量9~15g，入煎剂宜后下。外用适量，研细末敷患处。

验方

气血瘀滞之胸胁、心腹痛	降香 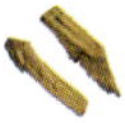 1~2g	▶ 研末服。
刀伤出血	降香 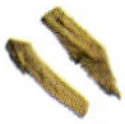 适量	▶ 研成细粉外敷伤口
痈疽恶毒	降香 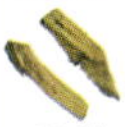 适量 ＋ 枫香脂 适量	▶ 研末，外敷。

茜草

别名 四轮草、拉拉蔓、小活血、过山藤。

Rubiae Radix et Rhizom

来源 为茜草科植物茜草*Rubia cordifolia* L. 的根及根茎。

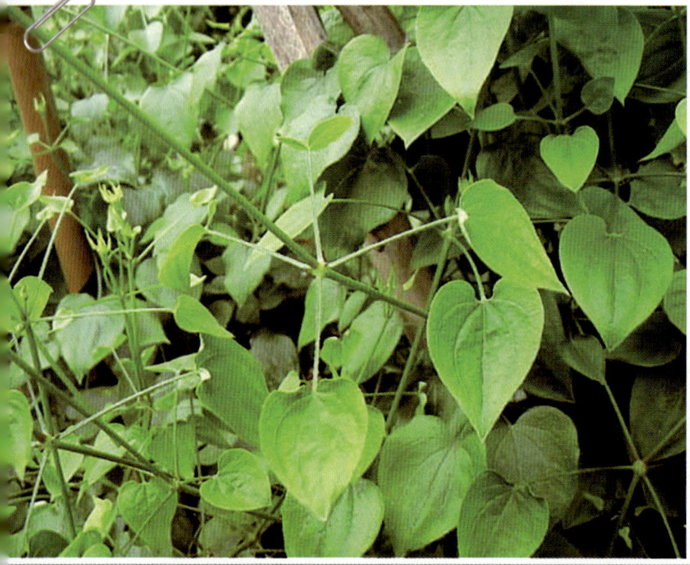

采制

春、秋二季采挖，除去泥沙，晒干。药材主产于安徽、河北、陕西、河南、山东。

植物形态

多年生攀缘草本。茎四棱形，有的沿棱有倒刺。叶4片轮生，其中1对较大而具长柄，卵形或卵状披针形，长2.5~6cm或更长，宽1~3cm或更宽；叶柄、叶缘和背脉有小倒刺。聚伞花序顶生或腋生；花小，萼齿不明显，花冠绿黄色或白色，5裂，有缘毛。果肉质，小球形，熟时紫黑色。花、果期9~10月。生于山坡岩石旁或沟边草丛中。

药材性状

根茎呈不规则结节状，上侧有茎基，下侧丛生粗细不等的根。根呈圆柱形，波状弯曲，长 10~25cm，直径 0.2~1cm，表面红棕色或暗棕色，具细纵纹及少数细根痕。质脆，断面平坦，皮部紫红色，木部浅黄红色。气微，味微苦。

【功能】凉血，止血，祛瘀，通经。

【性味】性寒，味苦。

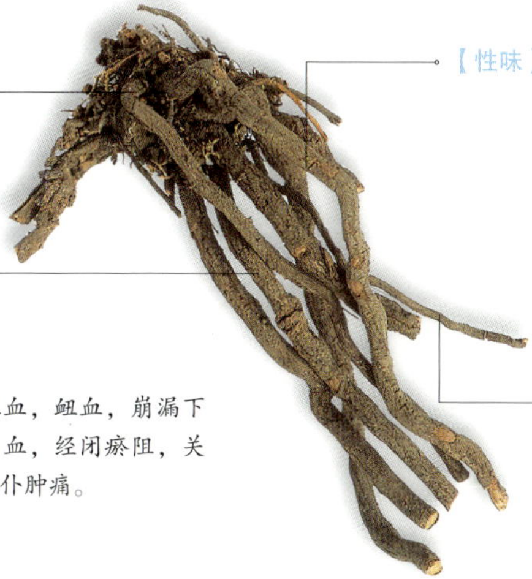

【主治】吐血，衄血，崩漏下血，外伤出血，经闭瘀阻，关节痹痛，跌仆肿痛。

【用法】用量6~9g。

验方

月经过多	茜草 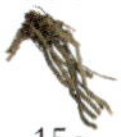 15g + 仙鹤草 15g + 旱莲草 15g + 紫珠叶 15g ▶ 水煎服。
肺气肿咯血	茜草 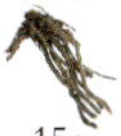 15g + 侧柏叶 15g + 藕片 15g + 白石榴花 15g ▶ 水煎服。
鼻出血	茜草 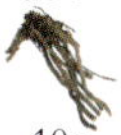 10g + 生地黄 15g + 甘草 5g + 玄参 10g + 白茶花 10g ▶ 水煎服。

蒲黄

Typhae Pollen

别名 水蜡烛、毛蜡烛、蒲草、蒲棒。

来源 为香蒲科植物水烛香蒲*Typha angustifolia* L. 的花粉。

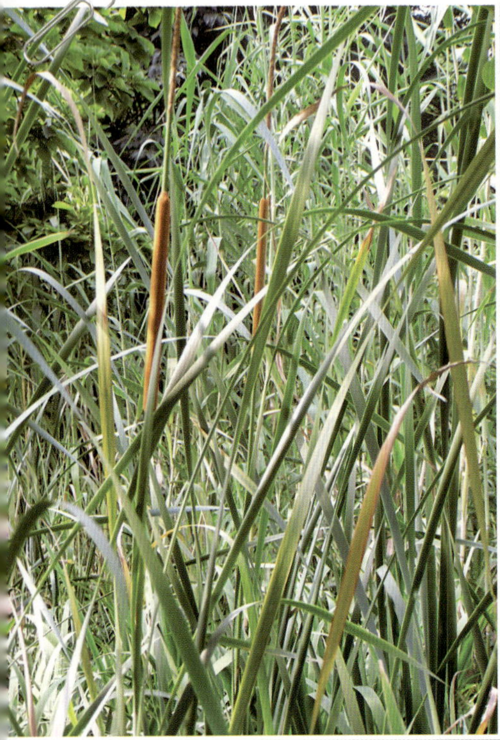

植物形态

沼泽多年生草本，高1~2m。根茎匍匐，有多数须根。叶扁平，线形，宽4~10mm，质稍厚而柔，下部鞘状，穗状花序圆柱形，长30~60cm，雌雄花序间有间隔1~15cm；雄花序在上，长20~30cm，雄花有早落的佛焰状苞片，花被鳞片状或茸毛状，雄蕊2~3；雌花序长10~30cm，雌花小苞片较柱头短，匙形，花被茸毛状与小苞片等长，柱头线状圆柱形。小坚果无沟。花期6~7月，果期7~8月。生于池沼、浅水中。分布几遍全国。

采制

夏季采收蒲棒上部的黄色雄花序，晒干后辗轧，筛取花粉。

药材性状

花粉为黄色粉末，体轻，放水中则飘浮水面。手捻有滑腻感，易附着于手指上。气微，味淡。

【功能】止血，化瘀，通淋。

【性味】性平，味甘。

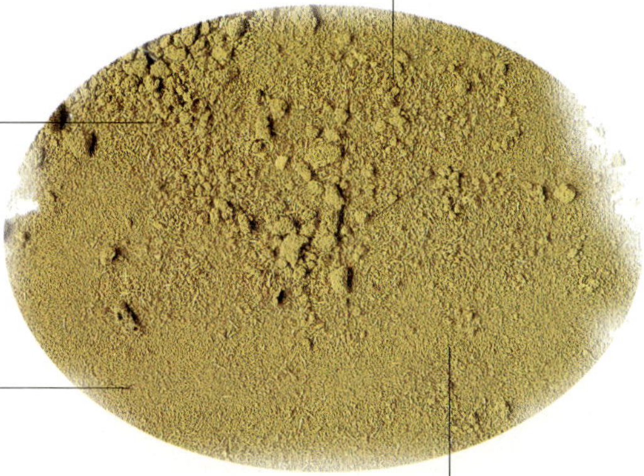

【主治】吐血，衄血，咯血，崩漏，外伤出血，经闭痛经，脘腹刺痛，跌仆肿痛，血淋涩痛。

【用法】用量4.5~9g。外用适量，敷患处。孕妇慎用。

验方

冠心病、高血压、高脂血症	生蒲黄 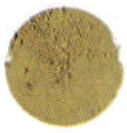 15g	＋党参 9g ＋红花 6g ＋片姜黄 4.5g ＋降香 4.5g ▶ 为1日量。上药煎煮浓缩成浸膏，制成糖衣片，每日3次，饭后温开水送服。
心腹诸痛、产后瘀血刺痛	蒲黄 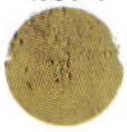 等量	＋五灵脂 等量 ▶ 共研成细粉。每服3g，每日2次，以黄酒送服。
流行性腮腺炎	生蒲黄 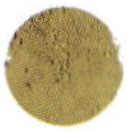 适量	▶ 调醋外敷。

附注　同属植物东方香蒲*Typha orientalis* Presl.的花粉同等入药。

仙鹤草

Agrimoniae Herba

别名 脱力草、瓜香草、老牛筋、狼牙草。

来源 为蔷薇科植物龙芽草 *Agrimonia pilosa* Ledeb. 的地上部分。

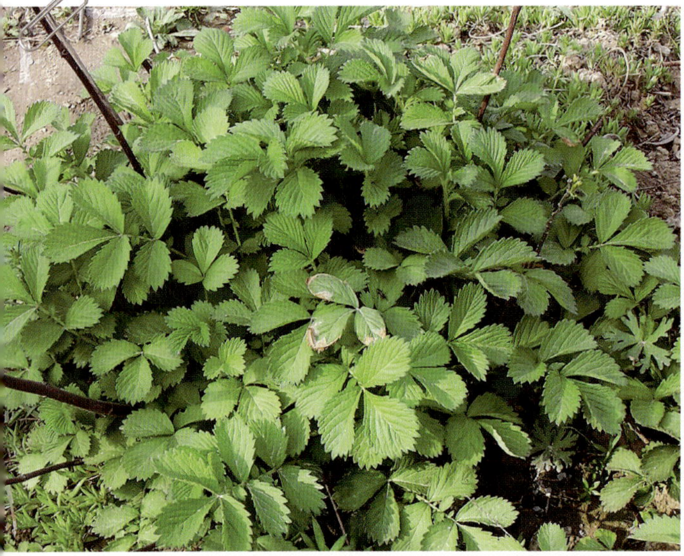

采制

夏、秋二季茎叶茂盛时采割，除去杂质，干燥。药材产于浙江、江苏、湖北。

植物形态

多年生草本，高达 1m，全株具白色长毛。根茎短，常生 1 个或数个根芽（越冬芽）。茎直立，被疏柔毛及腺毛。羽状复叶互生，小叶大小不等，间隔排列，卵圆形至倒卵圆形，长 2.5~7cm，宽 1.5~3.5cm，边缘有锯齿，两面均被柔毛；托叶近卵形。总状花序顶生；花萼倒圆锥形，5 裂，裂片基部生多数钩状刚毛，宿存；花瓣 5，黄色；雄蕊 5~15；子房半下位，花柱突出。萼筒于果熟时增厚，下垂，顶端有 1 轮直立钩刺，外有较深纵沟。花、果期 5~12 月。生于山坡林下、路旁、沟边。

药材性状

长50~100cm，全体被白色柔毛。茎下部圆柱形，直径4~6mm，红棕色，上部方柱形，绿褐色，有纵沟和棱线，有节；体轻，质硬，易折断，断面中空。叶呈暗绿色，皱缩卷曲；质脆，易碎；叶片有大小2种，完整小叶片展平后呈卵形或长椭圆形，先端尖，基部楔形，边缘有锯齿；托叶2，抱茎，斜卵形。总状花序，花萼下部呈筒状，萼筒上部有钩刺，先端5裂，花瓣黄色。气微，味微苦。

【功能】收敛止血，截疟，止痢，解毒。

【性味】性平，味苦、涩。

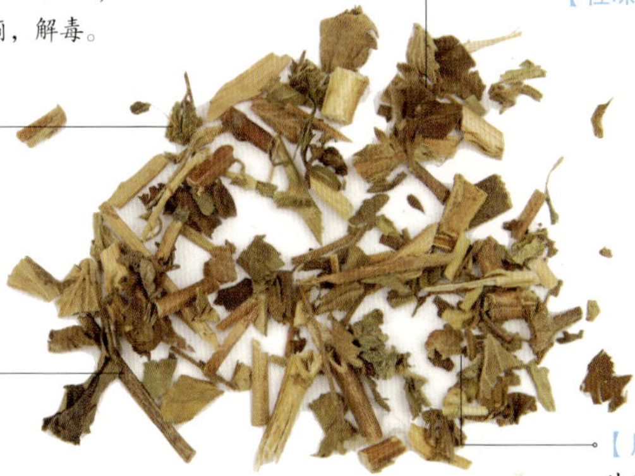

【用法】用量6~12g。外用适量。

【主治】咯血，吐血，崩漏下血，疟疾，血痢，脱力劳伤，痈肿疮毒，阴痒带下。

验方

消化性溃疡急性出血	仙鹤草 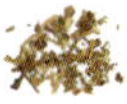 30g + 生地黄 30g + 乌贼骨 9g	水煎服。同时控制饮食，适当补液及酌情输血。
痈疖疔疮、炎性外痔	仙鹤草 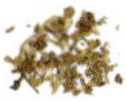 适量	洗净，水煎，药液浓缩成膏状，涂患处。
功能性子宫出血	仙鹤草 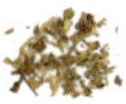 40g + 炒焦贯众 30g + 炒血竭 30g + 炒艾叶 15g	加水600ml，煎至200ml，顿服。

艾叶

别名 大艾叶、杜艾叶、萎蒿。

Artemisiae Argyi Folium

来源　为菊科植物艾*Artemisia argyi* Lévl. et Vant 的叶。

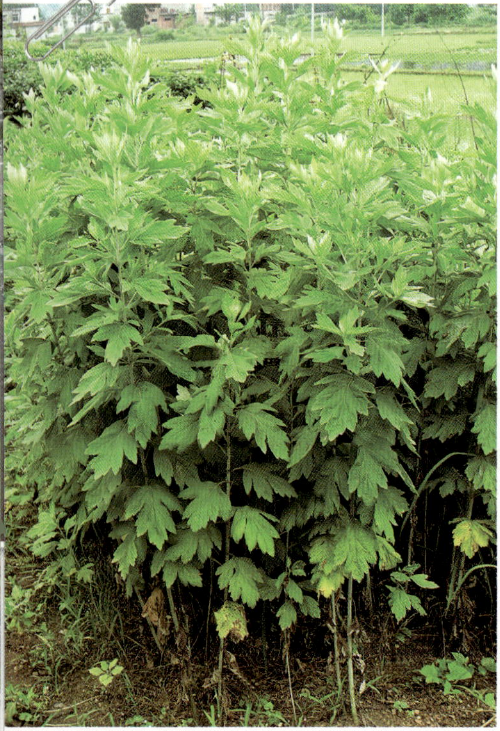

植物形态

多年生草本，高 0.5~1.2m。茎直立，被白色细软毛，上部分枝。叶互生，中下部叶片广阔，3~5 深裂或羽状深裂，裂片椭圆形或椭圆状披针形，边缘有不规则的锯齿，上面散生白色腺点，疏生毡毛，下面密生白色毡毛。头状花序钟形，长 3~4mm，直径 2~2.5mm，几无柄；总苞片 4~5 层，密被白色绵毛，边缘膜质，外层披针形；雌花长约 1mm；两性花结实，长约 2mm，紫褐色。瘦果椭圆形，无毛。花期 7~10 月。生于荒地、林缘，有栽培。分布于东北、华北、华东、西南。

采制

夏季花未开时采收，除去杂质，晒干。

药材性状

叶多皱缩、破碎，有短柄。完整叶片展开后呈卵状椭圆形，羽状深裂，裂片椭圆状披针形，边缘有不规则的粗锯齿，上表面灰绿色或深黄绿色，有稀疏的柔毛及腺点，下表面密生灰白色绒毛。质柔软。气清香，味苦。

【功能】散寒止痛，温经止血。

【性味】性温，味辛、苦；有小毒。

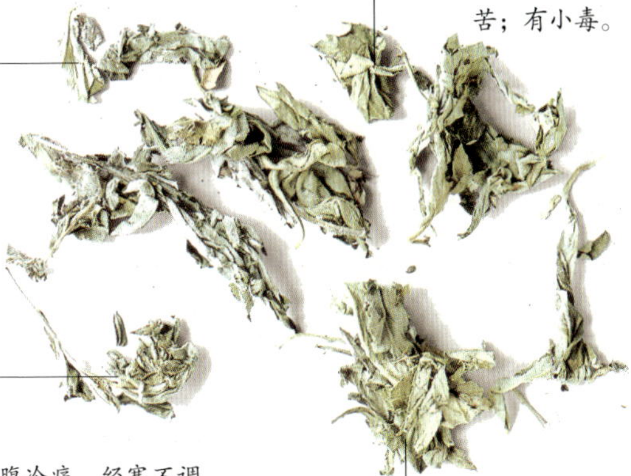

【主治】少腹冷痛，经寒不调，宫冷不孕，吐血，衄血，崩漏经多，妊娠下血；外治皮肤瘙痒。

【用法】用量3~ 9g。外用适量，供灸治或熏洗用。

验方

风寒感冒咳嗽（轻症）	艾叶  10g + 葱白 10g + 生姜 10g	水煎温服。
痛经	生艾叶  10g + 红花 5g	加开水300ml冲服。经前1日或经值时服2剂。
老年性皮肤瘙痒	艾叶 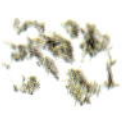 90g + 雄黄 6g + 花椒 6g + 防风 30g	水煎熏洗患处，每日1剂，每剂熏洗2次，一般用药3~6剂。

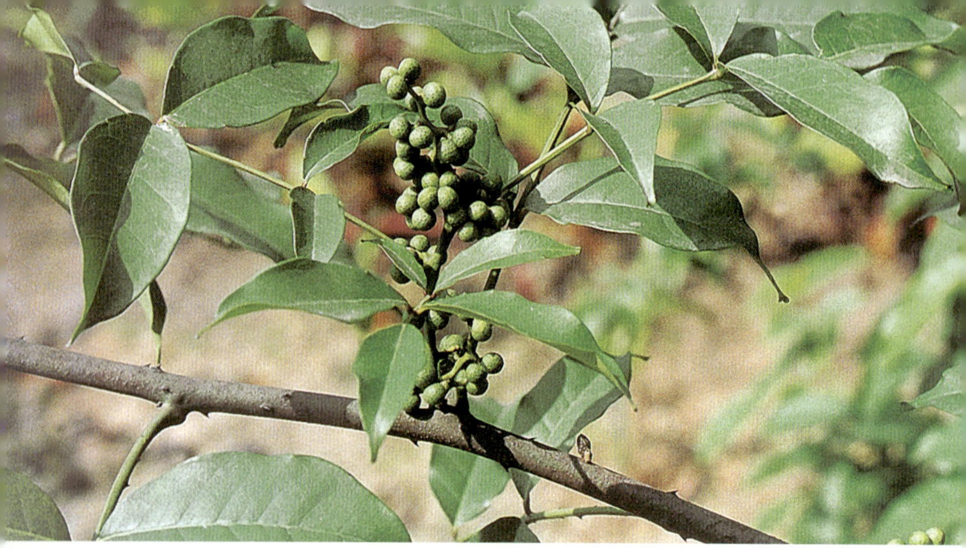
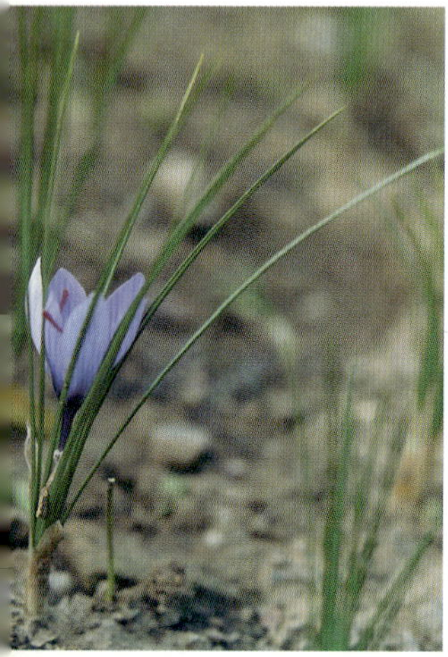
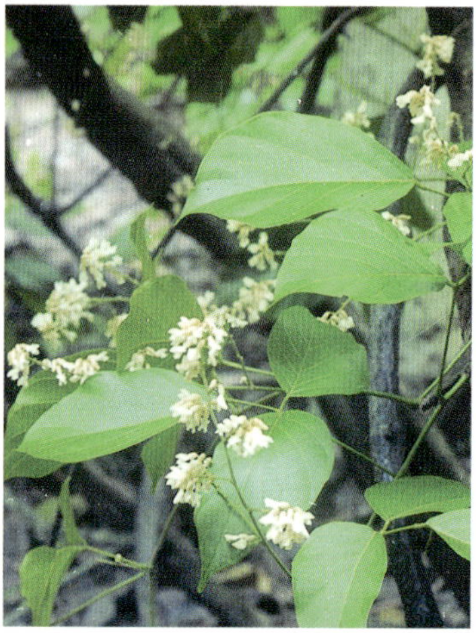
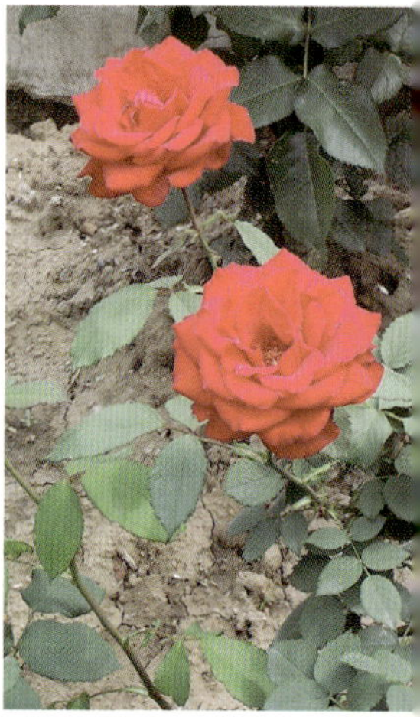
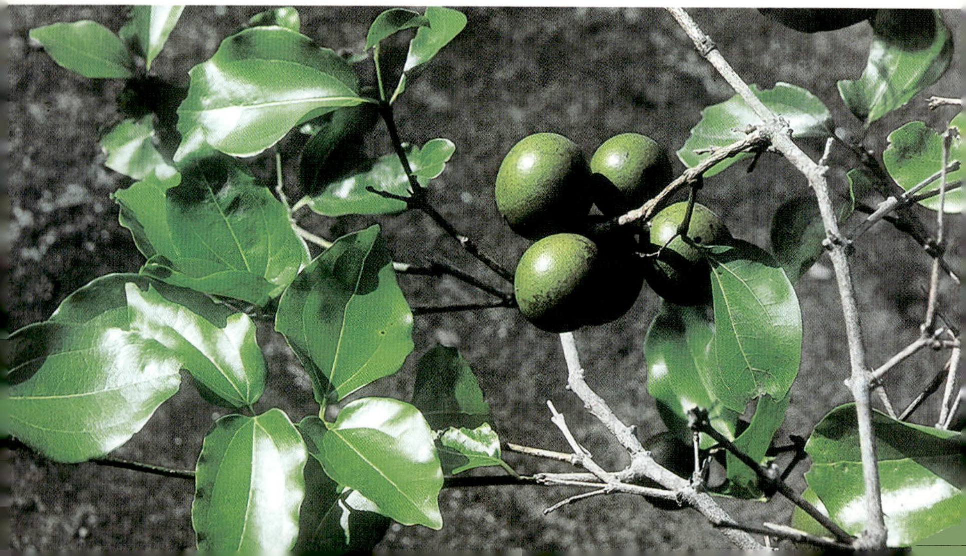

第十一章

活血化瘀药

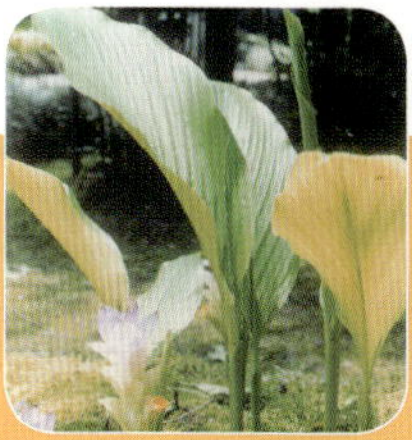 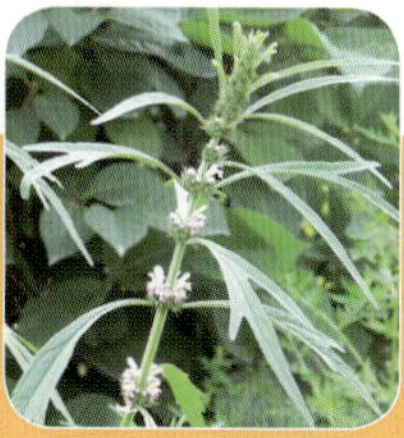 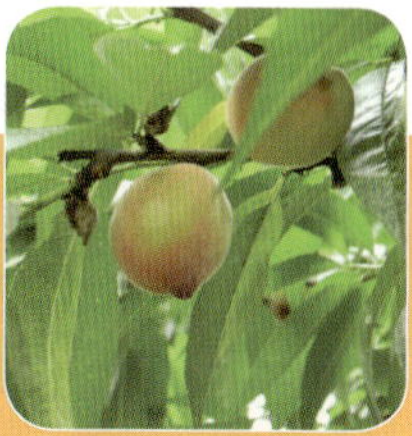

活血化瘀药是以通利血脉、促进血行、消散瘀血为主要功效，用于治疗各种瘀血病症的药物。活血化瘀药通过行血活血，使血脉通畅，瘀滞消失，从而达到止痛、调经、消肿、疗伤、消痈、消癥的目的，适用于一切瘀血阻滞之证，如中风不遂、肢体麻木、跌仆损伤、月经不调、痛经等。在使用活血化瘀药时，要注意它易耗血动血，不适用于妇女月经过多以及其他无瘀血现象的出血证，孕妇尤当慎用或忌用。

川芎

别名 芎䓖、小叶川芎。

Chuanxiong Rhizoma

来源 为伞形科植物川芎*Ligusticum chuanxiong* Hort. 的根茎。

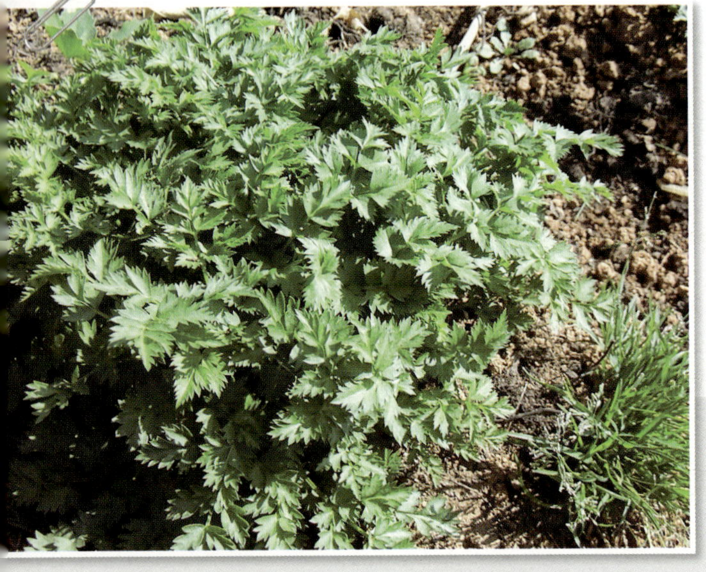

采制

夏季当茎上的节盘显著膨大，并略带紫色时采挖，除去茎苗及泥沙，晾干或烘干，撞去须根。药材主产于四川。

植物形态

多年生草本，高40~70cm。茎直立中空，表面有纵沟。2~3回羽状复叶互生，小叶3~5对，卵状三角形，羽状全裂；叶柄基部呈鞘状抱茎。复伞形花序顶生，总苞片3~6，伞幅7~20；小苞片线形；花梗10~24，花白色。双悬果卵形。花期7~8月，果期8~9月。栽培；原产于四川，江西、湖北、陕西、甘肃、贵州、云南已有引种。

药材性状

根茎结节状拳形团块，直径1.5~7cm。表面深黄棕色，有多数平行隆起的轮节，上端有凹陷的茎痕，下侧及轮节上有多数细小瘤状根痕。质坚实，断面类黄色，散有淡黄色油点，形成层环呈波状。香气浓，味苦、辛，微回甜，有麻舌感。

【功能】活血行气，祛风止痛。

【性味】性温，味辛。

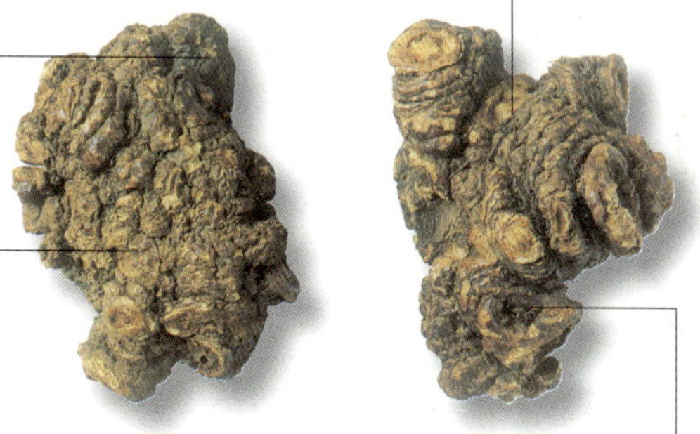

【主治】月经不调，经闭痛经，癥瘕腹痛，胸胁刺痛，跌仆肿痛，头痛，风湿痹痛。

【用法】用量3~9g。

验方

冠心病心绞痛	川芎 10g + 丹参 10g + 三七 6g + 薤白 10g + 瓜蒌 15g + 郁金 9g ▶ 水煎服。
痛经	川芎 9g + 延胡索 9g + 乌药 9g ▶ 水煎服。
偏头痛	川芎 适量 ▶ 研细，酒浸服用。

延胡索

Corydalis Rhizoma

别名 玄胡索、元胡。

来源 为罂粟科植物延胡索*Corydalis yanhusuo* W. T. Wang 的块茎。

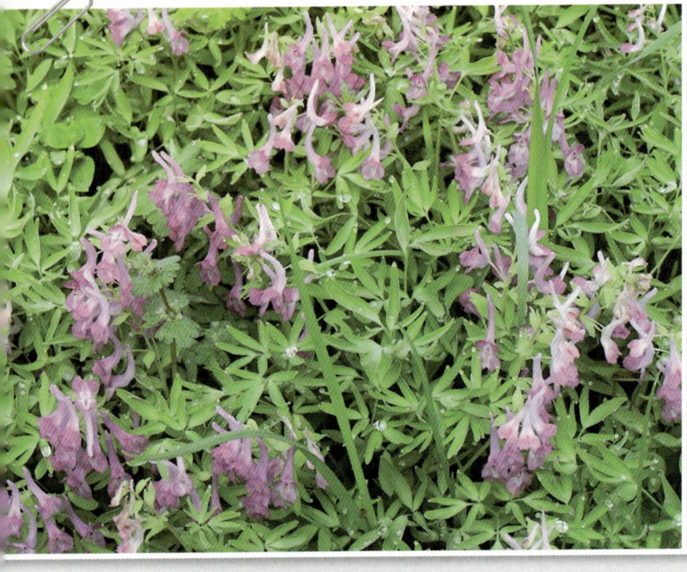

采制

夏初茎叶枯萎后采挖，除去须根，洗净，置沸水中煮至恰无白心时，取出，晒干。药材主产于浙江，江苏、山东、河北等地亦产。

植物形态

多年生草本，高 10~20cm。基生叶与茎生叶同形，有柄；基生叶互生，2 回三出复叶，第 2 回常呈深裂状，小叶片长椭圆形、长卵形或线形，长约 2cm，先端钝或锐尖，全缘。总状花序顶生或与叶对生；苞片阔披针形；萼片小，早落；花瓣 4，外轮 2 片稍大，边缘粉红色，中央青紫色，上部 1 片尾部延伸成距，内轮 2 片稍小；雄蕊 6，花丝连合成两束；子房扁柱形。蒴果条形。花期 4 月，果期 5~6 月。生于丘陵草地；多栽培。

药材性状

块茎呈不规则的扁球形，直径 0.5~1.5cm。表面黄色或黄褐色，有不规则网状皱纹。顶端有略凹陷的茎痕，底部常有疙瘩状凸起。质硬而脆，断面黄色，角质样，有蜡样光泽。气微，微苦。

【功能】活血，利气，止痛。

【性味】性温，味辛、苦。

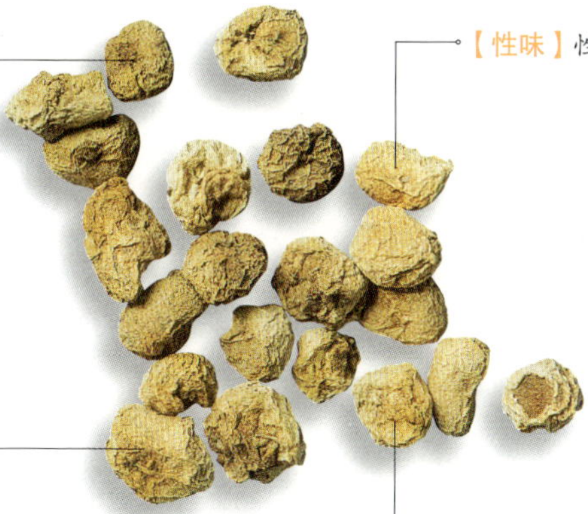

【主治】胸胁、脘腹疼痛，经闭痛经，产后瘀阻，跌仆肿痛。

【用法】用量3~9g，研末吞服，每次1.5~3g。

验方

胃痛	延胡索 10g + 制香附 10g + 川木香 5g + 神曲 15g ▶ 水煎服。
痛经	延胡索 10g + 丹参 6g + 川芎 6g + 川楝子 9g + 白芍 9g + 乌药 9g ▶ 水煎服。
腹痛	延胡索 10g + 川楝子 9g + 娑罗子 9g + 乌药 9g ▶ 水煎服。

两面针

Zanthoxyli Radix

别名 双面针、上山虎、山椒、鸟不踏。

来源 为芸香科植物两面针*Zanthoxylum nitidum* (Roxb.) DC. 的根。

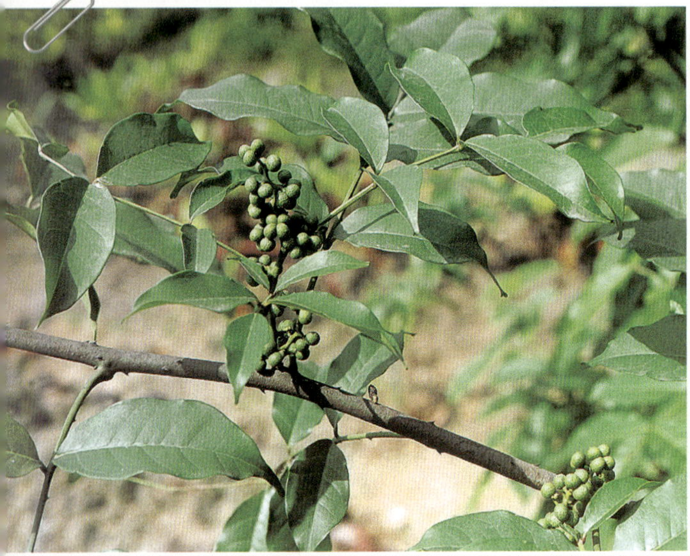

采制

全年可采，洗净，润透，切片，晒干。药材产于广西、广东、福建、云南。

植物形态

常绿木质藤本，高 1~2m。茎枝、叶轴背面和小叶两面中脉上都有钩状皮刺。根黄色，味辛辣。羽状复叶互生，小叶 3~11，对生，革质，卵形至卵状长圆形，长 4~11cm，宽 2~6cm，有油点，边缘微具波状疏锯齿，基部圆或宽楔形。伞房状圆锥花序腋生，花小，单性；萼片 4；花瓣 4；雄花雄蕊 4，药隔顶端有短的突尖体；心皮 4，柱头头状。蓇葖果紫红色，干时硬而皱，有粗大腺点。种子近球形，黑色光亮。花期 3~4 月，果期 9~10 月。生于山野路旁向阳地。

药材性状

药材为不规则块片或短段，长2~20cm，厚0.5~8cm，表面浅黄色或浅棕黄色，有散在的黄色小点。切面皮部浅棕色，木部浅黄色，可见同心性环纹及密集小孔。气微香，微苦而辛辣、麻舌。

【功能】行气止痛，活血化瘀，祛风活络。

【性味】性平，味辛、苦；有小毒。

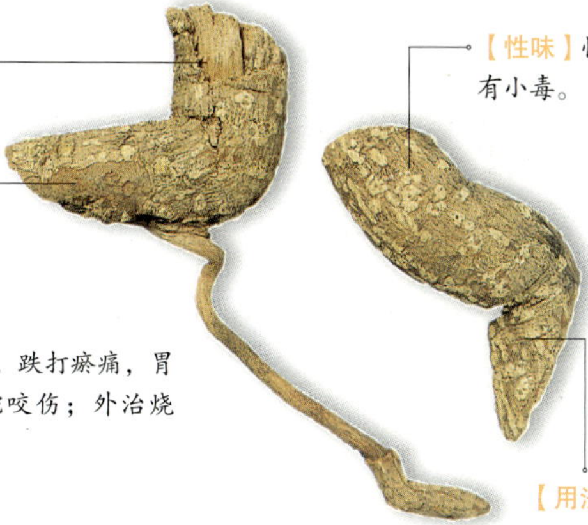

【主治】风湿痛，跌打瘀痛，胃痛，牙痛，毒蛇咬伤；外治烧伤，烫伤。

【用法】用量5~10g。外用适量，研末调敷。

验方

胃痛	两面针 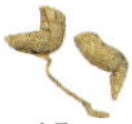 15g ＋ 制香附 9g ＋ 荜澄茄 6g ▶ 水煎服。
咽喉痛	两面针 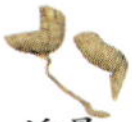 适量 ▶ 水煎，加食盐少许，取汤含漱。
跌打损伤	两面针 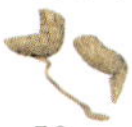 50g ＋ 积雪草 30g ▶ 水煎擦患处。

郁金
Curcumae Radix

别名 五金、姜黄、毛姜黄。

来源 为姜科植物温郁金*Curcuma wenyujin* Y. H. Chen et C. Ling 的根。

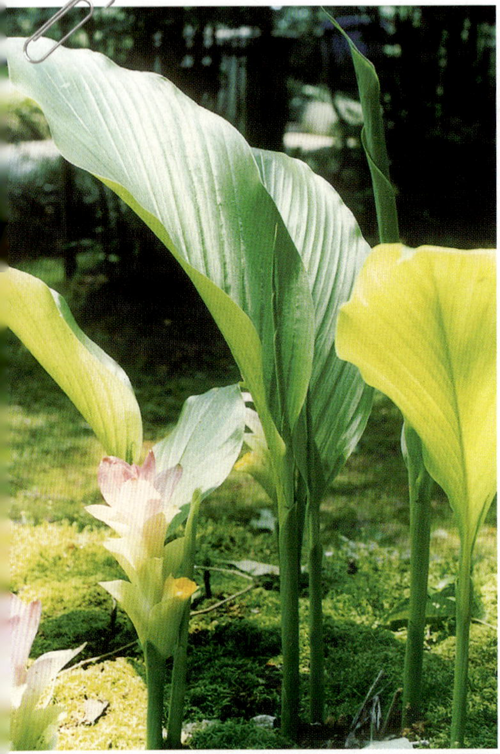

植物形态

多年生草本。根茎肉质肥大，断面黄色；块根纺锤状。叶基生，2列叶片宽椭圆形，无毛，长35~75cm，宽14~22cm，先端渐尖，基部楔形，叶柄短于叶片。穗状花序圆柱形，从根茎上先叶抽出，长20~30cm；下部苞片阔卵形，淡绿色，有花数朵，上部苞片较狭，蔷薇红色，无花；花萼白色，具3齿裂；花冠白色，裂片3齿，上面1片较大，先端略成兜状；退化雄蕊花瓣状，黄色，唇瓣倒卵形，先端微凹，黄色，能育雄蕊1，花丝短扁，花药基部有距；子房下位，密被长柔毛，花柱细长。花期4~6月。生于林下；或栽培。

采制

冬季茎叶枯萎后采挖，除去泥沙及细根，蒸或煮至透心，干燥。药材主产于浙江。

药材性状

块根呈长圆形或卵圆形，稍扁，有的微弯曲，两端渐尖。长3.5~7cm，直径1.2~2.5cm。表面灰褐色或灰棕色，具不规则的纵皱纹，纵纹隆起处色较浅。质坚实，断面灰棕色，角质样，内皮层环明显。气微香，味微苦。

【功能】行气解郁，凉血破瘀。

【性味】性寒，味辛、苦。

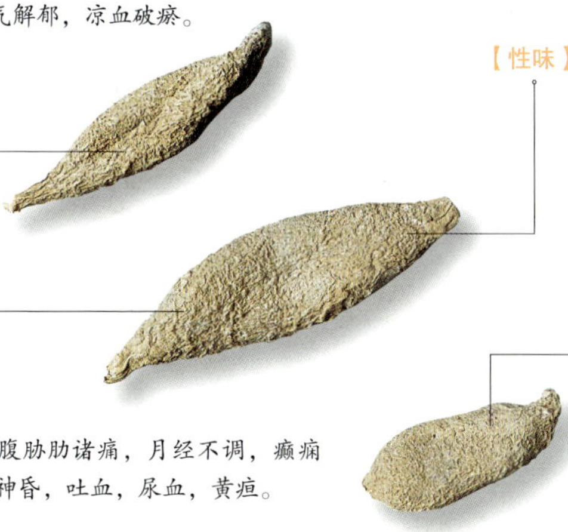

【用法】用量3~9g。

【主治】胸腹胁肋诸痛，月经不调，癫痫发狂，热病神昏，吐血，尿血，黄疸。

验方

胸闷	郁金 10g	丝瓜络 10g	枳壳 9g	紫苏梗 9g	水煎服。
心烦胁痛不眠	郁金 10g	千里光 10g	炒栀子 9g	阴地蕨 15g	水煎服。
尿道出血	郁金 10g	侧柏叶 15g	藕片 15g	白茅根 15g	水煎服。

附注 同属植物姜黄*Curcuma longa* L.、广西莪术*Curcuma kwangsiensis* S. G. Lee et C. F. Liang 或蓬莪术*Curcuma phaeocaulis* Val. 的根同等入药。

乳香

Olibanum

别名 马尾香、乳头香、西香、天泽香、摩勒香。

来源 为橄榄科植物乳香树*Boswellia carterii* Birdw.树皮渗出的树脂。

药材性状

呈类圆形颗粒或粘合成大小不等的不规则块状物。表面黄白色，半透明，被有黄白色粉末，久存则颜色加深。质脆，遇热软化。破碎面有玻璃样或蜡样光泽。具特异香气，味微苦。

【用法】煎汤或入丸散，用量3~5g。外用适量，研末调敷。孕妇及胃弱者慎用。

【功能】活血定痛，消肿生肌。

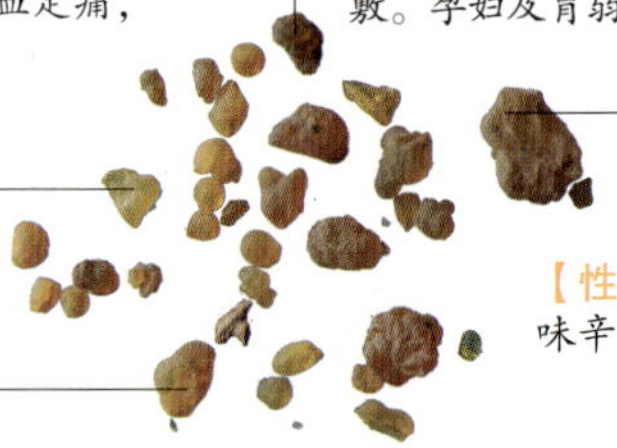

【性味】性温，味辛、苦。

【主治】胸痹心痛，胃脘疼痛，痛经经闭，产后瘀阻，癥瘕腹痛，风湿痹痛，筋脉拘挛，跌打损伤，痈肿疮疡。

采制

春、夏季将树干的皮部由下而上顺序切伤，使树脂由伤口渗出，数天后凝成干硬的固体，收集即得。药材主产于非洲的索马里、埃塞俄比亚及阿拉伯半岛南部；土耳其、利比亚、苏丹、埃及亦产。

验方

跌打损伤，红肿作痛	乳香 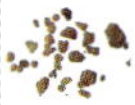 30g + 没药 30g + 炙马钱子 30g + 麻黄 30g	共为细粉，每服2.2~2.8g，每日2次，温开水或黄酒送服；外以白酒调敷患处。
化脓性指头炎、急性乳腺炎	乳香 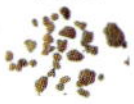 16g + 白矾 6g + 花椒 6g + 葱白 数根	水煎外洗，一日数次。
急心痛	乳香 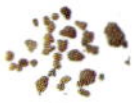 3g + 胡椒 49粒	为末，男用姜汤下，女用当归汤下。(《摄生众妙方》抽刀散)。

附注 同属植物*Boswellia bhaw-dajiana* Birdw.树皮渗出的树脂同等入药。

没药

Myrrha

别名 末药。

来源 为橄榄科植物地丁树*Commiphora myrrha* Engl. 的树脂。

药材性状

胶质没药呈不规则块状和颗粒，多粘结成大小不等的团块，大者直径长达6cm以上，表面棕黄色至棕褐色，不透明。质坚实或疏松，有特异香气，味苦而有黏性。

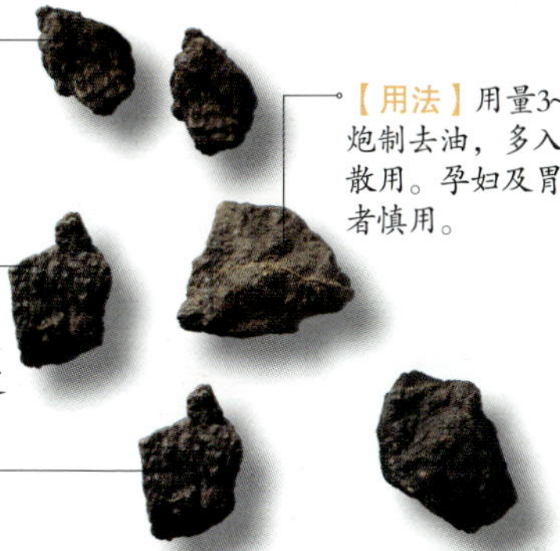

采制

采集自然地由树皮裂缝处或自伤口渗出的淡白色油胶树脂，于空气中变成红棕色而坚硬的团块。分为天然没药和胶质没药。药材主产于非洲的索马里、埃塞俄比亚及印度等地。

验方

跌打扭伤	没药 16g + 乳香 16g + 杜仲 9g + 木香 9g	水煎，加适量黄酒服。
乳疽	没药 10g + 乳香 10g + 白芷 10g + 五灵脂 10g	研末外敷。
一切心腹疼痛不可忍者	没药 9g + 乳香 9g + 炮山甲 16g + 木鳖子 12g	上为末，每服1.5~3g，酒大半盏，同煎温服，不计时候。(《宣明论方》没药散)

附注 同科植物哈地丁树*Commiphora molmol* Engl.的树脂同等入药。

姜黄

别名 毛姜黄、黄姜。

Curcumae Longae Rhizoma

来源 为姜科植物姜黄*Curcuma longa* L.的根茎。

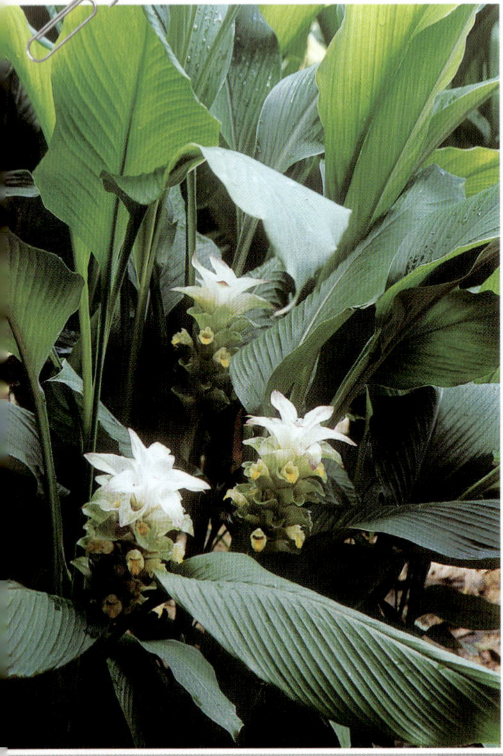

植物形态

多年生草本。叶2列，长椭圆形，长20~40cm，宽6~15cm，先端渐尖，基部渐狭成柄。花茎由叶鞘内抽出，穗状花序圆柱状；缨部苞片粉红色，下部的绿色，内含数花；花萼绿白色，具3钝齿；花冠漏斗状，喉部密生柔毛，裂片3，上面1片较大，长圆形，略成兜状；唇瓣长圆形，3浅圆裂，黄色；药隔基部有距。蒴果膜质，球形。花期8~11月。系栽培。

采制

冬季或早春采挖，洗净，除去细根，煮或蒸至透心，晒干。药材主产于四川、广东、江西。

药材性状

根茎卵圆形、圆柱形或纺锤形，有的叉状分枝，长 2~5cm，直径 1~3cm。表面深黄色，有皱缩纹理和留有叶痕的明显的环节，并有圆形分枝痕及须根痕。质坚实，断面棕黄色至金黄色，角质状，有蜡样光泽，内皮层环纹明显，维管束呈点状散在。气香特异，味苦、辛。

【功能】行气破瘀，通经止痛。

【用法】用量3~9g。外用适量。

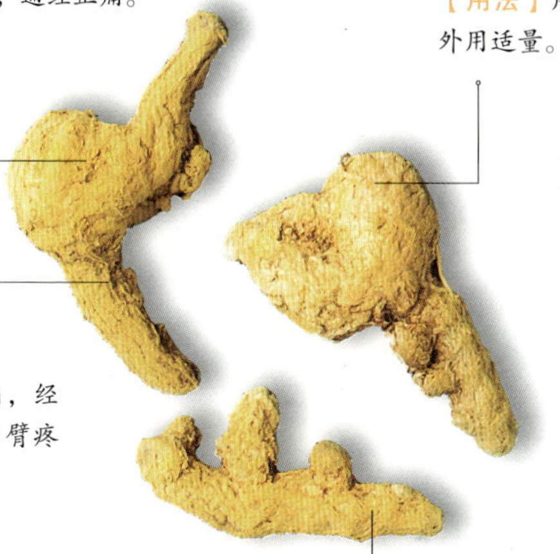

【主治】胸胁刺痛，经闭，癥瘕，风湿肩臂疼痛，跌打肿痛。

【性味】性温，味辛、苦。

验方

闭经	姜黄 9g + 莪术 9g + 川芎 9g + 桃仁 10g + 鸡血藤 20g ▶ 水煎服。
痛经	姜黄 9g + 制香附 9g + 乌药 9g + 延胡索 9g ▶ 水煎服。
跌打肿痛	姜黄 适量（研粉）+ 生大黄粉 适量 ▶ 调茶水敷患处。

银杏叶

Ginkgo Folium

别名 白果树叶、蒲扇、飞蛾叶。

来源 为银杏科植物银杏*Ginkgo biloba* L. 的叶。

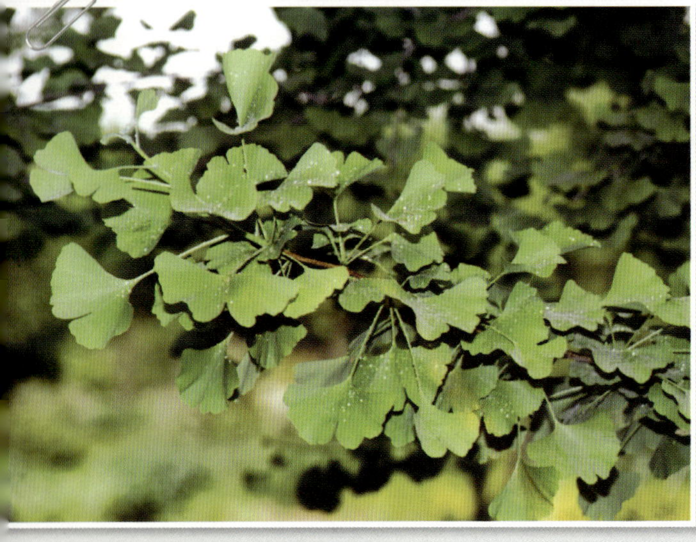

采制

秋季叶尚绿时采收，及时干燥。药材产于广西、四川、江苏、河南、山东、湖北、辽宁。

植物形态

落叶乔木。枝分长枝与短枝。叶簇生于短枝，或螺旋状散生于长枝，扇形，上缘浅波状，有时中央浅裂或深裂，脉叉状分枝；叶柄长。花单性异株，稀同株；球花生于短枝叶腋或苞腋，与叶同时开放；雄球花成葇荑序状；雌球花有长梗，梗端 2 叉，叉端生 1 珠座，每珠座生 1 胚珠，仅 1 个发育。种子核果状，椭圆形至近球形，外种皮肉质，有白粉，熟时橙黄色，内种皮骨质，白色。花期 5 月，果期 10 月。生于向阳、湿润肥沃的壤土及沙壤土，一般为栽培。

药材性状

叶多皱折或破碎，完整者呈扇形，长 3~12cm，宽 5~15cm。黄绿色或浅棕黄色，上缘呈不规则的波状弯曲，有的中间凹入，深者可达叶长的 4/5。具二叉状平行叶脉，细而密，光滑无毛，易纵向撕裂。叶基楔形，叶柄长 2~8cm。体轻。气微，味微苦。

【功能】活血化瘀，通络止痛，敛肺平喘，化浊降脂。

【性味】性平，味甘、苦、涩。

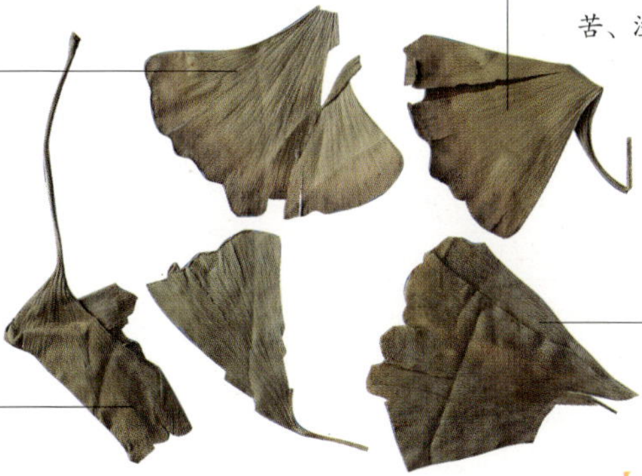

【主治】瘀血阻络，胸痹心痛，中风偏瘫，肺虚咳喘，高脂血症。

【用法】用量9~12g。

验方

心绞痛	银杏叶 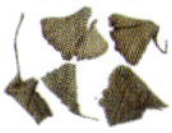 16g ＋ 川芎 16g ＋ 红花 16g	制成片剂，每日3次分服。
小儿肠炎	银杏叶 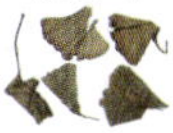 3~9克	加水2碗，煎成1碗，擦洗小儿足心、手心、心口（巨阙穴周围），严重者擦洗头顶，每日2次。

附注 银杏叶含黄酮和内酯类成分，提取物及制剂可用于治疗心脑血管系统疾病。

川牛膝

Cyathulae Radix

别名 拐牛膝、甜牛膝、大牛膝、米心牛膝。

来源 为苋科植物川牛膝 *Cyathula officinalis* Kuan 的根。

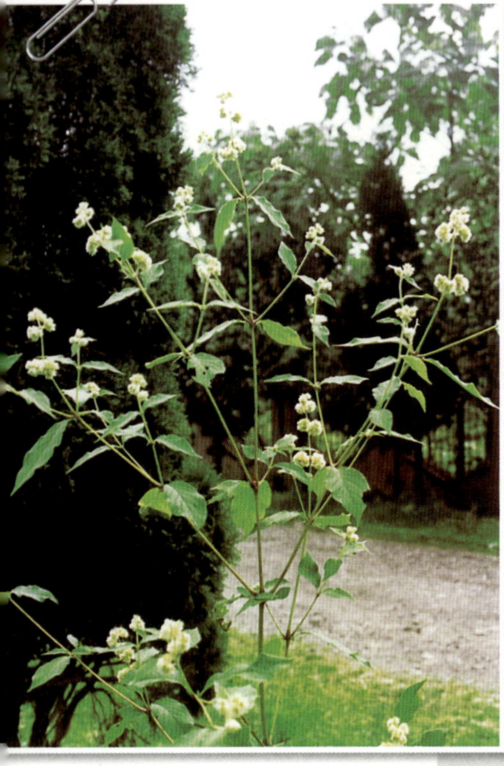

植物形态

多年生草本，高40~100cm。主根圆柱形。茎直立，中部以上近四棱形，多分枝，疏生长糙毛。叶对生，椭圆形或窄椭圆形，长3~12cm，宽1.5~5.5cm，先端渐尖或尾尖，基部楔形，上面贴生长糙毛，下面毛较密；叶柄密生长糙毛。复聚伞花序密集成花球状，淡绿色，干时近白色；苞片卵形；不育花花被片披针形，先端刺尖头，花丝基部密生节状束毛；子房圆筒形或倒卵形。胞果长椭圆状倒卵形，暗灰色。花期6~7月，果期8~9月。生于山坡林下，栽培或野生。

采制

夏、秋二季采挖，除去芦头、须根及泥沙，烘或晒至半干，堆放回润，再烘干或晒干。药材主产于四川、云南、贵州。

药材性状

根呈近圆柱形，微扭曲，向下略细或有少数分枝，长30~60cm，直径0.5~3cm。表面黄棕色或灰褐色，具纵皱纹、支根痕和多数横向突起的皮孔。质韧，不易折断，断面浅黄色或棕黄色，维管束点状，排列成数轮同心环。气微，味甜。

【功能】逐瘀通经，通利关节，利尿通淋。

【性味】性平，味甘、微苦。

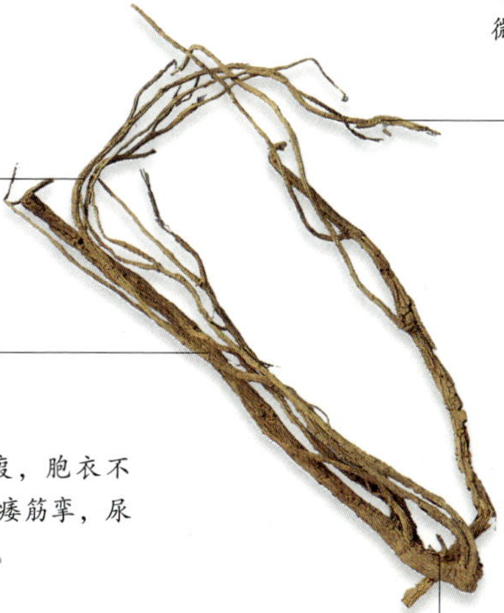

【主治】经闭癥瘕，胞衣不下，关节痹痛，足痿筋挛，尿血血淋，跌仆损伤。

【用法】用量4.5~9g。孕妇禁用。

验方

膝关节肿痛	川牛膝 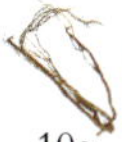 10g + 千年健 10g + 鸡血藤 24g + 川木瓜 10g + 桑寄生 15g ▶ 水煎服。
风湿腰痛	川牛膝 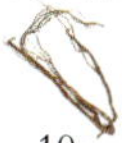 10g + 骨碎补 15g + 狗脊 15g + 炒杜仲 10g + 盐肤木根 30g ▶ 水煎服。
肾炎水肿	川牛膝 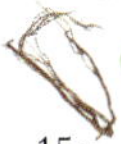 15g + 泽泻 15g + 赤小豆 24g + 猪苓 10g + 茯苓皮 15g + 胜红蓟 24g + 薏苡根 30g ▶ 水煎服。

王不留行

别名 奶米、大麦牛、不母留、王母牛。

Vaccariae Semen

来源 为石竹科植物麦蓝菜 *Vaccaria segetalis*（Neck.）Garcke 的种子。

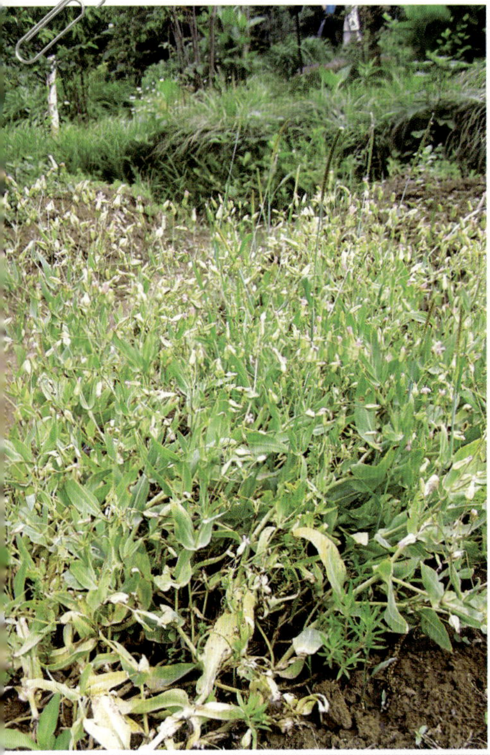

植物形态

一年生草本，高30~70cm。茎直立，上部叉状分枝，节稍膨大。叶对生，粉绿色，卵状披针形或卵状椭圆形，长2~9cm，宽1.5~2.5cm，基部稍连合而抱茎。聚伞花序顶生，花梗细长；萼筒有5条绿色宽脉，并具5棱；花瓣5，淡红色，倒卵形，先端有不整齐小齿，基部有长爪。蒴果卵形，4齿裂，包于宿萼内。种子多数，球形，黑色。花期4~5月，果期5~6月。生于山地、路旁及田间。除华南外，全国各地均有分布。

采制

果实成熟未裂开时割取全株，晒干，收集种子，晒干，生用或炒用。药材主产于河北。

药材性状

种子呈球形，直径约 2 mm。表面黑色，少数红棕色，略有光泽，有细密颗粒状突起，一侧有 1 凹陷的纵沟，质硬。胚乳白色，弯曲成环，子叶 2。无臭，味微涩苦。

【功能】活血通筋，下乳消肿。

【性味】性平，味苦。

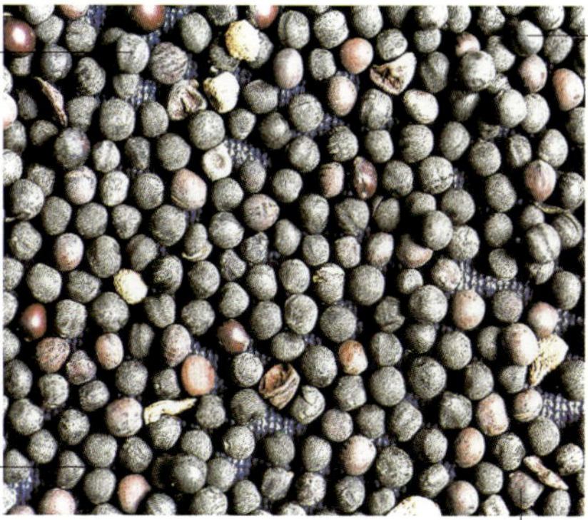

【主治】乳汁不下，经闭，痛经，乳痈肿痛。

【用法】用量4.5~9g。孕妇慎用。

验方

经行不畅，痛经	王不留行 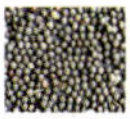 9g + 当归 9g + 川芎 9g ▶ 水煎服。
乳汁不畅	王不留行 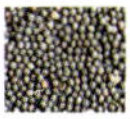 15g + 穿山甲 15g + 当归 12g + 黄芪 12g ▶ 炖猪蹄同食。
乳痈初起	王不留行 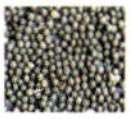 15g + 蒲公英 15g + 瓜蒌 15g ▶ 水煎服。

牛膝

别名 怀牛膝、对节草。

Achyranthis Bidentatae Radix

来源 为苋科植物牛膝*Achyranthes bidentata* Bl. 的根。

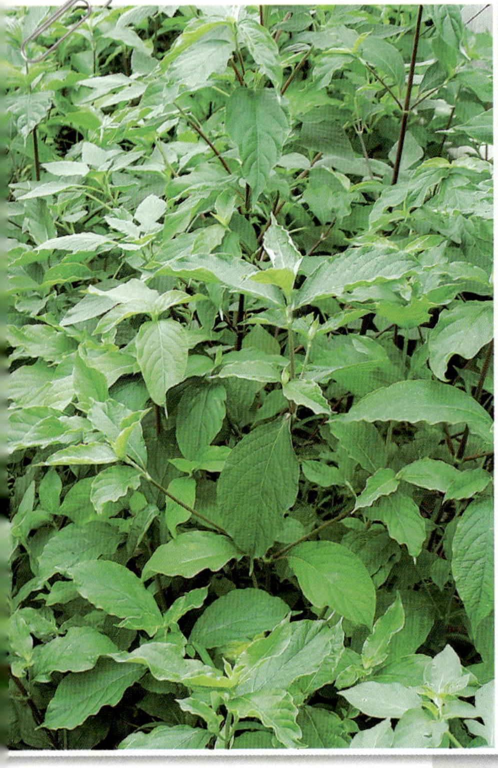

植物形态

多年生草本，高 30~110cm。茎直立，方形，有疏柔毛，茎节膨大。叶对生，椭圆形或阔披针形，顶端锐尖，基部楔形，全缘，幼时密生毛，成长后两面有疏毛。穗状花序顶生和腋生，每花有 1 苞片，膜质，上部突出成刺；小苞片 2，尖刺状，略向外曲；花被片 5，绿色，披针形；雄蕊 5，花丝带状，基部连合成筒。胞果长圆形。花期 8~9 月，果期 10~11 月。栽培于疏松肥沃的土壤中，野生者多生于山野路旁。

采制

冬季茎叶枯萎时采挖，除去细根及泥沙，捆成小把，晒至干皱后，将顶端切齐，晒干。药材主产于河南。

药材性状

根细长圆柱形，稍弯曲，长 15~50cm，最长可达 90cm，直径 0.4~1cm。表面灰黄色或淡棕色，有细纵皱纹、横长皮孔及稀疏的细根痕。质硬而脆，受潮则变软。断面平坦，黄棕色，微呈角质样，中心维管束木部黄白色，外周有点状维管束排列成 2~4 轮。气微，味微甘、苦、涩。

【功能】补肝肾，强筋骨，逐瘀通经，引血下行。

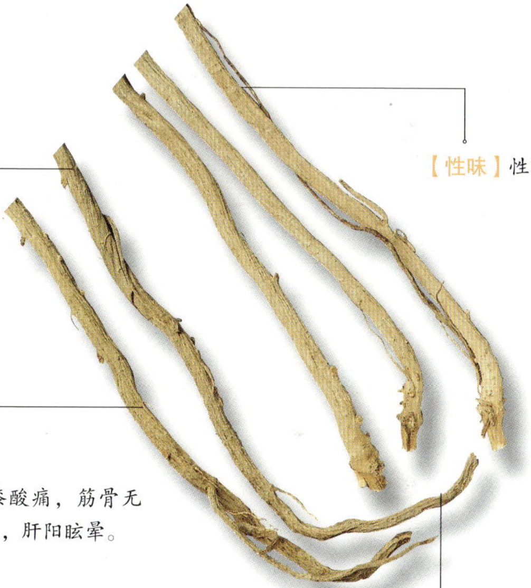

【性味】性平，味苦、酸。

【主治】腰膝酸痛，筋骨无力，经闭癥瘕，肝阳眩晕。

【用法】用量4.5~9g。孕妇慎用。

验方

闭经	牛膝 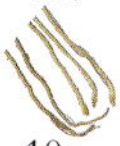 10g + 桃仁 10g + 红花 6g + 鸡血藤 24g + 王不留行 10g ▶ 水煎服。
风湿关节痛	牛膝 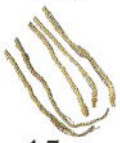 15g + 千年健 15g + 鸡血藤 15g + 当归 6g + 薜荔 30g ▶ 水煎服。

月季花

Rosae Chinensis Flos

别名 月月开、月月红。

来源 为蔷薇科植物月季*Rosa chinensis* Jacq. 的花。

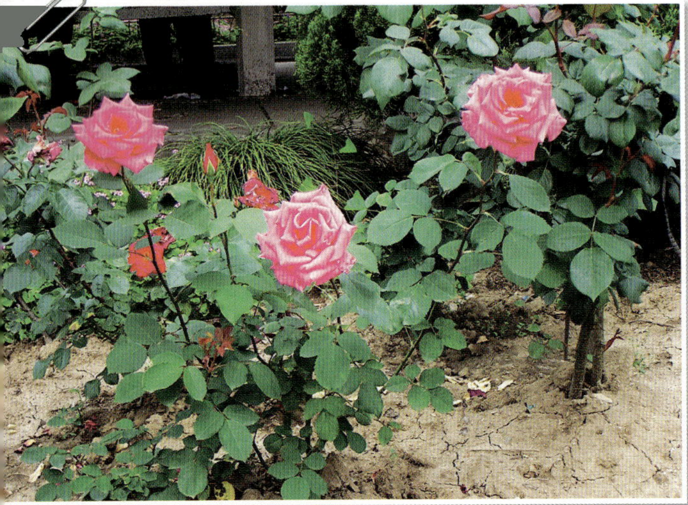

采制

全年均可采收，花微开时采摘，阴干或低温干燥。

植物形态

常绿或半常绿灌木，高 1~2m。茎、枝有钩状皮刺或近无刺。小叶 3~5，少数 7，宽卵形或卵状椭圆形，长 2~4cm，宽 1~3cm，先端急尖或渐尖，基部宽楔形至近圆形，边缘有锐锯齿，两面无毛；叶柄、叶轴散生皮刺和短腺毛；托叶大部和叶柄合生，边缘有睫毛状腺毛。花常数朵聚生或单生，萼裂片卵形，羽状分裂，边缘有腺毛；花瓣 5 或重瓣，红色或粉红色，很少白色；雄蕊多数，着生于花托边缘的花盘上；雌蕊多数，有毛，包于花托内。蔷薇果卵形或梨形，直径 1.5~2cm，黄红色，内有多数瘦果，萼宿存。花期 5~9 月。全国各地广为栽培。

药材性状

花蕾类球形，直径 1.5~2.5cm。花托长圆形；萼片 5，暗绿色，先端尾尖；花瓣覆瓦状排列，有的散落，长圆形，紫红色或淡紫红色；雄蕊多数，黄色。体轻，质脆。气清香，味淡、微苦。

【功能】活血调经。

【性味】性温，味甘。

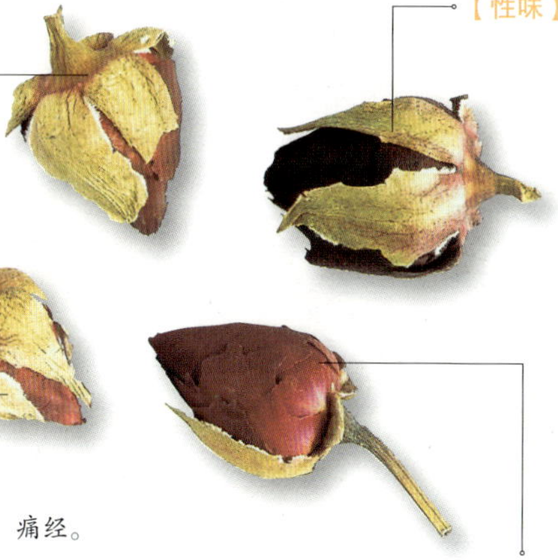

【主治】月经不调，痛经。

【用法】用量1.5~4.5g。

验方

月经不调	月季花 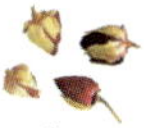 9g ＋ 益母草 9g	▶ 水煎服。
经闭、痛经、不孕	月季花 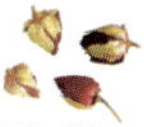 30~90g	▶ 炖鸡服，每月行经期服1剂。
高血压	月季花 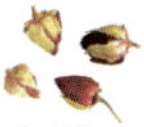 9~15g	▶ 开水泡服。

丹参

别名 血生根、赤参、血参、红根。

Salviae Miltiorrhizae Radix et Rhizoma

来源 为唇形科植物丹参*Salvia miltiorrhiza* Bge. 的根及根茎。

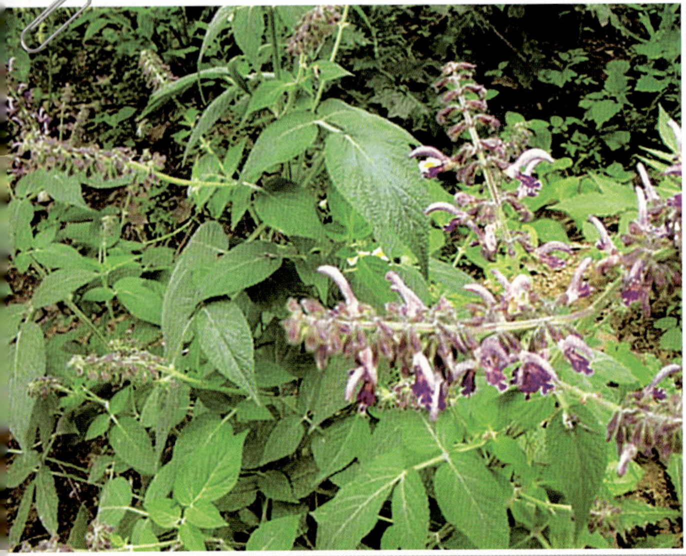

采制

春、秋二季采挖，除去泥沙，干燥。药材主产于四川、山西、河北、江苏、安徽。

植物形态

多年生草本。茎高 40~80cm。叶常为单数羽状复叶；小叶3~7，卵形或椭圆状卵形。轮伞花序 6 至多花，组成顶生或腋生的假总状花序，密生腺毛或长柔毛；苞片披针形；花萼紫色，二唇形；花冠蓝紫色，筒内有毛环，上唇镰刀形，下唇短于上唇，3 裂，中间裂片最大。花期 4~6 月，果期 7~8 月。生于山坡草地、林下、溪旁。

药材性状

根茎短粗，顶端有时残留茎基。根数条，长圆柱形，略弯曲，有的分枝并具须根，长 10~20cm，直径 0.3~1cm。表面棕红色或暗棕红色，粗糙，具纵皱纹。质硬而脆，断面疏松，有裂隙或略平整而致密，皮部棕红色，木部灰黄色或紫褐色，导管束黄白色，呈放射状排列。气微，味微苦涩。

【性味】性微寒，味苦。

【功能】祛瘀止痛，活血通经，清心除烦。

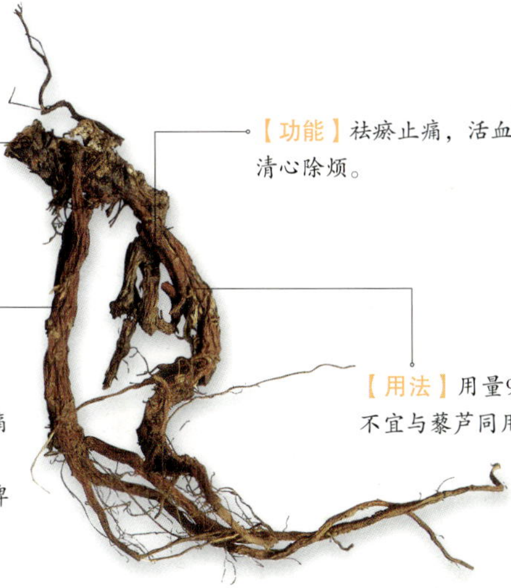

【用法】用量9~15g。不宜与藜芦同用。

【主治】月经不调，经闭痛经，癥瘕积聚，胸腹刺痛，热痹疼痛，疮疡肿痛；肝脾肿大，心绞痛。

验方

冠心病心绞痛	丹参 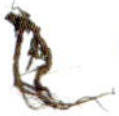 15g + 三七 6g + 薤白 10g + 瓜蒌 24g ▶ 水煎服。
肝肿大	丹参 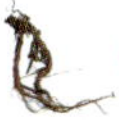 15g + 积雪草 24g + 鸡内金 10g + 叶下珠 24g + 枳壳 9g ▶ 水煎服。
脾肿大	丹参 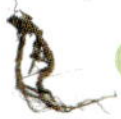 15g + 赤芍 10g + 鸡内金 10g + 马鞭草 15g + 桃仁 10g ▶ 水煎服。

西红花

Croci Stigma

别名 番红花、藏红花。

来源 为鸢尾科植物番红花*Crocus sativus* L.的柱头。

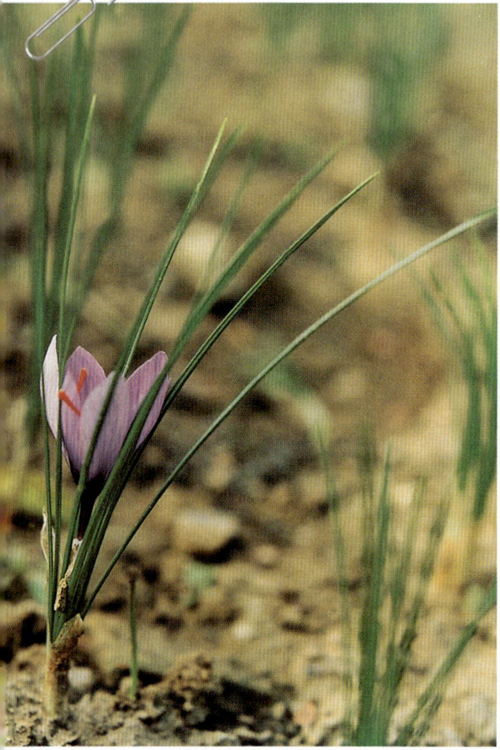

植物形态

多年生草本。鳞茎扁球形，大小不一，直径0.5~10cm，外被褐色膜质鳞叶。自鳞茎生出2~14株丛，每丛有叶2~13片，基部为3~5片广阔鳞片包围；叶线形，长15~35cm，宽2~4mm，边缘反卷，具细毛。花顶生；花被片6，倒卵圆形，淡紫色，花筒细管状；雄蕊3，花药基部箭形；子房下位，3室，花柱细长，黄色，柱头3，膨大呈漏斗状，伸出花被筒外而下垂，深红色。蒴果长圆形，具三钝棱。种子多数，球形。花期10~11月。北京、上海、浙江、江苏等地有引种栽培。

采制

霜降后选晴天早晨采集花朵，然后于室内逐一摘取柱头，50~60℃烘约4小时，但不宜烘得过干，使其色泽鲜艳为佳。不宜晒干及阴干。

药材性状

柱头呈线形，三分枝，长约3cm，暗红色，上部较宽而略扁平，顶端边缘显不整齐的齿状，内侧有一短裂隙，下端有时残留一小段黄色花柱。体轻，质松软，无油润光泽，干燥后质脆易断。气特异，微有刺激性，味微苦。

【功能】活血化瘀，凉血解毒，解郁安神。

【性味】性平，味甘。

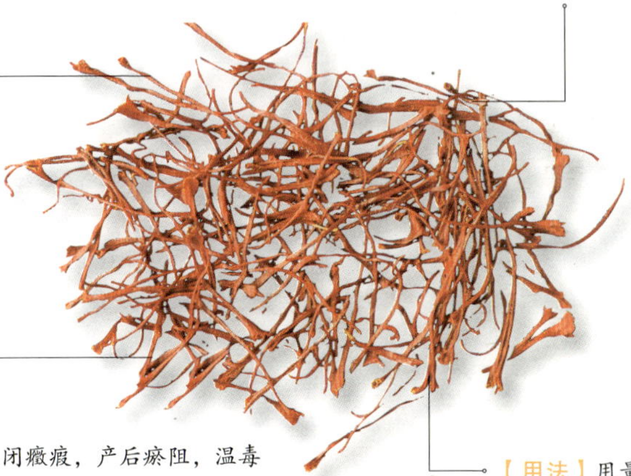

【主治】经闭癥瘕，产后瘀阻，温毒发斑，忧郁痞闷，惊悸发狂。

【用法】用量3~9g。孕妇慎用。

验方

冠心病心绞痛	西红花 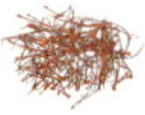 1g	▶ 泡开水代茶饮。
跌打损伤	西红花 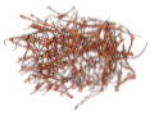 适量	▶ 水煎取汁，加入白酒少许，外洗患处。
各种痞结	西红花 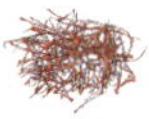 适量	▶ 每次1朵，冲汤服。忌油、盐。

鸡血藤

Spatholobi Caulis

别名 过江龙、血枫藤、猪血藤、大血藤。

来源 为豆科植物密花豆*Spatholobus suberectus* Dunn 的藤茎。

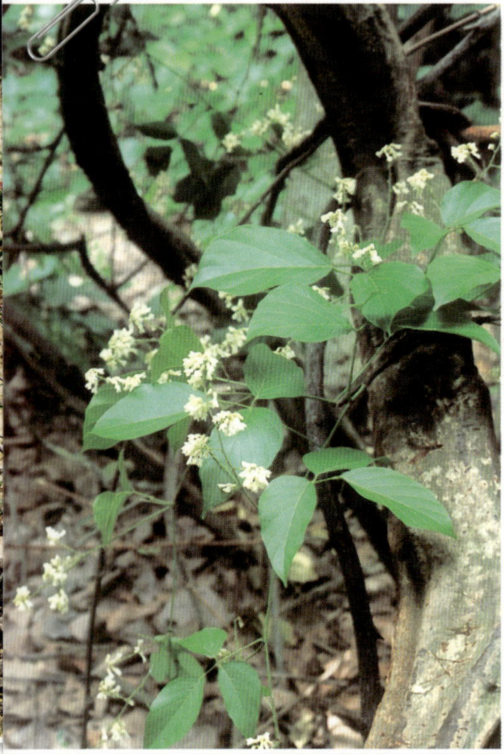

植物形态

木质藤本。三出复叶，小叶宽椭圆形，长 10~20cm，宽 7~15cm，先端短尾状，基部圆形，上面有疏柔毛，下面脉腋间有黄色髯毛，侧生小叶基部偏斜；叶柄及小叶柄无毛；小托叶针状。圆锥花序腋生，大型，花多而密；花序轴及总花梗被黄色短柔毛；花冠蝶形，白色，肉质；雄蕊 10，二体；子房有白色硬毛。荚果舌形，长 8~10cm，有黄色茸毛。种子 1 枚，生于荚果顶部。花、果期夏秋季。生于林中、灌木丛或山沟中。

采制

秋、冬二季采收，除去枝叶，切片，晒干。药材产于广东、广西、云南。

药材性状

药材为椭圆形、长矩圆形或不规则的斜切片，厚 0.3~1cm。栓皮灰棕色，栓皮脱落处现红棕色。切面木部红棕色或棕色，导管孔多数；韧皮部有树脂状分泌物，呈红棕色至黑棕色，与木部相间排列成 3~8 个偏心性半圆形环；髓部偏向一侧。质坚硬。气微，味涩。

【功能】补血，活血，通络。

【性味】性温，味苦、甘。

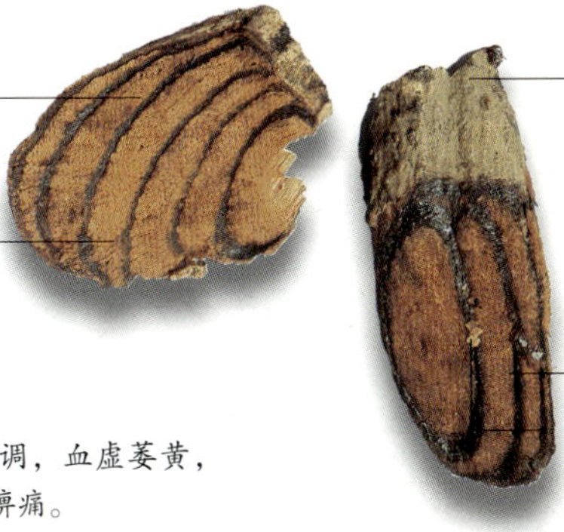

【主治】月经不调，血虚萎黄，麻木瘫痪，风湿痹痛。

【用法】用量9~15g。

验方

风湿性关节炎	鸡血藤 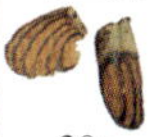 30g + 狗脊 15g + 骨碎补 15g + 川牛膝 10g + 穿山龙 24g + 防风 9g ▶ 水煎服。
闭经	鸡血藤 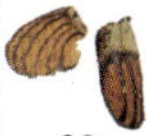 30g + 桃仁 10g + 红花 6g + 川芎 9g + 莪术 9g + 王不留行 10g ▶ 水煎服。
痛经	鸡血藤 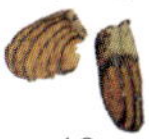 18g + 制香附 10g + 川芎 6g + 延胡索 9g + 乌药 9g + 川楝子 9g ▶ 水煎服。

泽兰

Lycopi Herba

别名 地瓜儿苗、地笋、地石蚕、蛇王草。

来源 为唇形科植物毛叶地瓜儿苗*Lycopus lucidus* Turcz. var. *hirtus* Regel 的地上部分。

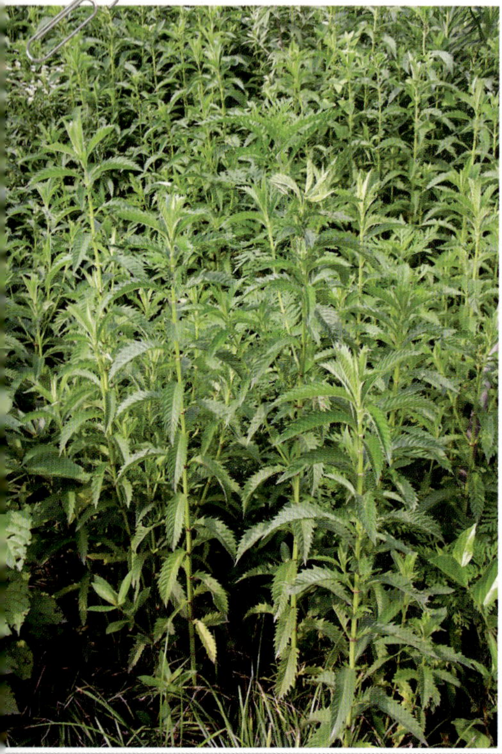

植物形态

多年生草本，高0.3~1.2m。地下茎横走，先端常膨大成纺锤状肉质块茎。茎方形，常呈紫红色，沿棱及节上密生白毛。叶对生，有短柄或无柄，披针形或长圆状披针形，长2.5~12cm，宽0.4~4cm，先端渐尖，基部楔形，边缘具锐锯齿，有缘毛，上面密被刚毛状硬毛，下面脉上被刚毛状硬毛及腺点。轮伞花序腋生，每轮有6~10花；苞片披针形，有缘毛；花萼钟形，5齿；花冠白色，不明显二唇形，上唇近圆形，下唇3裂，外面有腺点；前对雄蕊能育，后对雄蕊退化为棒状。小坚果倒卵圆状三棱形。花期6~9月，果期8~10月。生于沼泽地、水边；有栽培。分布于全国大部分地区。

采制

夏、秋二季茎叶茂盛时采割，晒干。

药材性状

茎呈方柱形，少分枝，四面均有浅纵沟，长 50~100cm，直径 0.2~0.6cm；表面黄绿色或带紫色，节处紫色明显，有白色茸毛；质脆，断面黄白色，髓部中空。叶对生，有短柄或近无柄；叶片多皱缩，展平后呈披针形或长圆形，长 5~10cm；上表面黑绿色或暗绿色，下表面灰绿色，密具腺点，两面均有短毛；先端尖，基部渐狭，边缘有锯齿。轮伞花序腋生，花冠多脱落，苞片和花萼宿存，小苞片披针形，有缘毛，花萼钟形，5 齿。气微，味淡。

【功能】活血化瘀，行水消肿。

【性味】性微温，味苦、辛。

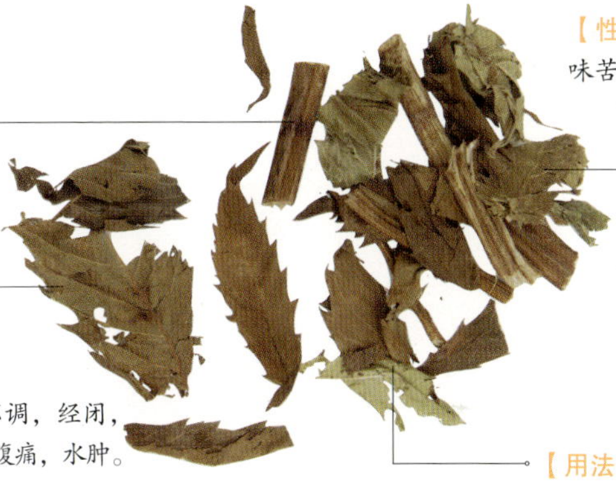

【主治】月经不调，经闭，痛经，产后瘀血腹痛，水肿。

【用法】用量6~12g。

验方

水肿	泽兰 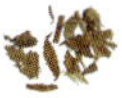 30g ＋ 积雪草 30g ＋ 一点红 25g ▶ 水煎服。
产后瘀血腹痛	泽兰 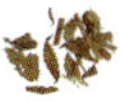 9g ＋ 赤芍 9g ＋ 延胡索 9g ＋ 蒲黄 9g ＋ 丹参 12g ▶ 水煎服。
经闭腹痛	泽兰 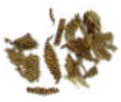 9g ＋ 铁刺苓 9g ＋ 马鞭草 15g ＋ 益母草 15g ＋ 土牛膝 3g ▶ 水煎服。

桃仁

Persicae Semen

别名 毛桃仁、扁桃仁、大桃仁。

来源 为蔷薇科植物桃 *Prunus persica*（L.）Batsch 的种子。

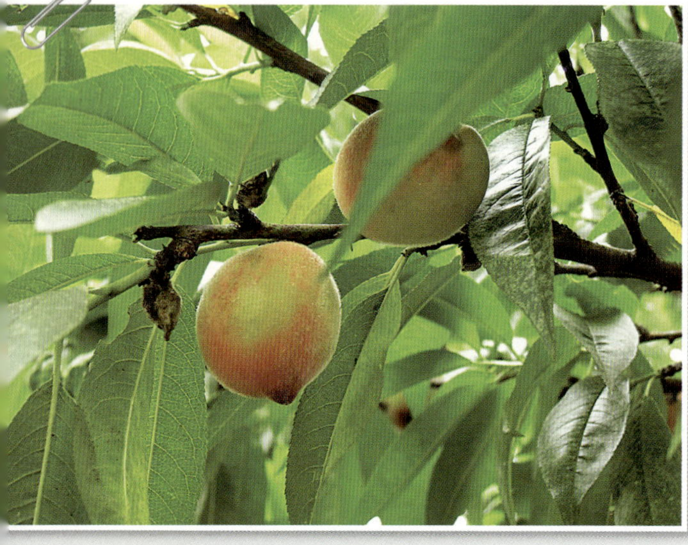

采制

果实成熟后采收，除去果肉及核壳，取出种子，晒干。

植物形态

落叶小乔木，高 3~8m。叶互生，在短枝上呈簇生状，具线状托叶 1 对；叶片椭圆状披针形至阔披针形，长 8~15cm，宽 2~3.5cm，先端渐尖，基部阔楔形，边缘有锯齿。花单生，先叶开放；萼片 5，外面被毛；花瓣 5，淡红色，稀白色；雄蕊多数，短于花瓣；心皮 1，稀 2，有毛。核果肉质，多汁，心状卵形至椭圆形，1 侧有纵沟，表面具短柔毛；果核坚硬，木质，扁卵圆形，顶端渐尖，表面具不规则的深槽及窝孔。种子 1 粒。花期 4 月，果期 5~9 月。全国各地均有栽培。

药材性状

种子呈扁长卵形，长 1.2~1.8cm，宽 0.8~1.2cm，厚 0.2~0.4cm。表面黄棕色至红棕色，密布颗粒状突起。一端尖，中部膨大，另端钝圆稍偏斜，边缘较薄。尖端一侧有短线形种脐，圆端有颜色略深不甚明显的合点，自合点处散出多数纵向维管束。种皮薄，子叶 2，类白色，富油性。气微，味微苦。

【功能】活血祛瘀，润肠通便。

【用法】用量4.5~9g。孕妇慎用。

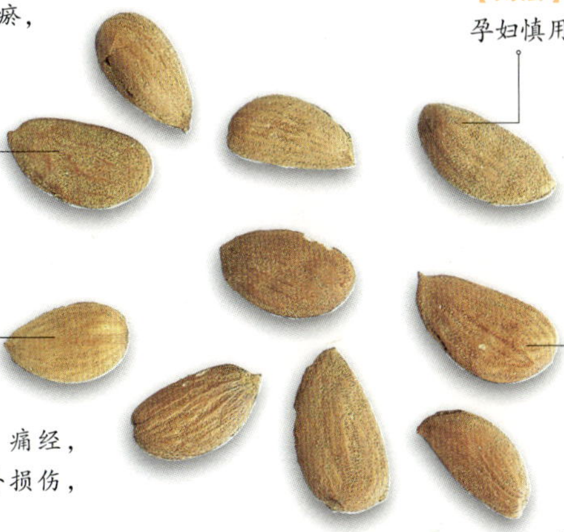

【主治】经闭，痛经，癥瘕痞块，跌仆损伤，肠燥便秘。

【性味】性平，味苦、甘。

验方

血滞经闭、痛经	桃仁 9g + 红花 9g + 丹参 15g + 牛膝 12g ▶ 水煎服。
产后瘀阻腹痛	桃仁 9g + 川芎 9g + 赤芍 9g + 益母草 15g + 红花 3g ▶ 水煎服。
肝脾肿大	桃仁 9g + 川芎 9g + 鳖甲 15g + 丹参 12g ▶ 水煎服。

附注 同属植物山桃 *Prunus davidiana*（Carr.）Franch. 的种子同等入药。

益母草

Leonuri Herba

别名 野麻、九塔花、山麻、红花艾。

来源 为唇形科植物益母草*Leonurus japonicus* Houtt. 的地上部分。

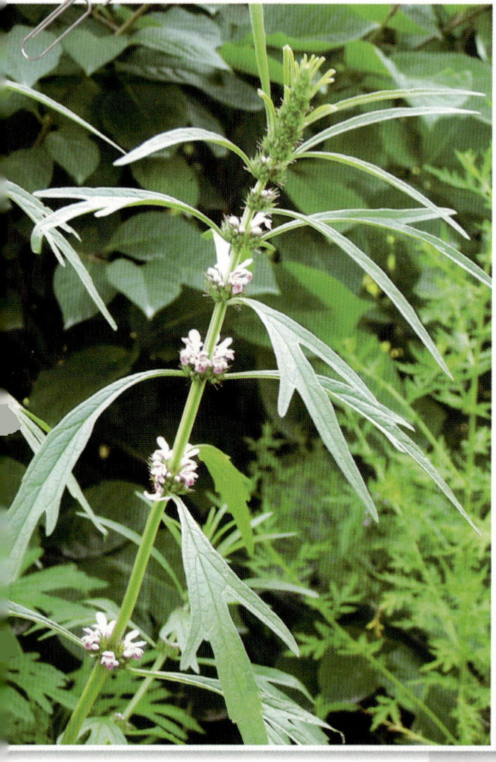

植物形态

一年生或二年生草本，高0.3~1.8cm。茎方形，有倒生白毛。根出叶近圆形，叶缘5~9浅裂，有长柄；中部叶掌状3深裂，裂片矩圆形，中裂片有3小裂，侧裂片有1~2小裂；花序上的叶线状披针形，全缘或有少数牙齿，最小裂片宽3mm以上。轮伞花序腋生，有花8~15，多数远离而组成长穗状花序；小苞片针形，短于萼筒，有细毛；花萼钟形，外有毛，5齿裂，前2齿靠合；花冠淡红色或紫红色，二唇形，冠筒内有毛环，上唇外面有毛，全缘，下唇3裂，中裂片倒心形；雄蕊4，二强，花丝被鳞毛。小坚果长圆状三棱形，平滑。花期6~9月，果期9~10月。生于路边、荒地。

采制

夏季茎叶茂盛、花未开时采割，晒干或切段晒干。药材产于全国大部分地区。

药材性状

茎表面灰绿色或黄绿色；体轻，质韧，断面中部有髓。叶片灰绿色，多皱缩、破碎，易脱落。轮伞花序腋生，小花淡紫色，花萼筒状，花冠二唇形。切段者长约 2cm。

【功能】活血调经，利尿消肿。

【性味】性微寒，味苦、辛。

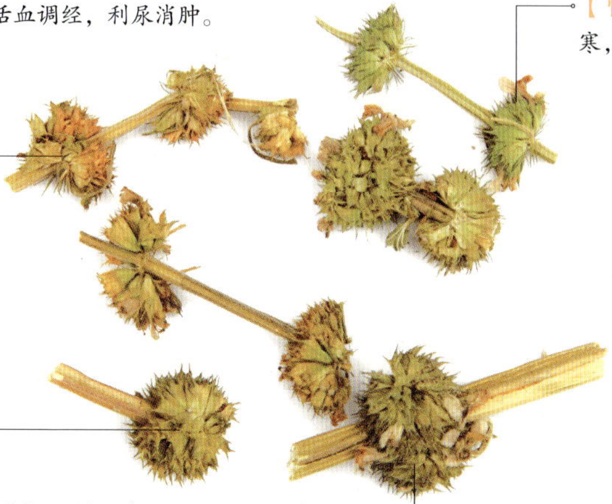

【主治】月经不调，痛经，经闭，恶露不尽，水肿尿少；急性肾炎水肿。

【用法】用量9~30g，鲜品12~40g。孕妇禁用。

验方

急慢性肾炎	益母草 60g + 大蓟 30g + 小蓟 30g ▶ 水煎服。
急性血栓性深静脉炎	益母草 60~100g + 紫草 15g + 赤芍 15g + 牡丹皮 15g + 紫花地丁 30g + 生甘草 30g ▶ 水煎服；并配用大黄糊剂（生大黄粉500g，紫金锭10g，合面粉等）涂敷患肢。
产后瘀血痛	益母草 30g + 泽兰 30g + 红番苋 30g ▶ 加酒120ml，水煎服。

土鳖虫(䗪虫)

Eupolyphaga

别名 地鳖虫、节节虫、土虫、簸箕虫、盖子虫。

来源 为鳖蠊科动物地鳖*Eupolyphaga sinensis* Walker 的雌虫干燥体。

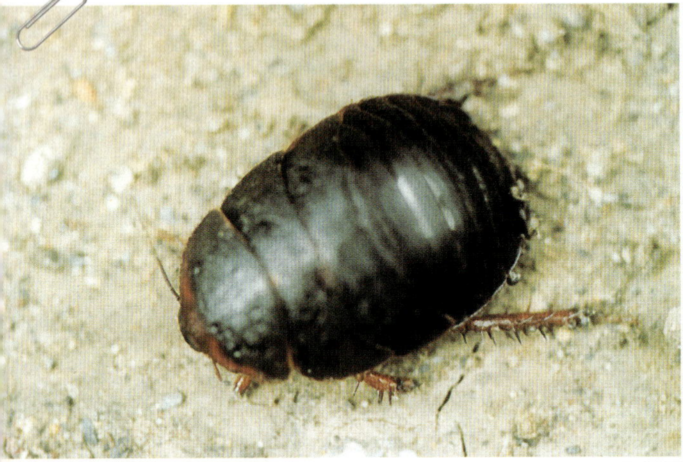

采制

捕捉后，置沸水中烫死，晒干。药材主产于江苏、上海、浙江、湖南、四川。

动物形态

雌雄异型。雄虫有翅，雌虫翅已退化，体卵圆形、扁平、赤褐色。雌成虫体呈卵圆形，扁平。胸腹部背板微隆起，紫黑色稍有光泽，腹面深棕色有光泽。头部较小，隐于前胸腹面。触角丝状。复眼发达呈肾形环绕于触角基部。单眼 2 枚，位于复眼之间上方。前胸背板似三角形，密被细短毛，中央有规则的细小花纹。翅退化。前足胫节末端具多数刺，有 1 枚刺单独位于下缘中部。腹部 9 节，第 1 腹节很窄，第 8、9 节缩入第 7 节内。肛上板扁平，横向近长方形，后缘平直，中央有小切口。腹末有尾须 1 对。喜生于油坊、酱坊、灶脚下、糠麸堆下阴湿处及墙角松土中；或生活于野外树根落叶及石块下。

药材性状

药材呈扁平卵形，长 1.3~3cm，宽 1.2~2.4cm。前端较窄，后端较宽，背部紫褐色，具光泽，无翅。前胸背板较发达，盖住头部；腹背板 9 节，呈覆瓦状排列。腹面红棕色，头部较小，有丝状触角 1 对，常脱落。胸部有足 3 对，具细毛和刺。腹部有横环节。质松脆，易碎。气腥臭，味微咸。

【功能】破瘀血，续筋骨。

【性味】性寒，味咸；有小毒。

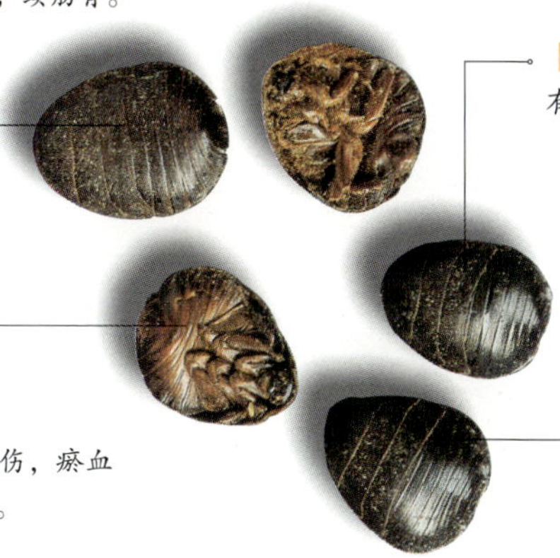

【主治】筋骨折伤，瘀血经闭，癥瘕痞块。

【用法】用量3~9g。孕妇禁用。

验方

闭经、痛经	土鳖虫 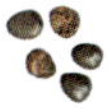 6g + 丹参 12g + 赤芍 12g + 香附 12g + 桃仁 9g + 延胡索 9g ▶ 水煎服。
跌打损伤，伤处疼痛	土鳖虫 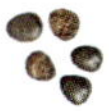 30g ▶ 焙干研末，每次3g，黄酒冲服，每日2次。
蜈蚣咬伤	土鳖虫 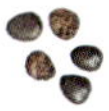 3只 + 蟑螂 3只 ▶ 捣烂敷患处。

附注　同科动物冀地鳖 *Steleophaga plancyi* (Boleny) 的雌虫干燥体同等入药。

马钱子

Strychni Semen

别名 番木鳖。

来源 为马钱科植物马钱*Strychnos nux-vomica* L. 的种子。

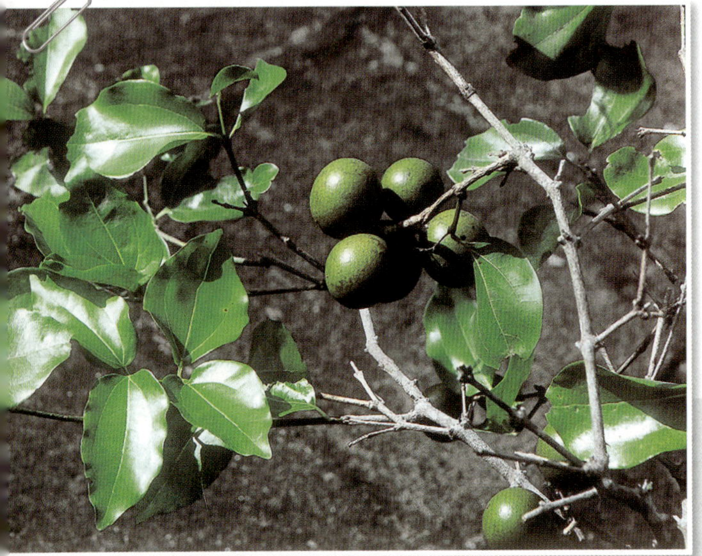

采制

9~10月摘取成熟果实，取出种子，洗净附着的果肉，晒干。用砂烫去毛后，研粉用。药材产于福建、台湾、广东、广西、云南。

植物形态

常绿乔木，高10~13m。叶对生，有柄；叶片广卵形，先端急尖或微凹，全缘，革质，有光泽，主脉5条，罕见3条。聚伞花序顶生，花小，白色，近无梗；花萼先端5裂；花冠筒状；雄蕊5，无花丝；子房上位，花柱长与花冠相近。浆果球形，直径6~13cm，成熟时橙色，表面光滑。种子3~5粒或更多，圆盘形，密被银色茸毛，种柄生于一面的中央。生于山地林中。

药材性状

种子呈纽扣状圆板形，直径 1.5~3cm，厚 0.3~0.6cm，常一面隆起，一面稍凹下。表面密被灰棕色或灰绿色绢状茸毛，自中间向四周呈辐射状排列，有丝样光泽。边缘稍隆起，较厚，有突起的珠孔，底面中心有突起的圆点状种脐。质坚硬，平行剖面可见淡黄白色胚乳，角质状，子叶心形，叶脉 5~7 条。无臭，味极苦。

【功能】通络止痛，散结消肿。

【性味】性温，味苦；有大毒。

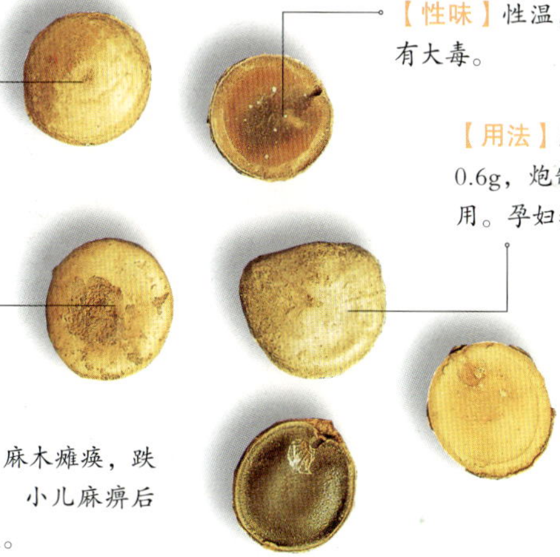

【用法】用量0.3~0.6g，炮制后入丸散用。孕妇禁用。

【主治】风湿顽痹，麻木瘫痪，跌仆损伤，痈疽肿痛；小儿麻痹后遗症，类风湿关节炎。

验方

痈疮初起未成脓	制马钱子 0.3g + 炮山甲 10g + 僵蚕 12g ▶ 研末服。
喉痹咽肿	制马钱子 0.5g + 山豆根 10g ▶ 研末吹喉。
急慢性丹毒	马钱子 1份 + 麸皮 2份 ▶ 研末，茶油调涂。

骨碎补

Drynariae Rhizoma

别名 毛姜、猴姜、石岩姜、申姜。

来源 为水龙骨科植物槲蕨*Drynaria fortunei*（Kunze）J. Sm. 的根茎。

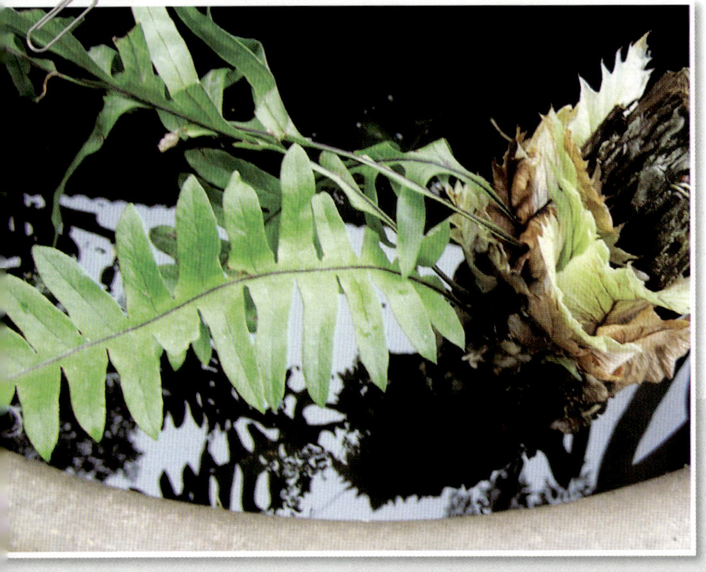

采制

全年可采挖，除去泥沙，干燥，或再燎去茸毛。药材主产于湖北、浙江。

植物形态

多年生草本，高 20~40cm。叶二型，营养叶枯黄色，革质，卵圆形，羽状浅裂，下面有短毛，无柄，覆瓦状叠生在孢子叶柄的基部；孢子叶绿色，长椭圆形，羽状深裂，裂片 7~13 对，宽 2~3cm，基部裂片短缩成耳状；叶柄短，有翅。孢子囊群圆形，生于内藏小脉的交叉点，在中脉两侧各 2~4 列，无盖。孢子期夏季。附生于树干、岩石上。

药材性状

根茎扁平条状，常弯曲，有分枝，长 5~15cm，宽 1~1.5cm，厚 0.2~0.5cm。表面密被棕色披针形小鳞片，边缘有睫毛，经火燎者鳞片焦灼并有脱落，呈棕褐色，两侧及上面具凸起或凹下的圆形叶痕。体轻，质脆，折断面红棕色，有 17~25 个维管束排列成环。味淡，微涩。

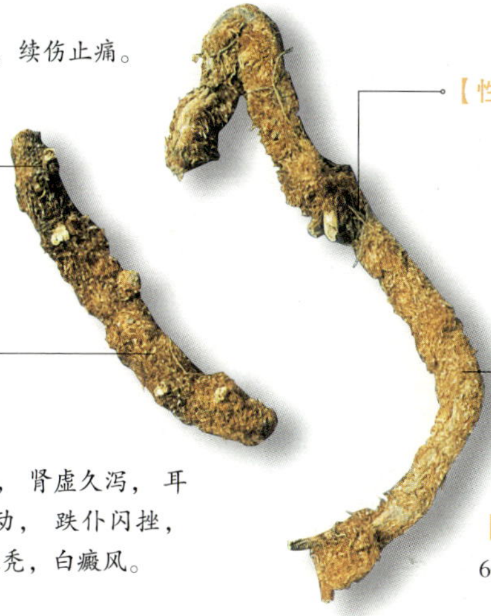

【功能】补肾强骨，续伤止痛。

【性味】性温，味苦。

【主治】肾虚腰痛，肾虚久泻，耳鸣耳聋，牙齿松动，跌仆闪挫，筋骨折伤；外治斑秃，白癜风。

【用法】用量3~9g，鲜品6~15 g。外用鲜品适量。

验方

风湿性关节炎	骨碎补 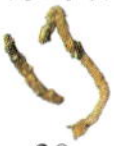 30g ＋ 忍冬藤 30g ＋ 穿山龙 24g ＋ 薜荔 30g ▶ 水煎服。
风湿腰痛	骨碎补 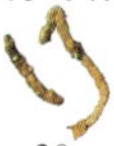 30g ＋ 炒杜仲 15g ＋ 肖梵天花 30g ＋ 山鸡椒 15g ▶ 水煎服。
斑秃	骨碎补 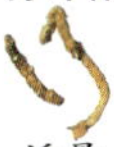 适量 ＋ 陈皮 适量 ＋ 生姜 适量 ▶ 浸入60度白酒内2周，取药酒涂搽患处。

三棱

别名 荆三棱、京三棱、去皮三棱。

Sparganii Rhizoma

来源 为黑三棱科植物黑三棱*Sparganium stoloniferum* Buch.-Ham. 的干燥块茎。

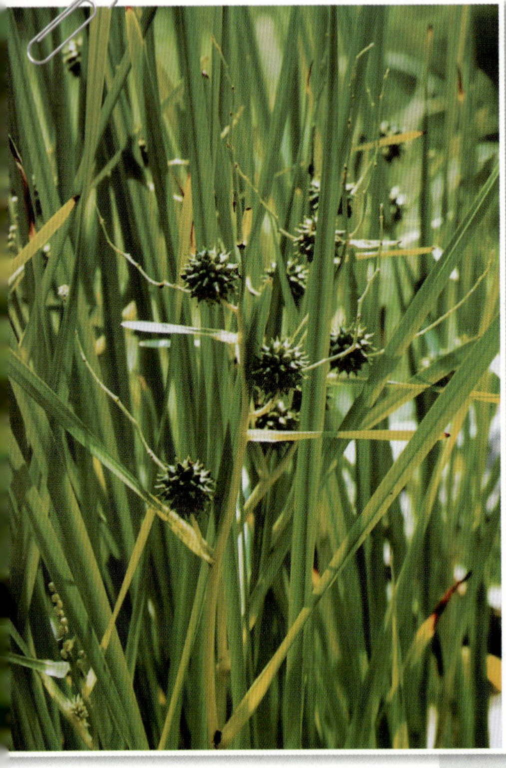

植物形态

多年生水生草本，高50~100cm。根茎横生，下生粗短的块茎。叶2列，线形，长60~95cm，宽达2.5cm，先端钝尖，基部变宽成鞘，中脉明显。雄花序2~10个，生于分支上部和茎顶端，球形；雄花花被片3~4，膜质，雄蕊3；雄花序1个；雌花花被片3~4，倒卵形，子房纺锤形，柱头钻形。聚花果直径约2cm，果实近陀螺状。花期6~7月，果期7~8月。生于池沼或水沟中。

采制

冬季至次年春采挖，洗净，削去外皮，晒干。药材主产于江苏、安徽、河南、山东、江西等地。

药材性状

块茎呈圆锥形，略扁，长 2~6cm，直径 2~4cm。表面黄白色或灰黄色，有刀削痕，须根痕小点状，略呈横向环状排列。体重，质坚实。气微，味淡，嚼之微有麻辣感。

【功能】破血行气，消积止痛。

【性味】性平，味辛、苦。

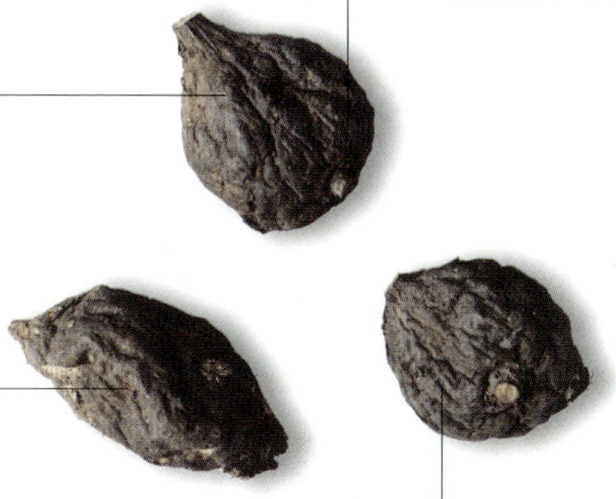

【主治】癥瘕痞块，痛经，瘀血经闭，胸痹心痛，食积胀痛。

【用法】用量5~10g。孕妇禁用；不宜与芒硝、玄明粉同用。

验方

血瘀经闭，小腹疼痛	三棱 9g + 当归 9g + 红花 4.5g + 生地黄 12g ▶ 水煎服。
食积腹胀	三棱 9g + 莱菔子 9g ▶ 水煎服。
肝脾肿大	三棱 9g + 红花 9g + 莪术 6g + 赤芍 12g + 香附 12g ▶ 水煎服。

活血化瘀药·破血消癥

水蛭

Hirudo

别名 水蚂蟥、肉钻子、蚂蟥干、马蛭。

来源 为水蛭科动物蚂蟥 *Whitmania pigra* Whitman 的干燥体。

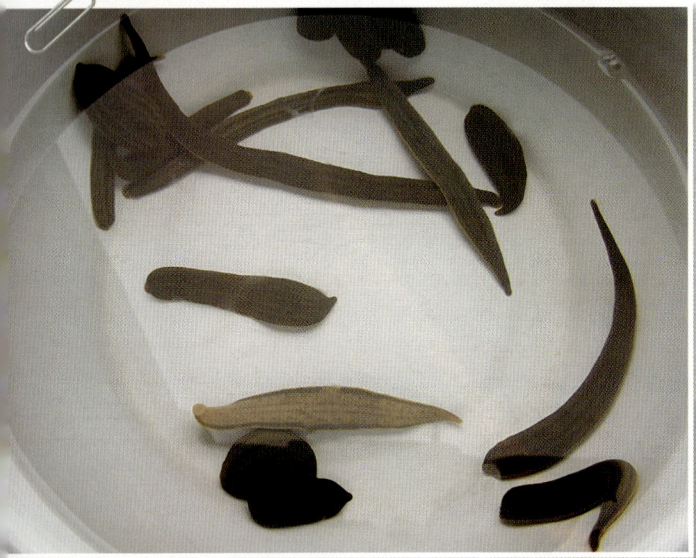

采制

夏、秋二季捕捉，用沸水烫死，晒干或低温干燥。药材产于全国大部分地区。

动物形态

体型大，成体长 60~120mm，宽 13~40mm。背面通常暗绿色，有 5 条纵纹，纵纹由黑色和淡黄色 2 种斑纹间杂排列组成。腹面两侧各有 1 条淡黄色纵纹，其余灰白色，杂有茶褐色斑点。体环数 107，前吸盘小。鄂齿不发达，不吸血。

药材性状

药材呈扁纺锤形，有多数环节，长 2~4cm，宽 0.5~2cm。背部黑褐色或黑棕色，稍隆起，用水浸后，可见黑色斑点排成 5 条纵纹；腹部平坦，棕黄色。两侧棕黄色，前端略尖，后端钝圆，两端各具 1 吸盘，前吸盘不显著，后吸盘较大。质脆，易折断，断面胶质状。气微腥。

【功能】破血，逐瘀，通经。

【性味】性平，味咸、苦；有小毒。

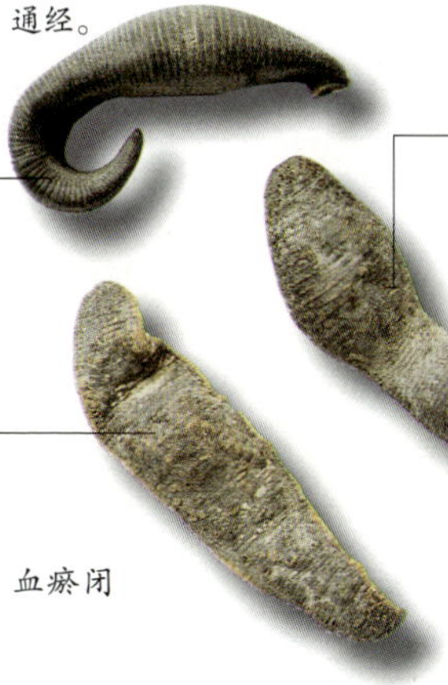

【主治】癥瘕痞块，血瘀闭经，跌仆损伤。

【用法】用量1.5~3g。孕妇禁用。

验方

血瘀经闭腹痛	水蛭 4.5g + 丹参 15g + 赤芍 15g + 川芎 6g + 香附 12g + 红花 9g ▶ 水煎服。
跌打损伤	水蛭 等份 + 朴硝 等份 ▶ 研末调敷患处。
无名肿毒	水蛭 3g + 芒硝 15g + 大黄 15g ▶ 共研末，食醋调匀外敷。

附注　同科动物水蛭*Hirudo nipponica* Whitman、柳叶蚂蟥*Whitmania acranulata* Whitman 的干燥体同等入药。

穿山甲

Manis Squama

别名 甲片、山甲片、鲮鲤片、甲张。

来源 为鲮鲤科动物穿山甲*Manis pentadactyla* Linnaeus 的干燥鳞甲。穿山甲为二级国家重点保护野生动物，现已禁止非法捕猎和贸易。药用人工养殖品或自然淘汰品。

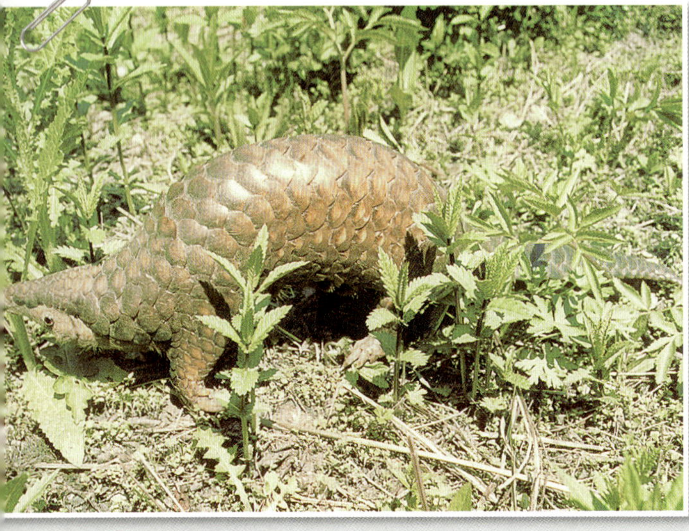

采制

全年均可捕捉，杀死后置沸水中略烫，取下鳞甲，洗净，晒干。药材主产于广西、云南、贵州。

动物形态

体狭长，长 50~100cm，尾长 10~30cm。头呈圆锥形，耳小，吻尖，无齿，舌细长。身体背面略隆起，从头、背、体侧、四肢外侧至尾端均被以覆瓦状排列的硬角质鳞片，其间夹有数根刚毛，背部鳞片黑褐色或灰褐色。腹面自下颌、胸、腹至尾基部无鳞片，有稀毛，腹部灰白色，毛棕色。四肢粗短，前肢比后肢长，各具五趾，有坚而锐利的爪。颊、眼周和耳部被毛。尾长而扁平。栖息于山麓、丘陵或灌木丛、杂林等较潮湿处。分布于广东、广西、云南、海南、贵州、湖南、浙江、台湾等地。

药材性状

药材呈扇面形、三角形、菱形或盾形的扁平片状或半折合状，中间较厚，边缘较薄，大小不一，长宽各为 0.7~5cm。外表面黑褐色或黄褐色，有光泽；宽端有数十条排列整齐的纵纹及数条横线纹；窄端光滑。内表面色较浅，中部有 1 条明显凸起的弓形横向棱线，其下方有数条与棱线相平行的细纹。角质，半透明，坚韧而有弹性，不易折断。气微腥，味淡。

【功能】通经下乳，消肿排脓，搜风通络。

【性味】性微寒，味咸。

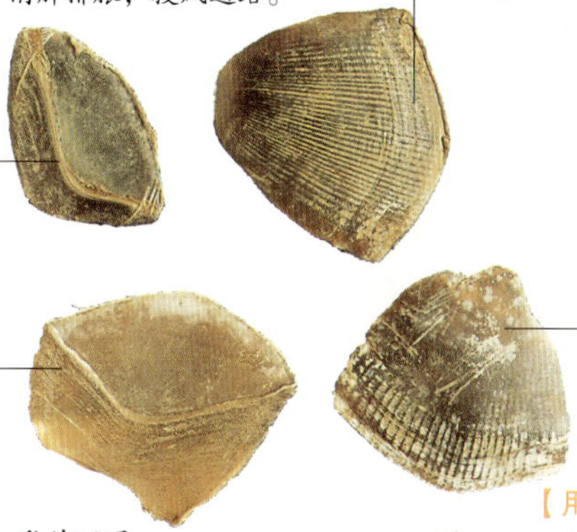

【主治】经闭癥瘕，乳汁不通，痈肿疮毒，关节痹痛，麻木拘挛。

【用法】用量4.5~9g，一般炮炙后用。孕妇慎用。

验方

产后乳汁不足	炮山甲 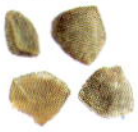 9g + 王不留行 9g + 通草 9g + 当归 16g	▶ 水煎服。
血尿	炮山甲 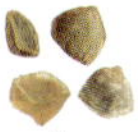 9g	▶ 研末，水煎服。
下痢，里急后重	穿山甲 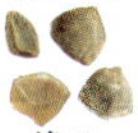 等份 + 蛤粉 等份	▶ 上为细末，每服3g，好酒空腹调服。（《普济方》）

莪术

Curcumae Rhizoma

别名 蓝心姜、黑心姜、姜七。

来源 为姜科植物蓬莪术*Curcuma phaeocaulis* Val. 的根茎。

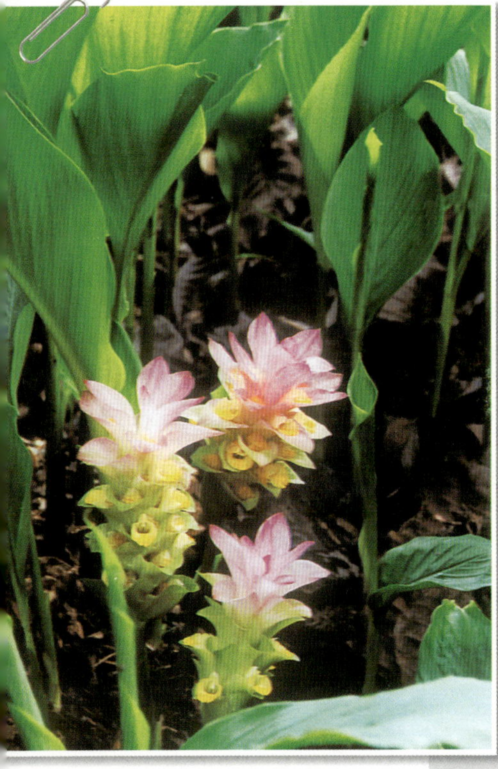

植物形态

多年生草本，高 50~110cm，全株光滑无毛。叶片 4~7，2 列，椭圆状长圆形至长圆状披针形，长 25~60cm，宽 10~15cm，中部常有紫斑；叶柄较叶片为长。花茎由根茎单独发出，常先叶而生。穗状花序长约 15cm；苞片多数，下部为绿色，缨部为紫色；花萼白色，顶端 3 裂；花冠黄色，裂片 3，不等大；侧生退化雄蕊小；唇瓣黄色，顶端微缺；药隔基部具叉开的距。蒴果卵状三角形。花期 3~5 月。生于山谷、溪旁及林边等的阴湿处。

采制

冬季茎叶枯萎后采挖，洗净，蒸或煮至透心，晒干或低温干燥后除去须根和杂质。药材主产于广西、四川。

药材性状

根茎卵圆形、长卵形、圆锥形或长纺锤形，顶端多钝尖，基部钝圆，长 2~8cm，直径 1.5~4cm。表面灰黄色至灰棕色，上部环节突起，有圆形微凹的须根痕或残留的须根，有的两侧各有 1 列下陷的芽痕和类圆形的侧生根茎痕，有的可见刀削痕。体重，质坚实，断面灰褐色至蓝褐色，蜡样，常附有灰棕色粉末，皮层与中柱易分离，内皮层环纹棕褐色。气微香，味微苦而辛。

【功能】破血行气，消积止痛。

【性味】性温，味苦、辛。

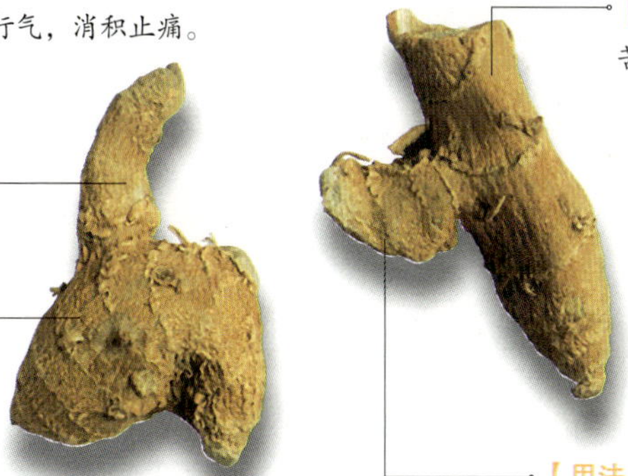

【主治】血瘀腹痛，肝脾肿大，血瘀闭经，饮食积滞。

【用法】用量4.5~9g。孕妇禁用。

验方

闭经	莪术 10g + 王不留行 10g + 桃仁 10g + 丹参 9g + 川芎 9g ▶ 水煎服。
慢性胃炎腹胀	莪术 10g + 枳壳 9g + 大腹皮 9g + 蒲公英 15g ▶ 水煎服。
跌打损伤肿痛	莪术 适量（研末） + 桃仁 适量（捣烂） ▶ 调匀敷患处。

附注 同属植物温郁金 *Curcuma wenyujin* Y. H. Chen et C. Ling 和广西莪术 *Curcuma kwangsiensis* S. G. Lee et C. F. Liang 的根茎同等入药。

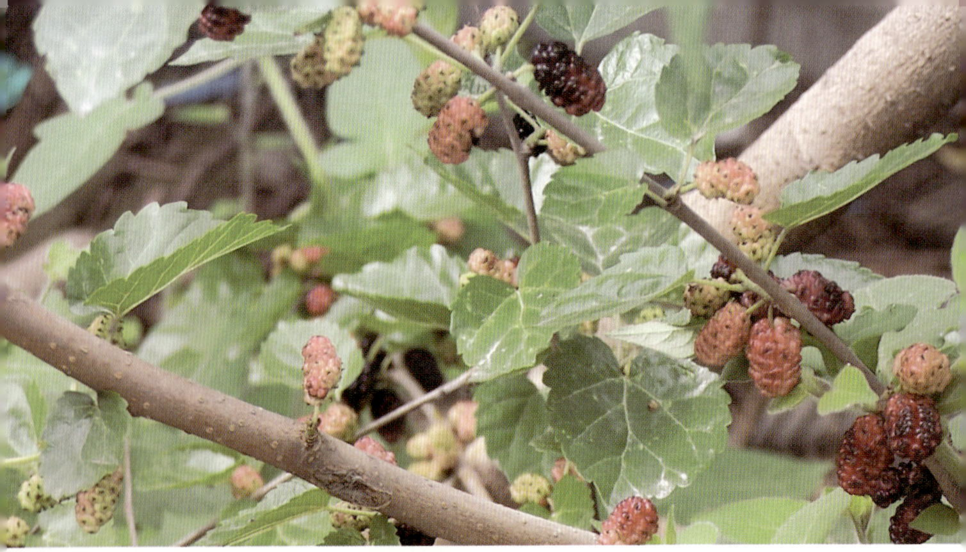

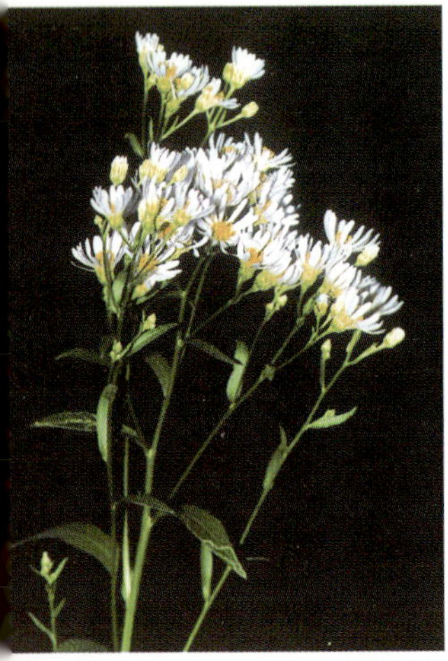

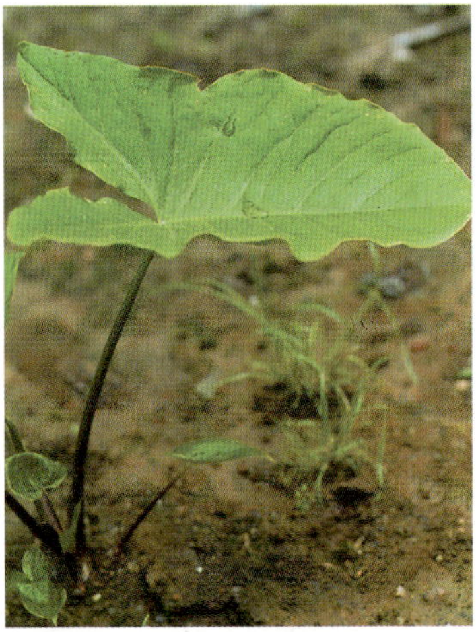

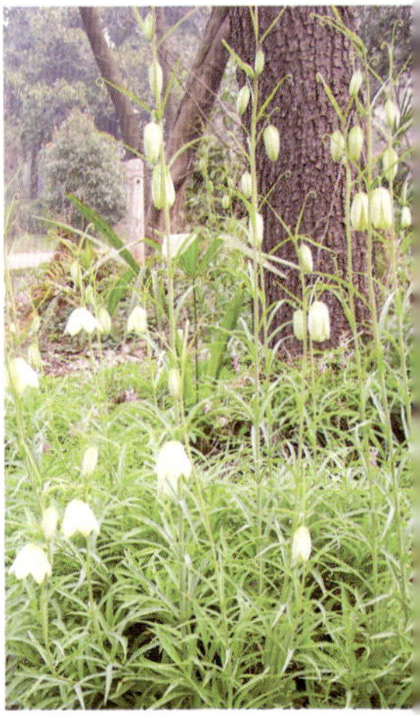

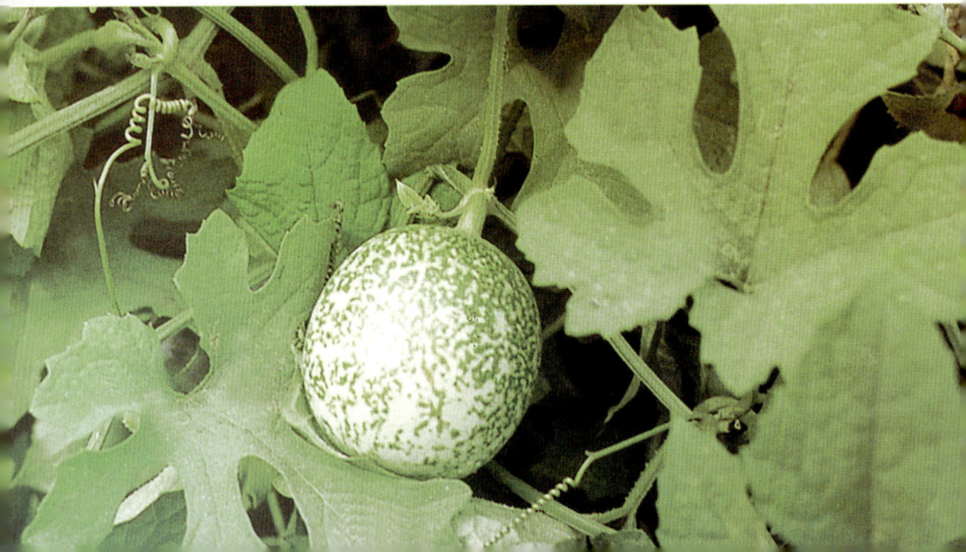

·第十二章·

化痰止咳平喘药

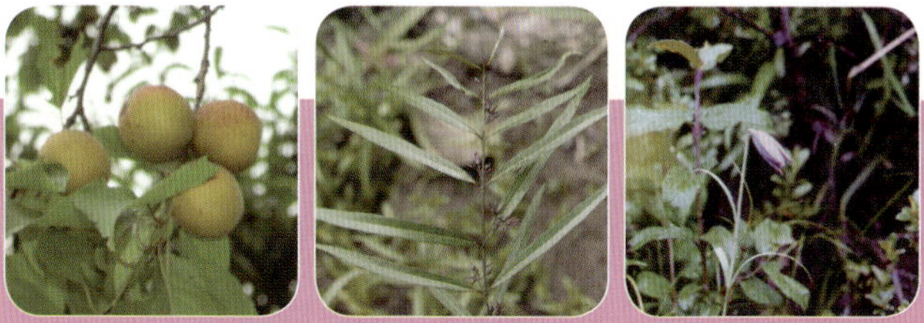

化痰止咳平喘药是指能祛痰、消痰，或减轻、制止咳嗽和喘息，治疗痰证和喘嗽的药物。化痰止咳平喘药分为温化寒痰药、清化热痰药、止咳平喘药三类，主要适用于痰阻于肺之咳喘痰多，痰蒙心窍之昏厥、癫痫，痰蒙清阳之眩晕，痰扰心神之睡眠不安，肝风挟痰之中风，痰阻经络之肢体麻木、半身不遂、口眼歪斜等症。在使用化痰止咳平喘药时要注意，对咯血者应避免使用刺激性强的化痰药。

天南星

Arisaematis Rhizoma

别名 山苞米、蛇苞谷、山棒子、刀剪草。

来源 为天南星科植物异叶天南星*Arisaema heterophyllum* Bl. 的块茎。

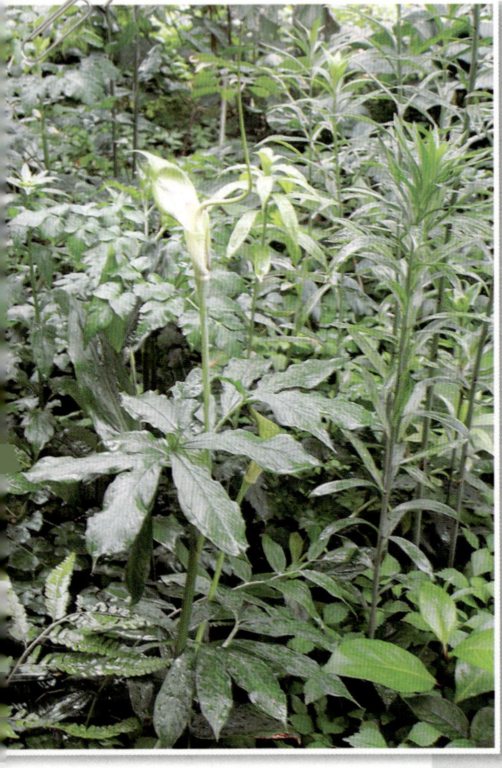

植物形态

多年生草本，高 60~100cm。叶单一，鸟趾状全裂，裂片 13~21，倒披针形，中裂片较相邻者小；叶柄长 10~15cm。花单性，雌雄同株或异株；花序柄等长或稍长于叶柄；佛焰苞绿色，下部筒状，长约 5cm，上部渐次扩大，向前弯曲；雄花序下部 3~4cm 处具雄花；附属体鼠尾状，长达 18cm，伸出佛焰苞外。浆果红色。花期 4~5 月，果期 6~7 月。生于山沟边及较阴湿的林下。

采制

秋、冬二季采挖，去净须根，洗净，撞去外皮，晒干。制用。药材产于东北及河北、山东、河南、四川。

药材性状

块茎扁圆球形，直径约5cm，表面黄白色至淡黄棕色，上端中央有凹陷茎痕，周围有细小根痕，周边偶有微凸起的小侧芽。质坚硬，断面乳白色，粉性。气微辛，有麻舌感。

【功能】燥湿化痰，祛风止痉，散结消肿。

【用法】用量3~9g，一般炮制后用。孕妇慎用。

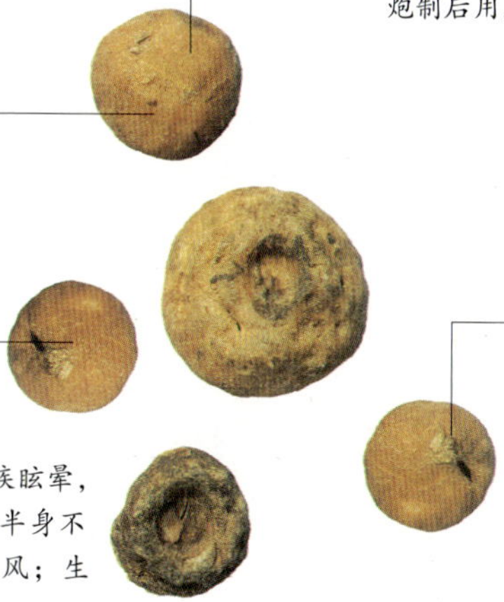

【性味】性温，味苦、辛；有毒。

【主治】顽痰咳嗽，风痰眩晕，中风痰壅，口眼歪斜，半身不遂，癫痫，惊风，破伤风；生用外治痈肿，虫蛇咬伤。

验方

咳嗽痰多	制天南星 10g + 浙贝母 10g + 桔梗 10g + 鱼腥草 15g ▶ 水煎服。
癣	生天南星 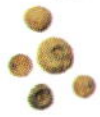 适量 ▶ 磨酸醋，涂患处。
小儿流涎	生天南星 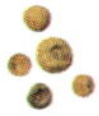 适量 ▶ 磨酸醋，涂敷涌泉穴。

附注 同属植物天南星*Arisaema erubescens* (Wall.) Schott 和东北天南星*Arisaema amurense* Maxim. 的块茎同等入药。

白附子

Typhonii Rhizoma

别名 禹白附、牛奶白附、红南星。

来源 为天南星科植物独角莲*Typhonium giganteum* Engl. 的块茎。

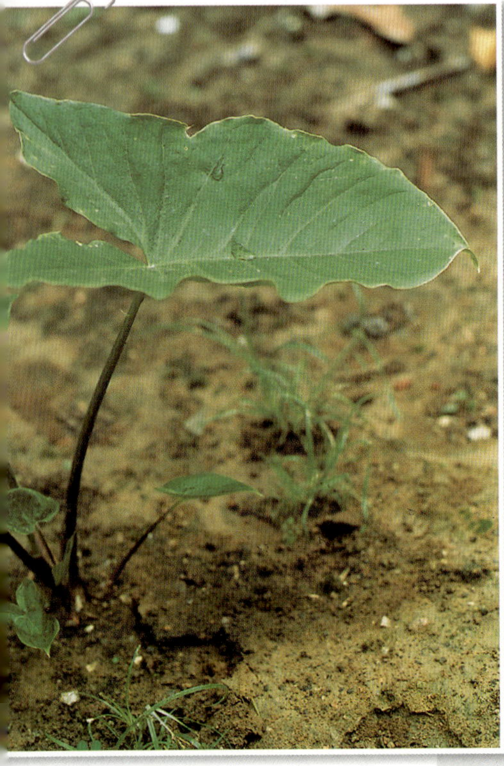

植物形态

多年生草本。叶基生，1~2年生的有1叶，3~4年生的有3~4叶；叶戟形，长15~35cm，宽7~30cm，先端渐尖，基部箭形；叶柄肥大，半圆形，基部扩大成鞘。花序柄从块茎生出，圆柱形，内侧稍扁平，绿色，带紫色纵条斑点；佛焰苞先端渐尖，下部管状；肉穗花序长约14cm，雄花在上部，雌花在下部，两者间距约2.5cm；附属器圆柱形，紫色，不伸出佛焰苞外。浆果红色。花期6~7月，果期8~9月。生于林下或山沟阴湿地。

采制

秋季采挖，除去须根及外皮，晒干。

药材主产于河南、甘肃、湖北。

药材性状

块茎椭圆形或卵圆形，长 2~5cm，直径 1~3cm。表面白色至黄白色，略粗糙，有环纹及须根痕，顶端有茎痕及芽痕。质坚硬，断面白色，粉性。无臭，味淡，麻辣刺舌。

【功能】祛风痰，定惊搐，解毒散结止痛。

【性味】性温，味辛；有毒。

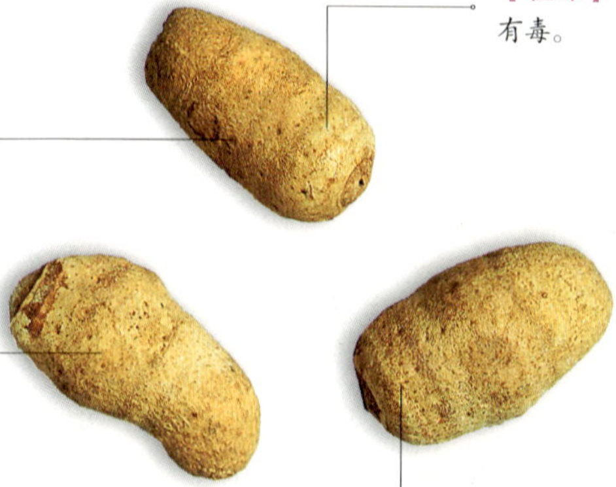

【主治】中风痰壅，口眼歪斜，语言謇涩，痰厥头痛，偏正头痛，喉痹咽痛，破伤风；外治瘰疬痰核，毒蛇咬伤。

【用法】用量3~6g，一般炮制后用。外用生品适量捣烂，熬膏或研末以酒调敷患处。孕妇慎用。

验方

颈淋巴结结核	白附子 适量（研末）＋ 大黄粉 适量	▶ 水调敷患处。
痈肿	白附子 适量（研末）＋ 猪胆汁 适量	▶ 调敷患处。
毒蛇咬伤	白附子 等量 ＋ 生南星 等量	▶ 研末，水、酒调涂。

竹茹

别名 竹子青、竹二青。

Bambusae Caulis in Taenia

来源 为禾本科植物青秆竹*Bambusa tuldoides* Munro 茎的中间层。

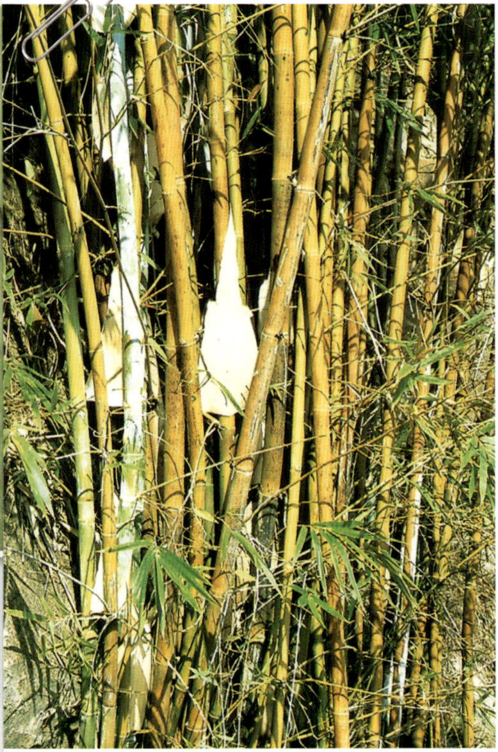

采制

全年均可采，取新鲜茎，除去外皮，将稍带绿色的中间层刮成丝条，或削成薄条，捆扎成束，阴干。药材主产于广东、海南。

植物形态

单丛生。秆高 6~8m，直径 3~4.5cm。节间壁厚，长 30~36cm，幼时被白粉。节稍隆起。分枝常于秆基部第一节开始分出，数枝簇生于节上。秆箨早落。箨鞘背面无毛，干时肋纹稍隆起，先端呈不对称的拱形，外侧一边稍下斜至箨鞘全长的 1/10~1/8；箨耳稍不等大，靠外侧 1 枚稍大，卵形，略波褶，边缘被波曲状刚毛，小的 1 枚椭圆形；箨舌高 2.5~3.5mm，边缘被短流苏毛，片直，呈不对称三角形或狭三角形，基部两侧与耳相连，连接部分宽约 0.5mm。叶披针形至狭披针形，长 10~18cm，宽 11~17mm，背面密生短柔毛。生于山坡、路旁；或栽培。

药材性状

为不规则的丝条，卷曲成团或长条形薄片。宽窄厚薄不等，浅绿色或黄绿色。体轻松，质柔韧，有弹性。气微，味淡。

【功能】清热化痰，除烦止呕。

【性味】性微寒，味甘。

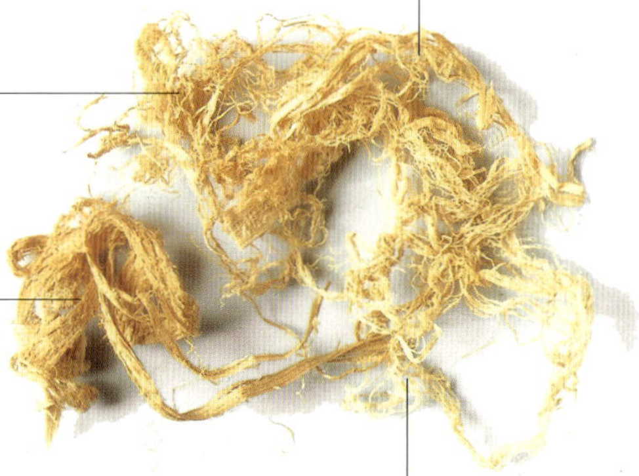

【主治】痰热咳嗽，胆火挟痰，烦热呕吐，惊悸失眠，中风痰迷，舌强不语，胃热呕吐，妊娠恶阻，胎动不安。

【用法】用量4.5~9g。

验方

胃炎呕吐	竹茹 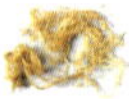 10g + 陈皮 6g + 神曲 10g + 谷芽 15g + 麦芽 15g + 煮半夏 10g ▶ 水煎服。
肺热咳嗽	竹茹 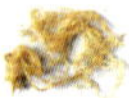 30g + 川贝母 10g + 藕节 30g + 桔梗 10g + 鱼腥草 30g ▶ 水煎服。
咯血	竹茹 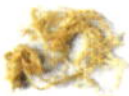 24g + 侧柏叶 15g + 紫珠叶 24g ▶ 水煎服。

昆布

别名 江白菜。

Thallus Laminariae

来源 为海带科植物海带*Laminaria japonica* Aresch. 的叶状体。

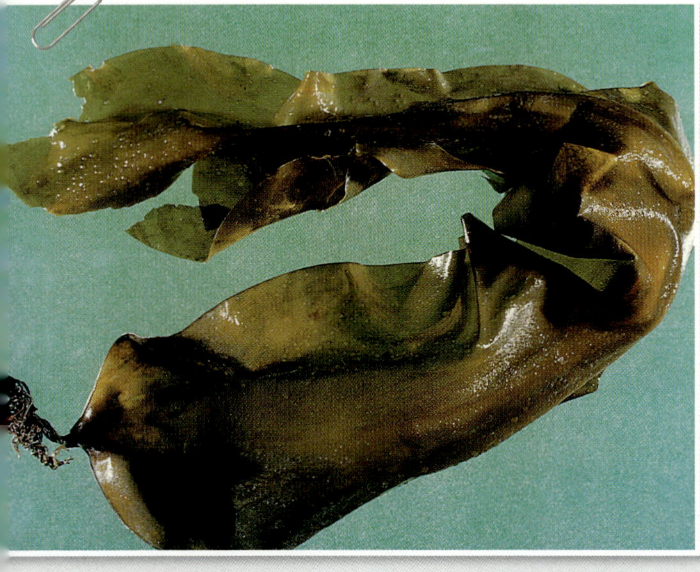

采制

5~9 月采收，晒干。

植物形态

多年生大型褐藻，革质。藻体明显地分为根状固着器、柄部和片部，成熟时呈橄榄褐色，干后黑褐色。片部狭长，全缘，长可达 6m，宽 20~50cm，中央较厚，向两缘渐薄，且有波状褶皱。孢子囊群在片部形成，呈近圆形瘢疤状。生于海边低潮线下 2~3m 的岩石上，或人工养殖于绳索和竹材上。分布于辽东半岛、山东半岛，以及浙江、福建、广东沿海。

药材性状

卷曲折叠成团状，或缠结成把。全体呈黑褐色或绿褐色，表面附有白霜。用水浸软则膨胀成扁平长带状，长50~150cm，宽10~40cm，中部较厚，边缘较薄而呈波状。类革质，残存柄部扁圆柱状。气腥，味咸。

【功能】软坚散结，消痰，利水。

【性味】性寒，味咸。

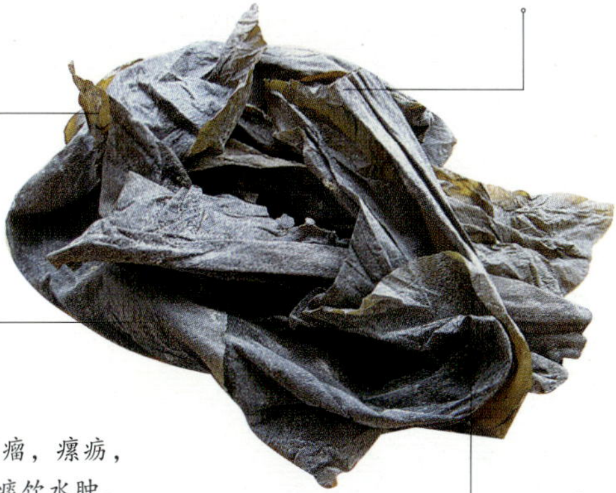

【主治】瘿瘤，瘰疬，睾丸肿痛，痰饮水肿。

【用法】用量6~12g。

验方

颈淋巴结结核	昆布 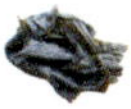 15g ＋ 海藻 15g ▶ 水煎服。
甲状腺肿大	昆布 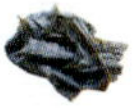 15g ＋ 射干 9g ＋ 黄药子 10g ＋ 白芍 10g ▶ 水煎服。
肝硬化腹水	昆布 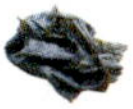 15g ＋ 薏苡根 30g ＋ 猫须草 24g ＋ 半边莲 30g ▶ 水煎服。

附注 商品昆布包括翅藻科植物昆布*Ecklonia kurome* Okam. 的叶状体。

胖大海

别名 大海、安南子、大洞果。

Sterculiae Lychnophorae Semen

来源 为梧桐科植物胖大海*Sterculia lychnophora* Hance 的种子。

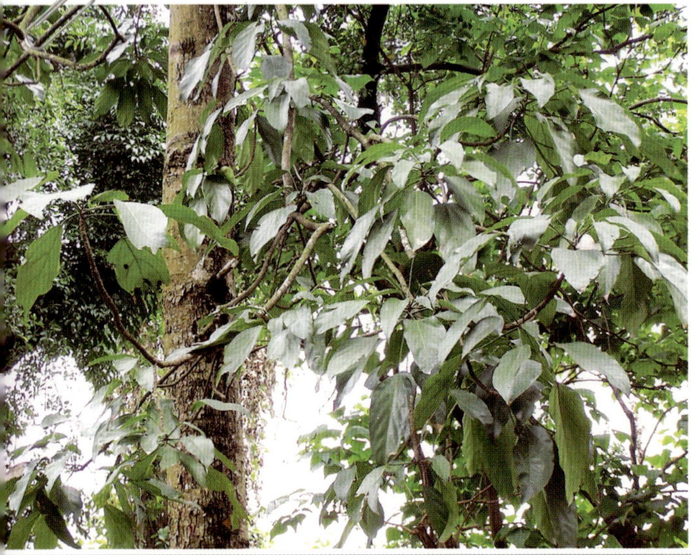

采制

4~6月从蓇葖果上采收成熟种子，晒干。

植物形态

落叶乔木，高可达 40m。单叶互生，叶片革质，卵形或椭圆状披针形，长 10~20cm，宽 6~12cm，通常 3 裂，全缘，光滑无毛。圆锥花序顶生或腋生，花杂性同株；花萼钟状，深裂；雄花具雄蕊 10~15；雌花具雌蕊 1。蓇葖果 1~5，着生于果梗，呈船形，长可达 24cm。种子棱形或倒卵形，深褐色。生于热带地区。我国海南、广西有引种。

药材性状

种子呈纺锤形或椭圆形，长 2~3cm，直径 1~1.5cm。先端钝圆，基部略尖而歪，具浅色的圆形种脐，表面棕色或暗棕色，微有光泽，具不规则的干缩皱纹。外层种皮极薄，质脆，易脱落。中层种皮较厚，黑褐色，质松易碎，遇水膨胀成海绵状。断面可见散在的树脂状小点。内层种皮可与中层种皮剥离，稍革质，内有 2 片肥厚胚乳，广卵形；子叶 2 枚，菲薄，紧贴于胚乳内侧，与胚乳等大。气微，味淡，嚼之有黏性。

【功能】清热润肺，利咽解毒，润肠通便。

【用法】用量2~3 枚，沸水泡服或煎服。

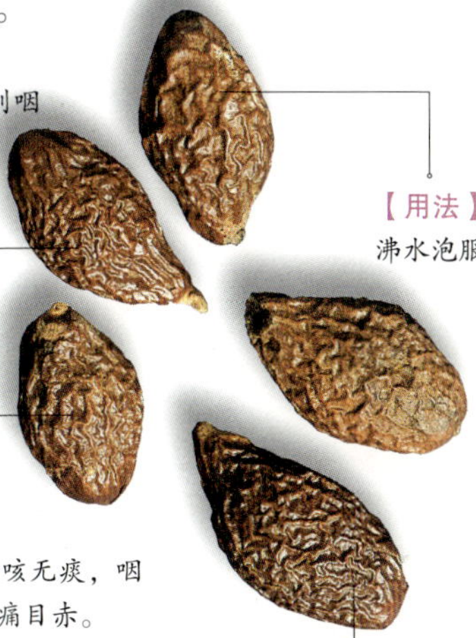

【主治】肺热声哑，干咳无痰，咽喉干痛，热结便闭，头痛目赤。

【性味】性寒，味甘。

验方

风热感冒咳嗽、咽痛声哑	胖大海 2枚 + 桔梗 6g + 桑叶 8g + 薄荷 8g + 蝉蜕 3g + 牛蒡子 10g ▶ 水煎服。
急性扁桃体炎、慢性咽喉炎	胖大海 2枚 ▶ 沸水泡代茶饮。
大便燥结难解，或伴头痛目赤、牙龈肿痛	胖大海 4枚 ▶ 沸水泡，浓服。

前胡

Peucedani Radix

别名 土当归、野当归。

来源 为伞形科植物紫花前胡*Peucedanum decursivum* (Miq.) Maxim. 的根。

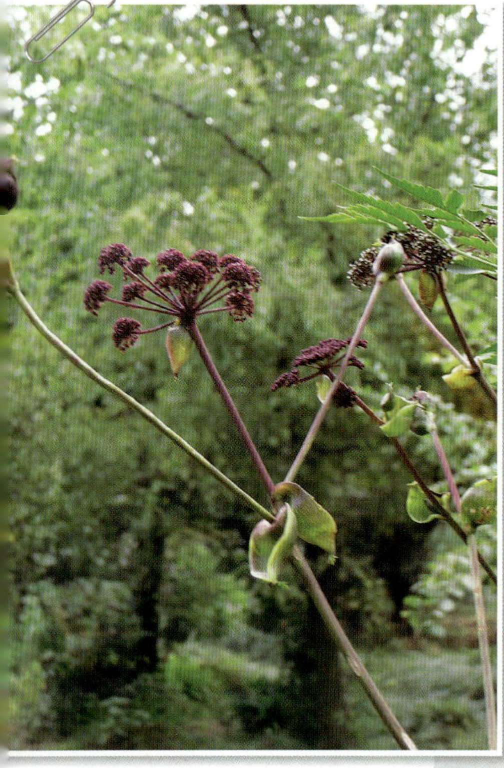

植物形态

多年生草本，高 1~2m。叶 1 回至近 2 回羽状分裂，小叶柄的边缘翅状延长，最终裂片椭圆形，长圆状披针形至倒卵状椭圆形，长 5~13cm，宽 2.5~5.5cm，边缘有细而规则的锯齿；茎上部叶片成膨大的紫色叶鞘。复伞形花序顶生或腋生；小总苞数个，披针形；花深紫色，成近球形的小伞形花序；花梗丝线状。果实卵圆形至卵状长椭圆形。花期 8~9 月，果期 10 月。生于山坡、林缘或灌丛、草地。

采制

冬季至次春茎叶枯萎或未抽花茎时采挖，除去须根，晒干或低温干燥。药材主产于江西、安徽。

药材性状

根圆柱形或圆锥形，有少数支根，长3~15cm，直径0.8~1.7cm。表面棕色至黑棕色，有浅直细纵皱纹，并有灰白色横向皮孔及点状须根痕，皮部与木部易分离，皮部较狭，散有黄色油点，木部黄白色。香气浓，味微甘而后苦。

【功能】散风清热，降气化痰。

【性味】性微寒，味苦、辛。

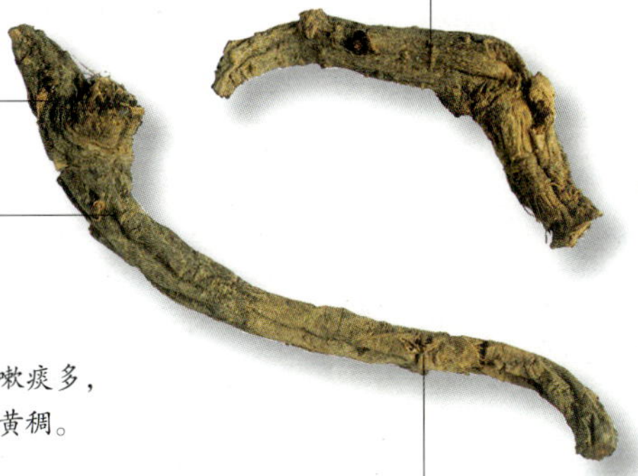

【主治】风热咳嗽痰多，痰热喘满，咳痰黄稠。

【用法】用量3~9g。

验方

感冒咳嗽	前胡 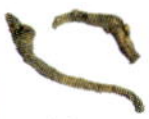 10g ＋ 桔梗 9g ＋ 连钱草 15g ＋ 杏仁 9g ＋ 浙贝母 10g ▶ 水煎服。
足癣	鲜前胡 适量 ＋ 一枝黄花 适量 ▶ 水煎，浸泡局部约30分钟，每日1~2次。
细菌性痢疾	前胡 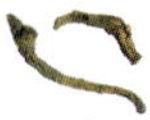 适量（研末） ▶ 每次6g，水煎服，每日3次。

附注 同属植物白花前胡*Peucedanum praeruptorum* Dunn的根同等入药。

桔梗

Platycodonis Radix

别名 铃铛花、白药、土人参。

来源 为桔梗科植物桔梗*Platycodon grandiflorum* (Jacq.) A. DC. 的根。

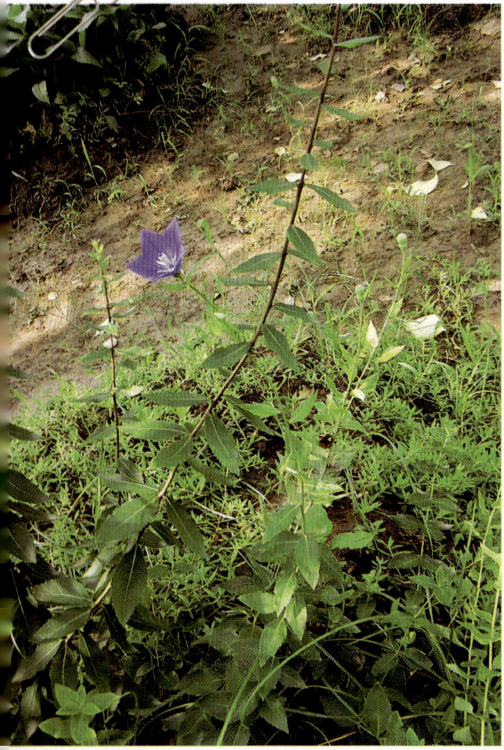

植物形态

多年生草本，有白色乳汁。茎上部稍分枝，微被白粉。茎中下部叶对生或轮生，上部叶互生，卵形或卵状披针形，长2.5~6cm，宽1~2.5cm，边缘具不整齐锐锯齿，下面微被白粉。花大，花萼钟状，5裂；花冠阔钟状，先端5裂，紫蓝色或蓝白色；雄蕊5，花丝基部变宽，有短柔毛。蒴果倒卵形，成熟后顶端5瓣裂，具宿萼。花期7~9月，果期8~10月。生于山坡、草丛或沟旁。

采制

春、秋二季采挖，洗净，刮去或不刮去栓皮，晒干。药材主产于安徽、江苏、湖北、河南、吉林、黑龙江。

药材性状

根长圆柱形或长纺锤形，稍扭曲，长 6~20cm，直径 1~2cm。表面淡黄白色或淡黄棕色（未去栓皮者），有扭转纵沟及横长皮孔斑痕，上部有横纹，顶端有较短的根茎，其上有半月形茎痕。质脆，断面不平坦，形成层环棕色，皮部类白色，木部淡黄白色。味微甜而后苦。

【功能】宣肺，利咽，祛痰，排脓。

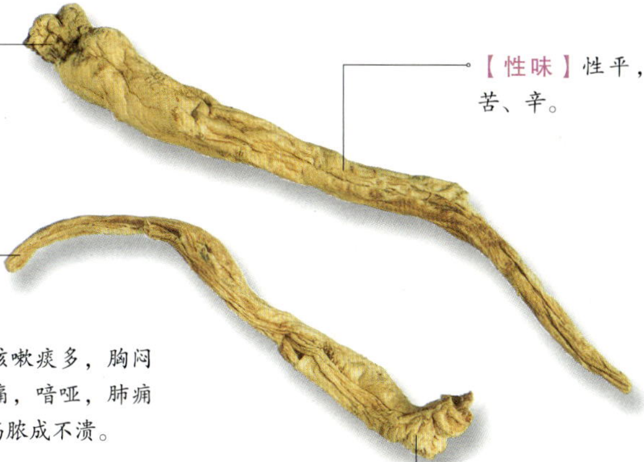

【性味】性平，味苦、辛。

【主治】咳嗽痰多，胸闷不畅，咽痛，喑哑，肺痈吐脓，疮疡脓成不溃。

【用法】用量3~9g。

验方

咽炎	桔梗 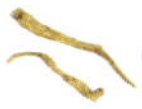 10g + 马兰 15g + 一枝黄花 15g ▶ 水煎服。
咳嗽	桔梗 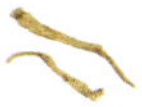 10g + 石仙桃 15g + 前胡 10g ▶ 水煎服。
慢性咽喉炎	桔梗 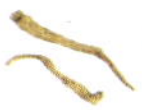 10g + 胖大海 6g + 玄参 9g + 一点红 15g ▶ 水煎服。

浙贝母

别名 象贝、大贝、土贝、珠贝。

Fritillariae Thunbergii Bulbus

来源 为百合科植物浙贝母*Fritillaria thunbergii* Miq. 的鳞茎。

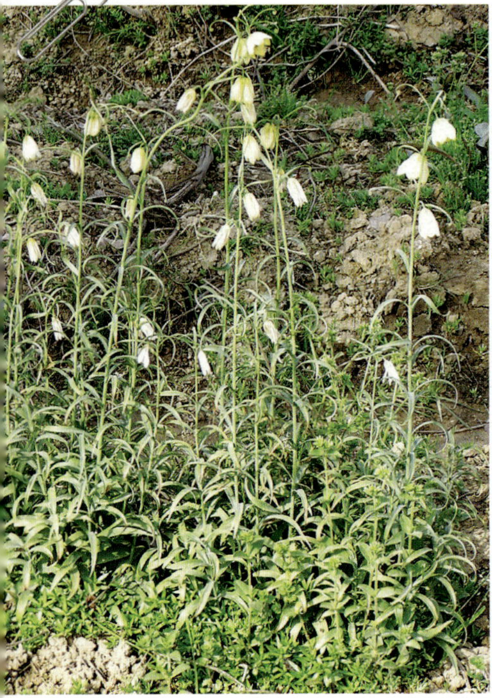

植物形态

多年生草本。茎单一。茎下部叶对生，中部叶轮生，上部叶互生，狭披针形至条形，先端卷曲。花下垂，钟状，1至数朵生于茎顶或上部叶腋；苞片叶状，先端卷曲；花被片6，黄绿色，内面有紫色方格斑纹，基部上方有蜜腺窝；雄蕊6。蒴果卵圆形，具6棱翅。花期3~4月，果期4~5月。生于山坡草丛、林下；大量栽培。

采制

初夏采挖，洗净，大者摘去芯芽，称"大贝"；小者不摘芯芽，称"珠贝"。撞去外皮，拌以煅过的贝壳粉，吸去撞出的浆汁，干燥。药材主产于浙江、江苏。

药材性状

单瓣鳞叶略呈新月形，高 1~2cm，直径 2~3.5cm。外表面类白色至淡黄色，内表面白色或淡棕色，被有白色粉末。小鳞茎扁球形，高 1~1.5cm，直径 1~2.5cm。表面类白色，外层 2 枚鳞叶肥厚，略呈肾形，相对抱合，中央有 2~3 枚皱缩的小鳞叶或残茎。质硬脆，断面白色，粉性。气微，味微苦。

【功能】清热化痰，开郁散结。

【性味】性寒，味苦。

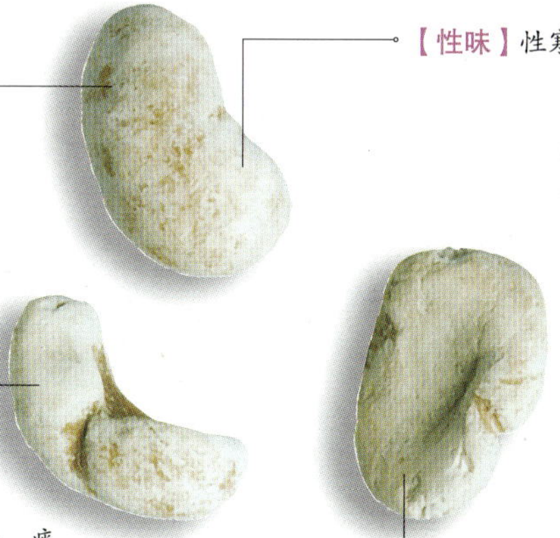

【主治】风热、燥热、痰火咳嗽，肺痈，乳痈，瘰疬，疮毒，心胸郁闷。

【用法】用量4.5~9g。

验方

咳嗽痰多	浙贝母 10g + 桔梗 10g + 鱼腥草 15g + 旋覆花 10g ▶ 水煎服。
胃、十二指肠球部溃疡	浙贝母 15g + 海螵蛸 30g + 甘草 15g ▶ 一起研细粉，拌匀，每次 5g，调温水服。
瘰疬	浙贝母 10g + 射干 10g + 玄参 10g + 鸡内金 10g + 金银花 15g ▶ 水煎服。

蛤壳

别名 海蛤壳、蛤蜊壳。

Meretricis Concha，Cyclinae Concha

来源 为帘蛤科动物文蛤*Meretrix meretrix* Linnaeus的贝壳。

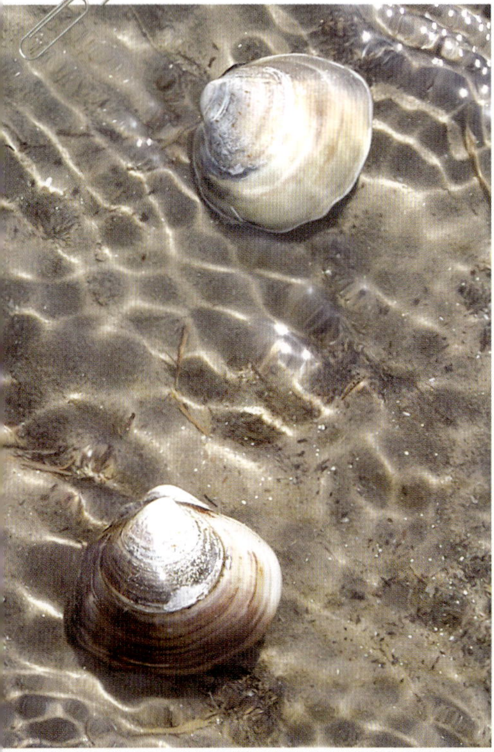

动物形态

贝壳坚厚，背缘呈角形，腹缘呈圆形，壳顶突出；位于背面稍靠前方。小月面狭长，呈矛头状，楯面宽大，卵圆形。韧带短粗，黑褐色，凸出壳面。贝壳表面膨胀，光滑，被有一层黄褐色光亮如漆的壳皮。壳内面白色，前后缘有时略带紫色，无珍珠光泽。铰合部宽，外套痕明显，外套窦短，呈半月形。

采制

夏、秋二季捕捞，去肉，洗净，晒干。药材产于广东、海南、山东、福建、江苏。

药材性状

扇形或类圆形。背缘略呈三角形，腹缘呈圆弧形，长3~10cm，高2~8cm。壳顶突出，位于背面，稍靠前方。壳外面光滑，黄褐色，同心生长纹清晰，通常在背部有锯齿状或波纹状褐色花纹。壳内面白色，边缘无齿纹，前后壳缘有时略带紫色，铰合部较宽，右壳有主齿3个及前侧齿2个；左壳有主齿3个及前侧齿1个。质坚硬，断面有层纹。气微，味淡。

【性味】性寒，味苦、咸。

【功能】清热化痰，软坚散结，止酸止痛；外用收湿敛疮。

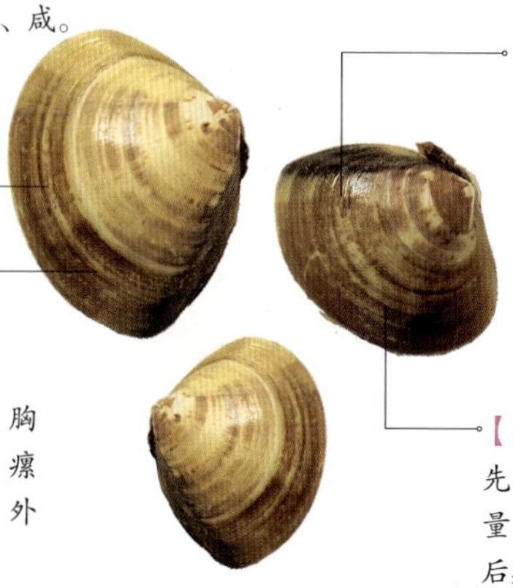

【主治】痰火咳嗽，胸胁疼痛，痰中带血，瘰疬瘿瘤，胃痛吞酸；外治湿疹，烫伤。

【用法】用量6~15g，宜先煎，蛤粉包煎。外用适量，研极细粉撒布或油调后敷患处。

验方

肝旺肺热，咳嗽痰黏	煅蛤壳 180g(研粉) + 青黛 18g	拌匀，每次9~16g，用布袋包，水煎服，每日1~2次。
慢性胃炎、胃溃疡反酸	煅蛤壳 90g + 香附 90g	共研末，每次9g，每日1~3次，开水冲服。
咳嗽气喘、痰稠不易咳出	煅蛤壳 120g	研末，每日2次，每次9g，温开水冲服。

附注 帘蛤科动物青蛤*Cyclina sinensis* Gmelin 的贝壳同等入药。

白果

Ginkgo Semen

别名 银杏核、公孙树子、鸭脚树子。

来源 为银杏科植物银杏*Ginkgo biloba* L.的种子。

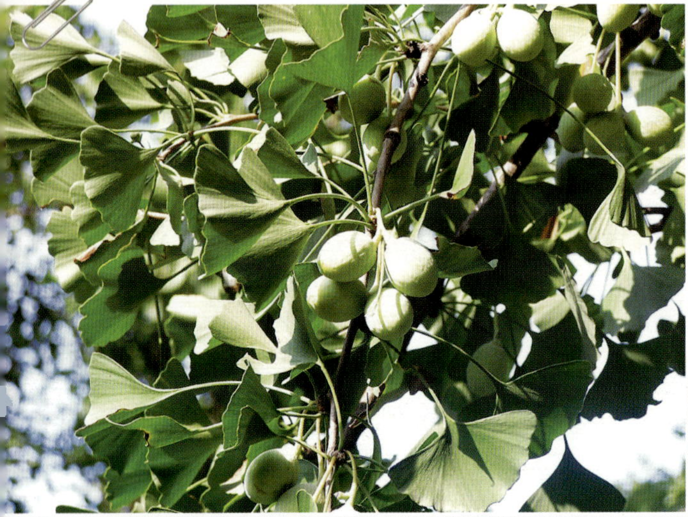

采制

秋季种子成熟时采收，除去肉质种皮外层，稍蒸或略煮后，烘干。药材产于广西、四川、江苏、河南、山东、湖北、辽宁。

植物形态

参见第374页银杏叶“植物形态”项。

药材性状

药材略呈椭圆形，一端稍尖，另端钝，长1.5~2.5cm，宽1~2cm，厚约1cm。表面黄白色或淡棕黄色，平滑，具2~3条棱线。中种皮（壳）骨质，坚硬。内种皮膜质，种仁宽卵球形或椭圆形，一端淡棕色，另端金黄色，横断面外层黄色，胶质样，内层淡黄色或淡绿色，粉性。无臭，微甘、微苦。

【功能】敛肺定喘，止带浊，缩小便。

【性味】性平，味甘、苦、涩；有小毒。

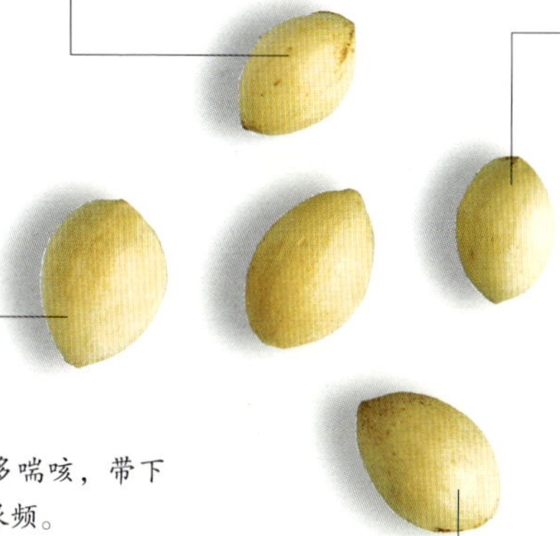

【主治】痰多喘咳，带下白浊，遗尿尿频。

【用法】用量4.5~9g。

验方

慢性支气管炎，虚喘	白果 9g ＋ 黄芩 9g ＋ 地龙干 9g	水煎服。
带下，白浊	白果 9g ＋ 白鸡冠花 15g	炖猪脊骨或乌鸡服。
尿频	白果 10个	煨熟食，每日1次。
喘咳痰多	白果 4个 ＋ 蜂蜜 适量	白果水煎取汁，加蜂蜜调匀，每晚睡前服，连服5日。

百部

别名 一窝虎

Stemonae Radix

来源 为百部科植物直立百部*Stemona sessilifolia* (Miq.) Miq. 的块根。

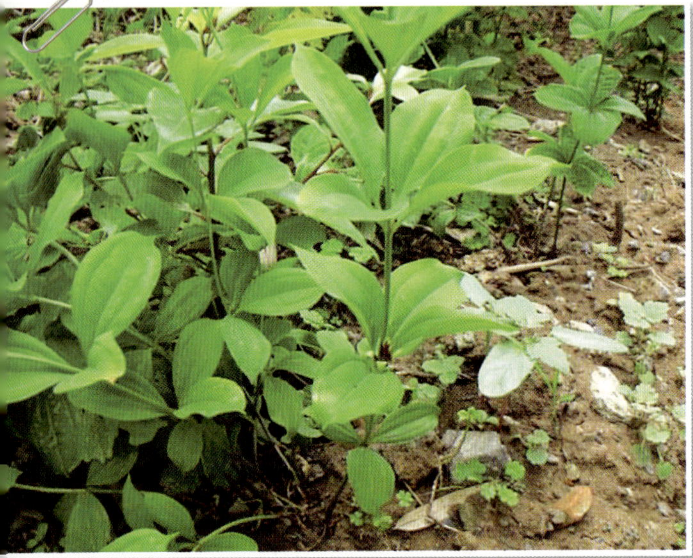

采制

春、秋二季采挖，除去须根，洗净，置沸水中略烫或蒸至无白心，取出，晒干。炮制品有蜜百部。药材主产于安徽、江苏、湖北、浙江、山东。

植物形态

多年生草本，高 30~60cm。茎直立，不分枝。叶常 3~4 片轮生，卵形或椭圆形，长 4~6cm，宽 2~4cm，先端渐尖，主脉 3~5；叶柄短或近无柄。花小，多生于茎下部鳞状叶腋间，有细长花梗，直立或向上斜生；花被片 4，淡绿色；雄蕊 4，药隔膨大并突出而有披针形附属物；子房卵形，无花柱。蒴果扁卵形。花期 4~5 月，果期 7 月。生于山坡灌丛或竹林下。

药材性状

块根呈纺锤形，上端较细长，皱缩弯曲，长5~12cm，直径0.5~1cm。表面黄白色或淡棕黄色，有不规则深纵沟，间或有横皱纹。质脆，易折断，断面平坦，角质样，淡黄棕色或黄白色，皮部较宽，中柱扁缩。气微，味甘、苦。

【功能】润肺下气止咳，杀虫灭虱；蜜百部润肺止咳。

【性味】性微温，味甘、苦。

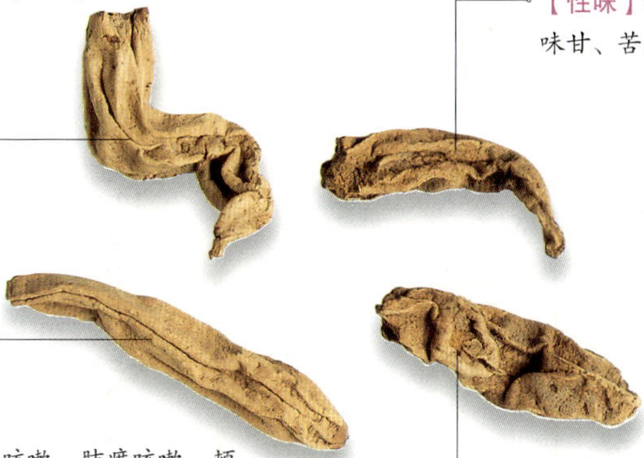

【主治】新久咳嗽，肺痨咳嗽，顿咳；外用于头虱，体虱，蛲虫病，阴痒。蜜百部主治阴虚劳嗽。

【用法】用量3~9g。外用适量，水煎或酒浸。

验方

咳嗽	百部 10g + 连钱草 15g + 积雪草 15g + 枇杷叶 15g + 甘草 5g ▶ 水煎服。
百日咳	百部 5g + 天冬 6g + 款冬花 6g + 紫菀 6g + 爵床 6g ▶ 水煎服。
股癣	百部 50g + 一枝黄花 30g ▶ 用白醋浸泡1周，取药液涂患处。

附注 同属植物蔓生百部*Stemona japonica*（Bl.）Miq. 或对叶百部*Stemona tuberosa* Lour. 的块根也同等入药。

苦杏仁

别名 杏仁。

Armeniacae Semen Amarum

来源 为蔷薇科植物杏*Prunus armeniaca* L. 的种子。

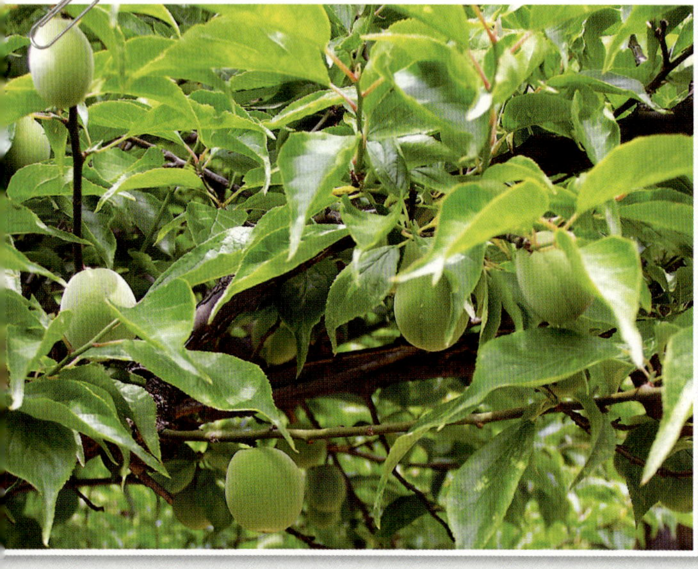

采制

夏季采收成熟果实，除去果肉及核壳，取种子，晒干。药材主产于内蒙古、吉林、辽宁、河北、山西、陕西。

植物形态

落叶乔木，高达6m。叶互生，广卵形或卵圆形，长5~10cm，宽3.5~6cm，先端短尖或渐尖，基部圆形，边缘具细锯齿或不明显的重锯齿；叶柄多带红色，有2腺体。花单生，先叶开放，几无花梗；萼片5，花后反折；花瓣5，白色或粉红色；雄蕊多数；心皮1，有短柔毛。核果近圆形，直径约3cm，橙黄色；核坚硬，扁心形，沿腹缝有沟。花期3~4月，果期7~8月。多栽培于低山地或丘陵山地。

药材性状

种子呈扁心形，长 1~1.9cm，宽 0.8~1.5cm，厚 0.5~0.8cm。表面黄棕色至深棕色，一端尖，另端钝圆，肥厚，左右不对称。尖端一侧有短线形种脐，圆端合点处向上具多数深棕色的脉纹。种皮薄，子叶 2，乳白色，富油性。无臭，味苦。

【功能】降气止咳平喘，润肠通便。

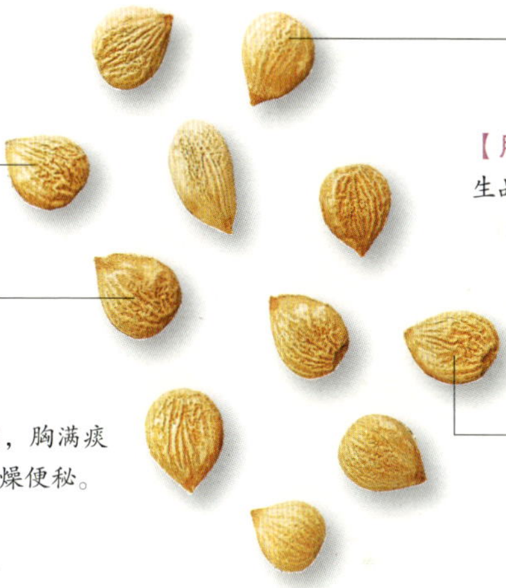

【用法】用量4.5~9g，生品入煎剂宜后下。

【主治】咳嗽气喘，胸满痰多，血虚津枯，肠燥便秘。

【性味】性微温，味苦；有小毒。

验方

风寒咳喘	苦杏仁 6g + 麻黄 6g + 荆芥 10g + 防风 10g + 甘草 3g ▶ 水煎服。
百日咳	苦杏仁 3g + 沙参 8g + 麦冬 8g + 紫菀 6g + 款冬花 6g ▶ 水煎服。
燥咳	苦杏仁 9g + 百部 9g + 川贝母 8g + 百合 15g + 生地黄 15g ▶ 水煎服。

附注 同属植物山杏*Prunus armeniaca* L. var. *ansu* Maxim.、西伯利亚杏*Prunus sibirica* L.和东北杏*Prunus mandshurica*（Maxim.）Koehne 的种子同等入药。

罗汉果

别名 光果木鳖。

Siraitiae Fructus

来源 为葫芦科植物罗汉果*Siraitia grosvenorii* (Swingle) C. Jeffrey ex A. M. Lu et Z. Y. Zhang的果实。

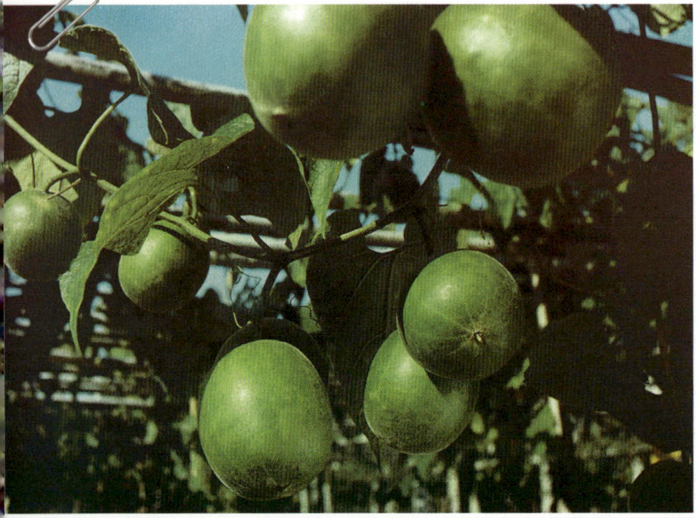

采制

秋季果实由嫩绿变深绿时采摘，晾数天后，低温干燥。药材主产于广西，江西、广东亦产。

植物形态

多年生草质藤本，长2~5m。茎纤细，暗紫色。卷须分叉几达中部。叶互生，叶柄长2~7cm；叶片心状卵形，膜质，长8~15cm，宽3.5~12cm，先端急尖或渐尖，基部耳状心形，全缘，两面均被白色柔毛。花雌雄异株，雄花序总状，雌花单生；花萼漏斗状，被柔毛，5裂；花冠橙黄色，5全裂，先端渐尖，外被白色夹有棕色的柔毛。瓠果圆形或长圆形，被柔毛，具10条纵线。种子淡黄色。花期6~8月，果期8~10月。生于海拔300~500m的山区；有栽培。

药材性状

果实呈卵形、椭圆形或球形，长 4.5~8.5cm，直径 3.5~6cm。表面褐色、黄褐色或绿褐色，有深色斑块及黄色柔毛，有的有 6~11 条纵纹。体轻，质脆，果皮薄，易破。果瓤（中、内果皮）海绵状，浅棕色。种子扁圆形，多数，长约 1.5cm，宽约 1.2cm；浅红色至棕红色。气微，味甜。

【功能】清热润肺，滑肠通便。

【性味】性凉，味甘。

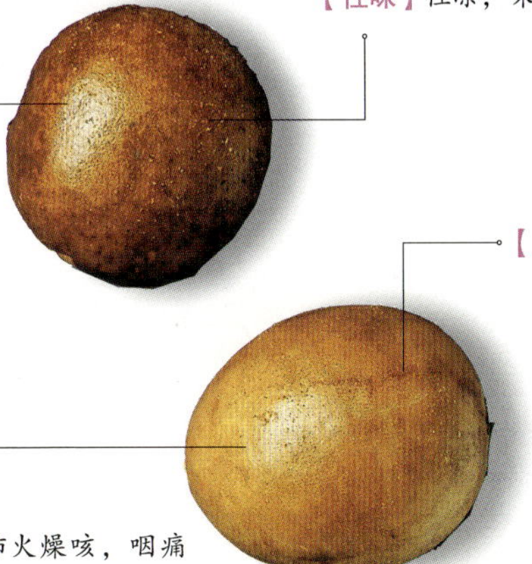

【用法】用量9~15g。

【主治】肺火燥咳，咽痛失音，肠燥便秘。

验方

急慢性气管炎、哮喘	罗汉果 15g ＋ 百合 9g ▶ 水煎服。
小儿百日咳	罗汉果 15g ＋ 百合 12g ＋ 侧柏叶 6g ＋ 陈皮 3g ＋ 麻黄 3g ▶ 水煎服。
肠燥便秘	罗汉果 3个（打碎）＋ 蜂蜜 少许 ▶ 用开水冲泡当茶饮。

桑白皮

Mori Cortex

别名 桑根白皮、白桑皮。

来源 为桑科植物桑*Morus alba* L.的根皮。

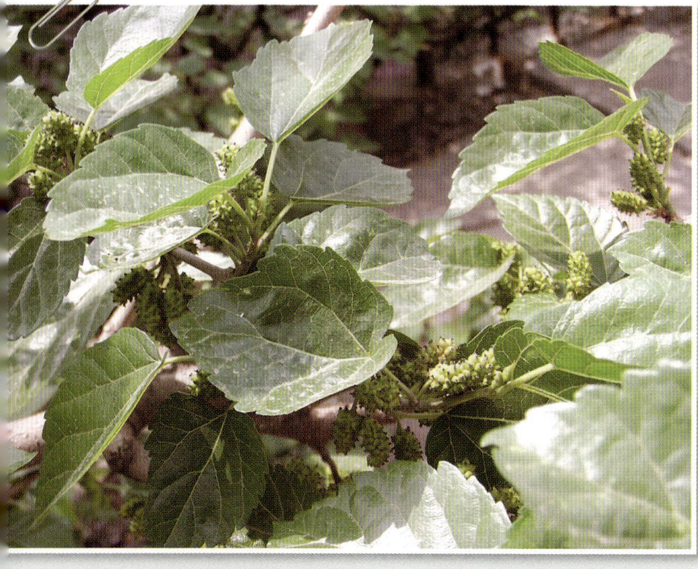

采制

秋末叶落时至次春发芽前采挖根部，刮去黄棕色粗皮，纵向剖开，剥取根皮，晒干。

植物形态

参见第36页桑叶“植物形态”项。

药材性状

根皮呈扭曲的卷筒状、槽状或板片状，长短宽窄不一，厚1~4mm。外表面白色或淡黄白色，较平坦，有的残留橙黄色或棕黄色鳞片状粗皮；内表面黄白色或灰黄色，有细纵纹。体轻，质韧，纤维性强，难折断，易纵向撕裂，撕裂时有粉尘飞扬。气微，味微甘。

【功能】泻肺平喘，利水消肿。

【性味】性寒，味甘。

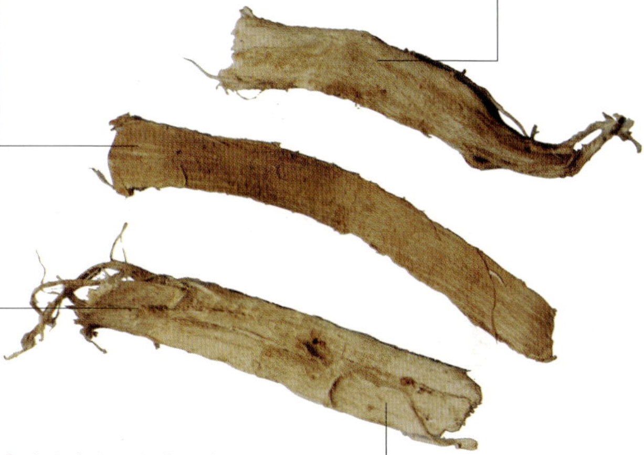

【主治】肺热喘咳，水肿胀满尿少，面目肌肤浮肿。

【用法】用量6~12g。

验方

水肿胀满	桑白皮 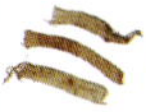 9g + 地骨皮 9g + 大腹皮 9g + 茯苓皮 12g + 冬瓜皮 30g ▶ 水煎服。
小便不利，面目浮肿	桑白皮 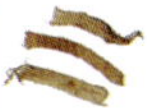 12g + 冬瓜仁 16g + 葶苈子 9g ▶ 煎汤服。
病毒性肝炎	鲜桑白皮 60g + 白糖 适量 ▶ 水煎，分2次服。
糖尿病	桑白皮 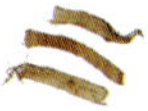 12g + 枸杞子 15g ▶ 水煎服。

葶苈子

Lepidii Semen

别名 北葶苈子、甜葶苈子、辣辣菜。

来源 为十字花科植物独行菜*Lepidium apetalum* Willd. 的种子，习称“北葶苈子”。

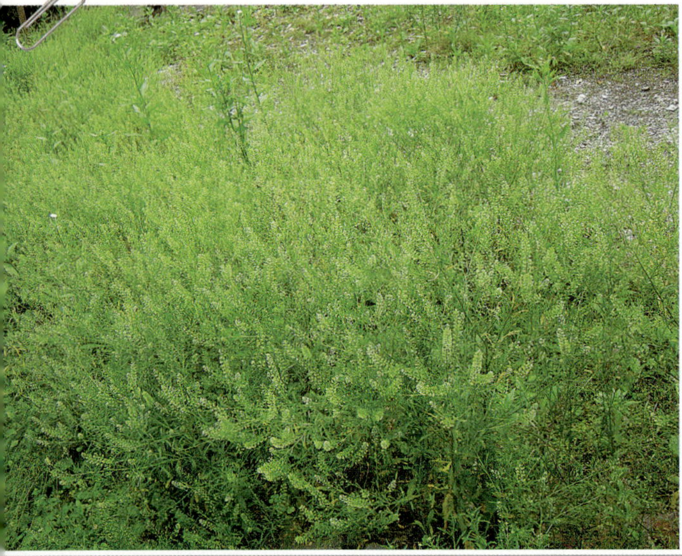

采制

夏季果实成熟时采割植株，晒干，搓出种子，除去杂质。药材主产于河北、辽宁、内蒙古。

植物形态

一年或二年生草本，高 5~30cm。茎直立，多分枝，具乳头状腺毛。基生叶狭匙形，羽状浅裂或深裂，长 3~5cm，宽 1~1.5cm，叶柄长 1~2cm；上部叶线形，有疏齿或全缘。总状花序顶生；花极小，萼片 4，椭圆形；花瓣丝状；雄蕊 2~4；雌蕊扁圆形，顶端微凹，柱头头状，子房 2 室。短角果，近圆形或椭圆形，扁平，长约 3mm，上部具极窄翅。种子小，淡红棕色。花期 5~6 月，果期 6~7 月。生于路旁、沟边或山坡、田野。

药材性状

种子呈扁卵形，长1~1.5mm，宽0.5~1mm。表面棕色或红棕色，微有光泽，具纵沟2条，其中一条较明显。一端钝圆，另端尖而微凹，类白色，种脐位于凹入端。无臭，味微辛辣，黏性较强。

【功能】泻肺平喘，行水消肿。

【性味】性大寒，味辛、苦。

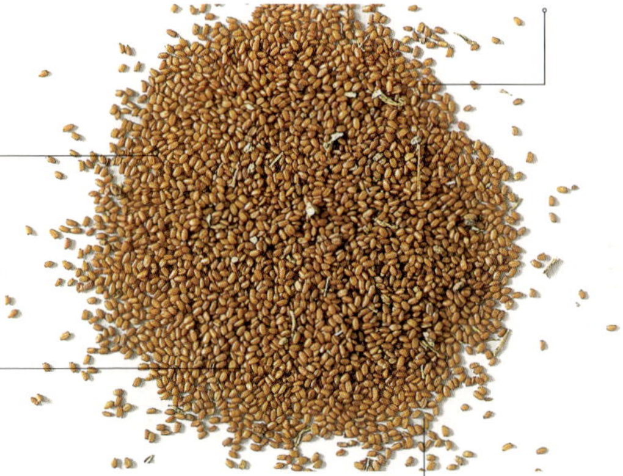

【主治】痰涎壅肺，喘咳痰多，胸胁胀满，胸腹水肿，小便不利；肺源性心脏病水肿。

【用法】用量3~9g。

验方

肺源性心脏病心力衰竭，喘急胀满	葶苈子 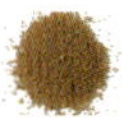 9g ＋ 紫苏子 12g ＋ 杏仁 6g ＋ 半夏 8g ＋ 陈皮 8g ＋ 大枣 10枚 ▶水煎服。
胸水	葶苈子 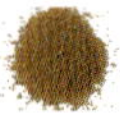 9g ＋ 大黄 9g ＋ 杏仁 6g ＋ 芒硝 10g ▶ 前三味水煎，冲芒硝服。
腹水	葶苈子 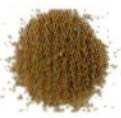 9g ＋ 防己 9g ＋ 大黄 9g ＋ 椒目 6g ▶ 水煎服。

附注 同科植物播娘蒿*Descurainia sophia*（L.）Webb ex Prantl 的种子亦入药，习称“南葶苈子”。

紫菀

别名 青菀、小辫、返魂草、山白菜。

Asteris Radix et Rhizoma

来源 为菊科植物紫菀*Aster tataricus* L. f. 的根及根茎。

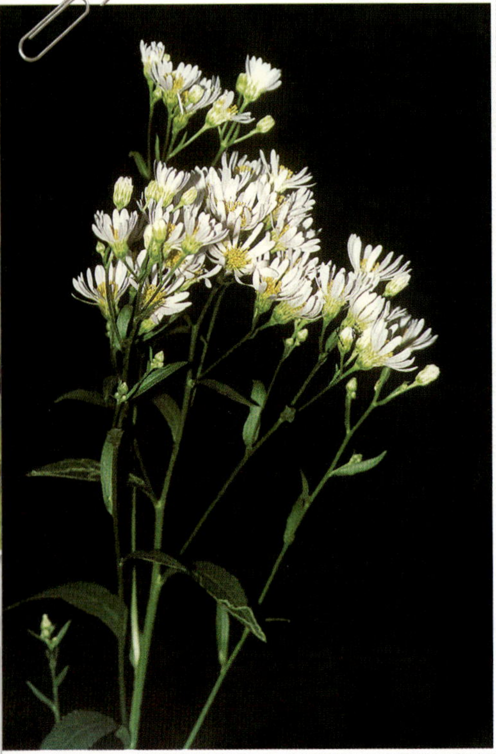

植物形态

多年生草本，高 1~1.5m。茎直立，上部疏生短毛。基生叶丛生，长椭圆形，基部渐狭成翼状柄，边缘具锯齿，两面疏生糙毛，叶柄长，花期枯萎；茎生叶互生，卵形或长椭圆形，几无柄。头状花序排成伞房状，有长梗，密被短毛；总苞半球形，总苞片 3 层，边缘紫红色；舌状花蓝紫色，筒状花黄色。瘦果有短毛，冠毛灰白色或带红色。花期 7~8 月，果期 8~10 月。生于阴坡、草地、河边。

采制

春、秋二季采挖，洗净晒干，或将根编成辫形后晒干。生用或蜜炙用。药材主产于河北、安徽、东北及内蒙古。

药材性状

根茎呈不规则块状，大小不一，顶端有茎、叶的残基，下端偶有未除尽的母根，质稍硬。根茎簇生多数细根，长 3~15cm，直径 0.1~0.3cm，多编成辫状；表面紫红色或灰红色，有纵皱纹；质较柔韧。气微香，味甜、微苦。

【功能】润肺下气，消痰止咳。

【性味】性温，味苦、辛。

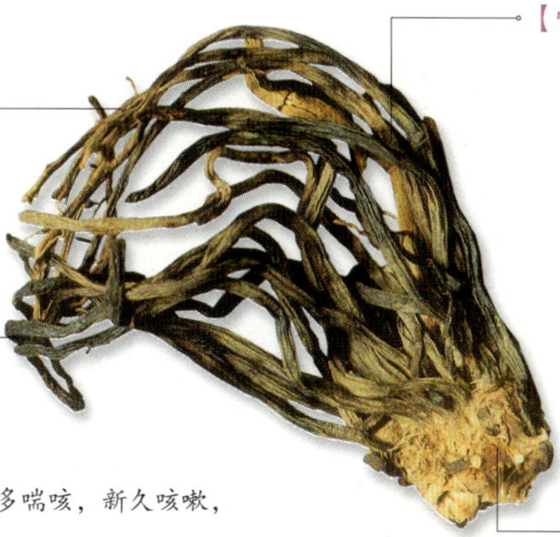

【主治】痰多喘咳，新久咳嗽，劳嗽咯血。

【用法】用量4.5~9g。

验方

咳嗽	紫菀 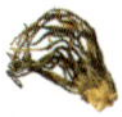 10g ＋ 枇杷叶 15g ＋ 连钱草 15g ▶ 水煎服。
百日咳	紫菀 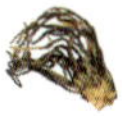 6g ＋ 百部 5g ＋ 桔梗 6g ＋ 鱼腥草 6g ＋ 穿心莲 6g ▶ 水煎服。
慢性支气管炎	紫菀 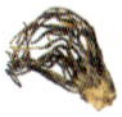 10g ＋ 党参 10g ＋ 款冬花 9g ＋ 陈皮 6g ＋ 芙蓉花 10g ▶ 水煎服。

矮地茶

Ardisiae Japonicae Herba

别名 平地木、老勿大、不出林、叶底珠。

来源 为紫金牛科植物紫金牛*Ardisia japonica* (Thunb.) Blume. 的全株。

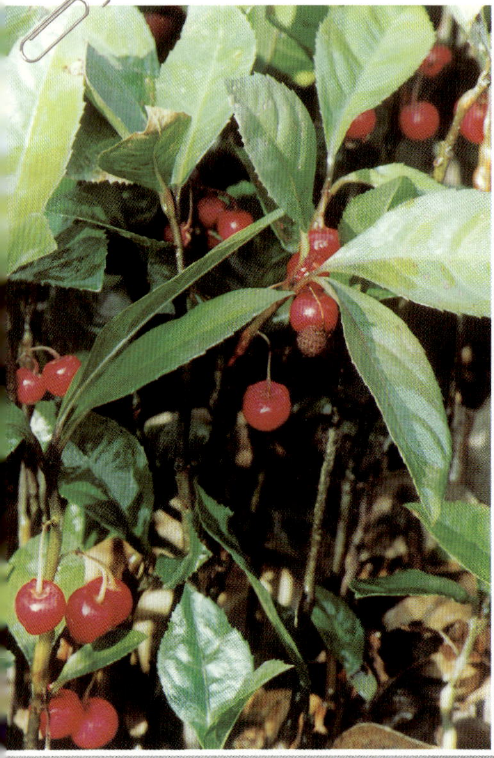

植物形态

常绿小灌木，高 10~30cm，基部常匍匐状横生，暗红色，有纤细的不定根。茎常单一，圆柱形，表面紫褐色，被短腺毛。叶互生，常 3~7 片集生于茎端，呈轮生状；椭圆形或卵形，长 3~7cm，宽 1.5~3cm，先端短尖，基部楔形，边缘有尖锯齿，两面疏生腺点，下面淡红色，中脉有毛；叶柄密被短腺毛。花序近伞形，腋生或顶生；花萼 5 裂，有腺点；花冠 5 裂，白色，有红棕色腺点；雄蕊 5，短于花冠裂片，花药背面有腺点。核果球形，熟时红色，有黑色腺点，具宿存花柱和花萼。花期 6~9 月，果期 8~12 月。生于林下、谷地、溪旁阴湿处。

采制

夏、秋二季茎、叶茂盛时采挖，除去泥沙，干燥。药材产于长江流域以南各省区。

药材性状

根茎呈圆柱形，疏生须根。茎略呈扁圆柱形，稍扭曲，长10~30cm，直径0.2~0.5cm；表面红棕色，有细纵纹、叶痕及节；质硬，易折断。叶互生，集生于茎梢；叶片略卷曲或破碎，完整者展平后呈椭圆形，长3~7cm，宽1.5~3cm；灰绿色、棕褐色或浅红棕色；先端尖，基部楔形，边缘具细锯齿；近革质。茎顶偶有红色球形核果。气微，味微涩。

【性味】性平，味辛、微苦。

【功能】化痰止咳，利湿，活血。

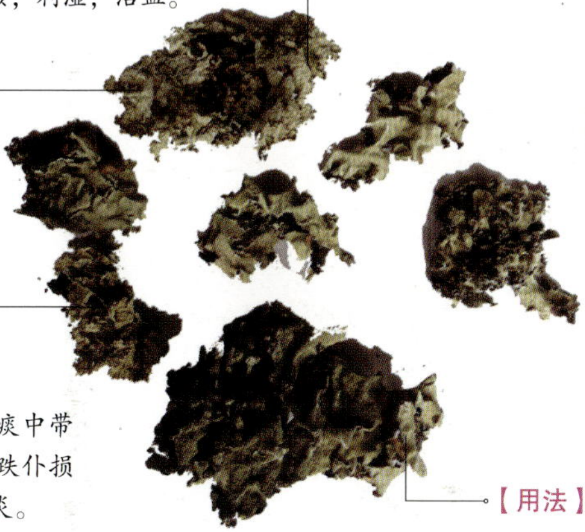

【主治】咳嗽，痰中带血，湿热黄疸，跌仆损伤；慢性支气管炎。

【用法】用量15~30g。

验方

急性黄疸型肝炎	矮地茶  30g + 阴行草 30g + 车前草 30g + 白茅根 15g	水煎服。
肾炎水肿、尿血尿少	矮地茶  9g + 车前草 9g + 萹草 9g + 鬼针草 9g	水煎服。
支气管炎	矮地茶  20g + 六月雪 10g + 肺筋草 10g	水煎，分2次服。

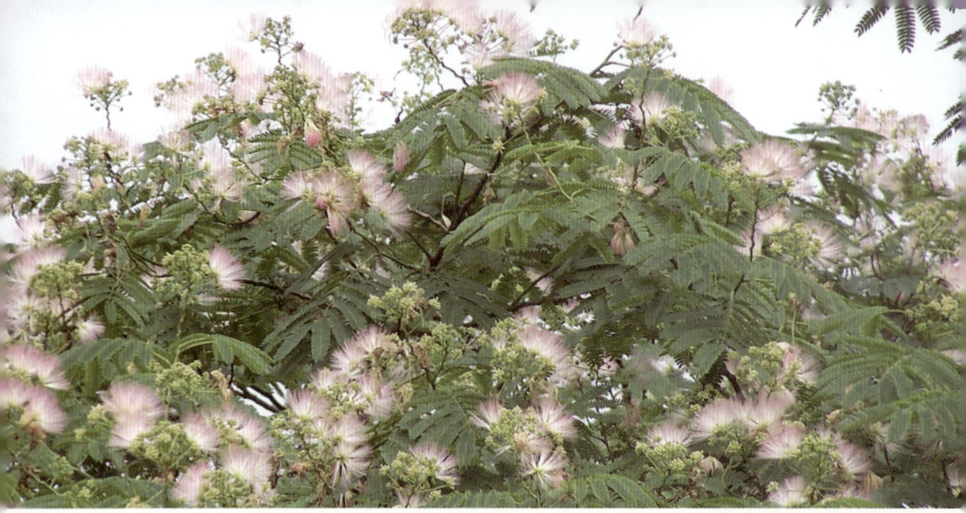

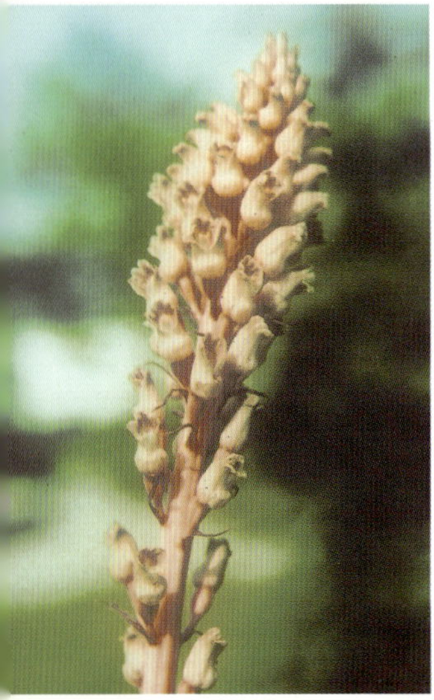

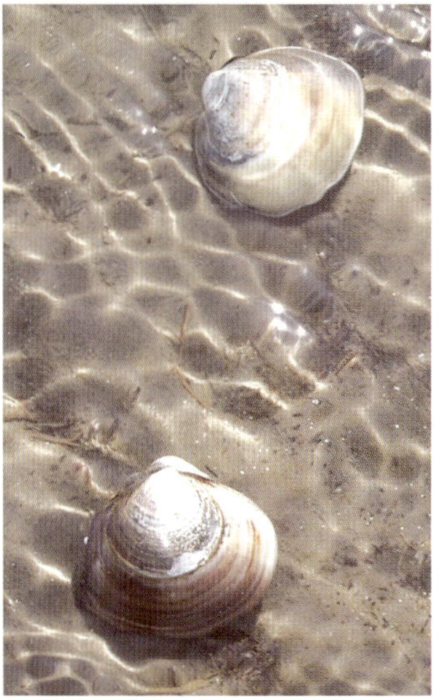

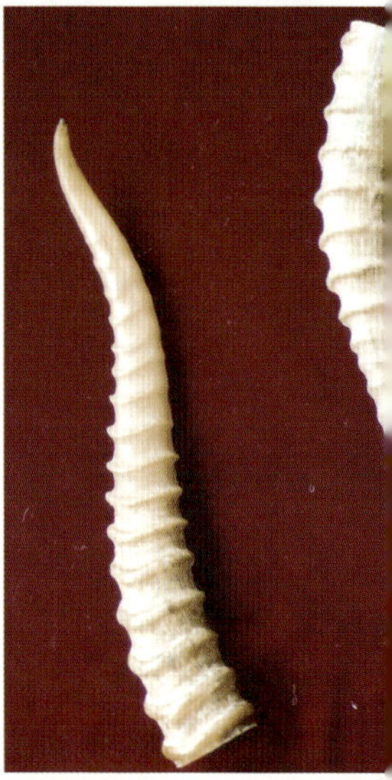

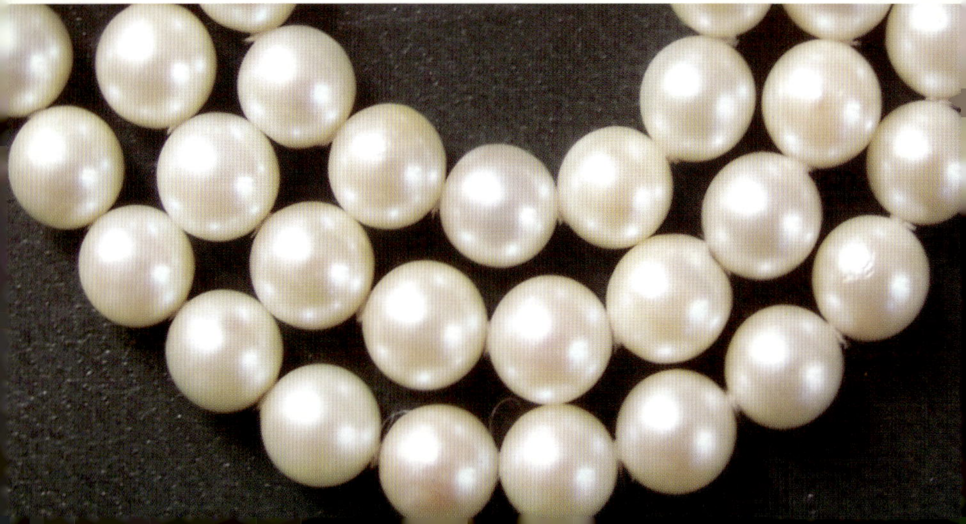

第十三章

开窍安神药

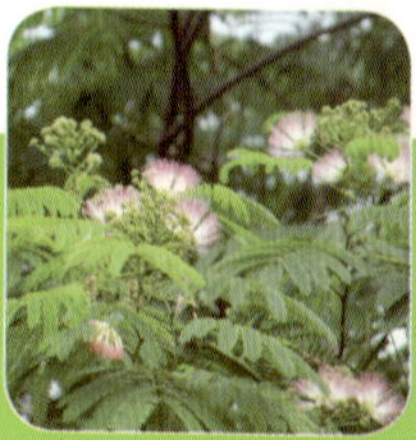
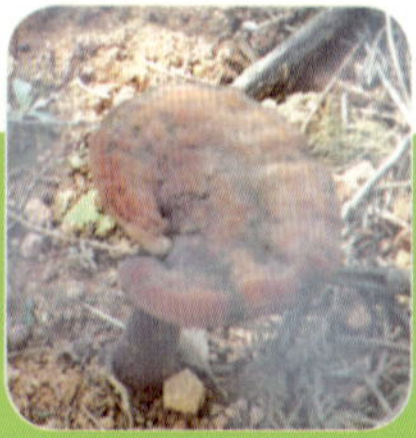
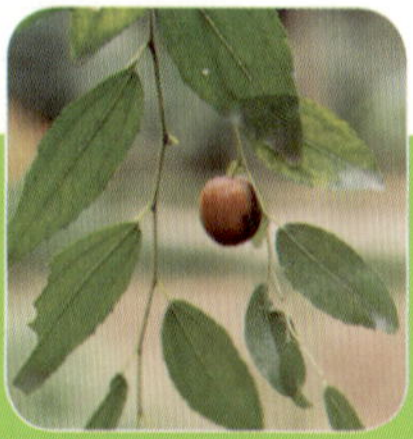

安神药是指可以安定神志，以治疗心神不宁为主的药物。安神药具有重镇安神、养心安神的作用，部分安神药还兼具清热解毒、平肝潜阳、纳气平喘、敛汗等作用，主要适用于心神不宁、失眠多梦、眩晕等症。

开窍药是指具有辛香走窜之性，以开窍醒神为主要作用，治疗闭证神昏的药物。开窍药具有通关开窍、启闭回苏、醒脑复神的作用，部分开窍药还有活血行气、止痛、解毒等作用，主要适用于昏迷、神昏谵语、惊风癫痫、痈疽疔疮等症。

在使用开窍、安神药时，应注意其都是治标之品，不宜久用。

酸枣仁

Ziziphi Spinosae Semen

别名 山枣、酸枣子、别大枣、刺枣。

来源 为鼠李科植物酸枣*Ziziphus jujuba* Mill. var. *spinosa* (Bunge) Hu ex H. F. Chow 的种子。

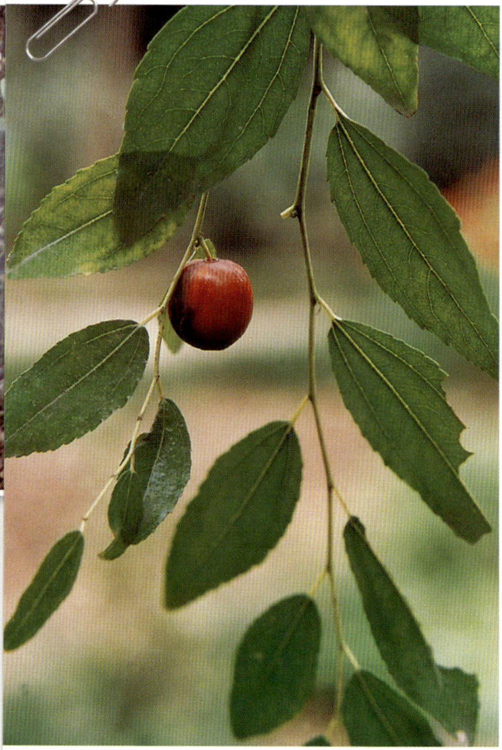

植物形态

落叶灌木或小乔木，高1~3m，枝节上有直的和弯曲的刺。叶互生，长椭圆形至卵状披针形，长2~3.5cm，宽0.6~1.2mm，先端钝，边缘有细锯齿，基出三脉。花黄绿色，常2~3朵簇生于叶腋；萼片、花瓣及雄蕊均为5；子房上位，2室，埋于花盘中，柱头2裂。核果小，长圆形或近圆形，暗红色，味酸，果核两端常为钝头。花期4~5月，果期9月。生于向阳或干燥山坡、平原、路旁。

采制

秋季采收成熟的红软果实，除去果肉，晒干，碾破枣核，取出种子，生用或炒用。用时打碎。药材主产于河北、陕西、河南、辽宁。

药材性状

种子呈扁圆形或扁椭圆形，长 5~9mm，宽 5~7mm，厚约 3mm。表面紫红色或紫褐色，平滑有光泽，有的有裂纹。一面较平坦，中间有 1 条隆起的纵线纹；另一面稍突起。一端凹陷，可见线形种脐；另一端有细小凸起的合点。种皮较脆，胚乳白色，子叶 2，浅黄色，富油质。气微，味淡。

【功能】补肝，宁心，敛汗，生津。

【性味】性平，味甘、酸。

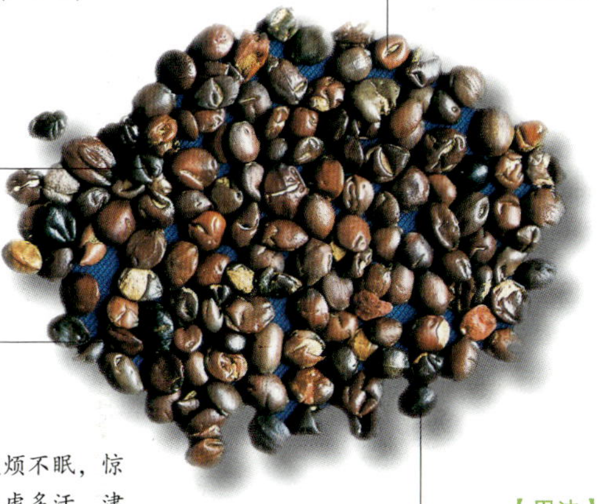

【主治】虚烦不眠，惊悸多梦，体虚多汗，津伤口渴。

【用法】用量9~15g。

验方

心肝血虚，心悸失眠	酸枣仁 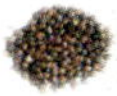 15g ＋ 何首乌 15g ＋ 枸杞子 10g ＋ 党参 10g ▶ 水煎服。
神经衰弱，失眠多梦	酸枣仁 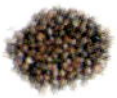 15g ▶ 研末，睡前开水冲服。
体虚多汗、气虚自汗	酸枣仁 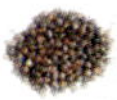 15g ＋ 党参 15g ＋ 黄芪 15g ＋ 茯苓 15g ＋ 五味子 6g ▶ 水煎服。

朱砂

Cinnabaris

别名 丹砂、汞砂、辰砂、光明砂。

来源 为硫化物类辰砂族矿物辰砂。

药材性状

药材为粒状或块状集合体，呈颗粒状或块片状。鲜红色或暗红色，条痕红色至褐红色，具光泽。体重，质脆，片状者易破碎，粉末状者有闪烁的光泽。无臭，无味。

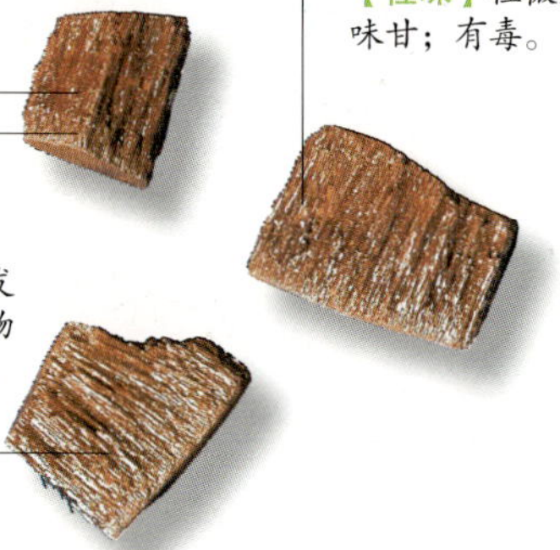

采制

采挖后，选取纯净者，用磁铁吸净含铁的杂质，再用水淘去杂石和泥沙。药材主产于湖南、贵州、广西、重庆。

验方

失眠、心悸	朱砂 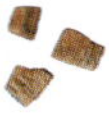 30g + 生地黄 30g + 当归 30g + 黄连 45g + 甘草 15g ▶ 共研细粉，炼蜜为丸，每丸9g，每次1丸，每日1~2次。
神经性呕吐	朱砂 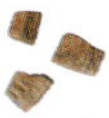 30g（水飞，另研） + 冰片 0.6g（另研） + 法半夏 15g + 丁香 6g + 生甘草 6g ▶ 研末混匀，每次3g，每日2次，饭前半小时服用。
视物昏花	朱砂 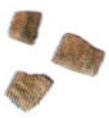 30g + 神曲 120g + 磁石 60g ▶ 上三味末之，炼蜜为丸，如梧桐子大，每次3丸，每日3次，不禁，常服益眼力（《千金方》）

第十四章

平肝息风药

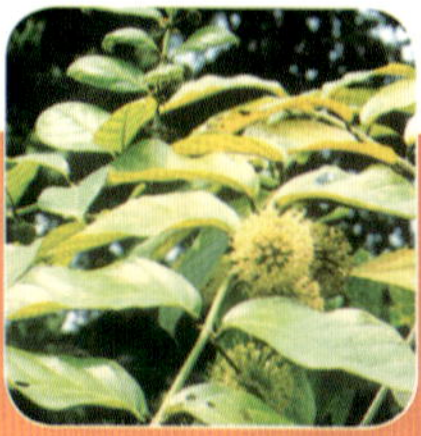 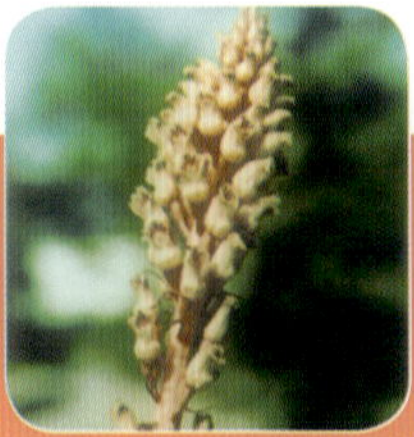 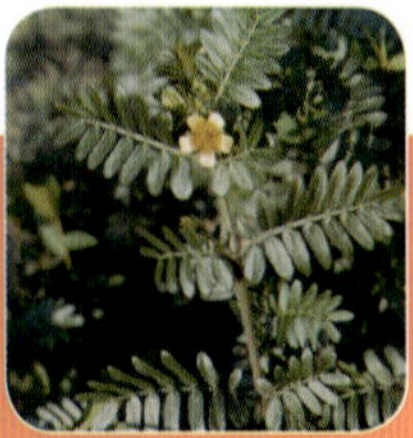

平肝息风药是以平肝潜阳或息风止痉为主，治疗肝阳上亢或肝风内动之证的药物。平肝息风药具有平肝潜阳、息风止痉之效，部分平肝息风药还具有镇惊安神、清肝明目、降逆、凉血、祛风通络的作用，主要适用于肝阳上亢之头目眩晕、头痛，肝火上炎之烦躁易怒、目赤肿痛，以及破伤风、口眼歪斜等。在使用平肝息风药时，应注意其多属对症治标之品，只宜暂用，不可久服。

全蝎

Scorpio

别名 全虫、问荆蝎。

来源 为钳蝎科动物东亚钳蝎 *Buthus martensii* Karsch 的干燥体。

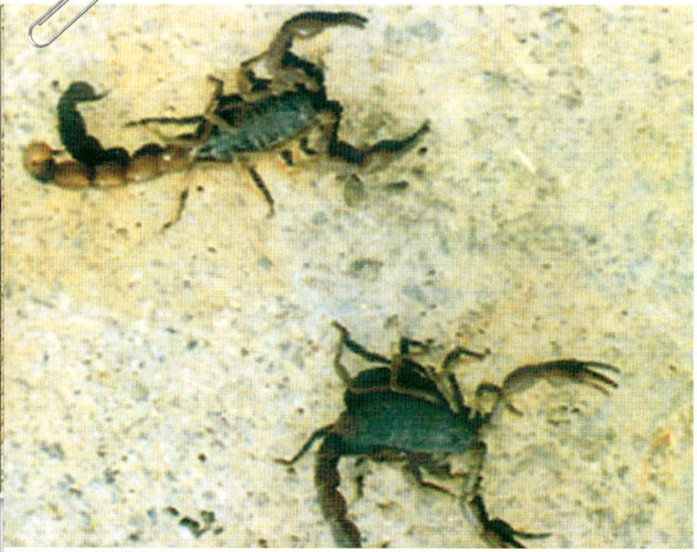

采制

春末至秋初捕捉，除去泥沙，置沸水或沸盐水中，煮至全身僵硬，捞出，置通风处，阴干。药材主产于河南、山东、河北。

动物形态

常见的节足动物。体长约 60cm，躯干（头胸部和前腹部）为绿褐色，尾部为土黄色。头胸部背甲梯形。侧眼 3 对，胸板三角形，螯肢的钳状上肢有 2 齿。触肢钳状，上下肢内侧有 12 行颗粒斜列。第 3、第 4 对步足胫节有距，各步足附节末端有 2 爪和 1 距。前腹部的前背板上有 5 条隆脊线。生殖厣由 2 个半圆形甲片组成。栉状器有 16~25 枚齿。后腹部的前 4 节各有 10 条隆脊线，第 5 节仅有 5 条，第 6 节的毒针下方无距。

第十四章

平肝息风药

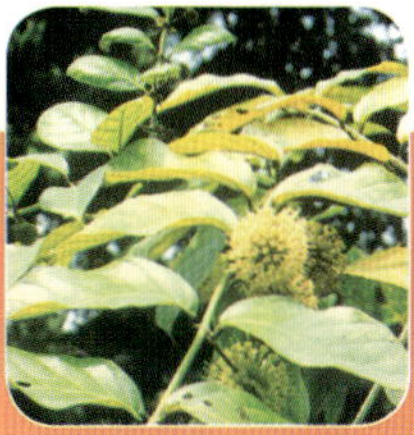
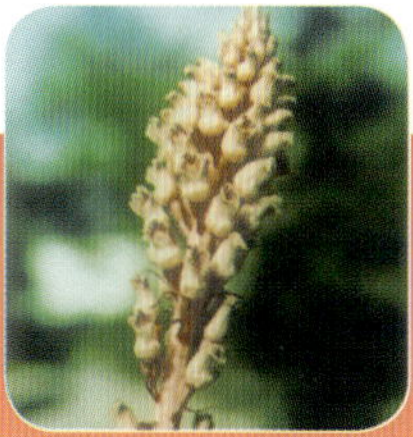
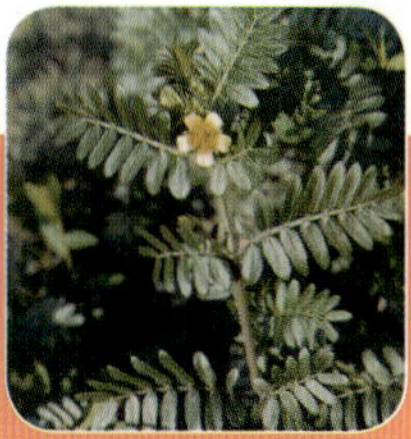

平肝息风药是以平肝潜阳或息风止痉为主，治疗肝阳上亢或肝风内动之证的药物。平肝息风药具有平肝潜阳、息风止痉之效，部分平肝息风药还具有镇惊安神、清肝明目、降逆、凉血、祛风通络的作用，主要适用于肝阳上亢之头目眩晕、头痛，肝火上炎之烦躁易怒、目赤肿痛，以及破伤风、口眼歪斜等。在使用平肝息风药时，应注意其多属对症治标之品，只宜暂用，不可久服。

石决明

别名 毛底海尖、黑鳆。

Haliotidis Concha

来源 为鲍科动物皱纹盘鲍*Haliotis discus hannai* Ino 的贝壳。

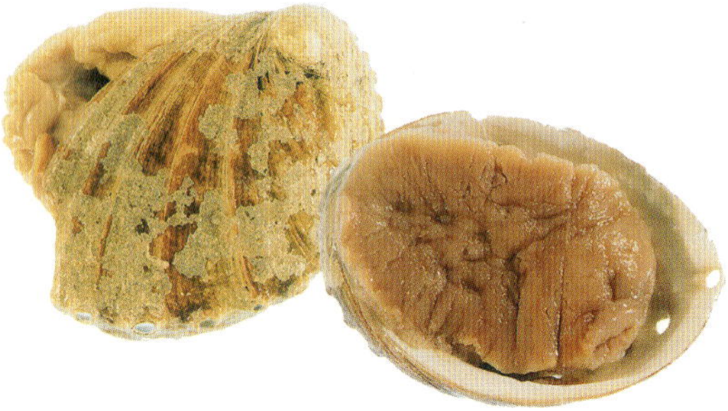

采制

夏、秋二季捕捉，去肉，洗净，干燥。药材主产于辽宁、山东、江苏。

动物形态

贝壳扁而宽大，呈耳状。壳质较薄。螺层 3 层，各层间缝合线浅。壳塔矮小，仅呈隆起状。体螺层极大，几乎占贝壳的全部。由第 2 螺层中部开始至体螺层的边缘有一排呼水孔列。其中近壳口的 3~5 个开口，为呼水孔开孔，其余均盲闭。沿着呼水孔列左下侧面有 1 条明显的螺沟。此外，有许多粗糙而不规则的皱纹。壳表面多为暗绿褐色，内面为银白色，带有青绿色的珍珠光泽。壳口为卵圆形，几乎与体螺层等大，外唇薄而简单，边缘锋利；内唇厚而向内卷曲，形成 1 个上宽下窄、边缘圆滑的遮缘。无厣。足极发达，与壳口等大，分为上、下两部分，上足覆盖下足，边缘生有很多小触手。皱纹盘鲍生活于海水较深而海藻茂盛的岩石上，主要以褐藻、红藻等为食。分布于黄海和渤海。

药材性状

药材呈长椭圆形，长8~12 cm，宽6~8cm，高2~3cm。表面灰棕色，有多数粗糙而不规则的皱纹，生长线明显，常有苔藓类或石灰虫等附着物，从螺旋部顶处开始向右排列有20余个疣状突起，末端4~5个开孔，孔口突出壳面，壳较薄。质坚实，断面厚0.5~5mm，层纹较明显。无臭，味微咸。

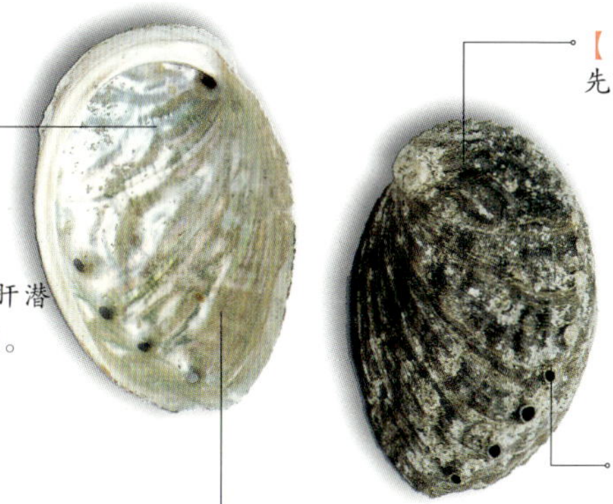
【用法】用量6~20g，先煎。
【功能】平肝潜阳，清肝明目。
【性味】性寒，味咸。
【主治】头痛眩晕，目赤翳障，视物昏花，青盲雀目。

验方

高血压	石决明 30g ＋ 钩藤 12g ＋ 牛膝 12g ＋ 白芍 12g ＋ 茯苓 9g ＋ 蒺藜 9g ＋ 杭菊 9g ▶ 水煎服。
肝阳上亢，头目眩晕	石决明 16g ＋ 生地黄 12g ＋ 生白芍 9g ＋ 女贞子 9g ＋ 菊花 6g ▶ 水煎服。
小儿疳积，消化不良	石决明 25g ＋ 乌贼骨 40g ＋ 苍术 10g ＋ 朱砂 5g ▶ 共研细末，每服2~5g，每日2次。

附注 同属动物杂色鲍 *Haliotis diversicolor* Reeve、羊鲍 *Haliotis ovina* Gmelin、澳洲鲍 *Haliotis ruber* (Leach)、耳鲍 *Haliotis asinina* Linnaeus和白鲍 *Haliotis laevigata* (Donovan) 的贝壳同等入药。

牡蛎

Ostreae Concha

别名 海蛎子壳、左壳、牡蛤、蛎蛤。

来源 为牡蛎科动物近江牡蛎 *Ostrea rivularis* Gould 的贝壳。

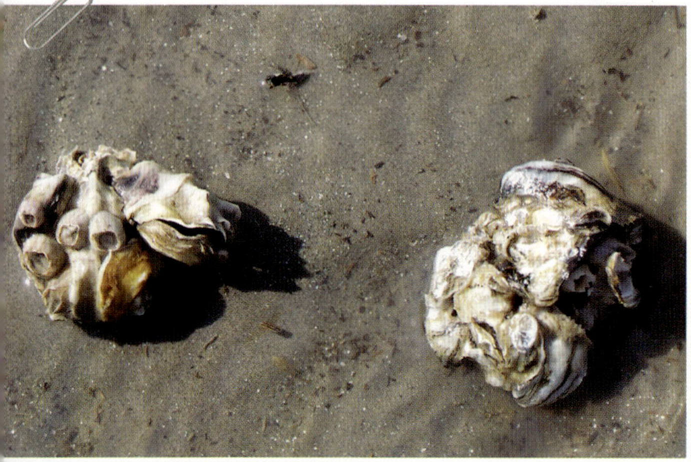

采制

全年均可采收，去肉，洗净，晒干。药材主产于浙江、福建、江苏、山东、广东。

动物形态

贝壳大，坚厚，圆形或卵圆形。右壳略扁平，较左壳表面环生极薄的黄褐色或暗紫色鳞片，鳞片平，层次少。左壳同心鳞片的层次更少，更坚实。贝壳内面白色，边缘灰紫色，韧带槽长而宽，呈牛角形，韧带呈紫黑色。闭壳肌痕大，淡黄色。贝壳呈长圆形、三角形或不规则形状，大小厚薄不等。上下壳边缘常成波状起伏，内面平滑，质硬体重，不易碎，断面成层状，色洁白，味微咸。生活于江河流入海处。附着生活，多见于海边岩石上，也有群集于海底的，以细小的浮游生物为食。广泛分布于我国沿海各地；有养殖。

药材性状

贝壳呈圆形、卵圆形或三角形等，背腹缘几平行，长10~50cm，高4~15cm。右壳外面稍不平，有灰、紫、棕、黄等色，环生同心鳞片，幼体者鳞片薄而脆，多年生长后鳞片层层相叠；内面白色，边缘有时淡紫色。壳顶两侧无小齿。左壳凹下很深，鳞片较右壳粗大，壳顶附着面小。质硬，断面层状，洁白。无臭，味微咸。

【功能】生牡蛎重镇安神，潜阳补阴，软坚散结，收敛固涩；煅牡蛎收敛固涩。

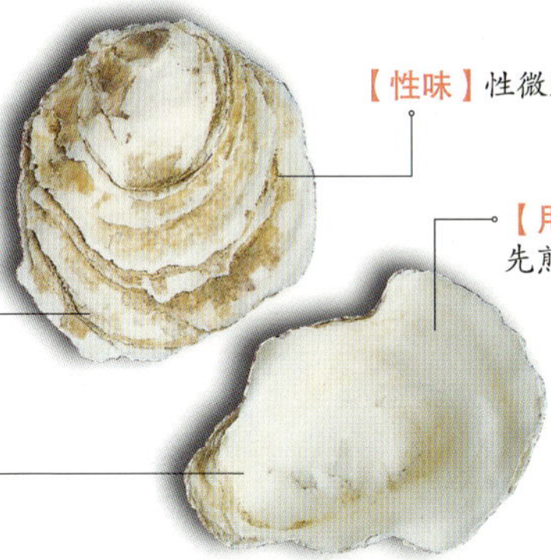

【性味】性微寒，味咸。

【用法】用量9~30g，先煎。

【主治】生牡蛎惊悸失眠，眩晕耳鸣，瘰疬痰核，癥瘕痞块，自汗盗汗，遗精崩带，胃痛泛酸。煅牡蛎主治自汗盗汗，遗精崩带，胃痛吞酸。

验方

遗精、滑精、早泄	煅牡蛎 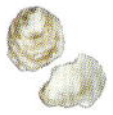 50g + 莲须 10g + 芡实 20g ▶ 水煎服，每日2次。
晕眩	生牡蛎 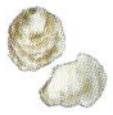 30g + 生龙骨 30g + 菊花 15g + 枸杞子 20g + 何首乌 20g ▶ 水煎服，每日2次。
自汗、盗汗	煅牡蛎 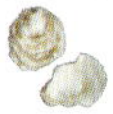 16g + 黄芪 16g + 浮小麦 16g + 生白芍 9g ▶ 水煎服。

附注 同属动物长牡蛎 *Ostrea gigas* Thunberg和大连湾牡蛎*Ostrea talienwhanensis* Crosse的贝壳同等入药。

蒺藜

别名 硬蒺藜、蒺骨子、刺蒺藜。

Tribuli Fructus

来源 为蒺藜科植物蒺藜*Tribulus terrestris* L.的果实。

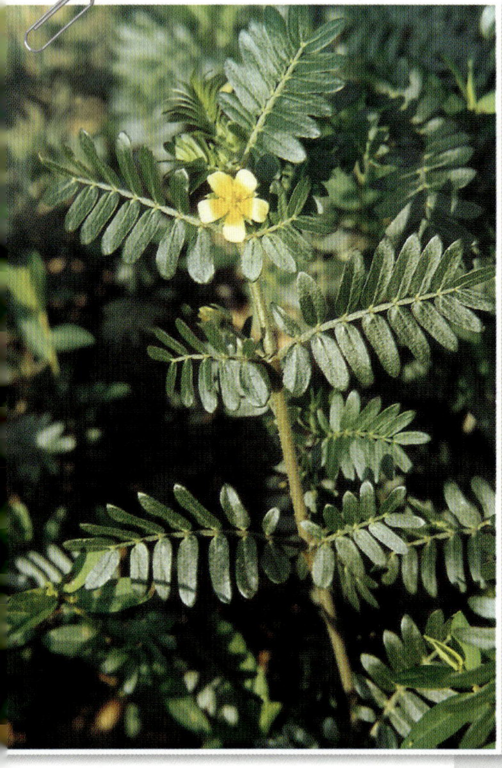

植物形态

一年生匍匐草本，多分枝，全株有柔毛。羽状复叶互生或对生；小叶5~7对，长椭圆形，长6~15mm，宽2~5mm，基部常偏斜，有托叶。花单生于叶腋；萼片5；花瓣5，黄色，早落；雄蕊10，5长5短；子房上位，5室，柱头5裂。花期6~7月，果实8~9月。生于田野、路旁及河边草丛。各地均有分布。

采制

秋季果实成熟时，割取全株，晒干，打下果实，除去杂质。药材产于河南、河北、山东、安徽、江苏、四川、山西、陕西。

药材性状

果实由 5 个果瓣组成，呈放射状排列，直径 7~12mm。常裂为单一的分果瓣，分果瓣呈斧状，长 3~6mm；背部黄绿色，隆起，有纵棱及多数小刺，并有对称的长刺和短刺各 1 对，两侧面粗糙，有网纹，灰白色。质坚硬。无臭，味苦、辛。

【性味】性微温，味辛、苦；有小毒。

【功能】平肝解郁，活血祛风，明目，止痒。

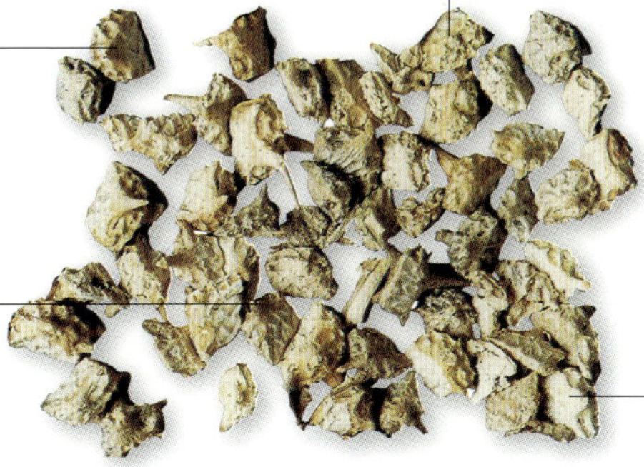

【主治】头痛眩晕，胸胁胀痛，乳闭乳痈，目赤翳障，风疹瘙痒。

【用法】用量6~9g。

验方

高血压、神经性头痛	蒺藜 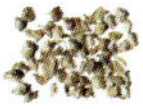 9g + 牛膝 9g + 代赭石 9g + 天麻 10g + 钩藤 10g ▶ 水煎服。
肝郁胁痛、闭经、痛经	蒺藜 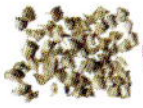 9g + 香附 9g + 当归 8g + 川芎 8g + 川楝子 12g + 延胡索 12g ▶ 水煎服。
瘢痕疼痛	蒺藜 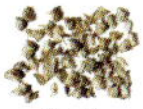 等份 + 山栀子 等份 ▶ 研末，醋调涂。

天麻

别名 明天麻、白龙草、赤箭根。

Gastrodiae Rhizoma

来源 为兰科植物天麻*Gastrodia elata* Bl. 的块茎。

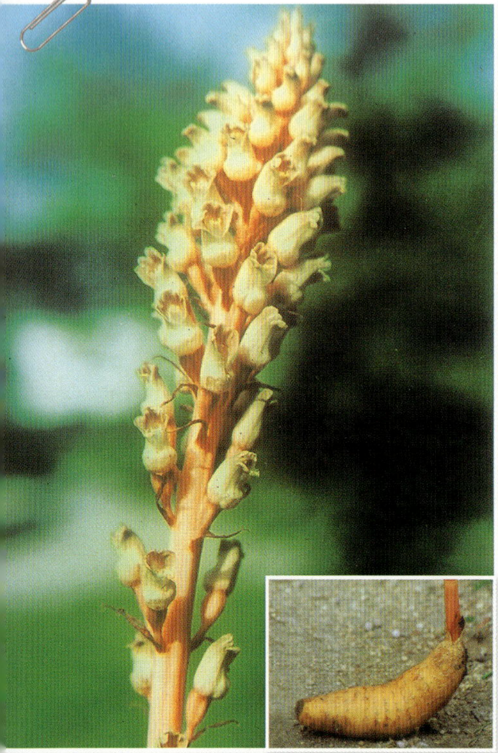

植物形态

多年生共生植物。茎单一，高 30~150cm，黄褐色。叶鳞片状，膜质，下部鞘状抱茎。总状花序顶生，长 5~30cm；苞片披针形；花淡绿黄色或橙红色，萼片与花瓣合生成壶状，口部偏斜，顶端 5 裂；唇瓣白色，先端 3 裂；子房倒卵形。蒴果长圆形或倒卵形。种子呈粉末状。花期 6~7 月，果期 7~8 月。生于湿润的林下，现多栽培。须与白蘑科蜜环菌 *Armillariella mellea*（Vahl ex Fr.）Karst. 共生。

采制

立冬后至次年清明前采挖，立即洗净，蒸透，敞开低温干燥。药材主产于四川、云南、贵州、湖北、陕西。

药材性状

块茎呈椭圆形或长条形，略扁，皱缩而稍弯曲，长 3~15cm，宽 1.5~6cm，厚 0.5~2cm。表面黄白色至淡黄棕色，有纵皱纹及有潜伏芽排列而成的横环纹多轮，有时可见棕褐色菌素。顶端有红棕色至深棕色鹦嘴状的芽或残留茎基；另端有圆脐形瘢痕。质坚硬，不易折断，断面较平坦，黄白色至淡棕色，角质样。气微，味甘。

【性味】性平，味甘。

【功能】平肝息风止痉。

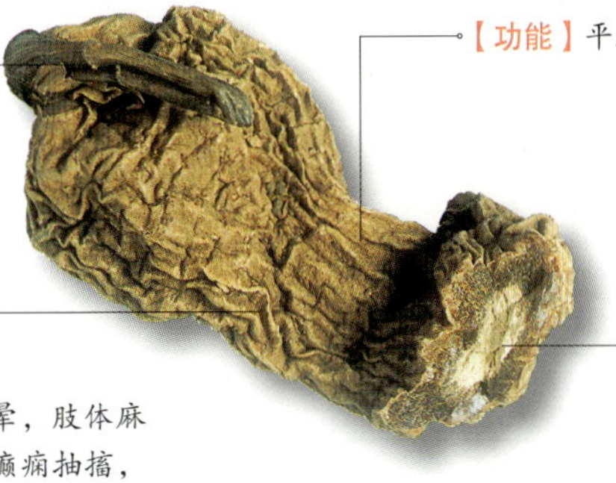

【主治】头痛眩晕，肢体麻木，小儿惊风，癫痫抽搐，破伤风。

【用法】用量3~9g。

验方

高血压	制天麻 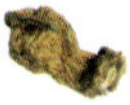 10g + 豨莶草 15g + 夏枯草 15g ▶ 水煎服。
头痛	天麻 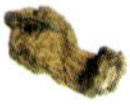 10g + 川芎 9g + 白芷 6g + 六棱菊 15g ▶ 水煎服。
四肢麻木	天麻 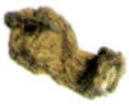 10g + 桑寄生 15g + 川牛膝 10g + 秦艽 9g ▶ 水煎服。

牛黄

Bovis Calculus

别名 丑宝、西黄、犀黄。

来源 为牛科动物牛*Bos taurus domesticus* Gmelin 的干燥胆结石。

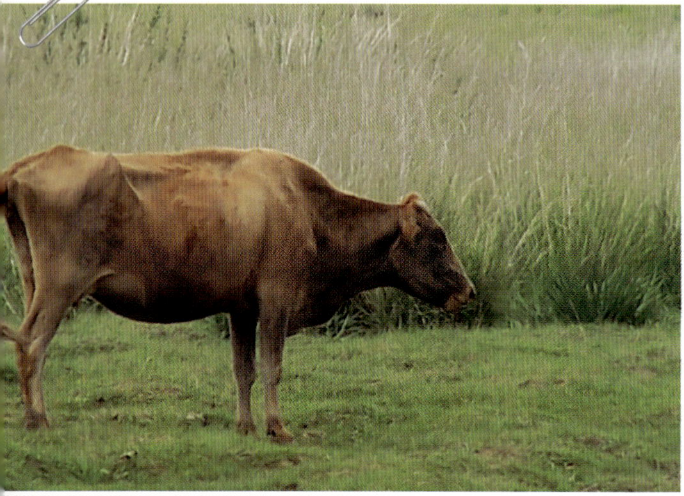

采制

宰牛时，如发现有牛黄，即滤去胆汁，将牛黄取出，除去外部薄膜，阴干。天然牛黄药材主产于北京、河北、天津、新疆、青海、内蒙古等地。

动物形态

常见的饲养动物。体格高大壮实。头部宽阔，眼大，鼻孔粗大，嘴亦大。头顶部有角 1 对，左右分开。角的长短，大小随品种而异。四肢健壮，蹄趾坚硬，尾较长。毛色一般多为黄色，但由于品种不同，毛色也有很大的差异。公牛一般 280~380kg，母牛 240~300kg。体型轮廓很像乳用牛。个体较小，骨骼细，但肌肉丰厚。角细长而尖锐，角形稍斜向前侧生长。毛色很不一致，有黄、黑、棕褐、红褐色以及花斑等。我国大部分地区有分布，以北方为多。

药材性状

药材多呈卵形、类球形、三角形或四方形，大小不一，直径0.3~4.5cm，少数呈管状或碎片。表面黄红色至棕黄色，有的表面挂有一层黑色光亮的薄膜，习称“乌金衣”，有的粗糙，具疣状突起，有的具龟裂纹。体轻，质酥脆，易分层剥落，断面金黄色，可见细密的同心层纹，有的夹有白心。气清香，味苦而后甘，有清凉感，嚼之易碎，不粘牙。

【主治】热病神昏，中风痰迷，惊痫抽搐，癫痫发狂，咽喉肿痛，口舌生疮，痈肿疔疮。

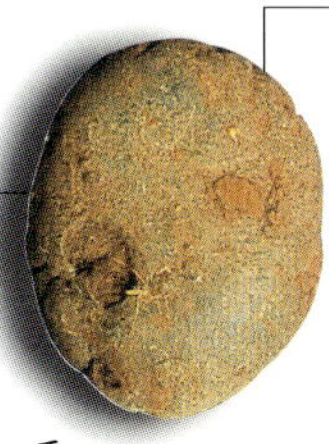

【功能】清心，豁痰，开窍，凉肝，息风，解毒。

【用法】用量0.15~0.35g，多入丸散用。外用适量，研末敷患处。

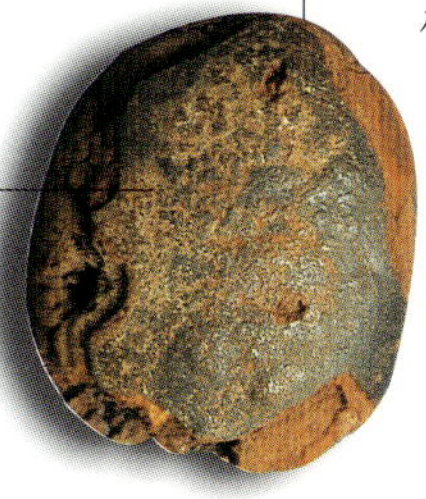

【性味】性凉，味甘。

验方

小儿肺热喘咳	牛黄 0.2g + 石膏 25g + 川贝母 25g ▶ 共为细末，每次5g，每日2次。
中风痰厥，不省人事，小儿急慢惊风	牛黄 0.3g + 辰砂 0.15g + 白牵牛(头末) 0.6g ▶ 共研为末，作一服，小儿减半。痰厥温香油下；急慢惊风，黄酒入蜜少许送下。(《鲁府禁方》牛黄散)
小儿鹅口，不能饮乳	牛黄 0.3g（研末）+ 竹沥 适量 ▶ 调匀，沥在儿口中。(《圣济总录》牛黄散)

地龙

Pheretima

别名 蚯蚓干、曲蟮。

来源 为钜蚓科动物参环毛蚓*Pheretima aspergillum* (E. Perrier) 的干燥体。

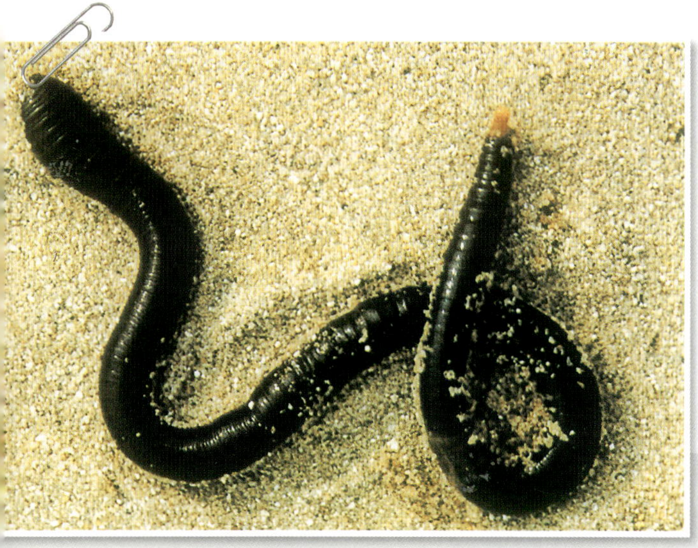

采制

春季至秋季捕捉，及时剖开腹部，洗去内脏及泥沙，晒干或低温干燥。药材主产于广东、广西。

动物形态

常见环节动物。体长230~245mm，体宽7~12mm。背孔自第12节与第13节间开始。背面呈紫红色或紫灰色。环带占3节，位于第14~16节，无刚毛。体上具环生的刚毛。雄性生殖孔在皮褶之底中间突起上，该突起前后各有1个较小的乳突，皮褶成马蹄形，形成1个浅囊，刚毛圈前有1个大乳头突。受精囊孔3对，位于第6~9节的各节间。受精囊系一盲管，内端1/3部分屈曲，下部2/3为管状。常栖息在田野、果园、菜园、公园的腐殖质丰富、肥沃疏松的土壤中。

药材性状

药材呈条状薄片，弯曲，边缘略卷，长 15~20cm，宽 1~2cm。全体具环节，背部棕褐色至紫灰色，腹部浅黄棕色；第 14~16 环节为生殖环带，习称“白颈”，较光亮。体前端稍尖，尾端钝圆，刚毛圈粗糙而硬，色稍浅。体轻，略呈革质，不易折断。气腥，味微咸。

【功能】清热定惊，通络，平喘，利尿。

【性味】性寒，味咸。

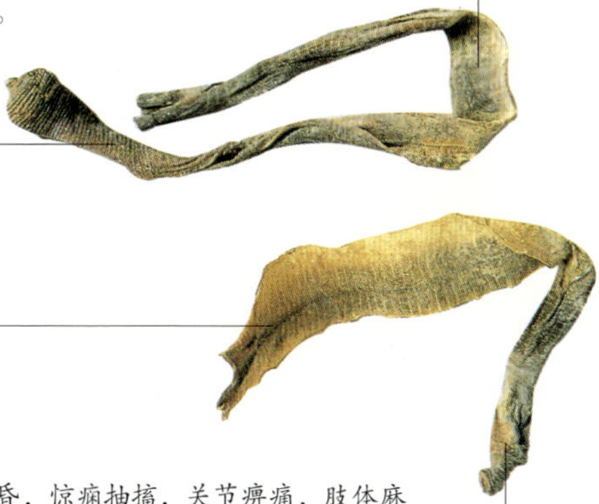

【主治】高热神昏，惊痫抽搐，关节痹痛，肢体麻木，半身不遂，肺热喘咳，尿少水肿；高血压。

【用法】用量4.5~9g。

验方

中风半身不遂	地龙 9g ＋ 红花 9g ＋ 全蝎 6g ＋ 赤芍 12g ＋ 牛膝 12g ▶ 水煎服。
支气管哮喘	地龙 适量 ▶ 研细末，装入胶囊，每次服3g，每日3次，温开水送服。
类风湿关节炎	地龙 30g ＋ 白花蛇 30g ▶ 研末，分成4包，每日服1包，重症服2包。方中如酌加土鳖虫、蜈蚣、僵蚕疗效更好。

全蝎

Scorpio

别名 全虫、问荆蝎。

来源 为钳蝎科动物东亚钳蝎 *Buthus martensii* Karsch 的干燥体。

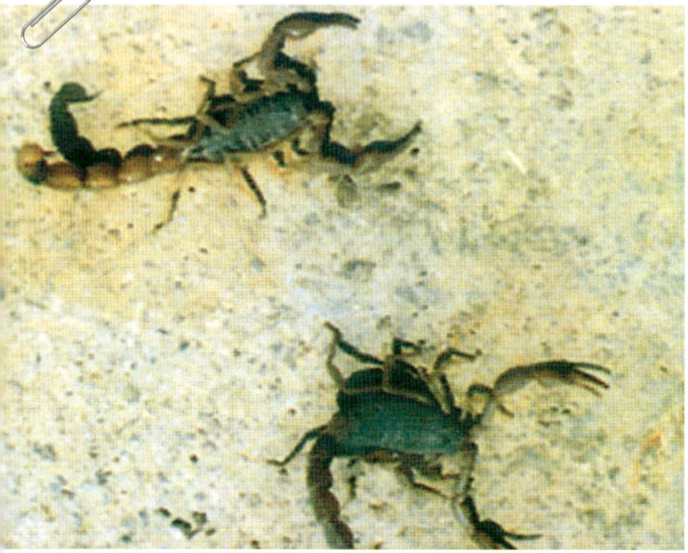

采制

春末至秋初捕捉，除去泥沙，置沸水或沸盐水中，煮至全身僵硬，捞出，置通风处，阴干。药材主产于河南、山东、河北。

动物形态

常见的节足动物。体长约 60cm，躯干（头胸部和前腹部）为绿褐色，尾部为土黄色。头胸部背甲梯形。侧眼 3 对，胸板三角形，螯肢的钳状上肢有 2 齿。触肢钳状，上下肢内侧有 12 行颗粒斜列。第 3、第 4 对步足胫节有距，各步足附节末端有 2 爪和 1 距。前腹部的前背板上有 5 条隆脊线。生殖厣由 2 个半圆形甲片组成。栉状器有 16~25 枚齿。后腹部的前 4 节各有 10 条隆脊线，第 5 节仅有 5 条，第 6 节的毒针下方无距。

药材性状

药材头胸部与前腹部呈扁平长椭圆形，后腹部呈尾状，皱缩弯曲，完整者体长 6cm。头胸部呈绿褐色，前面有 1 对短小的螯肢及 1 对较长大的钳状脚须，形似蟹螯，背面覆有梯形背甲，腹面有足 4 对，均为 7 节，末端各具 2 爪钩；前腹部由 7 节组成，第七节色深，背甲上有 5 条隆脊线，背面绿褐色；后腹部棕黄色，6 节，节上均有纵沟，末节有锐钩状毒刺，毒刺下方无距。气微腥，味咸。

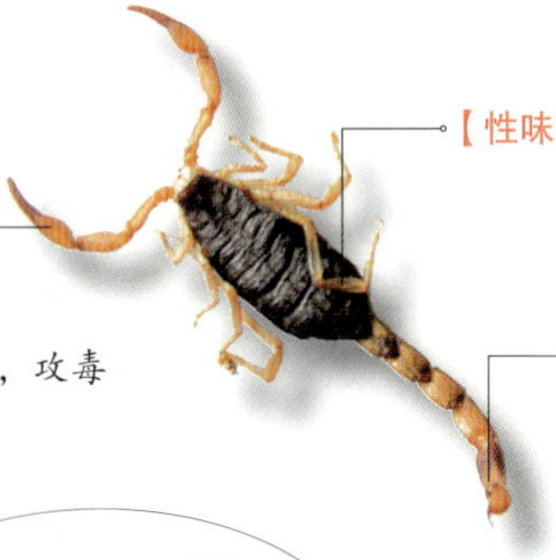

【性味】性平，味辛；有毒。

【功能】息风镇痉，攻毒散结，通络止痛。

【用法】用量2.5~4.5g。

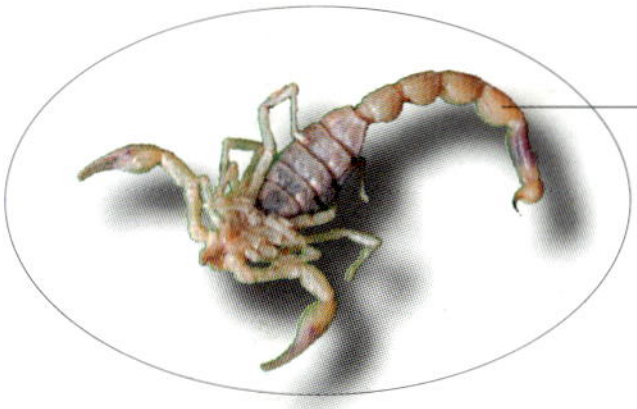

【主治】小儿惊风，抽搐痉挛，中风口㖞，半身不遂，破伤风，风湿顽痹，偏正头痛，疮疡，瘰疬。

验方

癫痫	全蝎 等量 ⊕ 郁金 等量 ⊕ 明矾 等量	研粉，混匀，每日3次，每次服1.5g。
痹痛	全蝎 适量	研粉，每晨吞服1.2g；此方可治疗多发性疖肿，每次1g，每日2次。
颜面神经麻痹(口眼㖞斜)	全蝎 等份 ⊕ 僵蚕 等份 ⊕ 白附子 等份	共为细末，每次2g，每日2次。

珍珠

Margarita

别名 海珠、真珠、濂珠。

来源 为珍珠贝科动物马氏珍珠贝*Pteria martensii* (Dunker) 受刺激形成的珍珠，称为海水珍珠。

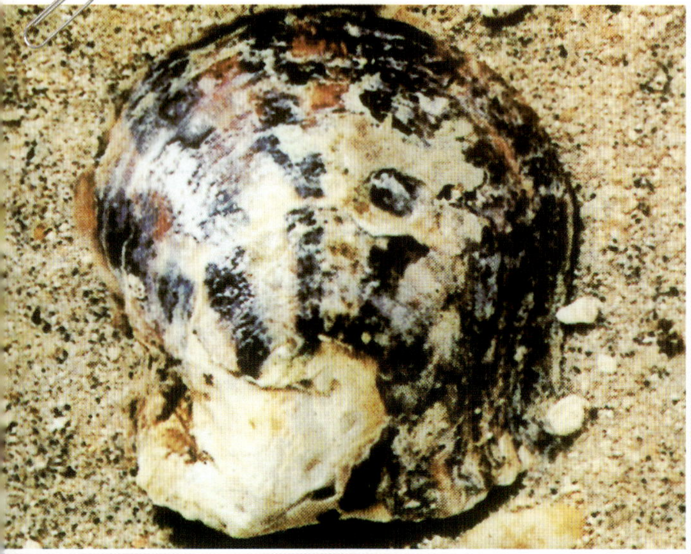

采制

自动物体内取出，洗净，干燥。药材主产于广西、广东、海南、台湾等沿海地区，以广西合浦所产量大质优；有“南珠”之称。

动物形态

贝壳呈斜方形，壳质薄而脆。壳顶位于前方，两侧有耳，前耳小，后耳大。背缘平直，腹缘圆。壳面同心生长线细密，成片状，薄而脆，极易脱落，边缘的排列极密，延伸成小舌状，末端翘起。壳表面淡黄褐色，常有数条黑褐色放射线；内表面珍珠层发达，富有珍珠光泽，边缘淡黄色，无珍珠层。分布于我国南海，栖息于风浪较为平静的内湾；可养殖。

药材性状

药材呈类球形、长圆形、卵圆形或棒形，直径1.5~8mm。表面类白色、浅粉红色、浅黄绿色或浅蓝色，半透明，光滑或微有凹凸，具特有的彩色光泽。质坚硬，破碎面显层纹。气微，味淡。

【功能】安神定惊，明目消翳，解毒生肌，润肤祛斑。

【性味】性寒，味甘、咸。

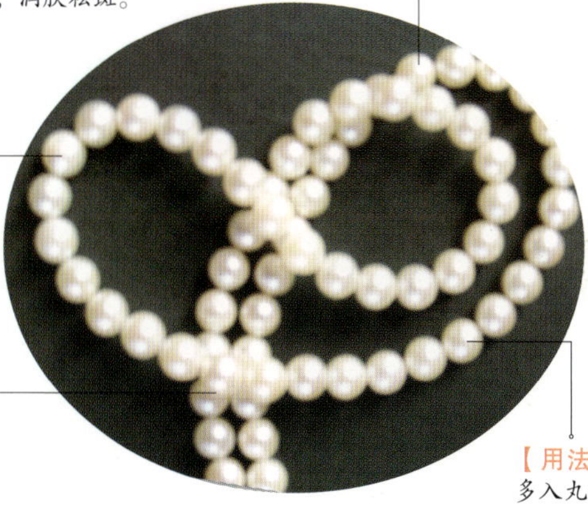

【用法】用量0.1~0.3g，多入丸散用。外用适量。

【主治】惊悸失眠，惊风癫痫，目生云翳，疮疡不敛。

验方

心悸失眠	珍珠  30g ＋ 远志 3g ＋ 酸枣仁 9g ＋ 炙甘草 5g ▶ 水煎服。
湿毒疮疡，溃烂肿痛，流脓流水，久不收口	珍珠 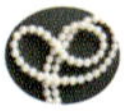 0.15g ＋ 石决明 6g ＋ 赤石脂 9g ＋ 龙骨 9g ＋ 石膏 9g ＋ 麝香 0.3g ＋ 冰片 1.5g ▶ 共研末，外敷患处。孕妇慎用。
翳障	珍珠 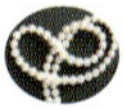 0.3g ＋ 飞炉甘石 1.5g ＋ 冰片 0.9g ＋ 朱砂 9g ▶ 分别研细末，过筛，点眼，每日点3~5次。

附注 蚌科动物褶纹冠蚌 *Cristaria plicata* (Leach) 或三角帆蚌*Hyriopsis cumingii* (Lea)等双壳类动物受刺激形成的珍珠皆为淡水珍珠，同等入药。

钩藤

别名 大钩丁、双钩藤。

Uncariae Ramulus cum Uncis

来源 为茜草科植物大叶钩藤*Uncaria macrophylla* Wall. 的带钩茎枝。

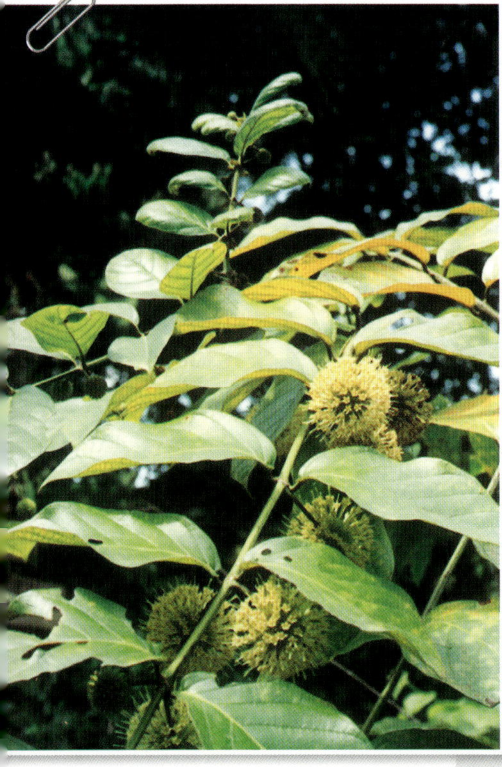

植物形态

藤本。老枝四棱柱形。叶对生，革质，宽椭圆形或长椭圆形，长10~16cm，宽6~12cm，顶端急尖或圆，基部圆形或心形，上面光滑或沿中脉被短毛，下面被褐色短粗毛；托叶2裂。头状花序球形，总花梗被黄色粗毛，花被褐色粗毛，有香气；花萼筒状，5裂；花冠漏斗形，5裂，淡黄色；雄蕊5；子房下位。蒴果纺锤形，被毛，顶端冠以长4mm的萼檐裂片。花期6~7月，果期10~11月。生于灌木林或杂木林中。

采制

秋、冬二季采收，去叶切段，晒干。药材产于云南、广西、广东。

药材性状

茎枝呈圆柱形或类方柱形，长2~3cm，直径2~5mm。表面黄褐色至紫红色，有细纵纹。节上生有向下弯曲的双钩或单钩，钩黄褐色，扁平或稍扁圆，被黄褐色毛，钩有托叶痕。质硬，茎断面有黄白色髓部。气微，味淡。

【性味】性凉，味甘。

【功能】清热平肝，息风定惊。

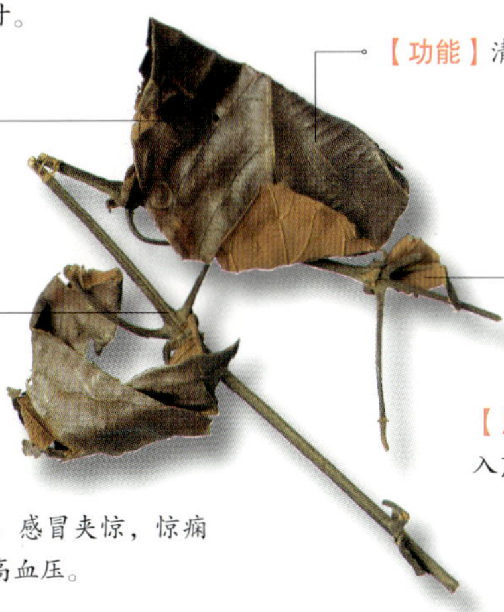

【用法】用量3~12g，入煎剂宜后下。

【主治】头痛眩晕，感冒夹惊，惊痫抽搐，妊娠子痫；高血压。

验方

高血压	钩藤 15g + 豨莶草 15g + 夏枯草 15g + 车前草 15g ▶ 水煎服。
失眠	钩藤 15g + 五味子 10g + 远志 9g + 酸枣仁 15g + 茯神 15g ▶ 水煎服。
胎动不安	钩藤 5g + 桔梗 5g + 人参 5g + 茯神 5g + 当归 5g + 桑寄生 5g ▶ 水煎服。

附注 同属植物钩藤*Uncaria rhynchophylla*（Miq.）Jacks.、毛钩藤*Uncaria hirsuta* Havil.、华钩藤*Uncaria sinensis*（Oliv.）Havil等的带钩茎枝同等入药。

羚羊角

Saigae Tataricae Cornu

来源 为牛科动物赛加羚羊*Saiga tartarica* Linnaeus 的角。赛加羚羊为一级国家重点保护野生动物，现已禁止非法捕猎与贸易。药用自然淘汰品。

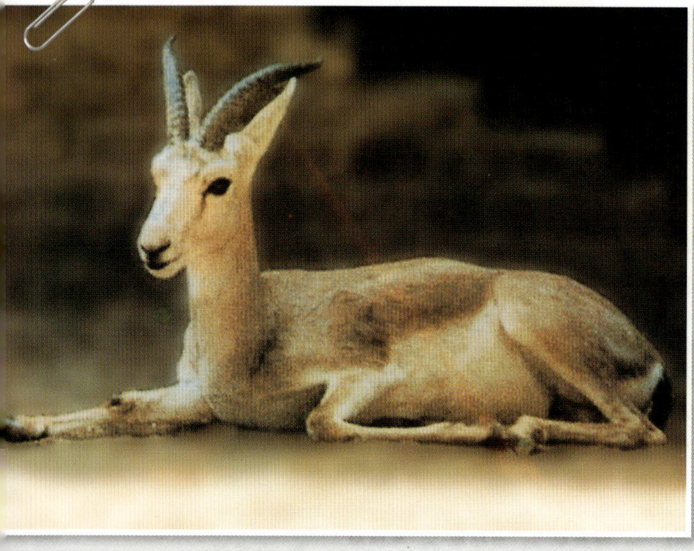

采制

锯取其角，晒干。

动物形态

身长1~1.4m，肩高雄羚羊为70~83cm，雌羚羊为63~74cm。头大，鼻端膨大，鼻中间具槽，鼻孔呈明显的筒状，整个鼻呈肿胀状鼓起，且能灵活伸缩和左右摆动。耳郭短小，眼眶突出。雄羚羊具一对角，不分叉；雌羚羊无角，仅有短的突起。四肢细长，具2趾。夏毛短而密，棕黄色或栗色，胸、腹、四肢内侧和臀部为黄白色；冬毛粗长而厚，色较淡，沙黄色或淡灰黄色，胸腹及四肢内侧几为白色。

药材性状

呈长圆锥形，略呈弓形弯曲，长 15~33cm，类白色或黄白色，基部稍呈青灰色。嫩枝透光视有“血丝”或紫黑色斑纹，光润如玉，无裂纹，老枝则有细纵裂纹。除尖端部分外，有 10~16 个隆起环脊，间距约 2cm。角的基部横截面圆形，直径 3~4cm，内有坚硬质重的角柱，习称“骨塞”，骨塞长约占全角的 1/2 或 1/3。除去“骨塞”后，角的下半段成空洞，全角呈半透明，对光透视，上半段中央有一条隐约可辨的细孔通道通角尖，习称“通天眼”。质坚硬。无气，味淡。

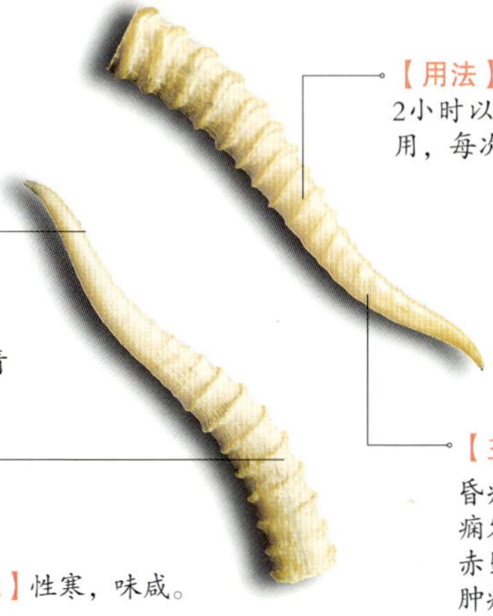

【用法】用量1~2g，宜单煎2小时以上；磨汁或研粉服用，每次0.3~0.6g。

【功能】平肝息风，清肝明目，散血解毒。

【主治】高热惊痫，神昏痉厥，子痫抽搐，癫痫发狂，头痛眩晕，目赤翳障，温毒发斑，痈肿疮毒。

【性味】性寒，味咸。

验方

高热神昏，抽搐	羚羊角 3g + 石膏 50g + 知母 10g + 粳米 10g + 水牛角 15g + 甘草 5g ▶ 水煎服，每日2次
高热痉厥，肝阳上亢，头痛眩晕	羚羊角 3g + 钩藤 10g + 白芍 10g + 菊花 10g + 桑叶 10g + 川贝母 10g + 茯神 15g + 生地黄 15g + 竹茹 5g + 甘草 5g ▶ 水煎服，每日2次
高血压	羚羊角 适量（研末） + 雪梨汁 适量 ▶ 冲服，每次1g，每日1次。

蜈蚣

Scolopendra

别名 百脚、天龙、百足虫。

来源 为蜈蚣科动物少棘巨蜈蚣*Scolopendra subspinipes mutilans* L. Koch的干燥体。

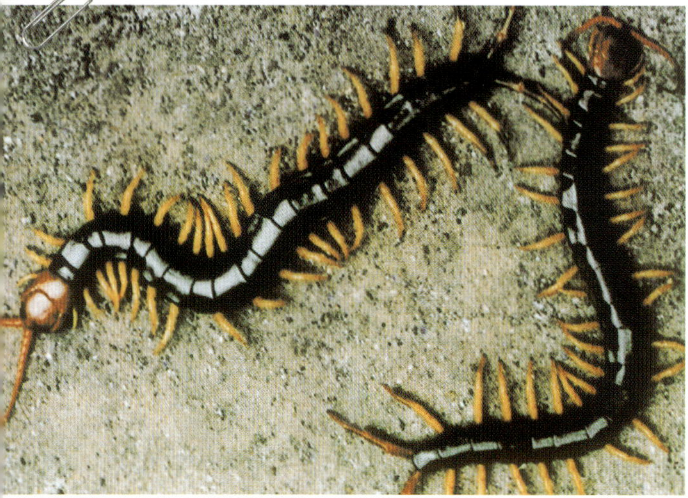

采制

春、夏二季捕捉，用竹片插入头尾，绷直，干燥。药材主产于湖北、浙江、江苏、安徽、河南。

动物形态

节肢动物。体形扁平而长，成体体长110~140mm，有21个体节，21对步足。气门纵裂；第一背板为金黄色，末背板近于黄褐色，胸板与步足均为淡黄色。背面自第4~9体节起有2条不显著的纵沟。头板前部的两侧各有4个单眼，集成左右眼群。头部之腹面有颚肢1对，颚肢内部有毒腺，前端具小齿5枚。足端呈黑色，尖端爪状；最末步足最长伸向后方，呈尾状。喜栖于石隙下及朽木间或阴湿地带。

药材性状

药材呈扁平长条状，长 9~17cm，宽 0.5~1cm。全体由 22 个环节组成，最后一节略细小。头部两节暗红色，有触角及毒钩各 1 对；背部棕绿色或墨绿色，有光泽，并有纵棱 2 条；腹部淡黄色或棕黄色，皱缩；自第二节起每节有脚 1 对，生于两侧，黄色或红褐色，弯作钩形。质脆，断面有裂隙。气微腥，并有特殊刺鼻的臭气，味辛而微咸。

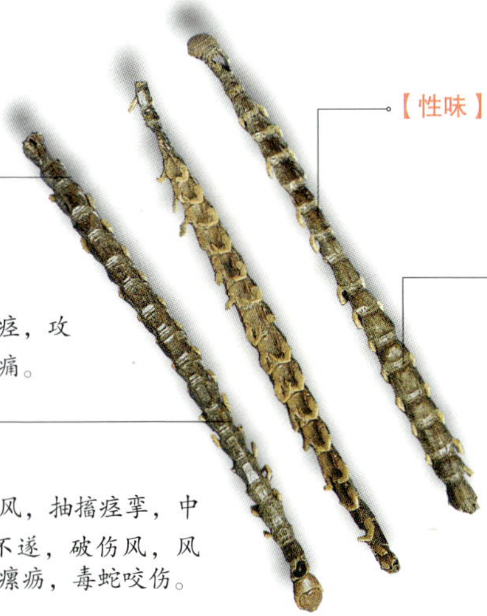

验方

颌下淋巴结炎	蜈蚣 2条	水煎分3次服，每日1剂。
结核病	蜈蚣 适量	去头足，焙干研末服，每日3~5条，分2~3次服。
痉挛抽搐（小儿惊风、破伤风）	蜈蚣 1条 + 钩藤 9g + 僵蚕 9g + 全蝎 3g + 地龙 6g	水煎服。

僵蚕

别名 白僵蚕、姜虫、僵虫。

Bombyx Batryticatus

来源 为蚕蛾科昆虫家蚕*Bombyx mori* Linnaeus 4~5 龄的幼虫感染或人工接种白僵菌*Beauveria bassiana* (Bals.) Vuill. 致死的干燥体。

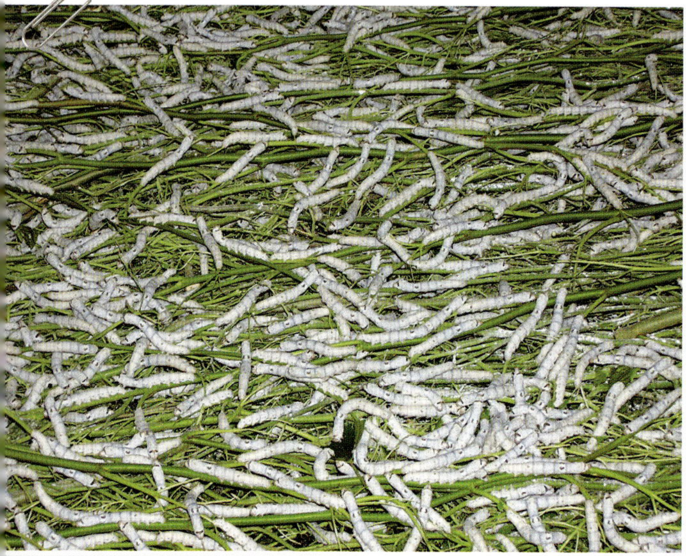

采制

多于春、秋二季生产，将感染白僵菌致死的虫体干燥。药材主产于浙江、江苏。

动物形态

常见昆虫。蚕体呈淡青白色或微红色，有些幼虫有斑。呈长圆筒形，体分为胸（3 节）、腹（10 节）合计 13 节，头部外包灰褐色骨质头壳。胸部 3 环节各有 1 对胸足，腹部 10 环节有 4 对腹足和 1 对尾足，共 8 对步足。在第 8 腹节背面中央有 1 个尾角；第 1 胸节和第 1 至第 8 腹节体侧各有 1 对气门。

药材性状

药材略呈圆柱形，多弯曲皱缩，长2~5cm，直径0.5~0.7cm。表面灰黄色，被有白色粉霜状的气生菌丝和分生孢子。头部较圆，足8对，体节明显，尾部略呈二分歧状。质硬而脆，易折断，断面平坦，外层白色，中间有亮棕色或亮黑色的丝腺环4个。气微腥，味微咸。

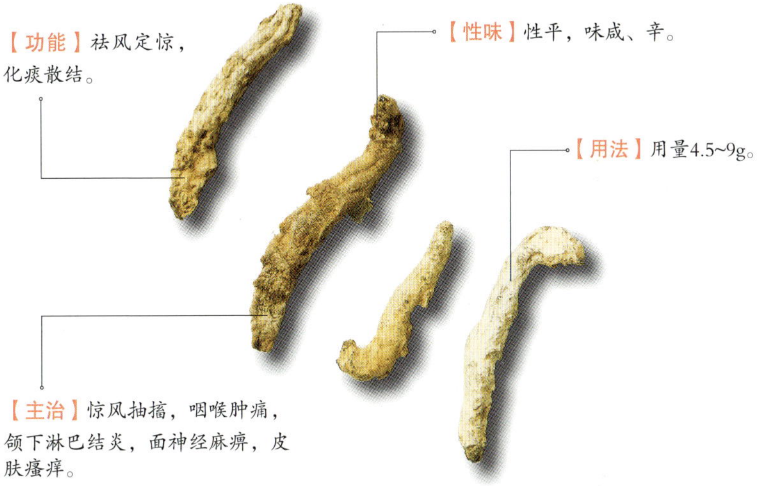

验方

风热头痛，迎风流泪	僵蚕 7g + 木贼 7g + 荆芥 7g + 桑叶 10g + 生甘草 3g ▶ 水煎服。
面神经麻痹	僵蚕 15g + 全蝎 15g + 白附子 15g + 天南星 15g ▶ 共研细末，每次5g，每日3次。
荨麻疹、皮肤瘙痒	僵蚕 10g + 苦参 10g + 地肤子 10g + 刺蒺藜 15g + 麻黄 5g ▶ 水煎服，每日2次。

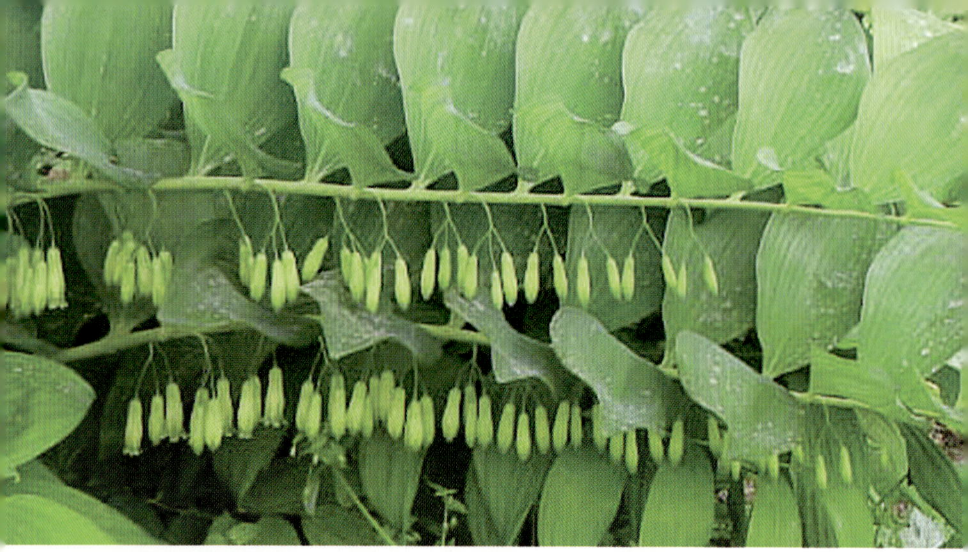
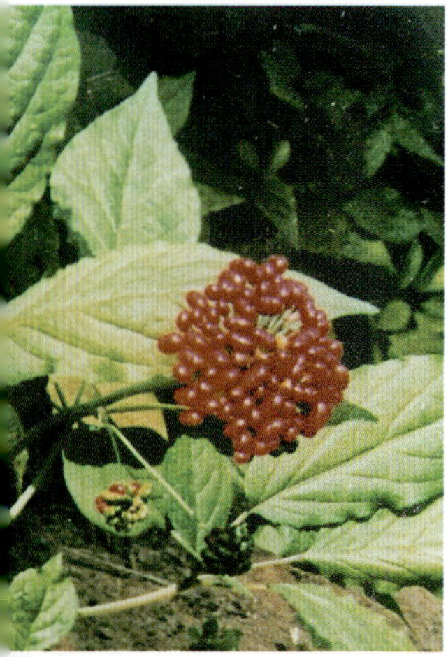
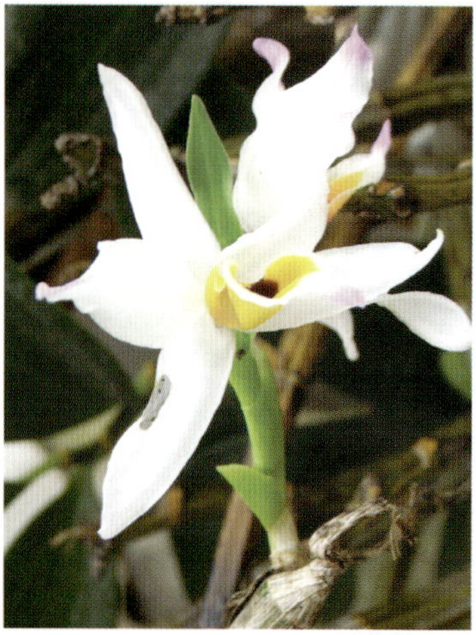
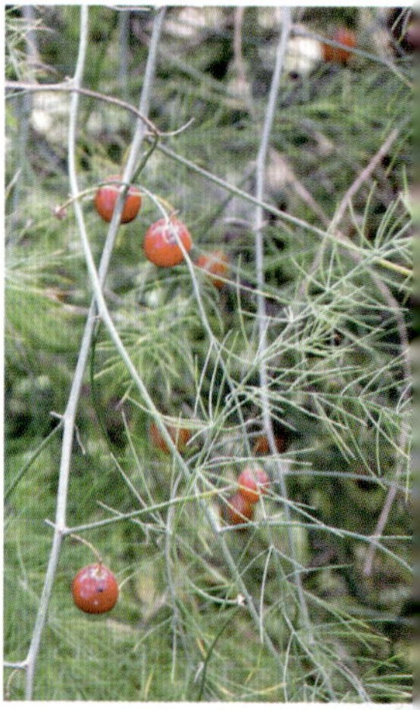
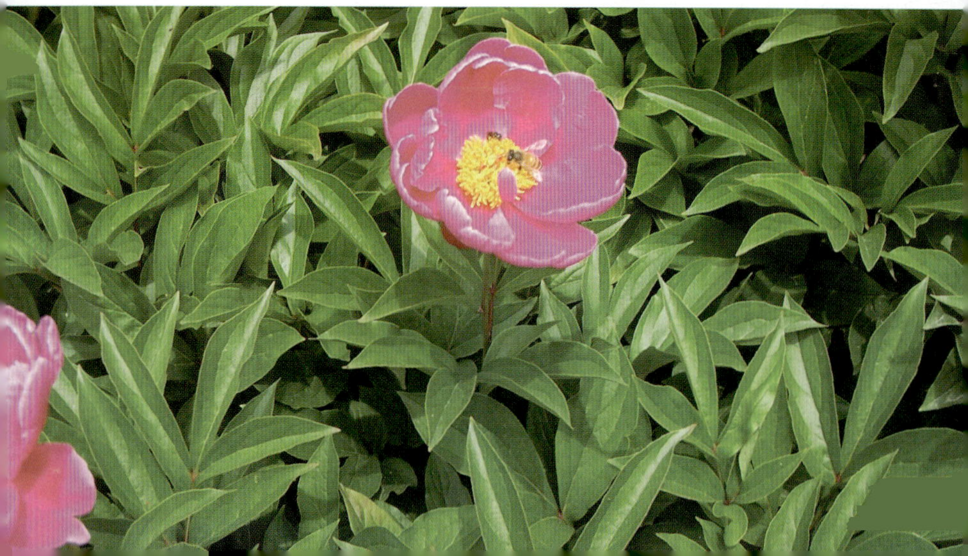

·第十五章·

补虚药

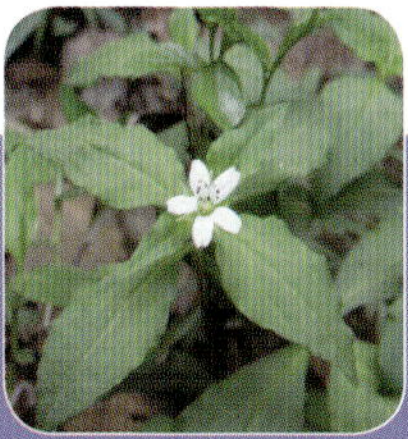 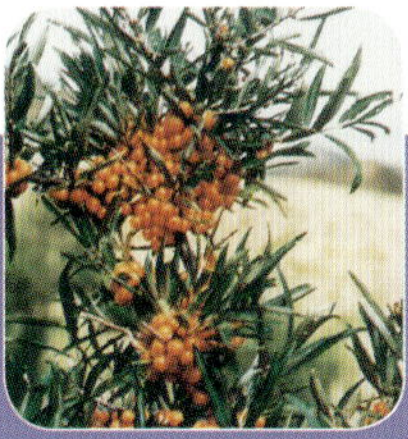 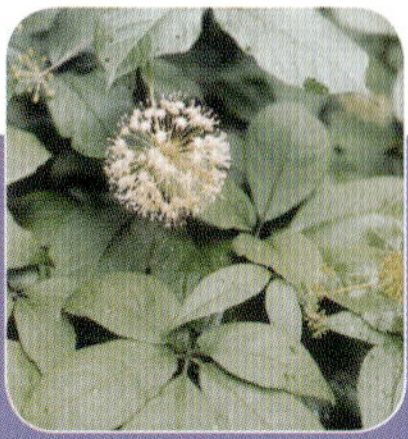

补虚药是指能补虚扶弱，纠正人体气血阴阳虚衰的病理偏向，以治疗虚证为主的药物。补虚药的补虚作用包括补气、补血、补阳、补阴四类，部分补虚药还兼有驱寒、润燥、生津、清热、收涩等作用，主要适用于人体正气虚弱、精微物质亏耗引起的精神萎靡、体倦乏力、面色淡白或萎黄、心悸等。在使用补虚药时，要注意防止不当补而误补，当补而补之不当；入汤剂宜久煎；注意区分扶正与祛邪的关系。

红参

Ginseng Radix et Rhizoma Rubra

来源 为五加科植物人参*Panax ginseng* C. A. Mey. 的根和根茎。

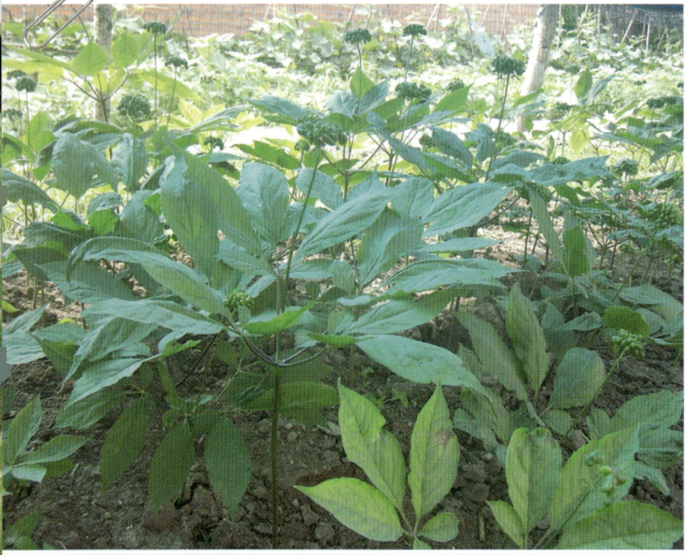

采制

人参鲜根蒸透后烘干或晒干，称“红参”。药材主产于吉林、辽宁、黑龙江。

植物形态

参见第 510 页人参“植物形态”项。

药材性状

主根呈纺锤形、圆柱形或扁方柱形。表面半透明，红棕色，偶有不透明的暗黄褐色斑块，具纵沟、皱纹及细根痕；上部有时具断续的不明显环纹；下部有 2~3 条扭曲交叉的支根，并带弯曲的须根或仅具须根残迹。质硬而脆，断面平坦，角质样。气微香而特异，味甘、微苦。

【功能】大补元气，复脉固脱，益气摄血。

【性味】性温，味甘、微苦。

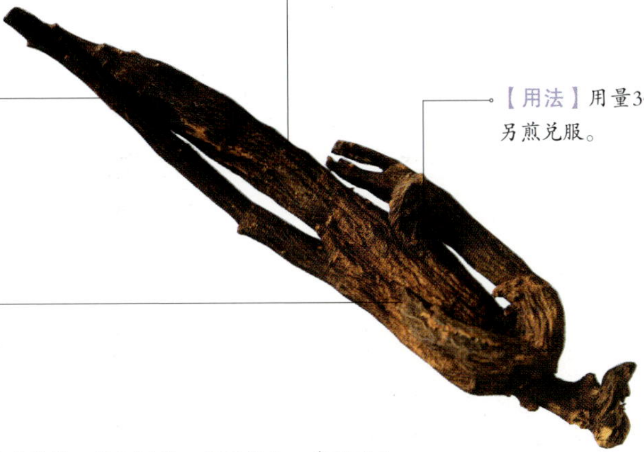

【用法】用量3~9g，另煎兑服。

【主治】体虚欲脱，肢冷脉微，气不摄血，崩漏下血。

验方

肾阳虚	红参 10g + 肉苁蓉 10g + 山茱萸 10g + 淫羊藿 10g + 炙黄芪 30g + 熟地黄 30g + 当归 6g + 炒杜仲 15g + 枸杞子 15g + 何首乌 15g ▶ 每日1剂，水煎服。
中气不足	红参 9g + 枳壳 9g + 白术 10g + 当归 6g + 陈皮 6g + 北柴胡 6g + 炙甘草 6g + 蜜黄芪 30g + 升麻 5g ▶ 每日1剂，水煎服。
脾胃阳虚	红参 10g + 北黄芪 30g + 乳鸽 1只 ▶ 隔水炖服。

大枣

Jujubae Fructus

别名 红枣、小枣。

来源 为鼠李科植物枣*Ziziphus jujuba* Mill. 的果实。

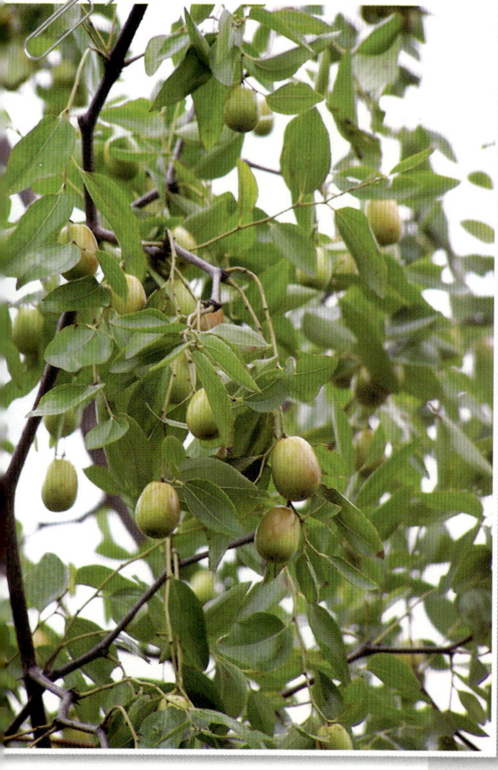

植物形态

落叶灌木或小乔木，高达 10m。小叶有成对的针刺，嫩枝有微细毛。叶互生，椭圆状卵形或卵状披针形，长 2.5~7cm，宽 1.2~3.5cm，先端稍钝，基部偏斜，边缘有细锯齿，基出三脉。花较小，淡黄绿色，2~3 朵集成腋生的聚伞花序；花萼 5 裂；花瓣 5；雄蕊 5；子房柱头 2 裂。核果卵形至长圆形，熟时深红色。花期 4~5 月，果期 7~9 月。全国各地均有栽培。

采制

秋季采摘成熟果实，晒干；或烘至皮软再晒干。药材产于河南、河北、山东、山西、陕西、甘肃、内蒙古。

药材性状

果实椭圆形或圆形，长 2~3.5cm，直径 1.5~2.5cm。表面暗红色，略带光泽，有不规则皱纹，基部凹陷，有短果梗；外果皮薄，中果皮棕黄色或淡褐色，肉质，柔软，富糖性而油润；果核纺锤形，两端锐尖，质坚硬。气微香，味甜。

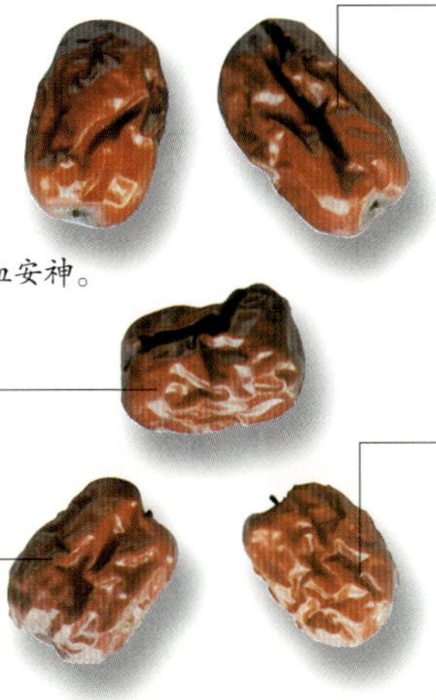

【性味】性温，味甘。

【功能】补中益气，养血安神。

【用法】用量6~15g。

【主治】脾虚食少，乏力便溏，妇人脏躁。

验方

脾虚食少体倦	大枣 10枚 + 党参 10g + 白术 10g + 茯苓 15g + 黄芪 12g + 麦芽 20g ▶ 水煎服。
贫血	大枣 10枚 + 当归 12g + 熟地黄 12g + 党参 15g ▶ 水煎服。
心痛	大枣 2枚 + 乌梅 1个 + 杏仁 7个 ▶ 同炖烂，男用酒、女用醋送服。

山药

别名 淮山药、怀山药、山菇。

Dioscoreae Rhizoma

来源 为薯蓣科植物薯蓣*Dioscorea opposita* Thunb. 的根茎。

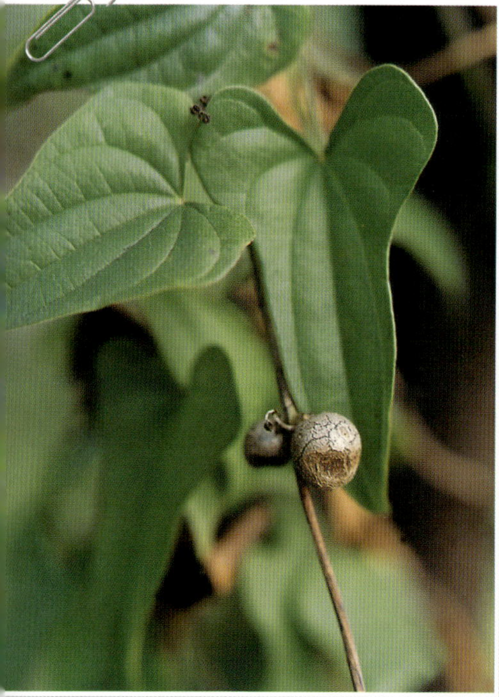

植物形态

缠绕草质藤本。茎通常带紫红色。单叶在茎下部互生，中部以上对生；叶片卵状三角形至宽卵状或戟状，变异大，基部深心形，边缘常3浅裂至3深裂。花单性，雌雄异株，为细长穗状花序；蒴果三棱状扁圆形或三棱状圆形，外面有白粉。花期6~9月，果期7~11月。生于山坡、山谷林下，或溪边、路旁灌丛中，或杂草中。

采制

秋季或冬季挖取根茎，除去泥土、须根，切去芦头，洗净，用水浸后刮皮，晒干。有的用木板搓成圆柱形，切段，晒干，打光，习称“光山药”。药材主产于河南。

药材性状

根茎略呈圆柱形，弯曲而稍扁，长 15~30cm，直径 1.5~6cm。表面黄白色或淡黄色，有纵沟、纵皱纹及须根痕，偶有浅棕色外皮残留。质坚实，不易折断，断面白色，粉性。无臭，味淡，微酸，嚼之发黏。光山药呈圆柱形，两端平齐，长 9~18cm，直径 1.5~3cm，表面光滑，白色或黄白色。

【功能】补脾养胃，生津益肺，补肾涩精。

【性味】性平，味甘。

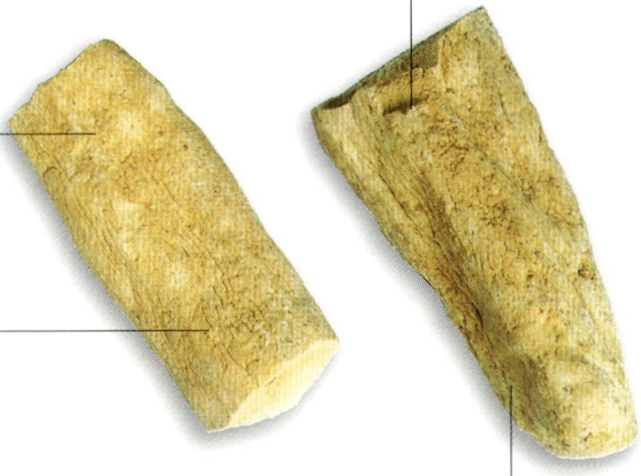

【主治】脾虚食少，久泻不止，肺虚喘咳，肾虚遗精，带下，尿频。

【用法】用量15~30g。

验方

糖尿病	山药 40g + 积雪草 20g + 旱莲草 15g + 女贞子 15g ▶ 水煎服。
脾虚腹泻	山药 15g + 党参 15g + 白术 9g + 茯苓 10g + 炙甘草 6g + 砂仁 3g ▶ 水煎服。
肾虚遗精	山药 30g + 枸杞子 23g + 白果 10g ▶ 煮粥服。

太子参

别名 童参、四叶参、四叶菜、米参。

Pseudostellariae Radix

来源 为石竹科植物孩儿参*Pseudostellaria heterophylla*（Miq.）Pax ex Pax et Hoffm. 的块根。

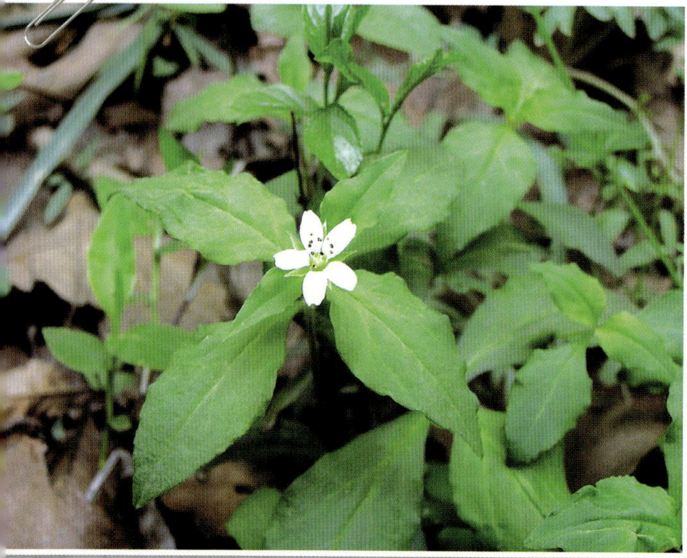

采制

夏季茎叶大部分枯萎时采挖，洗净，除去须根，置沸水中略烫后阴干或直接晒干。药材主产于江苏、山东、安徽。

植物形态

多年生草本，高7~20cm。茎直立，下部近方形，有短柔毛2行，节略膨大。叶对生，通常4~5对，匙形或披针形。茎端有4片大型叶状总苞，下面脉上常有疏毛。花二型：生于茎端总苞内的花大，白色，萼片5，花瓣5，先端2齿裂，雄蕊10，子房卵形，花柱3，线形；生于茎下部的花小，紫色，萼片4，闭合，无花瓣，雄蕊2。蒴果卵形。花期4~5月，果期5~6月。生于山坡林下和岩石缝中。

药材性状

根细长纺锤形或细长条形，稍弯曲，长3~10cm，直径0.2~0.6cm。顶端有茎痕，表面黄白色，较光滑，微有纵皱纹，凹陷处有须根痕。质硬而脆，断面平坦，淡黄白色，角质样（烫过）；或类白色，粉性（生晒品）。气微，味微甘。

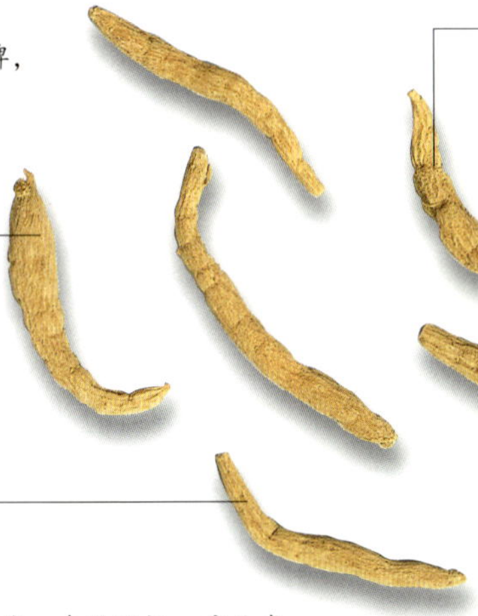

验方

糖尿病	太子参 30g + 山药 15g + 天花粉 15g + 枸杞子 15g ▶ 水煎服。
脾虚腹泻	太子参 30g + 白术 10g + 桂枝 6g + 生姜 3片 + 红枣 5枚 ▶ 水煎服。
小儿食欲不振	太子参 9g + 白术 6g + 茯苓 6g + 陈皮 3g + 甘草 3g + 鸡内金 6g + 神曲 6g ▶ 水煎服。

白扁豆

别名 峨眉豆、藤豆、羊眼豆、肉豆。

Lablab Semen Album

来源 为豆科植物扁豆*Dolichos lablab* L. 的种子。

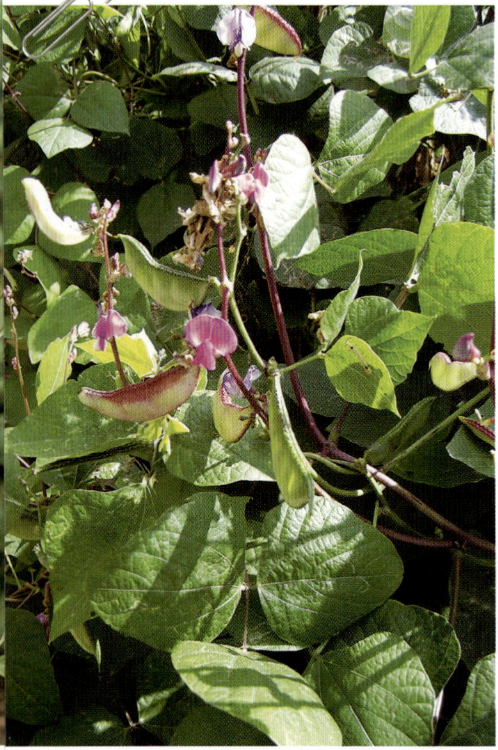

植物形态

一年生缠绕草本。三出复叶，先生小叶菱状广卵形，侧生小叶斜菱状广卵形，长6~11cm，宽4.5~10.5cm，顶端短尖或渐尖，两面沿叶脉处有白色短柔毛。总状花序腋生，花2~4朵丛生于花序轴的节上；花冠白色或紫红色；子房有绢毛，基部有腺体，花柱近顶端有白色髯毛。荚果扁，镰刀形或半椭圆形，长5~7cm。种子3~5颗，扁长圆形，白色或紫黑色。花、果期7~10月。各地有栽培。

采制

9~10月摘取成熟果实，晒干，收集种子，生用或微炒用。

药材性状

种子扁椭圆形或扁卵圆形，长 0.8~1.3cm，宽 0.6~0.9cm，厚约 0.7cm。表面淡黄白色或淡黄色，平滑，略有光泽，一侧边缘有隆起的白色半月形种阜。质坚硬。种皮薄而脆，子叶 2，肥厚，黄白色。气微，味淡，嚼之有豆腥气。

【功能】健脾化湿，和中消暑。

【性味】性微温，味甘。

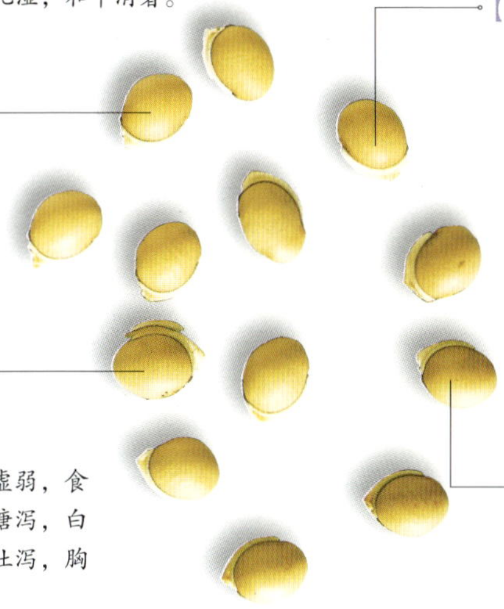

【主治】脾胃虚弱，食欲不振，大便溏泻，白带过多，暑湿吐泻，胸闷腹胀。

【用法】用量9~15g。

验方

脾虚食少，消化不良	炒扁豆 15g + 白术 15g + 党参 15g + 麦芽 12g + 谷芽 12g + 陈皮 6g ▶ 水煎服。
带下色白清稀，劳累加剧	炒扁豆 30g ▶ 研末，米汤调服。
伤暑泄泻、呕吐	扁豆衣 10g + 香薷 10g + 藿香 10g + 厚朴 10g ▶ 水煎服。

西洋参

别名 洋参、花旗参。

Panacis Quinquefolii Radix

来源 为五加科植物西洋参*Panax quinquefolium* L. 的根。

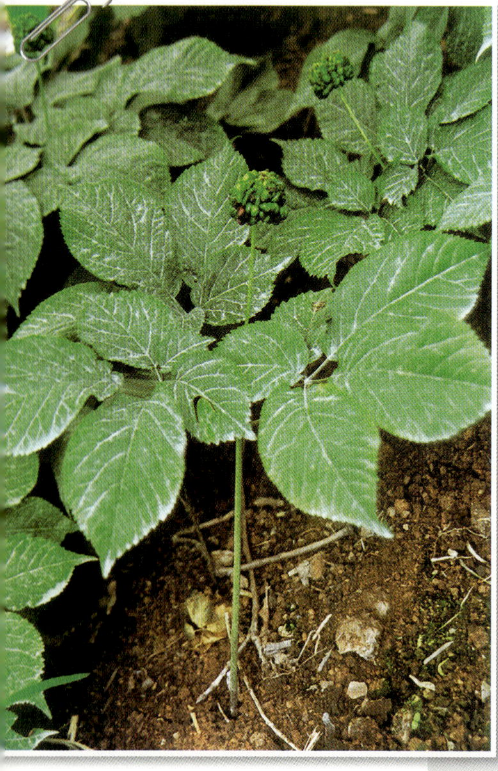

植物形态

多年生草本。茎圆柱形，高约25cm。五出掌状复叶，通常3~4枚，轮生于茎端，小叶片广卵形至倒卵形，长4~9cm，宽2.5~5cm，先端突尖。伞形花序；总花梗由茎端叶柄中央抽出，较叶柄稍长或近于等长；萼片绿色，钟形，先端5齿裂；花瓣5，绿白色。浆果扁圆形，成对状，熟时鲜红色。花期7月，果熟期9月。原产于北美；我国亦有栽培。

采制

选取生长3~6年的根，于秋季采挖，洗净，晒干或低温干燥。

药材性状

主根呈圆柱形或长纺锤形，长 2~6cm，直径 0.5~1cm，无芦头、支根与须根。未去皮者表面淡棕黄色或类白色，去皮者色白，有密集的细横纹，顶端细纹更密集而呈环状。折断面平坦，淡黄白色，有暗色形成层环，并散有多数红棕色树脂道。质轻，气微香，微甜苦。

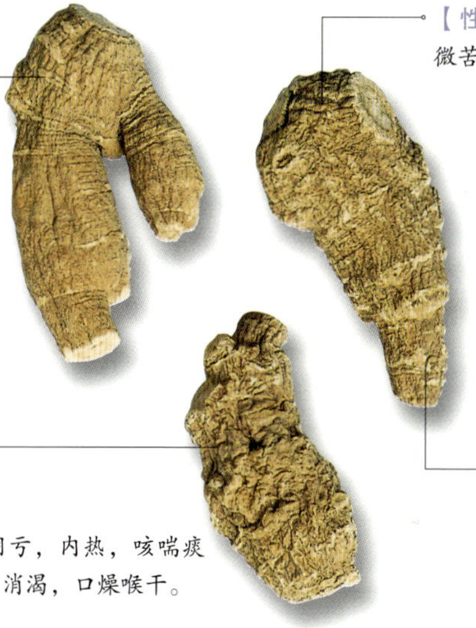

验方

病后疲劳	西洋参 15g + 五味子 9g + 麦冬 10g ▶ 水煎服。
糖尿病浑身无力	西洋参 15g + 枸杞子 15g + 生黄芪 30g + 山茱萸 15g ▶ 水煎服。
心肌劳损	西洋参 15g + 五味子 9g + 蜜枣仁 15g + 当归 6g + 柏子仁 10g + 茯神 15g ▶ 水煎服。

红景天

别名 大红七、大和七。

Rhodiolae Crenulatae Radix et Rhizoma

来源 为景天科植物大花红景天*Rhodiola crenulata* (Hook. f. et Thoms.) H. Ohba 的根和根茎。

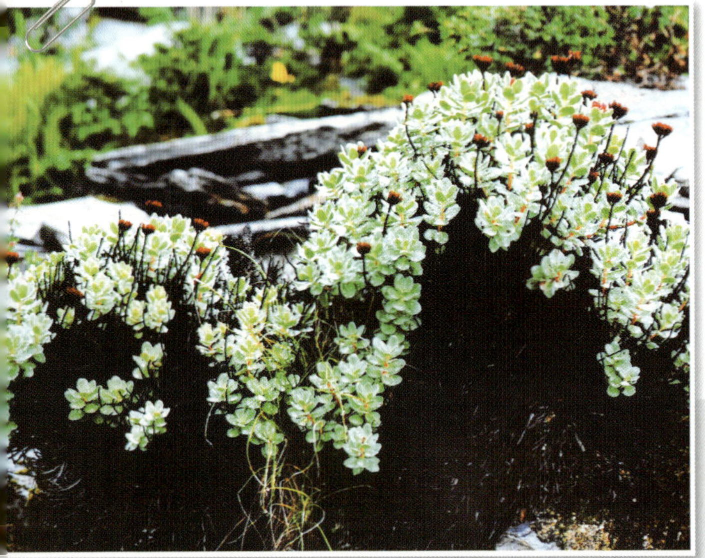

采制

秋季花茎凋枯后采挖，除去粗皮，洗净，晒干。药材产于四川、云南、西藏。

植物形态

多年生草本。不育茎直立，高 5~17cm，上端密生叶；叶片宽卵形，长 1~3cm。花茎多数，高 5~20cm，直立或呈扇形排列，稻秆色至红色。叶具假叶柄，叶片椭圆状长圆形或近圆形，长 1.2~3cm，宽 1~2.2cm，具苞片。花单性，雌雄异株；雄花萼片 5，花瓣 5，红色，倒披针形，雄蕊 10；雌花蓇葖 5，直立，干后红色。种子倒卵形，两端有翅。花期 6~7 月，果期 7~8 月。生于海拔 2800~5600m 的山坡、草地、灌丛及石缝中。

药材性状

根茎呈圆柱形，粗短，略弯曲，少数有分枝，长 5~20cm，直径 2.9~4.5cm。表面棕色或褐色，粗糙有褶皱，剥开外表皮有一层膜质黄色表皮且具粉红色花纹；宿存部分老花茎，花茎基部被三角形或卵形膜质鳞片；节间不规则，断面粉红色至紫红色，有一环纹，质轻，疏松。主根呈圆柱形，粗短，长约 20cm，上部直径约 1.5cm，侧根长 10~30cm；断面橙红色或紫红色，有时具裂隙。气芳香，味微苦涩、后甜。

【功能】益气活血，通脉平喘。

【性味】性平，味甘、苦。

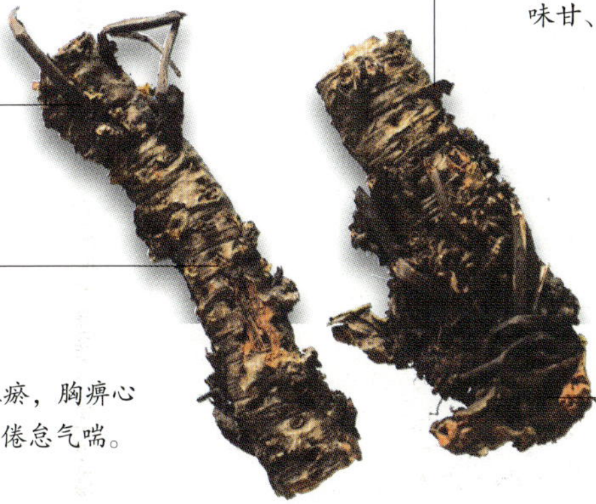

【用法】用量3~6g。

【主治】气虚血瘀，胸痹心痛，中风偏瘫，倦怠气喘。

验方

肝炎	红景天 5g + 珍珠草 30g + 佩兰 10g + 白茅根 10g + 黄精 10g + 鸡内金 10g + 赤芍 20g + 蝉蜕 6g ▶ 水煎服。
抗疲劳	红景天 4~5g ▶ 泡茶或泡酒服。
气虚体弱、脑血管疾病	红景天 120g + 冰糖 120g ▶ 以5~6倍比例加水煎熬，制成浸膏，每次取10~20ml，温开水冲服。

沙棘

别名 沙枣、醋柳果。

Hippophae Fructus

来源 为胡颓子科植物沙棘*Hippophae rhamnoides* L. 的果实。

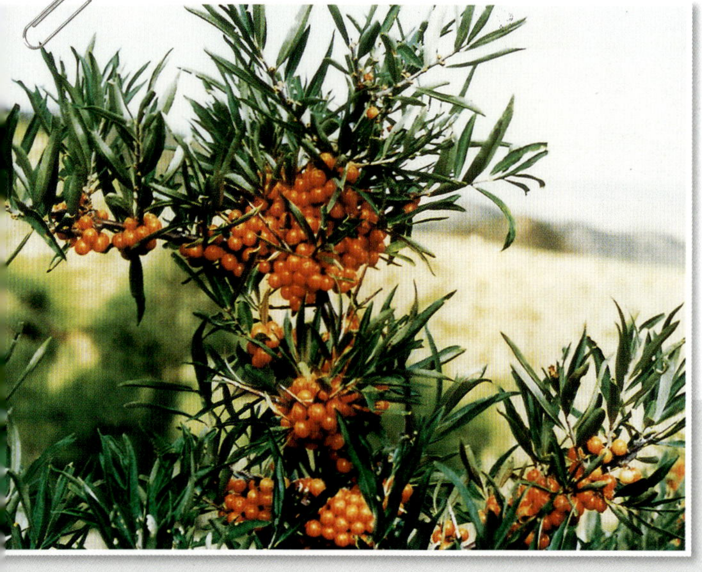

采制

10~11 月采摘成熟果实，晒干。药材产于华北、西北及四川、西藏。

植物形态

落叶灌木或乔木，高 5~10m，具粗壮棘刺。枝幼时密被褐锈色鳞片。叶互生，线性或线状披针形，两端钝尖，下面密被淡白色鳞片；叶柄极短。花先叶开放，雌雄异株；短总状花序腋生于头年枝上；花小，淡黄色；雄花花被 2 裂，雄蕊 4；雌花花被筒囊状，顶端 2 裂。果为肉质花被筒包围，近球形，橙黄色。花期 3~4 月，果期 9~10 月。生于河边、高山、草原。

药材性状

果实呈类球状或扁球状，有的数个粘连，单个直径 5~8mm。表面橙黄色或棕红色，皱缩，果肉油润，质柔软。种子斜卵形，长约 4mm，宽约 2mm；表面褐色，有光泽，中间有 1 纵沟；种皮较硬，种仁乳白色，有油性。气微，味酸、涩。

【功能】止咳祛痰，消食化滞，活血散瘀。

【性味】性温，味酸、涩。

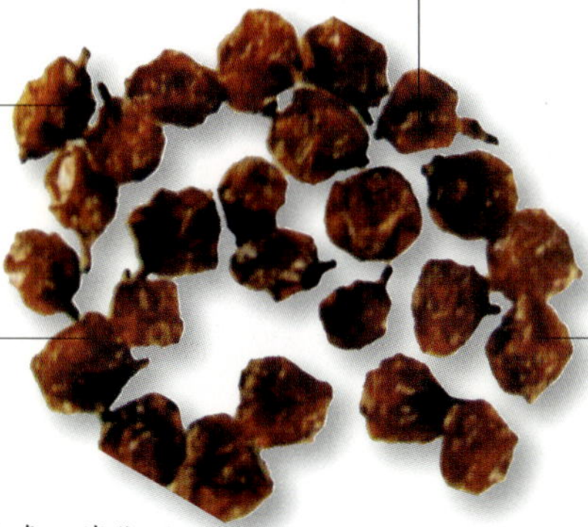

【用法】用量3~9g。

【主治】咳嗽痰多，消化不良，食积腹痛，跌仆瘀肿，瘀血经闭。

验方

口舌生疮	沙棘 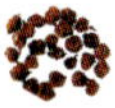 9g ＋ 牛蒡子 9g ▶ 水煎服。
胃痛、消化不良	沙棘 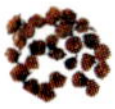 9g ▶ 水煎服。
慢性支气管炎	沙棘 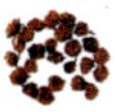 30g ＋ 冰糖 25g ＋ 白葡萄干 20g ＋ 广木香 15g ＋ 甘草 15g ＋ 栀子 10g ▶ 研细末，调匀，每日2次，每次1.5~3g，温开水送服。

刺五加

别名 五加皮、刺拐棒。

Acanthopanacis Senticosi Radix et Rhizoma seu Caulis

来源 为五加科植物刺五加*Acanthopanax senticosus* (Rupr. et Maxim.) Harms 的根及根茎或茎。

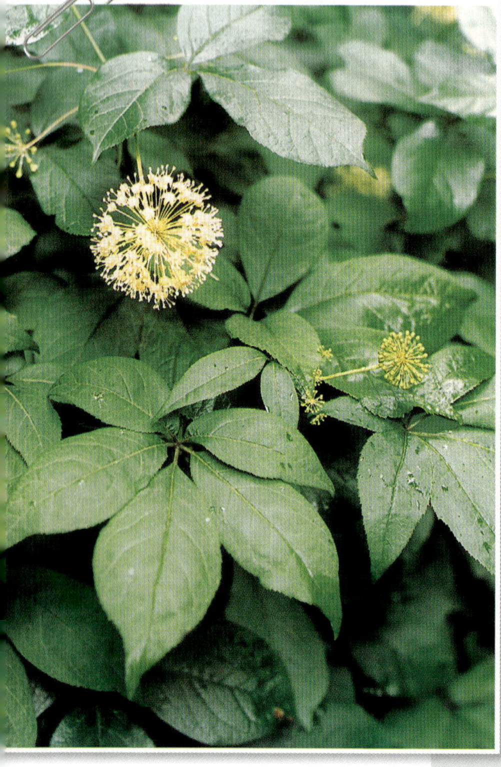

植物形态

落叶灌木，高达 2m。茎密生细长倒刺。掌状复叶互生，小叶 5，稀 4 或 3，边缘具尖锐重锯齿或锯齿。伞形花序顶生，单一或 2~4 个聚生，花多而密；花萼具 5 齿；花瓣 5，卵形；雄蕊 5；子房 5 室。浆果状核果近球形或卵形，干后具 5 棱，有宿存花柱。花期 6~7 月，果期 7~9 月。生于山地林下及林缘。

采制

春、秋二季采挖，去泥土，晒干。药材产于东北。

药材性状

根茎呈结节状不规则圆柱形，直径 1.4~4.2cm；表面灰褐色，有皱纹；上端有不定芽发育的细枝。根圆柱形，多分枝，常扭曲，长 3.5~12cm，直径 0.3~1.5cm；表面灰褐色或黑褐色，粗糙、皮薄，剥落处呈灰黄色。质硬，断面黄白色，纤维性。有特异香气，味微辛、稍苦、涩。

【功能】益气健脾，补肾安神。

【性味】性温，味辛、微苦。

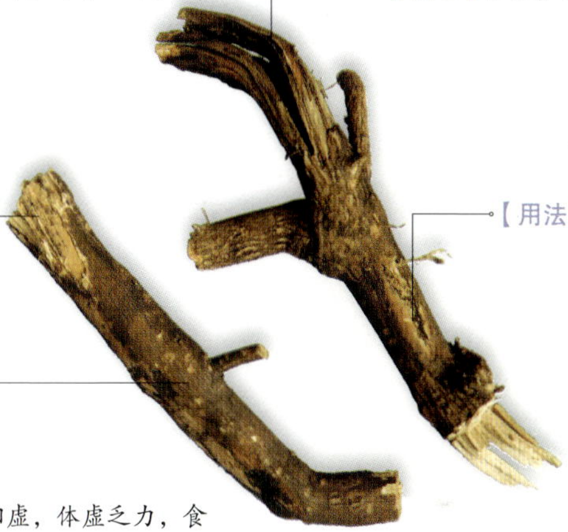

【用法】用量9~27g。

【主治】脾肾阳虚，体虚乏力，食欲不振，腰膝酸痛，失眠多梦。

验方

风湿关节痛	刺五加 15g ＋ 桑寄生 15g ＋ 当归 9g ＋ 生黄芪 15g ＋ 川牛膝 15g ▶ 水煎服。
失眠	刺五加 15g ＋ 蜜枣仁 15g ＋ 柏子仁 15g ＋ 琥珀 9g ▶ 水煎服。
颈椎病	刺五加 15g ＋ 葛根 15g ＋ 川芎 9g ＋ 丹参 10g ＋ 赤芍 10g ＋ 桃仁 10g ▶ 水煎服。

绞股蓝

别名 七叶胆、小苦药、公罗锅底。

Gynostemmatis Pentaphylli Herba

来源 为葫芦科植物绞股蓝*Gynostemma pentaphyllum* (Thunb.) Mak. 的全草。

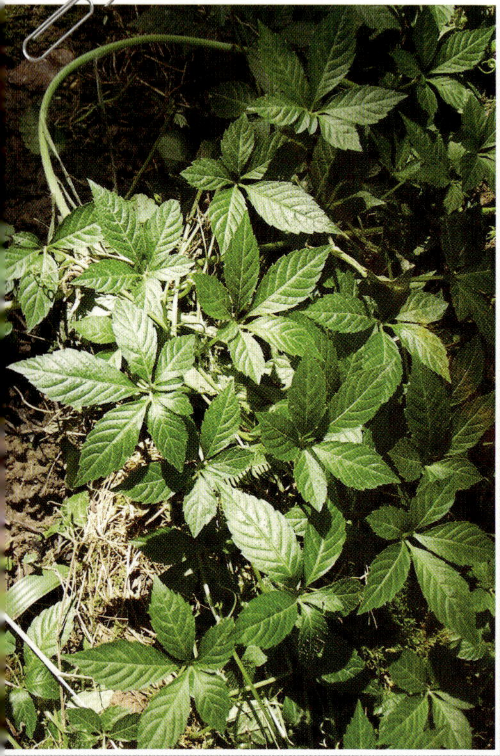

植物形态

多年生攀缘草本。茎细长，节上有毛或无毛，卷须常2裂或不分裂。叶鸟足状，常有5~7小叶组成；小叶片长椭圆状披针形至卵形，有小叶柄，中间小叶片长3~9cm，宽1.5~3cm，边缘有锯齿，背面或沿两面叶脉有短刚毛或近无毛。圆锥花序；花小，直径约3mm；花萼裂片三角形，长约0.5mm；花冠裂片披针形，长约2mm。果球形，成熟时黑色。花期7~8月，果期9~10月。生于山间阴湿处。现各地多有栽培。

采制

秋季采收，晒干。药材产于安徽、浙江、江西、福建、广东、贵州。

药材性状

茎四棱柱状，有卷须，绿褐色。叶皱缩，绿褐色，展开后呈鸟趾状复叶，互生，小叶5~7枚，披针形或卵状长圆形。花单性，雄花腋生，圆锥花序。花冠黄绿色；雄花序较短。浆果球形。

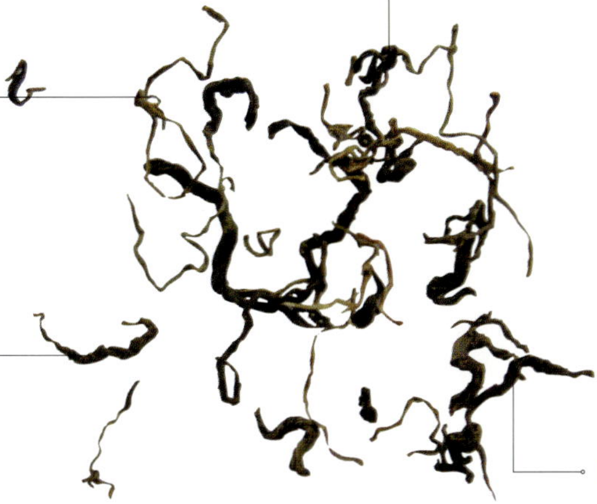

验方

失眠	绞股蓝 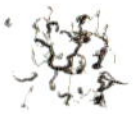 30~100g ＋ 生地黄 10~30g ＋ 磁石 30~50g ＋ 龙骨 30~50g（先煎）＋ 五味子 5~15g ＋ 酸枣仁 15~20g ＋ 炙远志 10~15g ＋ 生甘草 5g ▶ 水煎服。
白细胞减少症	绞股蓝 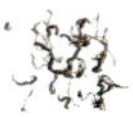 30g ＋ 女贞子 30g ＋ 鸡血藤 30g ＋ 补骨脂 15g ▶ 水煎，分2次服。
慢性支气管炎	绞股蓝 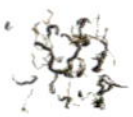 适量 ▶ 研成细粉，制成片剂或装入胶囊。每次2.5~3g，温开水送服，每日3次，10日为1个疗程。

党参

别名 潞党参、汶党参、晶党参。

Codonopsis Radix

来源 为桔梗科植物党参*Codonopsis pilosula* (Franch.) Nannf. 的根。

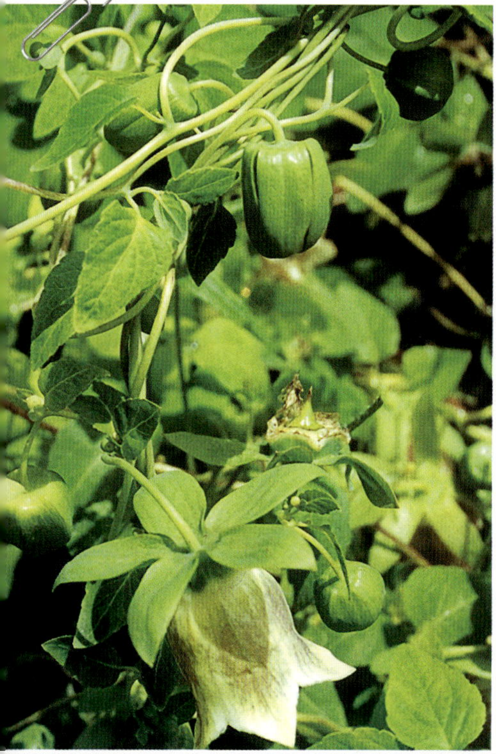

植物形态

草质藤本，有白色乳汁，具浓臭。叶卵形，长1~6.5cm，宽0.5~5cm，先端钝或微尖，基部近心形，边缘具波状钝齿，两面被疏或密的伏毛。花单生于枝端；花萼贴生至子房中部，上部5裂；花冠阔钟状，黄绿色，内面有紫斑，先端5浅裂；雄蕊5，花丝、花药近等长；雌蕊柱头有白色刺毛。蒴果短圆锥状。花期7~9月，果期9~10月。生于山地林边及灌木丛中；现大量栽培。

采制

秋季采挖，反复揉搓，晾晒至干。药材产于山西、陕西、甘肃、四川、云南、贵州、湖北、河南、内蒙古及东北。

药材性状

根长呈圆柱状，中下部有时有分枝，长15~40cm，直径0.6~5cm。表面灰黄或灰棕色，有纵沟并疏生横长皮孔，上端5~10cm，部分有较细密的环纹。根头具疣状突起的茎痕，习称“狮子盘头”，破碎处常有黑褐色胶状物。质稍硬，断面皮部黄白色，多裂隙，木部淡黄色。气微香，味甘。

【功能】补中益气，健脾益肺。

【性味】性平，味甘。

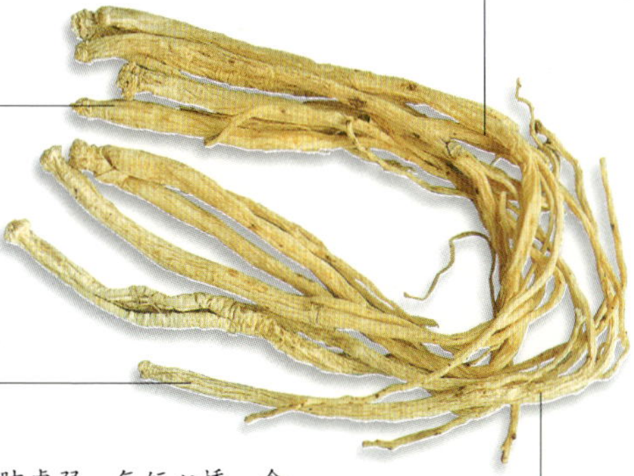

【主治】脾肺虚弱，气短心悸，食少便溏，虚喘咳嗽，内热消渴。

【用法】用量9~30g。

验方

贫血	党参 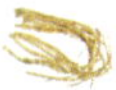 30g + 当归 9g + 鸡血藤 24g ▶ 水煎服。
胃肠功能紊乱腹泻	党参 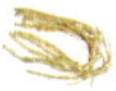 24g + 白术 9g + 荜澄茄 9g + 豆蔻 6g ▶ 水煎服。
胃下垂	党参 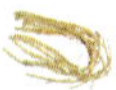 30g + 枳壳 15g + 鸡内金 10g ▶ 水煎服。

附注 同属植物素花党参*Codonopsis pilosula* Nannf. var. *modesta* (Nannf.) L. T. Shen 或川党参*Codonopsis tangshen* Oliv. 的根同等入药。

黄芪

Astragali Radix

别名 绵黄芪。

来源 为豆科植物蒙古黄芪*Astragalus membranaceus* (Fisch.) Bge. var. *mongholicus* (Bge.) Hsiao 的根。

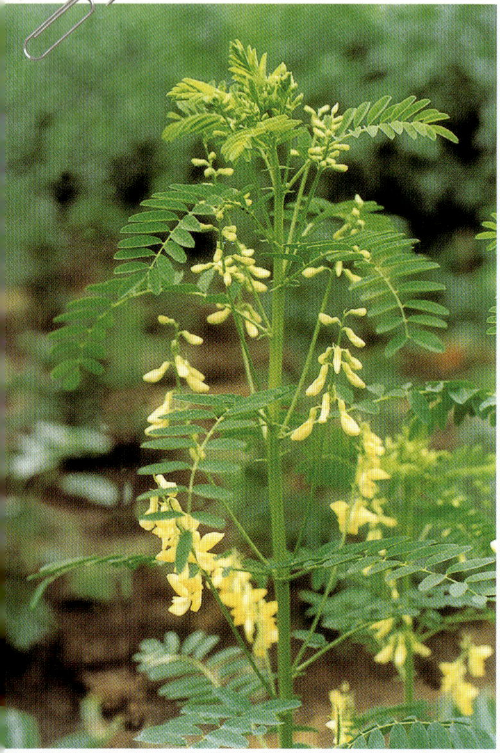

植物形态

多年生草本。茎直立，上部有分枝。奇数羽状复叶互生，小叶 12~18 对；小叶片广椭圆形或椭圆形，下面被柔毛；托叶披针形。总状花序腋生；花萼钟状，密被短柔毛，具 5 萼齿；花冠黄色，旗瓣长圆状倒卵形，翼瓣及龙骨瓣均有长爪；雄蕊 10，二体；子房有长柄。荚果膜质，半卵圆形，无毛。花期 6~7 月，果期 7~9 月。生于向阳草地及山坡；现广为栽培。

采制

春、秋二季采挖，除去泥土、须根及根头，晒至六七成干，理直扎捆后晒干。药材主产于内蒙古、山西、黑龙江。

药材性状

根圆柱形，有的有分枝，上端较粗，略扭曲，长30~90cm，直径0.7~3.5cm。表面淡棕黄色至淡棕褐色，有不规则纵皱纹及横长皮孔，栓皮易剥落而露出黄白色皮部，有的可见网状纤维束。质坚韧，断面强纤维性。气微，味微甜，有豆腥味。

【功能】补气固表，托毒排脓，利尿，生肌。

【性味】性温，味甘。

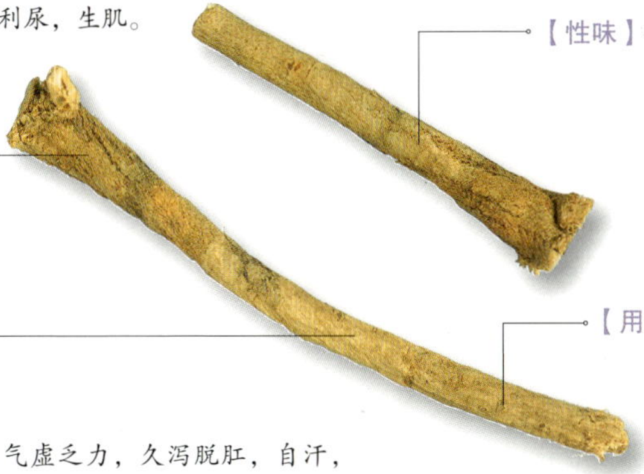

【用法】用量9~30g。

【主治】气虚乏力，久泻脱肛，自汗，水肿，子宫脱垂；慢性肾炎蛋白尿，糖尿病，疮口久不愈合。

验方

自汗	生黄芪 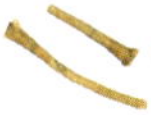 30g ＋ 白术 10g ＋ 防风 5g ＋ 荞麦 24g ▶ 水煎服。
贫血	生黄芪 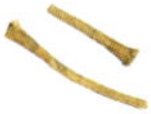 30g ＋ 当归 6g ＋ 羊肉 30g ▶ 同炖服。
夜尿多	生黄芪 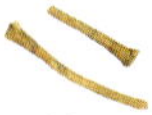 30g ＋ 枸杞子 15g ＋ 菟丝子 15g ▶ 水煎服。

附注 同属植物膜荚黄芪*Astragalus membranaceus* (Fisch.) Bge. 的根同等入药。

龙眼肉

Longan Arillus

别名 桂圆肉、亚荔枝。

来源 为无患子科植物龙眼*Dimocarpus longan* Lour. 的假种皮。

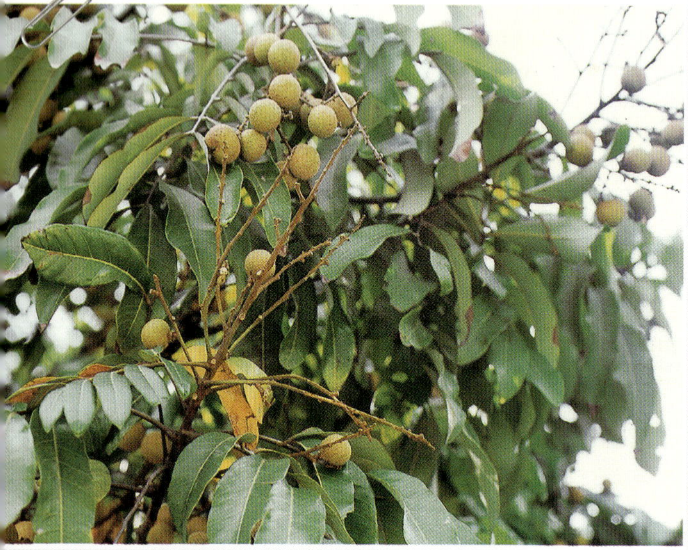

采制

果实成熟时成串摘下，烘干或晒干，除去果皮，剥取假种皮；或将果实放在开水中煮十分钟，捞出堆放，使水分散失，再火烤一昼夜，剥取假种皮，晒干。前者加工质量较好。药材产于广东、广西、福建、云南、四川、贵州、台湾。

植物形态

常绿乔木，高达 10m。树皮暗灰色，粗糙，枝条灰褐色，密被褐色毛。羽状复叶互生；小叶 4~12，革质，椭圆形或椭圆状披针形，长 6~20cm，宽 2~5cm，全缘或微波状，下面粉绿色。圆锥花序顶生或腋生，有锈色星状柔毛；花小，杂性，黄白色；花萼 5 深裂，黄色；花瓣 5，被白毛，花盘明显；雄蕊 7~9；子房上位，密被毛。果球形，外果皮黄褐色，略有细瘤状突起。鲜假种皮白色透明，肉质味甜。种子黑色，有光泽。花期 3~4 月，果期 7~8 月。均系栽培。

药材性状

果肉为纵向破裂的不规则薄片，常数片粘结，长约 1.5cm，宽 2~ 4cm，厚约 0.1cm。棕褐色，半透明。一面皱缩不平，一面光亮而有细纵皱纹。质柔润。气微香，味甜。

【功能】补益心脾，养血安神。

【性味】性温，味甘。

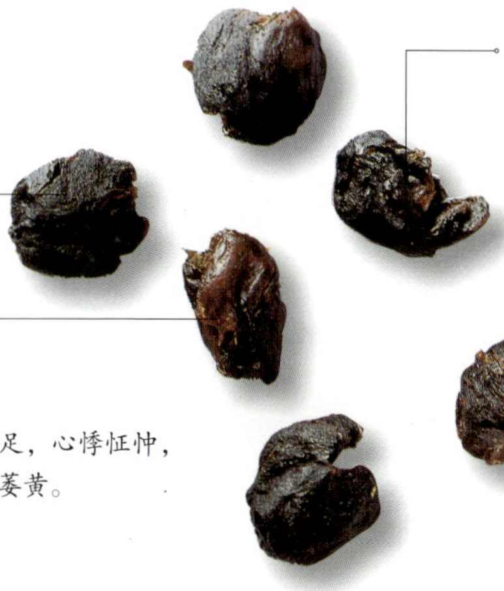

【主治】气血不足，心悸怔忡，健忘失眠，血虚萎黄。

【用法】用量9~15g。

验方

贫血头晕、心悸	龙眼肉 30g ▶ 鸡蛋炖服。
神经衰弱，失眠健忘	龙眼肉 12g + 黄芪 12g + 党参 12g + 当归 12g + 远志 8g + 夜交藤 10g + 酸枣仁 10g ▶ 水煎服。
产后浮肿	龙眼肉 10g + 生姜 10g + 大枣 10枚 ▶ 煎汤服。

白芍

别名 杭芍、亳芍、川芍。

Paeoniae Radix Alba

来源 为毛茛科植物芍药*Paeonia lactiflora* Pall. 的根。

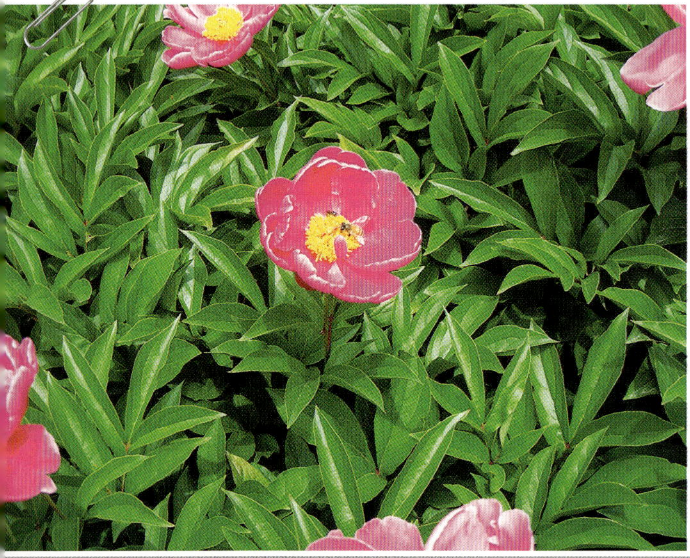

采制

夏、秋二季采挖，洗净，除去头尾和细根，置沸水中煮后除去外皮，或去皮后再煮，晒干。药材主产于浙江、四川、安徽。

植物形态

参见第 122 页赤芍“植物形态”项。

药材性状

根圆柱形，两端平截，长 5~8cm，直径 1~2.5cm。表面类白色或淡红棕色，光洁或有纵皱纹及细根痕，偶有残存的棕褐色外皮。质坚实，不易折断，断面较平坦，类白色或微带棕红色，形成层环明显，射线放射状。气微，味微苦、酸。

【功能】平肝止痛，养血调经，敛阴止汗。

【性味】性微寒，味苦、酸。

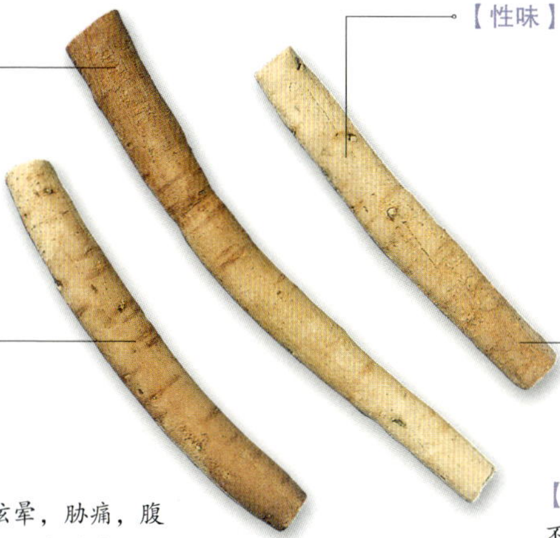

【主治】头痛眩晕，胁痛，腹痛，四肢挛痛，血虚萎黄，月经不调，自汗，盗汗。

【用法】用量6~15g。不宜与藜芦同用。

验方

急性黄疸型病毒性肝炎	白芍 18g + 绵茵陈 30g + 积雪草 30g ▶ 水煎服。
头痛、头晕	白芍 15g + 菊花 10g + 石决明 30g ▶ 水煎服。
腓肠肌痉挛	白芍 15g + 虎杖 30g + 猪脚 1只 ▶ 水炖服。
便秘	生白芍 20~40g + 生甘草 10~15g ▶ 水煎服。

当归

别名 秦归、云归、西当归。

Angelicae Sinensis Radix

来源 为伞形科植物当归*Angelica sinensis* (Oliv.) Diels 的根。

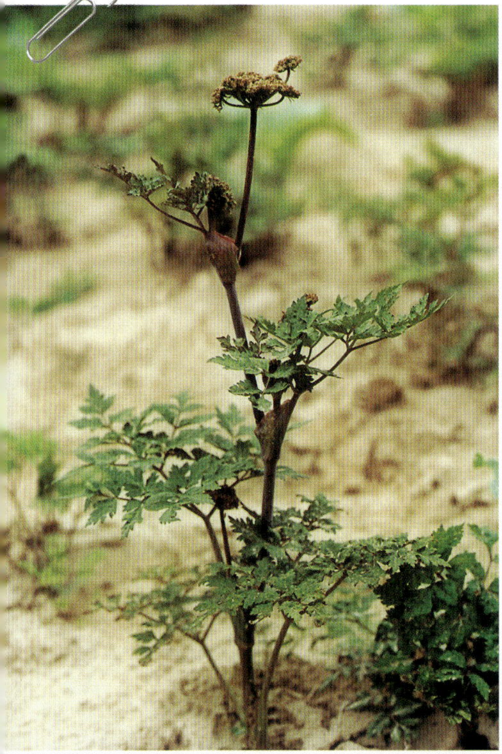

植物形态

多年生草本。茎带紫色。基生叶及茎下部叶卵形，2~3回三出或羽状全裂，最终裂片卵形或卵状披针形，3浅裂，叶脉及边缘有白色细毛，叶柄有大叶鞘；茎上部叶羽状分裂。复伞形花序；伞幅9~13；小总苞片2~4；花梗12~36，密生细柔毛；花白色。双悬果椭圆形，侧棱有翅。花、果期7~9月。生于高寒多雨的山区；多栽培。

采制

秋末采挖，除去须根，待水分稍蒸发后，捆成小把，上棚，用烟火慢慢熏干。药材主产于甘肃、云南、四川。

药材性状

根近圆柱形，下部有多条支根，长 15~25cm。表面黄棕色至棕褐色，具纵皱纹及横长皮孔。根头直径 1.5~4cm，具环纹，有紫色或黄绿色茎、叶残基，主根表面凹凸不平；支根直径 0.3~1cm，上粗下细，多扭曲。质柔韧，断面黄白色或淡黄棕色，皮部厚，有裂隙及棕色油点。气特异，味甘、辛、微苦。

【功能】补血活血，调经止痛，润肠通便。

【性味】性温，味甘、辛。

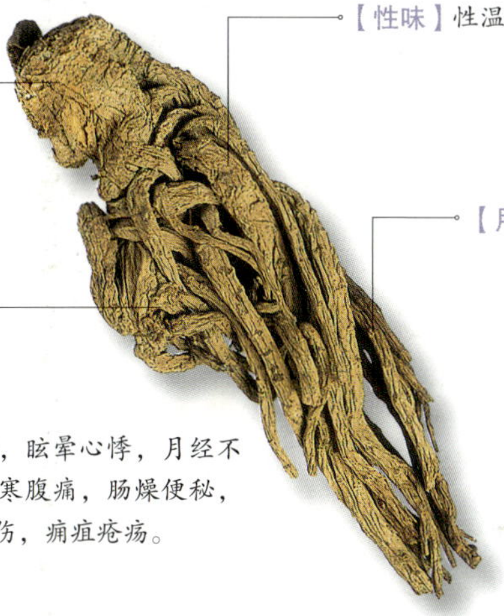

【用法】用量4.5~9g。

【主治】血虚萎黄，眩晕心悸，月经不调，经闭痛经，虚寒腹痛，肠燥便秘，风湿痹痛，跌仆损伤，痈疽疮疡。

验方

贫血	当归 10g + 鸡血藤 15g + 党参 15g + 生地黄 15g ▶ 水煎服。
闭经	当归 10g + 鸡血藤 18g + 川芎 9g + 王不留行 10g + 路路通 10g ▶ 水煎服。
气血不足头晕	当归 9g + 蜜黄芪 30g + 羊肉 500g ▶ 水炖服。

何首乌

别名 首乌、赤首乌、马肝石、红内消。

Polygoni Multiflori Radix

来源 为蓼科植物何首乌*Polygonum multiflorum* Thunb. 的块根。

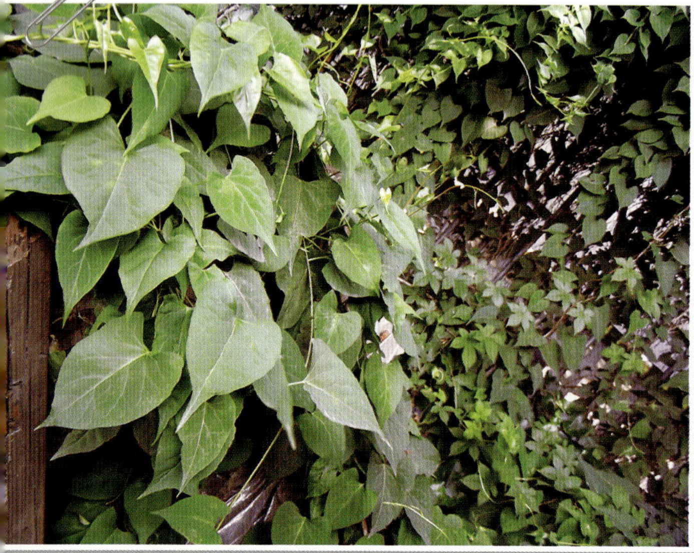

采制

春、秋二季采挖，削去两端，洗净，个大的切块，干燥。生用或用黑豆汁制。药材主产于河南、广东、贵州、江苏、湖北、四川。

植物形态

多年生缠绕草本。叶互生，长4~9cm，宽达5cm，全缘，托叶鞘干膜质，抱茎；具叶柄。圆锥花序顶生或腋生，花小；花被5深裂，外面3片背部有翅。瘦果椭圆形，包于宿存翅状花被内。花期8~10月，果期9~11月。生于山坡石缝、篱边、林下或灌木丛中。

药材性状

块根呈团块状或不规则纺锤形，长 6~15cm，直径 4~12cm。表面红棕色或红褐色，皱缩不平，并有横长皮孔及细根痕。体重，质坚实，不易折断。断面浅黄棕色或浅红棕色，显粉性，皮部有 4~11 个类圆形异型维管束环列，形成云锦状花纹，中央木部较大，有的呈木心。气微，味微苦而甘涩。

【功能】生首乌解毒，消痈，通便。制首乌补肝肾，益精血，乌须发，壮筋骨。

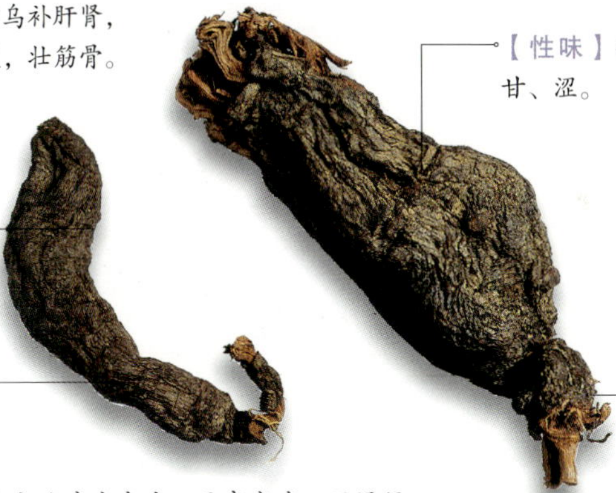

【性味】性温，味苦、甘、涩。

【主治】生首乌主治瘰疬疮痈，风疹瘙痒，肠燥便秘及高脂血症。制首乌主治眩晕耳鸣，须发早白，腰膝酸软，肢体麻木，神经衰弱，高脂血症。

【用法】用量6~12g。

验方

青少年白发	制首乌 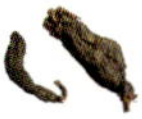 30g + 生地黄 30g + 旱莲草 15g ▶ 水煎服。
肾虚夜尿多	制首乌 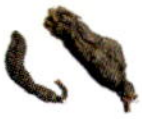 15g + 枸杞子 15g + 桑椹 15g + 菟丝子 15g ▶ 水煎服。
疔疮疖肿	鲜何首乌根 适量 ▶ 磨汁涂敷患处。

阿胶

Asini Corii Colla

别名 驴皮胶。

来源 为马科动物驴*Equus asinus* Linnaeus 的皮经煎煮、浓缩制成的固体胶。

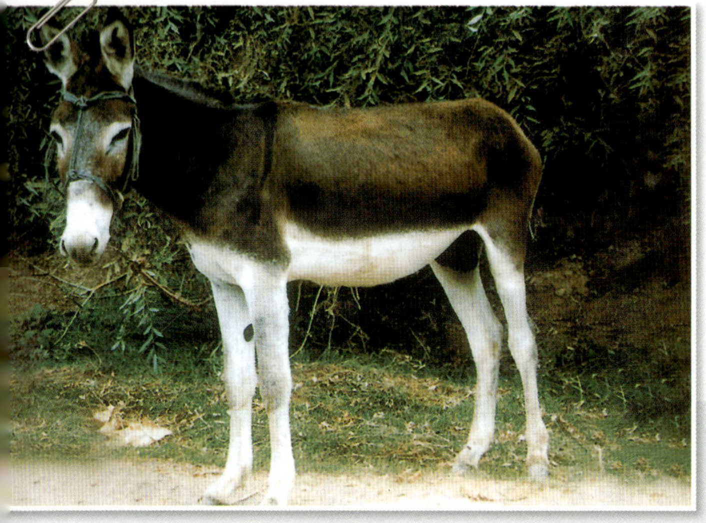

采制

将驴皮漂泡，去毛，切成小块，再漂泡洗净，分次水煎，滤过，合并滤液，用文火浓缩（或加适量黄酒、冰糖、豆油）至稠膏状，冷凝，切块，阴干。药材主产于山东，浙江、上海、北京、天津、河南、湖北等地亦有产。

动物形态

常见的饲养动物。体型比马小，体重一般约200kg，多为灰褐色。头大，眼圆，有1对显眼的长耳，颈部长而宽厚。面部平直，肌肉结实，鬃毛稀少，四肢粗短，蹄质坚硬，胸部稍窄，尾基部粗而末梢细。体高和身长大体相等，呈正方形。毛色有黑色、栗色、灰色3种，背部及四肢外侧、面颊部如同身色，唯颈背部有1条深色横纹，有明显的白色嘴圈，耳廓背面如同身色，内面色较浅，尖端色较深，几乎呈黑褐色，腹部以及四肢内侧均为白色。

药材性状

药材呈长方形或方形块，黑褐色，有光泽。质硬而脆，断面光亮，碎片对光照视呈棕色半透明状。气微，味微甘。

【功能】补血滋阴，润燥，止血。

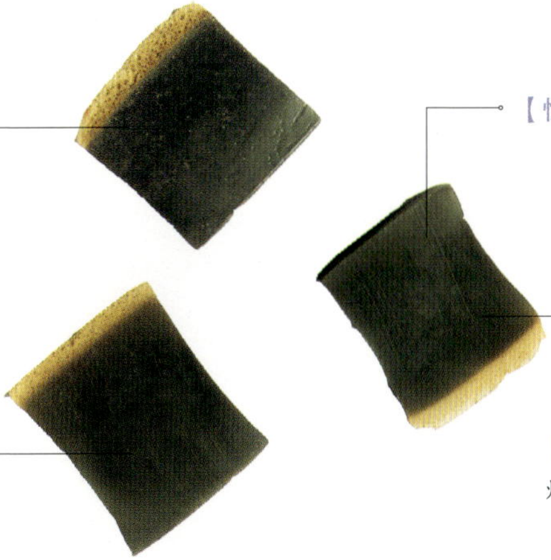

【性味】性平，味甘。

【用法】用量3~9g，烊化兑服。

【主治】血虚萎黄，眩晕心悸，肌痿无力，心烦不眠，虚风内动，肺燥咳嗽，劳嗽咯血，吐血尿血，便血崩漏，妊娠胎漏。

验方

贫血	阿胶 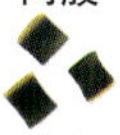 9g（溶化）+ 当归 9g + 熟地黄 16g ▶ 水煎服。
月经不调、功能性子宫出血	阿胶 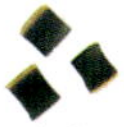 9g（溶化）+ 白芍 9g + 艾叶 6g + 当归 6g + 川芎 6g + 熟地黄 12g ▶ 水煎服。
肺虚咳嗽、喘促	阿胶 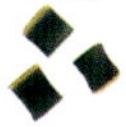 15g + 马兜铃 10g + 甘草 3g + 杏仁 3g + 牛蒡子 3g + 糯米 15g ▶ 水煎服，每日2次。

熟地黄

Rehmanniae Radix Preparata

来源 玄参科植物地黄*Rehmannia glutinosa* Libosch. 的块根。

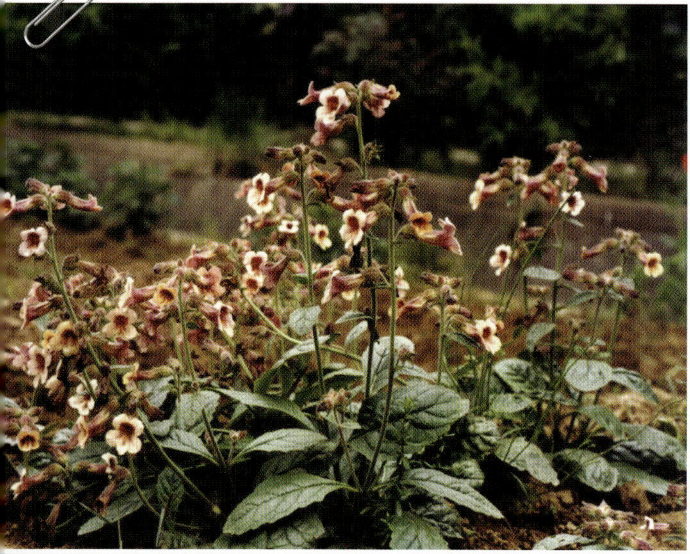

采制

将生地黄熏蒸至黑润，取出，晒至约八成干时，或酒炖至酒吸尽，取出，晾晒至外皮黏液稍干时，切厚片或块，干燥即可。药材主产于河南、辽宁、河北、山东、浙江。

植物形态

参见第 115 页地黄“植物形态”项。

药材性状

熟地黄为不规则的块片、碎块，大小、厚薄不一。表面乌黑色，有光泽，黏性大。质柔软而带韧性，不易折断，断面乌黑色，有光泽。气微，味甜。

【功能】滋阴补血，益精填髓。

【性味】性微温，味甘。

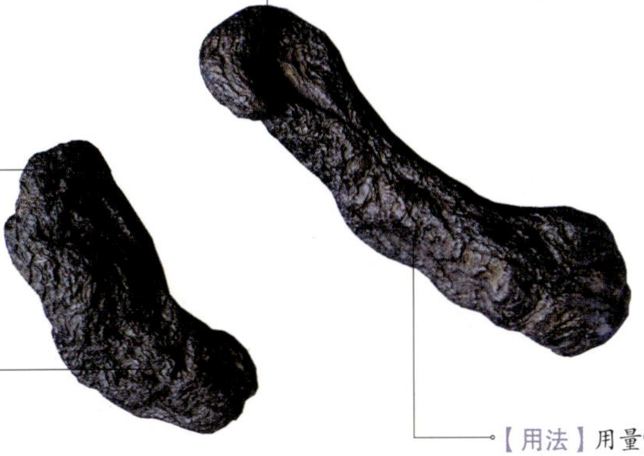

【用法】用量9~15g。

【主治】肝肾阴虚，腰膝酸软，骨蒸潮热，盗汗遗精，内热消渴，血虚萎黄，心悸怔忡，月经不调，崩漏下血，眩晕，耳鸣，须发早白。

验方

贫血	熟地黄 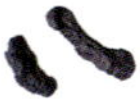 20g + 何首乌 20g + 党参 20g + 白术 15g + 茯苓 15g + 炙黄芪 15g + 白芍 15g + 蜜枣仁 15g + 炙甘草 3g + 当归 9g + 柏子仁 9g + 桂圆肉 30g ▶ 每日1剂，煎2次，混匀，分次饭前服。
痛经	熟地黄 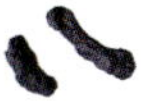 20g + 党参 20g + 北柴胡 9g + 当归 9g + 川楝子 9g + 延胡索 9g + 白芍 15g + 白术 15g + 茯苓 15g + 川芎 6g + 泽兰 6g + 炙甘草 3g ▶ 每日1剂，煎2次，混匀，分次饭前服。
肾虚头晕耳鸣、腰膝酸软、遗精	熟地黄 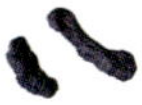 12g + 山药 9g + 山茱萸 9g + 茯苓 9g + 泽泻 6g + 牡丹皮 6g ▶ 水煎服。

补阳

巴戟天

Morindae Officinalis Radix

别名 鸡肠风、鸡眼藤、三角藤。

来源 为茜草科植物巴戟天*Morinda officinalis* How的根。

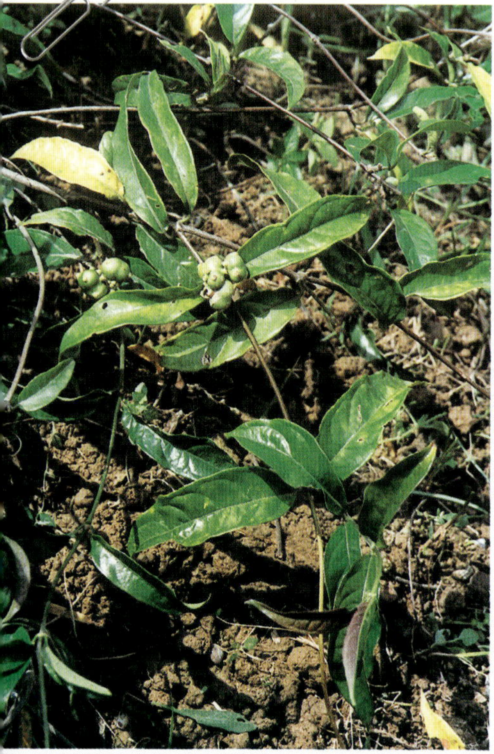

植物形态

缠绕藤本。叶对生，膜质，长圆形，先端尖，背脉及叶柄被短粗毛；托叶干膜质。花序头状，有花2~10朵，生于小枝端或排成伞形花序；花梗被毛；萼管半球形，先端有不规则齿裂；花冠白色，花冠管的喉部收缩，4裂；雄蕊4，花丝短；子房下位，4室，花柱细短，2深裂。聚花果常单个，近球形，每室有1个种子。花期4~6月，果期7~11月。生于山谷、溪边或林下。

采制

全年均可采挖，除去须根，晒至六七成干，轻轻捶扁，晒干。药材主产于广东、广西；有栽培。

药材性状

根呈扁圆柱形，略弯曲。表面灰黄色或暗灰色，具纵纹及横裂纹，皮部有时横向断离，露出木部，呈串节状。质韧，断面皮部厚，紫色或淡紫色，易与木部剥离，木部黄棕色或黄白色，直径 1~5cm。无臭，味甜而微涩。

【功能】补肾阳，强筋骨，祛风湿。

【性味】性微温，味甘、辛。

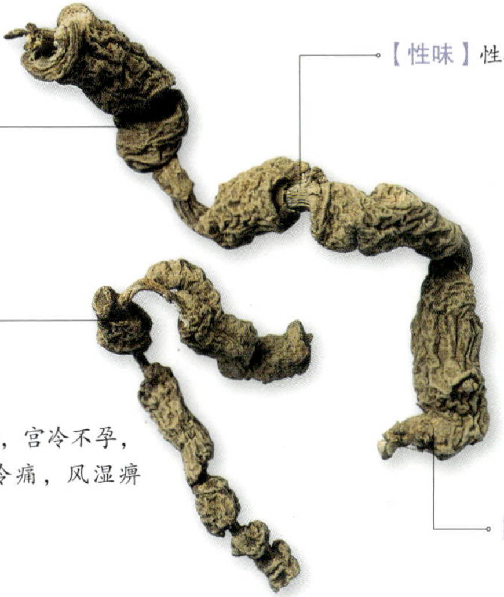

【主治】阳痿遗精，宫冷不孕，月经不调，少腹冷痛，风湿痹痛，筋骨痿软。

【用法】用量3~9g。

验方

阳痿早泄	巴戟天 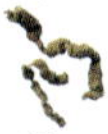 15g + 枸杞子 15g + 补骨脂 9g + 桑椹 15g ▶ 水煎服。
肾虚腰痛	巴戟天 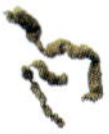 15g + 炒杜仲 15g + 菟丝子 15g + 山茱萸 15g ▶ 水煎服。
卵巢排卵功能减退	巴戟天 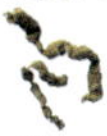 15g + 党参 15g + 当归 9g + 淫羊藿 10g + 覆盆子 15g ▶ 水煎服。

仙茅

别名 地棕根、独茅根、独脚仙茅。

Curculiginis Rhizoma

来源 为石蒜科植物仙茅*Curculigo orchioides* Gaertn. 的根茎。

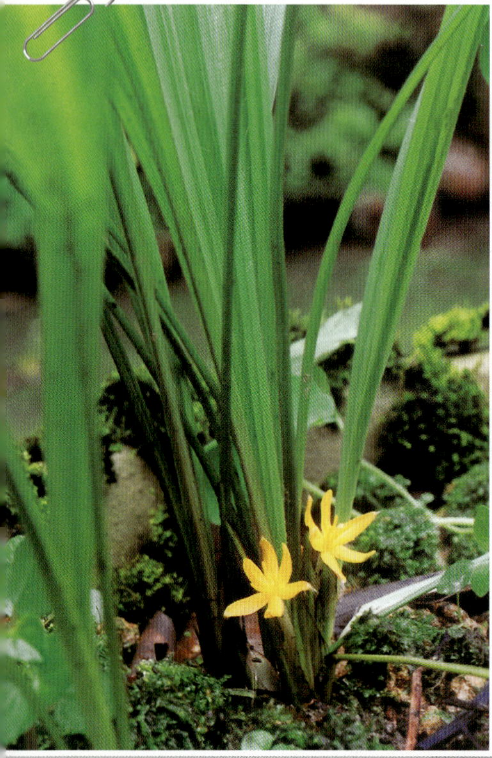

植物形态

多年生草本。叶 3~6 片丛生，革质，狭披针形，先端尖，两面有散在的长柔毛，基部下延成柄，柄基扩大成鞘，紫红色。花茎甚短，藏于叶鞘内；花杂性，上部为雄花，下部为两性花；苞片披针形，膜质；花径约 1cm，花被下部细长管状，长约 2cm 或更长，先端 6 裂，裂片披针形，内面黄色，外面白色；雄蕊 6，花丝短；子房下位，狭长。浆果椭圆形，先端有喙，被柔毛。花期夏、秋季。生于山坡草丛中。

采制

秋、冬二季采挖，除去根头和须根，洗净，干燥。药材产于四川、云南、贵州。

药材性状

根茎圆柱形，略弯曲，长 3~10cm，直径 4~8mm。表面黑褐色或棕褐色，粗糙，有须根痕及纵横皱纹。质硬而脆，易折断，断面不平坦，淡褐色或棕褐色，近中心处色较深。气微香，味微苦、辛。

【功能】补肾阳，强筋骨，祛寒湿。

【性味】性热，味辛；有毒。

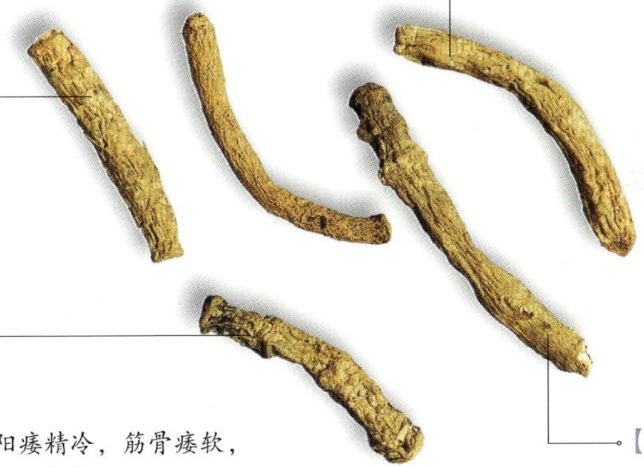

【主治】阳痿精冷，筋骨痿软，腰膝冷痹，阳虚冷泻。

【用法】用量3~9g。

验方

肾气虚小便不禁	仙茅 10g + 枸杞子 10g + 菟丝子 10g + 覆盆子 10g ▶ 水煎服。
阳痿	仙茅 15g + 肉苁蓉 10g + 淫羊藿 10g + 枸杞子 15g + 女贞子 10g ▶ 水煎服。
更年期综合征	仙茅 10g + 枸杞子 10g + 梅花 10g + 桑寄生 15g + 五味子 9g ▶ 水煎服。

冬虫夏草

Cordyceps

别名 虫草、冬虫草、夏草冬虫。

来源 为麦角菌科真菌冬虫夏草菌*Cordyceps sinensis* (Berk.) Sacc. 寄生在蝙蝠蛾科昆虫蝙蝠蛾*Hepialus armoricanus* Oberthur 越冬幼虫上的子座及幼虫尸体的复合体。

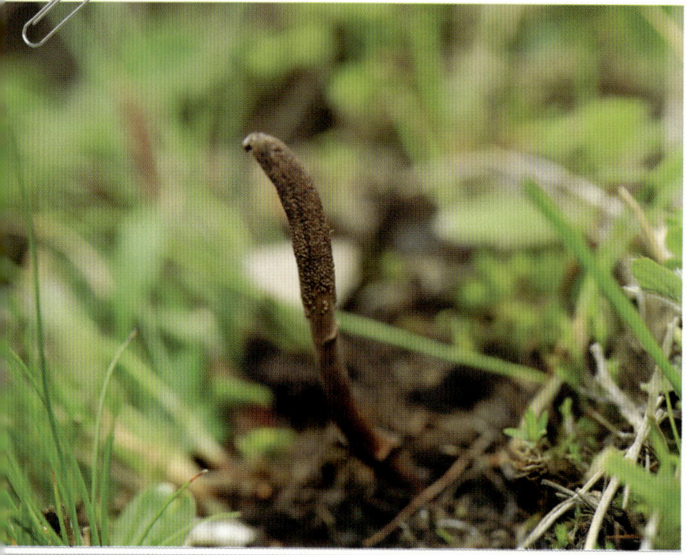

采制

6~7月子座出土，子囊孢子未发散时采收，晒干或低温干燥。药材主产于四川、云南、青海。

植物形态

子座单生，稀 2~3 个，从寄主头部生出，长 4~11cm；基部直径 1.5~4mm，向上渐狭细；头部膨大成近圆柱状，褐色，长 1~4.5cm，直径 2.5~6mm。子囊壳近表面生，基部稍陷于子座内，椭圆形至卵形。生于海拔 3000~4000m 高山草甸土层中。

药材性状

药材由虫体与从虫头部长出的真菌子座相连而成。虫体似蚕，长 3~5cm，直径 0.3~0.8cm；表面深黄色至黄棕色，有环纹 20~30 个，近头部的环纹较细；头部红棕色，足 8 对，中部 4 对较明显；质脆，易折断，断面略平坦，淡黄白色。子座细长圆柱形，长 4~7cm，直径约 0.3cm；表面深棕色至棕褐色，有细纵皱纹，上部稍膨大；质柔软，断面类白色。气微腥，味微苦。

【功能】补肺益肾，止血化痰。

【性味】性平，味甘。

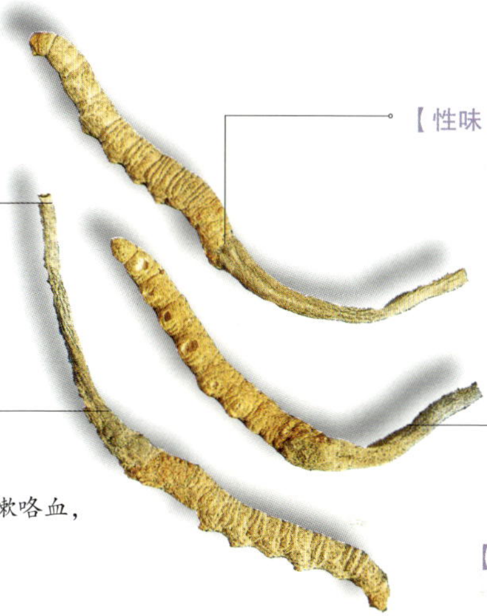

【主治】久咳虚喘，劳嗽咯血，阳痿遗精，腰膝酸痛。

【用法】用量3~9g。

验方

肾虚阳痿	冬虫夏草 10g + 淫羊藿 15g + 熟地黄 15g + 肉苁蓉 15g + 党参 15g + 桑椹 15g ▶ 水煎服。
肺虚久咳	冬虫夏草 10g + 百合 15g + 北沙参 15g + 熟地黄 15g + 麦冬 10g + 款冬花 10g ▶ 水煎服。
病后体虚	冬虫夏草 10g + 党参 15g + 蜜黄芪 24g + 白术 10g + 茯苓 10g ▶ 水煎服。

肉苁蓉

Cistanches Herba

别名 大芸、寸芸、苁蓉、查干告亚（蒙古语）。

来源 为列当科植物肉苁蓉*Cistanche deserticola* Y. C. Ma 的带鳞叶的肉质茎。

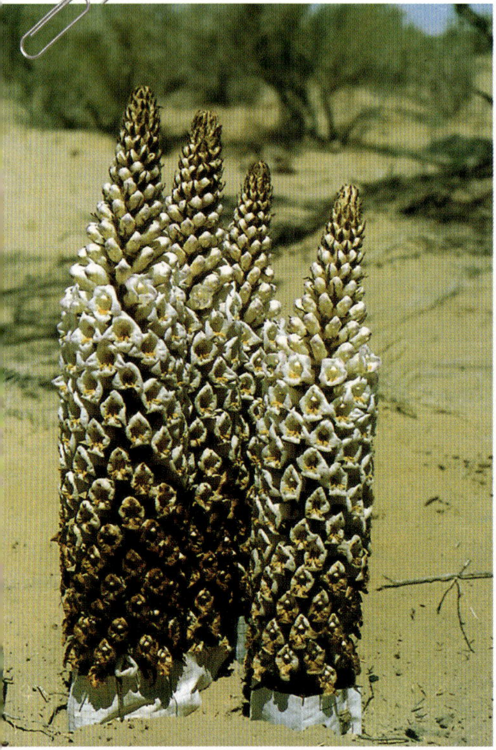

植物形态

多年生寄生草本，高 80~100cm。茎肉质肥厚，不分枝。鳞叶黄色，肉质，覆瓦状排列，披针形或线状披针形。穗状花序顶生于花茎；每花下有 1 苞片，小苞片 2，基部与花萼合生；背面被毛，长约为花茎的 1 倍，花萼 5 浅裂，有缘毛；花冠管状钟形，黄色，顶端 5 裂，裂片蓝紫色；雄蕊 4。蒴果卵形，褐色。种子极多，细小。花期 5~6 月。生于湖边、沙地梭梭林中。寄生于藜科植物梭梭（盐木）*Haloxylon ammodendron* Bunge 的根上。

采制

多于春季苗未出土或刚出土时采挖，除去花序，切段，晒干。药材主产于内蒙古、甘肃、新疆、青海。

药材性状

药材呈扁圆柱形，稍弯曲，长 3~15cm，直径 2~8cm，表面棕褐色或灰棕色，密被覆瓦状排列的肉质鳞叶，通常鳞叶先端已断。质硬，微有柔性，不易折断。断面棕褐色，有淡棕色点状维管束，排列成波状环纹。气微，味甜、微苦。

【功能】补肾阳，益精血，润肠通便。

【性味】性温，味甘、咸。

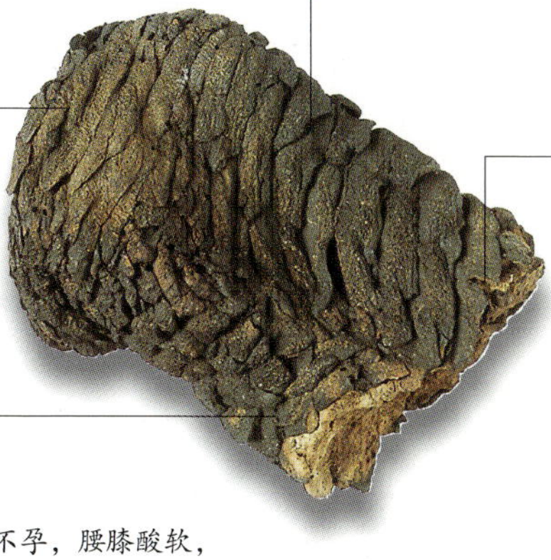

【用法】用量6~9g。

【主治】阳痿，不孕，腰膝酸软，筋骨无力，肠燥便秘。

验方

肾虚腰痛	肉苁蓉 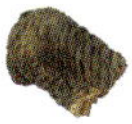 15g + 炒杜仲 10g + 续断 10g + 盐肤木 24g ▶ 水煎服。
肾虚阳痿	肉苁蓉 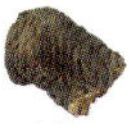 15g + 熟地黄 15g + 山茱萸 10g + 桑椹 15g + 金樱子 15g + 菟丝子 15g ▶ 水煎服。
不孕症	肉苁蓉 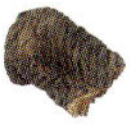 15g + 枸杞子 15g + 当归 6g + 熟地黄 18g + 川芎 9g + 太子参 18g ▶ 水煎服。

杜仲

Eucommiae Cortex

别名 扯丝皮、思仲、丝棉皮、玉丝皮。

来源 为杜仲科植物杜仲*Eucommia ulmoides* Oliv. 的树皮。

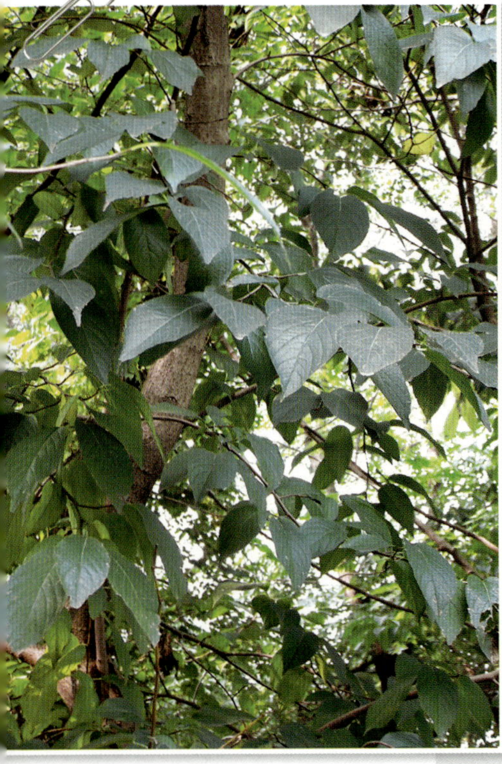

植物形态

落叶乔木，树皮、叶、果折断后有银白色细丝。树皮灰色，小枝淡褐色或黄褐色，有皮孔，髓呈片状。叶互生，椭圆形或卵状椭圆形，长6~8cm，宽3~7.5cm，先端渐尖，基部圆或广楔形，边缘有锯齿，下面脉上有毛。花单性，异株，无花被，先叶开放，单生于新枝基部；雄花雄蕊5~10，花丝极短；雌花子房狭长，顶端有2叉状花柱。翅果扁薄，狭椭圆形，长约3.5cm。花期3~5月，果期7~9月。生于山地林中；或栽培。

采制

4~6月剥树皮，刮去粗皮，堆置“发汗”至内皮呈紫褐色，晒干。药材主产于四川、陕西、河南、贵州、云南；江西、甘肃、湖南、广西亦产。

药材性状

树皮呈板片状或两边稍向内卷，大小不一，厚3~7mm。外表面淡棕色或灰褐色，有明显的皱纹或纵裂槽纹，有的树皮较薄，未去粗皮，可见明显的皮孔；内表面暗紫色，光滑。质脆，易折断，断面有细密、银白色、富弹性的橡胶丝相连。气微，味稍苦。

【功能】补肝肾，强筋骨，安胎。

【性味】性温，味甘。

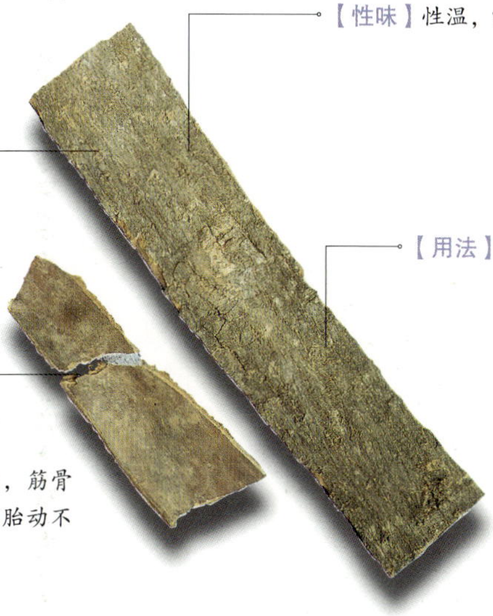

【用法】用量6~9g。

【主治】肾虚腰痛，筋骨无力，妊娠漏血，胎动不安；高血压。

验方

腰痛	杜仲 15g + 盐肤木 30g + 骨碎补 15g ▶ 水煎服。
高血压	炒杜仲 15g + 豨莶草 15g + 生地黄 15g + 黑豆 30g + 桑寄生 15g ▶ 水煎服。
先兆流产	炒杜仲 15g + 党参 24g + 枸杞子 15g + 当归 6g + 阿胶 15g ▶ 前四味药水煎，阿胶烊化后以药液冲服。

沙苑子

别名 潼蒺藜、沙苑蒺藜。

Astragali Complanati Semen

来源 为豆科植物扁茎黄芪*Astragalus complanatus* R. Br. 的种子。

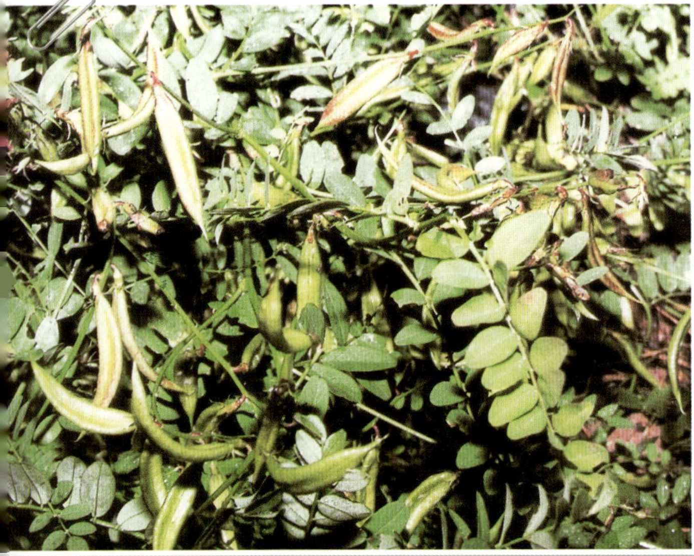

采制

秋末冬初果实成熟尚未开裂时采割植株，晒干，打下种子，生用或炒用。药材主产于陕西，内蒙古、辽宁、河北、甘肃、吉林亦产。

植物形态

多年生草本，高 30~100cm。茎较细弱，略扁，基部常倾卧，有白色柔毛。羽状复叶互生；小叶 9~21，椭圆形，长 0.7~2cm，宽 3~8mm，下面有白色柔毛；托叶小，披针形。总状花序腋生，有花 3~7 朵；花萼钟形，萼齿 5，与萼筒近等长，有白色柔毛；花冠蝶形，浅黄色，旗瓣近圆形，先端凹，龙骨瓣与翼瓣约等长；子房密生白色柔毛，有短子房柄。荚果膨胀，纺锤形，长 2~3.5cm，先端有喙。花期 8~9 月，果期 9~10 月。生于山野、路旁；多栽培。

药材性状

种子略呈肾形而稍扁，长 2~2.5mm，宽 1.5~2mm，厚约 1mm。表面光滑，褐绿色或灰褐色，边缘一侧微凹处具圆形种脐。质坚硬，不易破碎。子叶 2，淡黄色，胚根弯曲，长约 1mm。无臭，味淡，嚼之有豆腥味。

【功能】温补肝肾，固精，缩尿，明目。

【性味】性温，味甘。

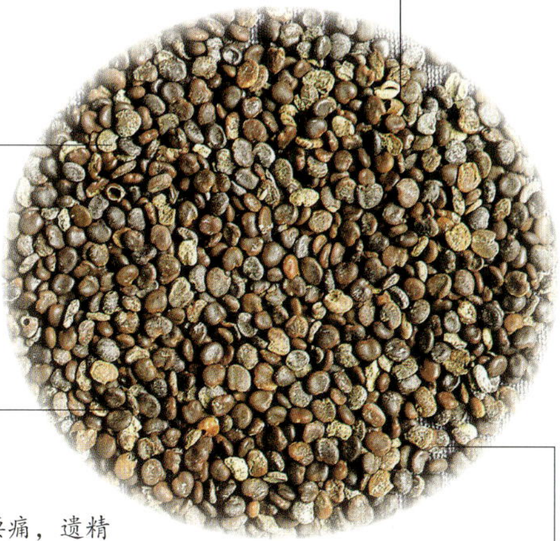

【主治】肾虚腰痛，遗精早泄，白浊带下，小便余沥，眩晕目昏。

【用法】用量9~15g。

验方

阳痿、遗精、早泄，伴腰酸无力	沙苑子 10g ＋ 淫羊藿 10g ＋ 补骨脂 10g ＋ 芡实 10g ▶ 水煎服。
白带清稀量多	沙苑子 12g ＋ 莲须 12g ＋ 白果 10g ＋ 鹿角霜 15g ▶ 水煎服。
肾虚腰痛	沙苑子 15g ＋ 杜仲 15g ▶ 炖猪腰常服。

补骨脂

Psoraleae Fructus

别名 破故纸、故子、黑胡纸。

来源 为豆科植物补骨脂*Psoralea corylifolia* L.的果实。

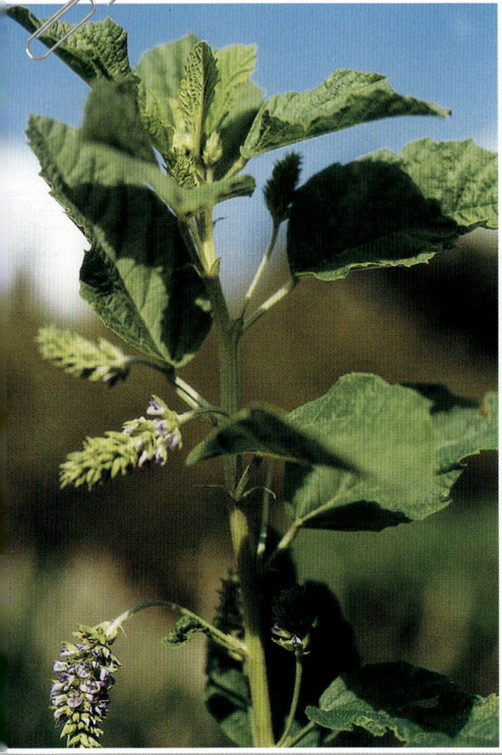

植物形态

一年生草木，高60~150cm，全株有白色毛及黑褐色腺点。茎直立。叶互生，多为单叶，仅枝端的叶有时侧生1枚小叶；叶片阔卵形至三角状卵形，长4~9cm，宽3~6cm，先端钝或圆，基部圆或心形，边缘有不整齐的锯齿。花多数，密集成近头状的总状花序，腋生；花冠蝶形，淡紫色或白色。荚果近椭圆形，果皮黑色。花期7~8月，果期9~11月。生于山坡、溪边、田边。

采制

秋季果实成熟时割取果穗，晒干，打下果实。生用或盐水炒用。药材主产于四川、河南、陕西、安徽。

药材性状

果实呈肾形，略扁，长 3~5mm，宽 2~4mm，厚约 1.5mm。表面黑色、黑褐色或灰褐色，具细微网状皱纹。顶端圆钝，有一小突起。质硬。果皮薄，与种子不易分离；种子 1 枚，子叶 2，黄白色，有油性。气香，味辛、微苦。

【功能】温肾助阳，纳气，止泻。

【性味】性温，味辛、苦。

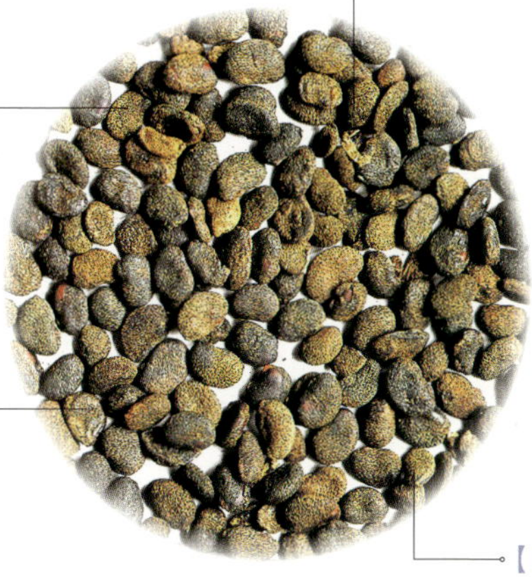

【主治】阳痿遗精，遗尿尿频，腰膝冷痛，肾虚作喘，五更泄泻；外用治白癜风，斑秃。

【用法】用量6~9g。外用20%~30% 酊剂涂患处。

验方

肾虚腰痛	补骨脂 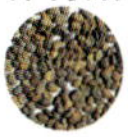 15g + 杜仲 15g + 附子 9g + 牛膝 10g + 川芎 12g + 当归 12g ▶ 水煎服。
老人夜尿频多、小儿肾虚遗尿	补骨脂 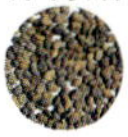 15g + 覆盆子 15g + 山药 15g + 鸡内金 10g + 桑螵蛸 10g ▶ 水煎服。
五更泄泻	补骨脂 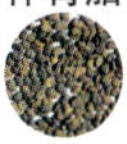 15g + 肉豆蔻 15g + 吴茱萸 6g + 五味子 6g ▶ 水煎服。

胡芦巴

Trigonellae Semen

别名 苦豆、香草。

来源 为豆科植物胡芦巴*Trigonella foenum-graecum* L. 的种子。

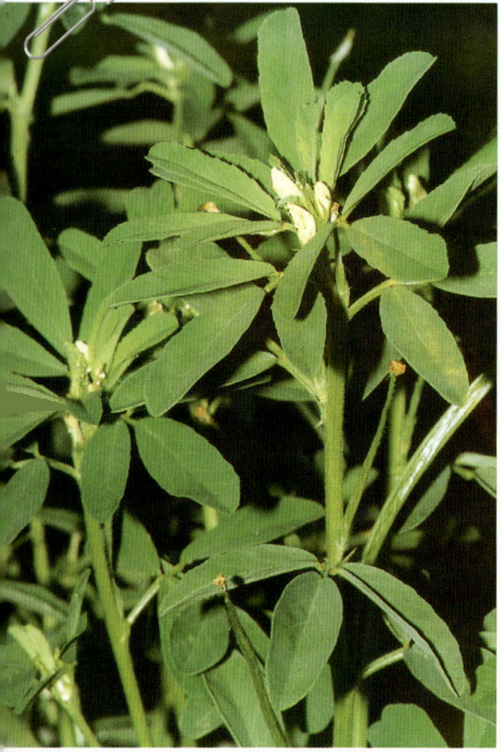

植物形态

一年生草本，高20~80cm，全株有香气。茎直立，多丛生，被疏毛。三出复叶互生；小叶长卵形或卵状披针形，长1~3.5cm，宽0.5~1.5cm，两边均生疏柔毛；叶柄长，托叶与叶柄连合。花无梗，1~2朵腋生；花萼筒状；花冠蝶形，白色，后渐变淡黄色，基部微带紫色；雄蕊10，二体；子房线形。荚果细长，扁圆筒状，略弯曲，长6~11cm，宽0.5cm，具网脉及柔毛，先端有长喙。种子10~20粒，棕色，有香气。花期4~6月，果期7~8月。多栽培。

采制

果实成熟时割取全草，打下种子，晒干，生用或微炒用。药材主产于安徽、四川、河南。

药材性状

种子略呈斜方形或矩形，长 3~4mm，宽 2~3mm，厚约 2mm。表面黄绿色或黄棕色，平滑，两侧各具深斜沟 1 条，相交处有点状种脐。质坚硬，不易破碎。种皮薄，胚乳呈半透明状，具黏性；子叶 2，淡黄色。气香，味微苦。

【功能】温肾，祛寒，止痛。

【性味】性温，味苦。

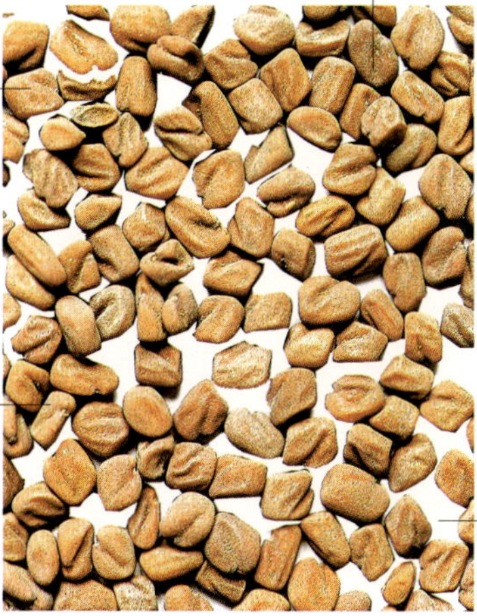

【主治】肾脏虚冷，小腹冷痛，小肠疝气，寒湿脚气。

【用法】用量4.5~9g。

验方

寒疝腹痛	胡芦巴 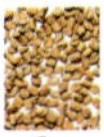 9g + 乌药 9g + 小茴香 9g + 吴茱萸 6g + 荔枝核 15g ▶ 水煎服。
痛经小腹冷痛，得温则减	胡芦巴 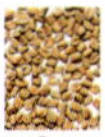 9g + 当归 9g + 川芎 9g + 艾叶 12g + 炮姜 6g ▶ 水煎，加红糖、红酒适量服。
寒湿脚气	胡芦巴 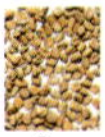 9g + 补骨脂 9g + 木瓜 15g + 吴茱萸 6g ▶ 水煎服。

韭菜子

Allii Tuberosi Semen

别名 草钟乳、起阳草、扁菜。

来源 为百合科植物韭菜*Allium tuberosum* Rottl. 的种子。

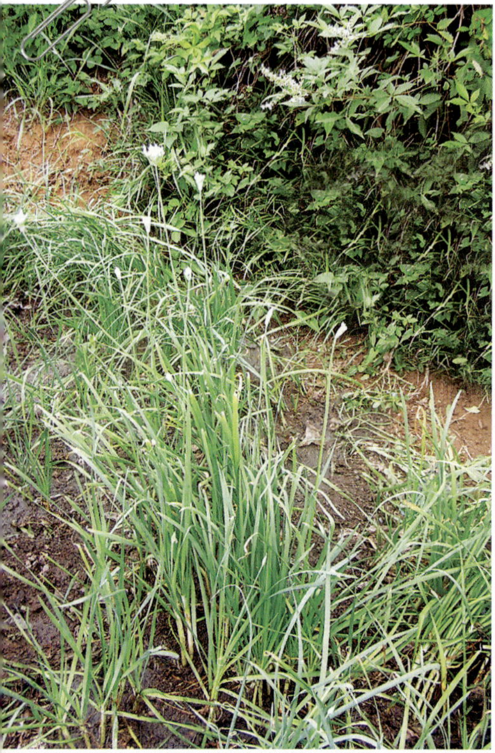

植物形态

多年生草本，全草有异臭。鳞茎狭圆锥形。叶基生，扁平，狭线形，长15~30cm，宽1.5~6mm。花茎长30~50cm，顶生伞形花序，具20~40朵花；总苞片膜状，宿存；花梗长为花被的2~4倍；花被基部稍合生，裂片6，白色，长圆状披针形，长5~7mm；雄蕊6；子房三棱形。蒴果倒卵形，有三棱。种子6，黑色。花期7~8月，果期8~9月。生于田园，全国各地有栽培，以河北、山西、吉林、江苏、山东、安徽、河南产量较大。

采制

秋季果实成熟时采收果序，晒干，搓出种子，除去杂质。

药材性状

种子半圆形或半卵圆形，略扁，长 3~4mm，宽约 2mm。表面黑色，一面凸起，粗糙，有细密的网状皱纹，另一面微凹，皱纹不甚明显，基部稍尖，有点状突起的种脐。质硬。气特异，味微辛。

【功能】补肝肾，暖腰膝，助阳，固精。

【性味】性温，味辛、甘。

【用法】用量3~9g。

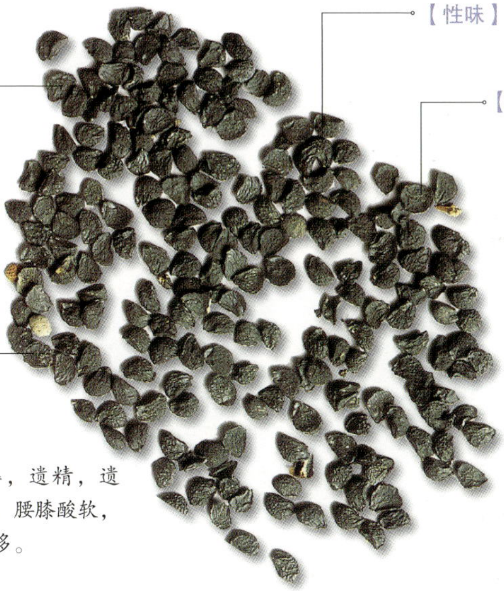

【主治】阳痿，遗精，遗尿，小便频数，腰膝酸软，冷痛，白带过多。

验方

阳痿	韭菜子 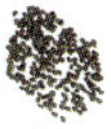 60g	水煎服。
遗尿、尿频	韭菜子 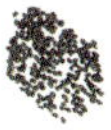 15g ＋ 粳米 50g	先煎韭菜子，去渣取汁，入粳米煮粥，空腹食用。
慢性胃炎	韭菜子 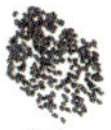 12g ＋ 猪肚 1个	韭菜子洗净，纱布袋装好，放入猪肚内，隔水蒸至熟烂，取出药袋，服食猪肚。

益智

别名 益智子。

Alpiniae Oxyphyllae Fructus

来源 为姜科植物益智*Alpinia oxyphylla* Miq. 的果实。

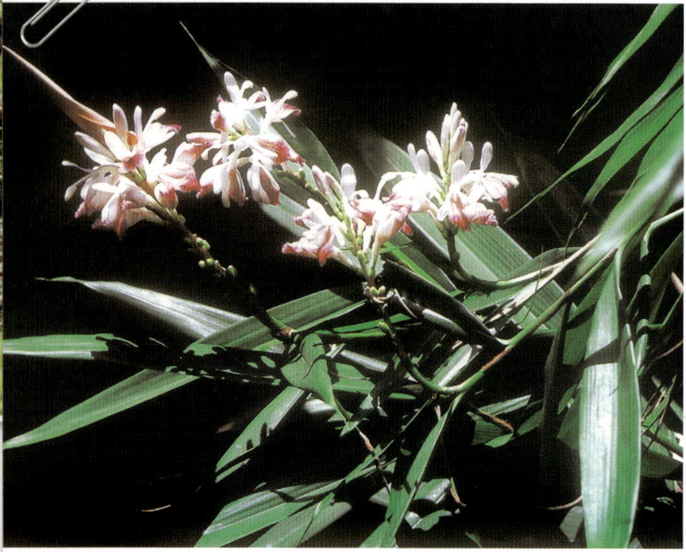

采制

夏、秋季间果实由绿变红时采收，晒干或低温干燥。药材产于海南、广东、广西。

植物形态

多年生草本，高 1~3m。茎丛生，直立。叶 2 列，狭披针形，长 25~35cm，宽 3~6cm，先端尖，基部阔楔形，边缘具脱落性小刚毛；叶舌膜状，有毛。总状花序长 10~15cm；花萼筒状，外被柔毛；花冠管长 8~10mm，唇瓣倒卵形，粉白色，具红色脉纹；子房卵圆形，密被绒毛。蒴果椭圆形至纺锤形，被疏毛。花期 3~5 月，果期 4~6 月。生于阴湿林下，有栽培。

药材性状

果实呈椭圆形，两端略尖，长 1.2~2cm，直径 1~1.3cm。表面棕色或灰棕色，有纵向凹凸不平的突起棱线 13~20 条，顶端有花被残基，基部常残存果梗。果皮薄而稍韧，与种子紧贴，种子集结成团，中有隔膜将种子团分为 3 瓣，每瓣有种子 6~11 粒。种子呈不规则的扁圆形，略有钝棱，直径约 3mm，表面灰褐色或灰黄色，外被淡棕色膜质的假种皮；质硬，胚乳白色。有特异香气，味辛、微苦。

【功能】温脾止泻，摄唾，暖肾，固精缩尿。

【性味】性温，味辛。

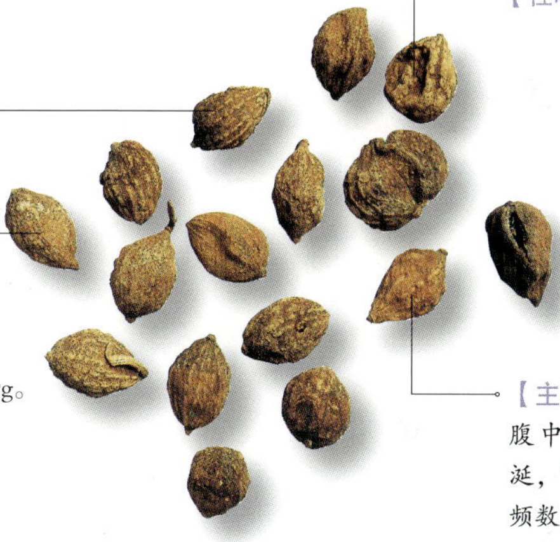

【用法】用量3~9g。

【主治】脾虚泄泻，腹中冷痛，口多唾涎，肾虚遗尿，小便频数，遗精白浊。

验方

小儿遗尿	益智仁 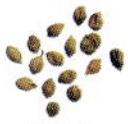 等份 + 白茯苓 等份 ▶ 研末，每次服0.3g，米汤调下。
妇人崩中	益智仁 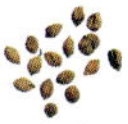 适量 ▶ 炒，研细，米汤入盐服0.3g。
脾虚多涎，口水自流，质地清稀	益智仁 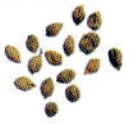 9g + 党参 9g + 白术 9g + 茯苓 9g + 陈皮 6g ▶ 水煎服，每日1剂。

菟丝子

Cuscutae Semen

别名 黄丝、黄藤子、豆寄生。

来源 为旋花科植物菟丝子*Cuscuta chinensis* Lam. 的种子。

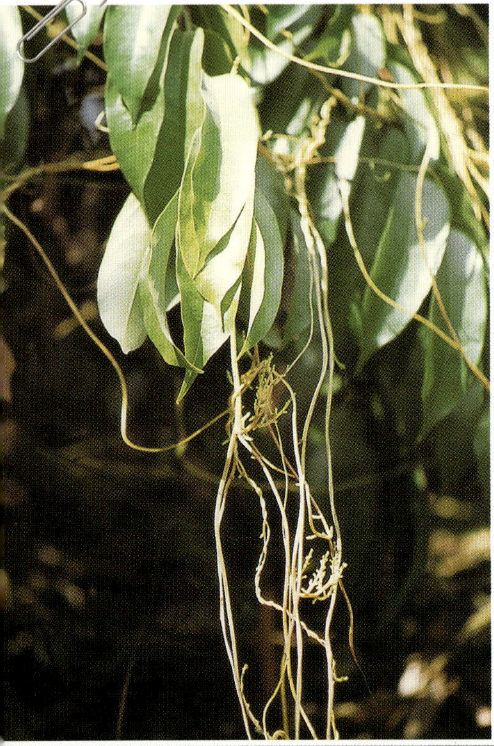

植物形态

一年生寄生草本，全株无毛。茎细，缠绕，黄色，无叶。花簇生于叶腋，苞片及小苞片鳞片状。花萼杯状，5 裂；花冠白色，钟形，长为花萼的 2 倍，先端 5 裂，裂片向外反曲；雄蕊花丝扁短，基部生有鳞片，矩圆形，边缘流苏状；子房 2 室，花柱 2。蒴果扁球形，被花冠全部包住，盖裂。种子 2~4 粒。花期 7~9 月，果期 8~10 月。生于田边、荒地及灌丛中，常寄生于豆科等植物上。

采制

秋季果实成熟时采收植物，晒干，打下种子，除去杂质。药材产于山东、河北、山西、陕西、江苏、黑龙江、吉林。

药材性状

种子类球形或卵形，略扁，直径1~1.5mm。表面灰棕色或红棕色，具细密突起的小点，一端有微凹的线形种脐。质坚硬，除去种皮，可见卷旋状的胚。气微，味淡。

【功能】滋补肝肾，固精缩尿，安胎，明目，止泻。

【性味】性温，味甘。

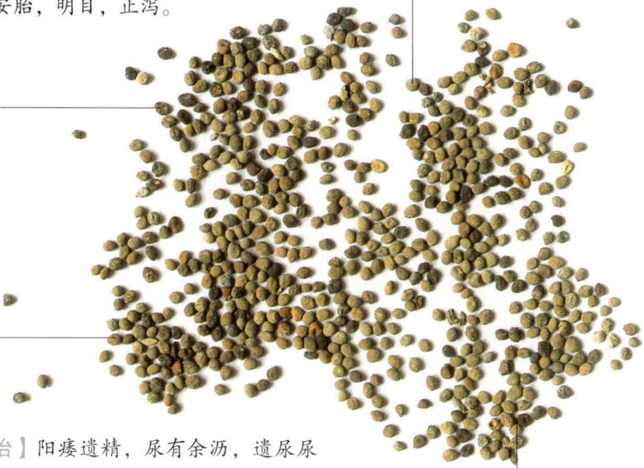

【主治】阳痿遗精，尿有余沥，遗尿尿频，腰膝酸软，目昏耳鸣，肾虚胎漏，胎动不安，脾肾虚泻；外治白癜风。

【用法】用量6~12g。外用适量。

验方

阳痿、遗尿、遗精，伴腰膝酸软	菟丝子 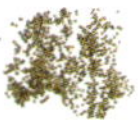 15g	+ 枸杞子 15g + 杜仲 15g + 莲须 10g + 韭菜子 10g + 五味子 6g	水煎服。
久泻、五更泄泻	菟丝子 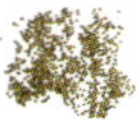 10g	+ 益智仁 10g + 补骨脂 10g + 乌药 10g + 肉豆蔻 6g + 荜澄茄 6g	水煎服。
习惯性流产	菟丝子 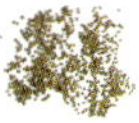 15g	+ 桑寄生 15g + 续断 15g + 苎麻根 12g	水煎，阿胶15g烊化，冲服。

鹿茸

别名 茸角。

Cervi Cornu Pantotrichum

来源 为鹿科动物梅花鹿*Cervus nippon* Temminck 的雄鹿未骨化密生茸毛的幼角，习称“花鹿茸”。梅花鹿为一级国家重点保护野生动物，现已禁止非法捕猎与贸易。药用人工养殖品。

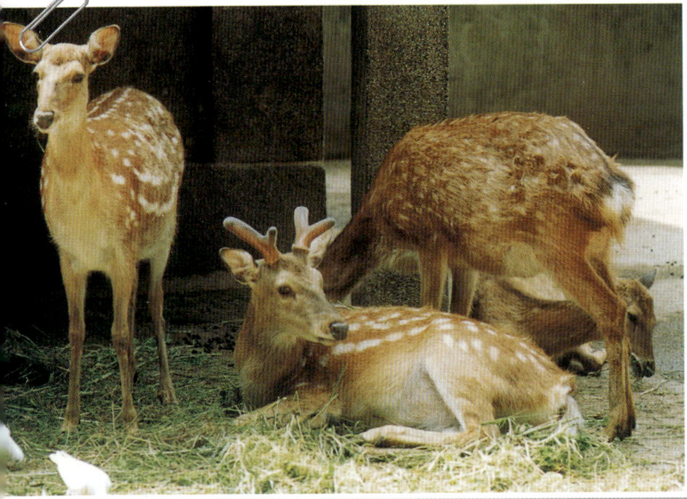

采制

夏、秋二季锯取鹿茸，经加工后，阴干或烘干。花鹿茸药材主产于吉林、辽宁、黑龙江。

动物形态

身长 1.5m 左右。雄鹿有角，雌鹿无角。雄鹿出生后 6~8 个月额骨表皮膨起，内有骨突起，称为稚角；生后第二年夏天稚角延长生长，称为初角茸或锥茸；生后第三年所生的角具 1~2 叉，第一叉斜向下伸，第二叉与第一叉相距较近，其后每年增 1 叉，最多增至 4~5 叉。耳稍大，直立。四肢细长，前 2 趾有蹄。尾短。全身披棕色毛，光滑，体侧纵列 4~6 行白斑，腹及四肢内侧有白毛，冬季毛厚，灰棕色，白斑不明显。分布于东北、华北，常群栖于山地草原及林边；现多为人工饲养。

药材性状

呈圆柱状分枝，具1个分枝者习称“二杠”，主枝习称“大挺”，长17~20cm，锯口直径4~5 cm，离锯口约1cm处分出侧枝，习称“门庄”，长9~15cm，直径较大挺略细。外皮红棕色或棕色，多光润，表面密生红黄色或棕黄色细茸毛，上端较密，下端较疏；分岔间具1条灰黑色筋脉，皮茸紧贴。锯口黄白色，外围无骨质，中部密布细孔。具2个分枝者，习称“三岔”，皮红黄色，茸毛较稀而粗。体轻。气微腥，味微咸。

【性味】性温，味甘、咸。

【功能】壮肾阳，益精血，强筋骨，调冲任，托疮毒。

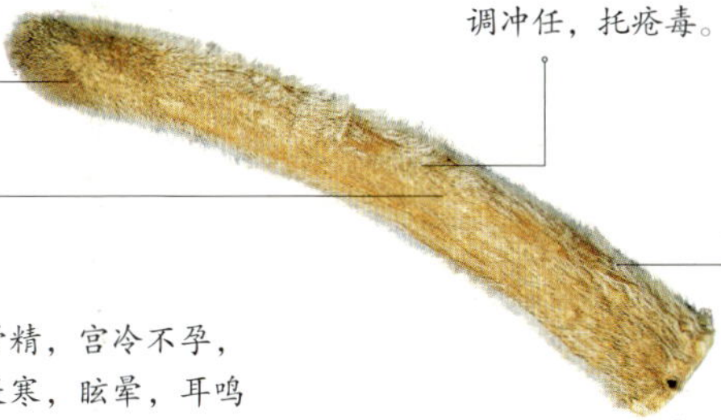

【主治】阳痿滑精，宫冷不孕，羸瘦，神疲，畏寒，眩晕，耳鸣耳聋，腰脊冷痛，筋骨痿软，崩漏带下，阴疽不敛。

【用法】用量1~2g，研末冲服。

验方

崩漏、胎漏	鹿茸 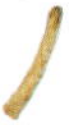 15g + 熟地黄 50g + 当归 50g + 白芍 25g + 阿胶 25g ▶ 共为细末，炼蜜为丸，每丸重15g，每次1丸，每日2次。
体虚腰痛，小便频数	鹿茸片 50g + 山药 50g + 白酒 1000ml ▶ 浸泡半个月后服用。每日3次，每次10ml。
虚劳消瘦，四肢酸软无力(肺结核)	鹿茸 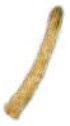 10g + 人参 10g + 黄芪 50g + 熟地黄 50g + 肉苁蓉 50g + 牛膝 25g + 当归 25g ▶ 共为细末，炼蜜为丸，每丸重15g，每次1丸，每日2次。

附注 鹿科动物马鹿*Cervus elaphus* Linnaeus 的雄鹿未骨化密生茸毛的幼角同等入药，习称“马鹿茸”。

淫羊藿

Epimedii Herba

别名 仙灵脾、三枝九叶草、羊合叶。

来源 为小檗科植物箭叶淫羊藿*Epimedium sagittatum* (Sieb. et Zucc.) Maxim. 的地上部分。

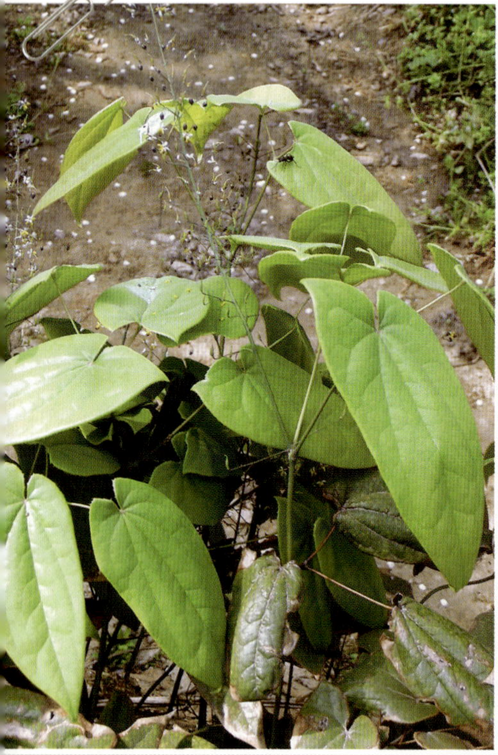

植物形态

多年生草本，高 30~50cm。根茎匍匐，呈结节状，坚硬，深褐色，有多数细根。基生叶 1~3 枚，三出复叶，叶柄细长，叶卵圆形至卵状披针形，革质，长 4~9cm，宽 2.5~5cm，先端急尖或渐尖，基部深心形，边缘有细刺毛，侧生小叶基部不对称，外侧尖耳状，下面被紧密的刺毛或细毛；茎生叶 1~2 枚。总状花序或下部分枝成圆锥花序，花轴及花枝无毛或被少数腺毛；花直径 6~8mm；萼片 8，外轮 4 片，有紫色斑点，易脱落，内轮较大，白色；花瓣 4，囊状，有距或无。蓇葖果卵圆形，宿存花柱短嘴状。花期 2~3 月，果期 4~5 月。生于山野竹林下、山路旁石缝中。

采制

夏、秋季间茎叶茂盛时采割，除去粗梗及杂质，晒干或阴干。药材主产于湖北、四川、浙江。

药材性状

三出复叶，小叶片长卵形至卵状披针形，长4~12cm，宽2.5~5cm；先端渐尖，两侧小叶基部明显偏斜，外侧呈箭形。下表面疏被粗短伏毛或近无毛。叶片革质。

【功能】补肾阳，强筋骨，祛风湿。

【主治】阳痿遗精，筋骨痿软，风湿痹痛，麻木拘挛；更年期高血压。

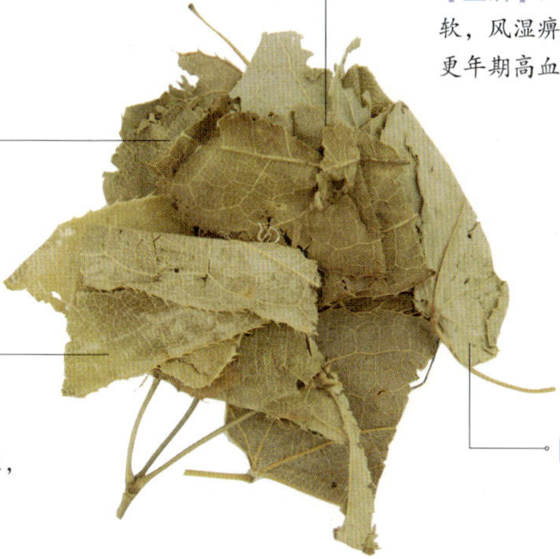

【性味】性温，味辛、甘。

【用法】用量3~9g。

验方

青春期功能性子宫出血	淫羊藿 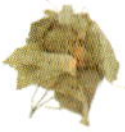 1000g ＋ 党参 1000g ＋ 枸杞子 500g ＋ 麦冬 250g ＋ 茯苓 500g ▶ 制成浓缩丸剂，每丸4g。月经过后，每日服2次，每次1丸，连服21日为1个疗程。
慢性支气管炎	淫羊藿 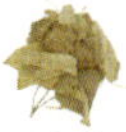 适量 ▶ 以总量的80%煎取浓汁，以20%研成细粉，两者混合后制成丸剂。每日用量相当于生药30g，分2次服。
更年期综合征	淫羊藿 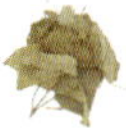 30g ＋ 女贞子 10g ＋ 灵芝 2.5g ＋ 五味子 1g ＋ 维生素B_1 0.1g ▶ 制成糖浆100ml。每次10ml，每日3次，月经干净后服，3个月为1个疗程。

附注 同属植物淫羊藿*Epimedium brevicornu* Maxim.、柔毛淫羊藿*Epimedium pubescens* Maxim.、朝鲜淫羊藿*Epimedium korearum* Nakai的地上部分同等入药。

续断

Dipsaci Radix

别名 山萝卜。

来源 为川续断科植物川续断*Dipsacus asperoides* C. Y. Cheng et T. M. Ai的根。

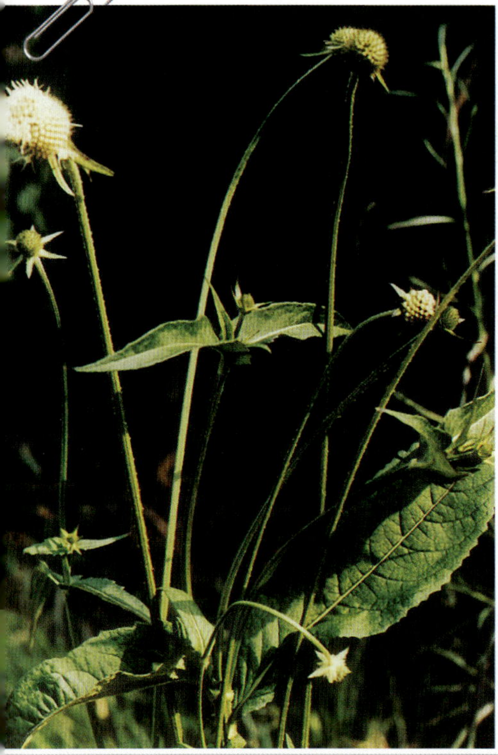

植物形态

多年生草本，高60~90cm。根长圆锥形，主根单一或数根并生。茎多分枝，中空，有棱，棱上有疏弱刺毛。基生叶有长柄，叶片羽状深裂，先端裂片较大；茎生叶对生，多为3裂，中央裂片最大，边缘有锯齿，两面有白色贴伏柔毛；柄短或近无柄。头状花序球形，总苞片数片，狭披针形；苞片阔倒卵形，先端突尖呈粗刺状，被白色短柔毛；萼浅盘状，4齿裂；花冠白色或浅黄色，先端4裂，外被短柔毛；雄蕊4；子房下位。瘦果椭圆状楔形，有明显4棱，淡褐色。花期8~9月，果期9~10月。生于山坡、草地、沟边；或栽培。

采制

秋季采挖，除去根头及须根，用微火烘至半干，堆置“发汗”至内部变绿色，再烘干。药材主产于湖北、湖南、重庆、贵州。

药材性状

根呈圆柱形，略扁，有的微弯曲，长 5~15cm，直径 0.5~2cm。表面黄褐色或灰褐色，有明显扭曲的纵皱纹及沟纹，可见横裂的皮孔及少数须根痕。质软，久置后变硬，易折断，断面不平坦，皮部墨绿色或棕色，外缘褐色或淡褐色，木部黄褐色，导管束呈放射状排列。气微香，味苦、微甜而后涩。

【功能】补肝肾，强筋骨，续折伤，止崩漏。

【性味】性微温，味苦、辛。

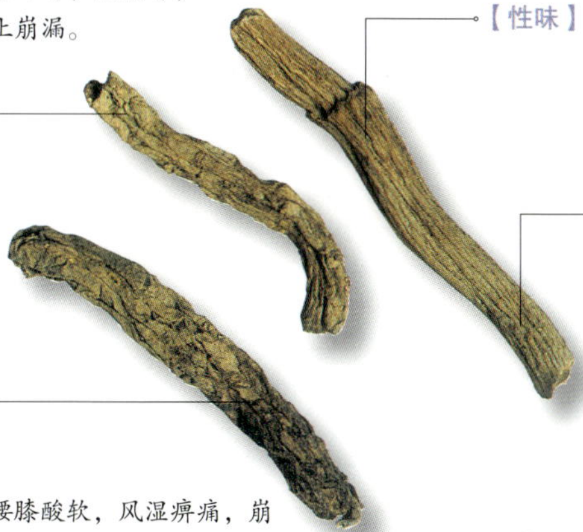

【用法】用量9~15g。

【主治】腰膝酸软，风湿痹痛，崩漏经多，胎漏下血，跌仆损伤。

验方

腰膝酸痛	续断 10g ＋ 骨碎补 15g ＋ 盐肤木 30g ▶ 水煎服。
腰椎间盘突出	续断 10g ＋ 肖梵天花根 30g ＋ 狗脊 15g ＋ 穿山龙 24g ▶ 水煎服。
风湿腰痛	续断 15g ＋ 淫羊藿 15g ＋ 猪脚 1只 ▶ 同炖服。

蛤蚧

Gecko

别名 对蛤蚧、蛤蚧干、大壁虎、仙蟾、蛤蟹。

来源 为壁虎科动物蛤蚧*Gekko gecko* Linnaeus 的干燥体。

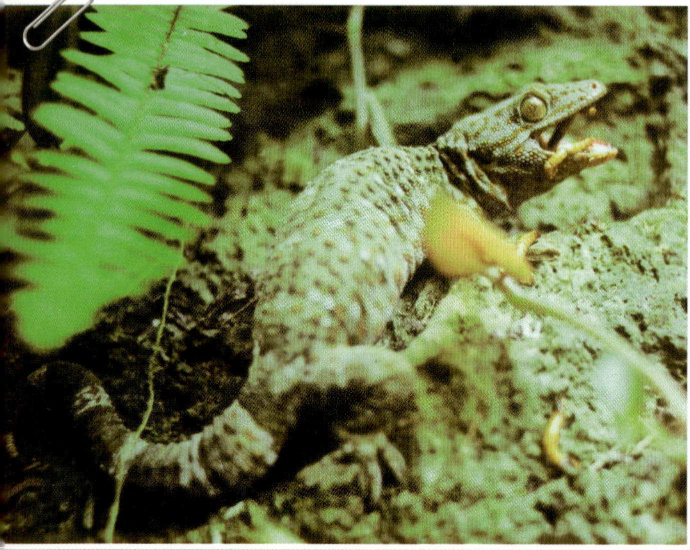

采制

全年均可捕捉，除去内脏，拭净，用竹片撑开，使全体扁平顺直，低温干燥。药材主产于广西。国外多来自泰国、印尼、柬埔寨、越南。

动物形态

爬行动物，体背腹略扁。皮肤粗糙，被粒状细鳞，粒鳞间分布有大的颗粒状疣粒，头大，扁三角形，眼大，位头两侧，瞳孔纵置，头部两侧具有斜直椭圆形耳孔1对，内有下陷的鼓膜。颈短而粗。两腹侧各有1条皮肤褶。尾很长；基部粗，尾易断，能再生。四肢不发达，只能爬行。体色多样，体上散布有6~7行横行排列的白色、灰白色或灰色点，尾具灰白色环6~7个。栖息于亚热带冬暖夏热、少霜无雪的石灰岩溶山地。

药材性状

药材呈扁片状，头颈部及躯干部长 9~18cm，尾长 6~12cm。头略呈扁三角状，两眼多凹陷成窟窿，口内有细齿，生于颚的边缘，无异形大齿。吻部半圆形，吻鳞与鼻鳞相连，上鼻鳞左右各 1 片，上唇鳞 12~14 对，下唇鳞(包括颏鳞)21片。背部呈灰黑色或银灰色，有黄白色或灰绿色斑点散在或密集成不显著的斑纹，脊椎骨及两侧肋骨突起。四足均具 5 趾；趾间均具蹼迹，足趾底有吸盘。尾细而坚实，微显骨节，有 6~7 个明显的银灰色环带。全身密被圆形或多角形微有光泽的细鳞。气腥，味微咸。

【功能】补肺益肾，纳气定喘，助阳益精。

【性味】性平，味咸。

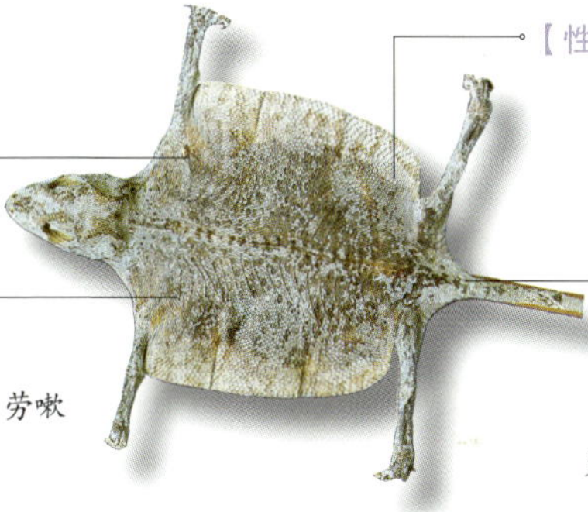

【主治】虚喘气促，劳嗽咯血，阳痿遗精。

【用法】用量3~6g，多入丸散或酒剂。

验方

咳嗽咯血	蛤蚧 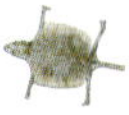 1对 + 白及 60g ▶ 共研末，每次9g，早晚各服1次。
肺结核	蛤蚧 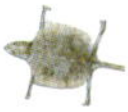 1对 + 当归 16g + 冬虫夏草 16g + 甘草 16g + 川芎 12g + 川贝母 12g ▶ 共研末，炼蜜为丸，共分30丸，每天早晚各服1丸，共吃3剂。
肾虚腰痛	蛤蚧 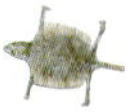 1对 + 白酒 500ml ▶ 将蛤蚧切成小块，酒浸2个月，每次饮酒30ml，每日1次。

锁阳

Cynomorii Herba

别名 地毛球、锈铁棒、锁严子。

来源 为锁阳科植物锁阳*Cynomorium songaricum* Rupr. 的肉质茎。

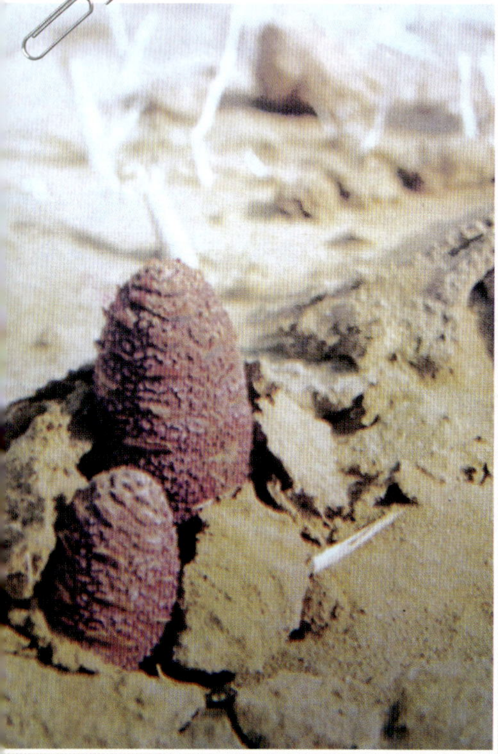

植物形态

多年生肉质寄生草本，高30~60cm，全株棕红色。茎圆柱状，大部分埋于沙中，基部稍膨大，具互生鳞片。肉穗花序顶生，长圆柱状，暗紫红色，花杂性。果实坚果状。种子有胚乳。花期5~6月，果期8~9月。生于沙漠地带，大多寄生于蒺藜科植物白刺 *Nitraria sibitica* Pall. 等植物的根上。

采制

春、秋二季采收，以春季采者质好，除去花序，半埋于沙滩中晒干，也有趁鲜切片晒干。药材主产于内蒙古。

药材性状

茎呈扁圆柱形，微弯曲，长 5~15cm，直径 1.5~5cm。表面棕色或棕褐色，粗糙，具明显纵沟及不规则凹陷，有的残存三角形的黑棕色鳞片。体重，质硬，难折断，断面浅棕色或棕褐色，有黄色三角状维管束。气微，味甘而涩。

【功能】补肾阳，益精血，润肠通便。

【性味】性温，味甘。

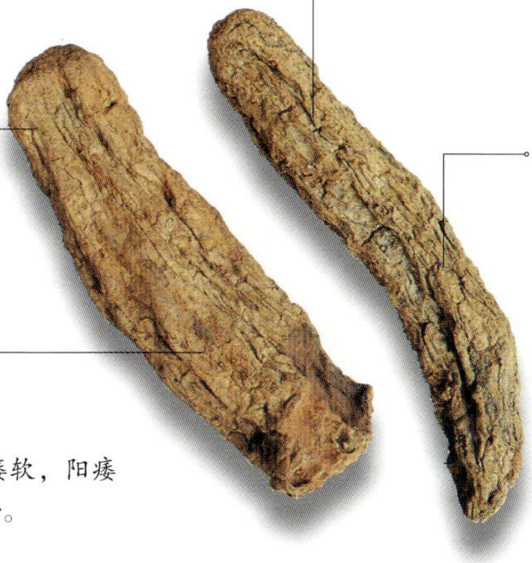

【用法】用量4.5~9g。

【主治】腰膝痿软，阳痿滑精，肠燥便秘。

验方

肾虚阳痿	锁阳 15g + 肉苁蓉 15g + 熟地黄 24g + 枸杞子 15g ▶ 水煎服。
肾虚尿频	锁阳 15g + 枸杞子 15g + 桑椹 15g + 金樱子 15g ▶ 水煎服。
不孕症	锁阳 15g + 五味子 9g + 当归 6g + 白芍 9g + 熟地黄 15g + 川芎 9g + 党参 15g ▶ 水煎服。

补阴

女贞子

Ligustri Lucidi Fructus

别名 冬青子、蜡树、虫树。

来源 为木犀科植物女贞*Ligustrum lucidum* Ait. 的果实。

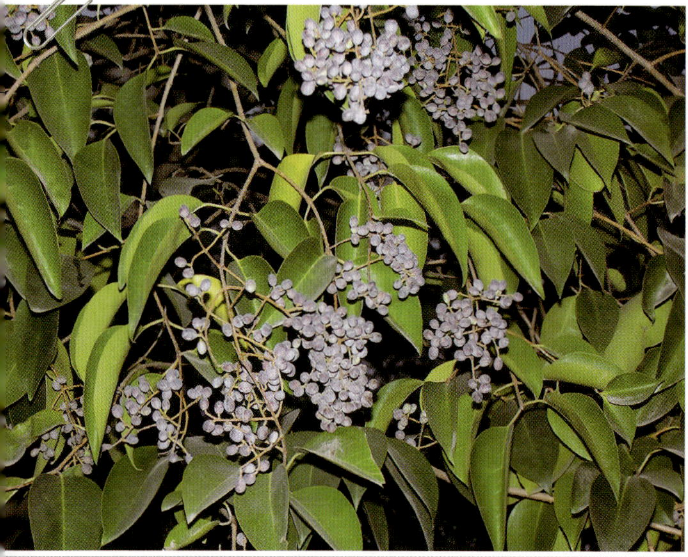

采制

11~12月采收成熟果实，晒干；或置热水中烫过后晒干。药材产于江苏、浙江、湖南、福建、广西、江西、四川。

植物形态

常绿大灌木或小乔木，高可达10m。叶对生，革质，卵形或卵状披针形，长5~14cm，宽3.5~6cm，先端尖，基部圆形，上面深绿色，有光泽。花小，芳香，密集成顶生的圆锥花序，长12~20cm；花萼钟状，4浅裂；花冠白色，漏斗状，4裂，筒和花萼略等长；雄蕊2；子房上位，柱头2浅裂。核果长椭圆形，微弯曲，熟时紫蓝色，带有白粉。花期6~7月，果期8~12月。

药材性状

果实卵形、椭圆形或肾形，长 6~8.5mm，直径 3.5~5.5mm。表面黑紫色或灰黑色，皱缩，基部有果梗痕或具宿萼及短梗。体轻。外果皮薄，中果皮较松软，易剥离，内果皮木质，黄棕色，具纵棱，种子 1~2 粒，肾形，紫黑色，油性。无臭，味甘而微苦涩。

【功能】滋补肝肾，明目乌发。

【性味】性凉，味甘、苦。

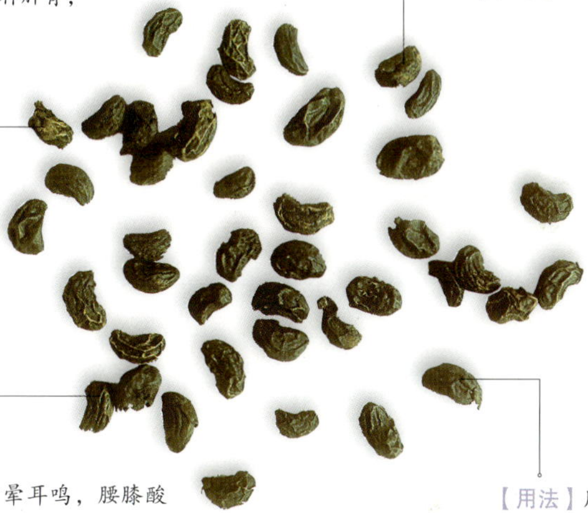

【主治】眩晕耳鸣，腰膝酸软，须发早白，目暗不明。

【用法】用量6~12g。

验方

腰膝酸软、须发早白、视物昏花	女贞子 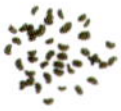 15g ＋ 墨旱莲 15g ＋ 枸杞子 15g ＋ 何首乌 15g ▶ 水煎常服。
阴虚发热	女贞子 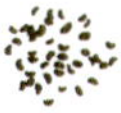 15g ＋ 墨旱莲 15g ＋ 地骨皮 10g ＋ 银柴胡 10g ▶ 水煎服。
淋巴结炎	女贞子 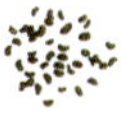 9g ＋ 地骨皮 6g ＋ 青蒿 5g ＋ 夏枯草 7.5g ▶ 水煎，每日3次。

玉竹

别名 萎蕤、铃铛菜、竹根七、玉竹参。

Polygonati Odorati Rhizoma

来源 为百合科植物玉竹*Polygonatum odoratum* (Mill.) Druce 的根茎。

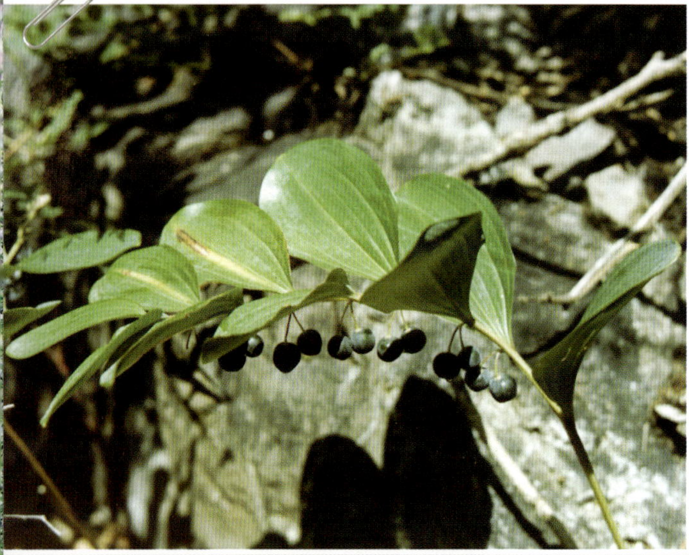

采制

秋季采挖，除去须根，洗净，晒至柔软后，反复揉搓，晾晒至无硬心，晒干；或蒸透后，揉至半透明，晒干。药材主产于湖南、河南、江苏、浙江。

植物形态

多年生草本，高 40~65cm。茎具纵棱。叶互生，椭圆形或狭椭圆形，先端钝尖。花序腋生，有 1~3 朵花，栽培者可多达 8 朵；总花梗长 1~1.5cm；花被筒状，长 1.5~2cm，裂片 6，白色或顶端黄绿色；雄蕊 6，花丝近光滑至有乳头状突起。浆果熟时蓝黑色。花期 4~5 月，果期 8~10 月。生于山野林下或石隙间，喜阴湿；有栽培。

药材性状

根茎呈长圆柱形，略扁，少有分枝，长4~18cm，直径0.3~1.6cm。表面黄白色或淡黄棕色，半透明，具纵皱纹及微隆起的环节，有白色圆点状的须根痕和圆盘状茎痕。质硬而脆或稍软，易折断，断面角质样或显颗粒性。气微，味甘，嚼之发黏。

【功能】养阴润燥，生津止渴。

【性味】性微寒，味甘。

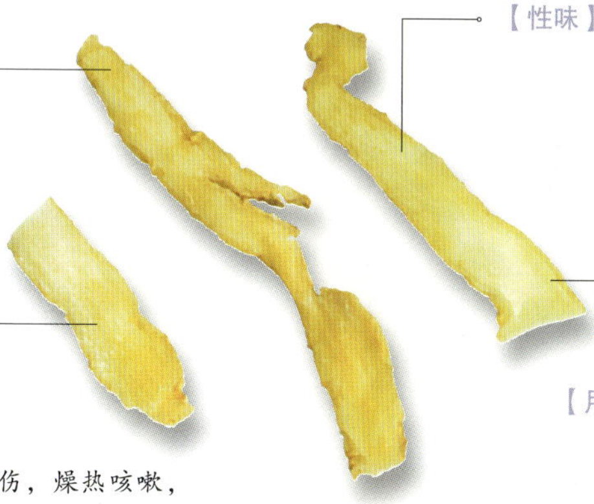

【用法】用量6~12g。

【主治】肺胃阴伤，燥热咳嗽，咽干口渴，内热消渴。

验方

慢性支气管炎	玉竹 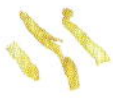 10g + 藕片 10g + 百合 10g + 北沙参 10g ▶ 水煎服。
干燥症	玉竹 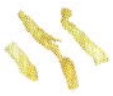 10g + 旱莲草 10g + 芦根 10g + 女贞子 10g ▶ 水煎服。
慢性咽炎	玉竹 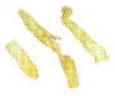 10g + 玄参 10g + 胖大海 3g ▶ 水煎服。

石斛

Dendrobii Caulis

别名 扁金钗、扁黄草、扁草。

来源 为兰科植物金钗石斛*Dendrobium nobile* Lindl .的茎。

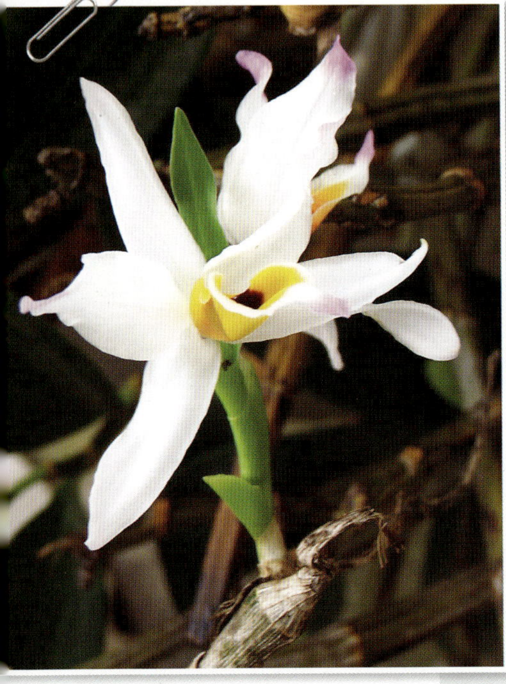

植物形态

多年生草本。茎丛生，上部稍扁而微弯曲上升，高10~60cm，直径达1.3cm，具槽纹，节略粗，基部收窄。叶近革质，长圆形或长椭圆形，长6~12cm，宽1~3cm，先端2圆裂，花期有叶或无叶。总状花序，有花1~4朵；花大，下垂，直径达8cm，花被片白色带浅紫色，先端紫红色；唇瓣倒卵状矩圆形，长4~4.5cm，宽3~3.5cm，先端圆形，唇盘上面具1紫斑；花药2室，花粉块4。蒴果。花期4~6月。生于林中树上和岩石上。

采制

全年均可采收，以春末夏初和秋季采者为好。鲜用者除去根和泥沙；干用者采收后，除去杂质，用开水略烫或烘软，再边搓边烘晒，至叶鞘搓净，干燥。药材主产于四川、广西、云南、贵州。

药材性状

茎扁圆柱形，长 20~40cm，直径 0.4~0.6cm，节间长 2.5~3cm。表面金黄色或黄中带绿色，有深纵沟。质硬而脆，断面较平坦而疏松。气微，味苦。

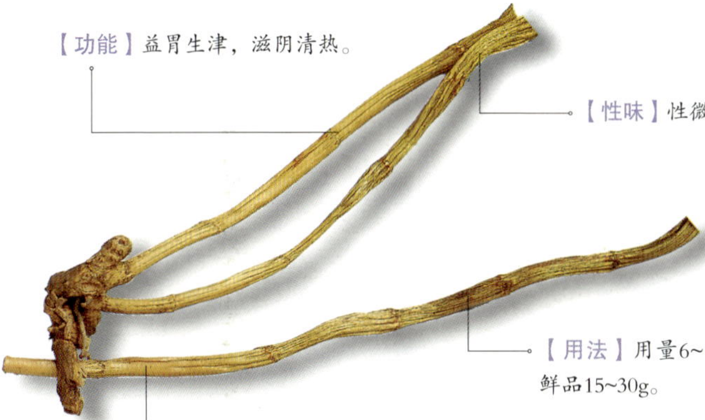

【功能】益胃生津，滋阴清热。

【性味】性微寒，味甘。

【用法】用量6~12g，鲜品15~30g。

【主治】阴伤津亏，口干烦渴，食少干呕，病后虚热，目暗不明。

验方

肺燥咳嗽	石斛 10g + 北沙参 15g + 玄参 10g + 生地黄 15g + 百合 15g + 藕节 15g ▶ 水煎服。
复发性口腔溃疡	石斛 10g + 麦冬 10g + 淡竹叶 10g + 金银花 15g ▶ 水煎服。
视物模糊	石斛 10g + 枸杞子 10g + 菟丝子 10g + 菊花 9g + 谷精草 10g ▶ 水煎服。

附注 同属植物流苏石斛*Dendrobium fimbriatum* Hook.、鼓槌石斛*Dendrobium chrysotoxum* Lindl. 及其同属植物近似种的茎同等入药。

麦冬

别名 沿阶草、麦门冬。

Ophiopogonis Radix

来源 为百合科植物麦冬*Ophiopogon japonicus* (L.f.) Ker-Gawl. 的块根。

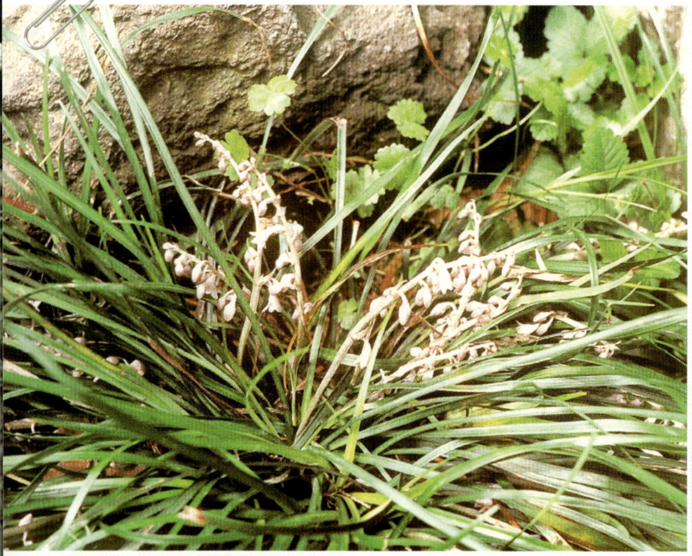

采制

夏季采挖，洗净，反复曝晒、堆置，至七八成干，去须根，干燥。药材主产于浙江、四川。

植物形态

多年生常绿草本。叶丛生，窄长线形，长10~40cm，宽1.5~4mm，先端急尖或渐尖，基部稍扩大并在边缘具膜质透明的叶鞘。花葶比叶短，长7~15cm；总状花序穗状，顶生；小苞片膜质，每苞片腋生1~3朵花，花梗略弯曲下垂，常于近中部以上有关节；花被片6，披针形，淡紫色或白色；雄蕊6，花丝极短；子房半下位，3室。果实浆果状，球形，熟后暗蓝色。花期5~8月，果期7~9月。生于山坡林下或溪旁；现大量栽培。

药材性状

块根纺锤形或长圆形，两端略尖，长1.5~5cm，直径0.3~0.7cm。表面黄白色，有细纵皱纹。质柔韧，断面类白色，半角质样，中柱细小。气微香，味微甜。

【功能】养阴生津，润肺清心。

【性味】性微寒，味甘、微苦。

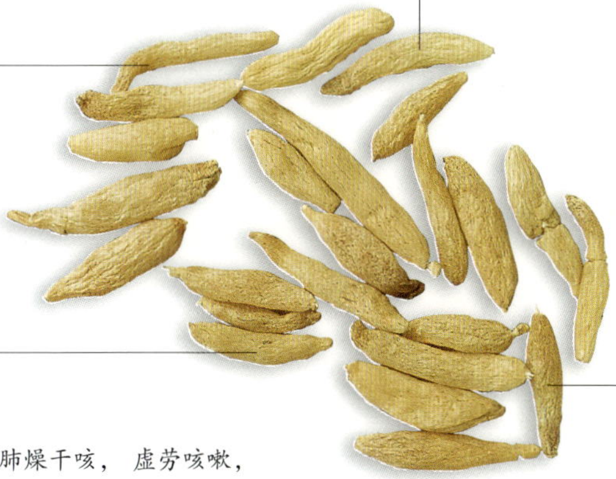

【主治】肺燥干咳，虚劳咳嗽，津伤口渴，心烦失眠，内热消渴，肠燥便秘；咽白喉。

【用法】用量6~12g。

验方

慢性咽炎	麦冬 15g ＋ 北沙参 15g ＋ 玄参 10g ▶ 水煎服。
咯血	麦冬 15g ＋ 藕片 15g ＋ 旱莲草 15g ＋ 木槿花 15g ▶ 水煎服。
失眠	麦冬 15g ＋ 柏子仁 15g ＋ 蜜枣仁 15g ＋ 茯神 10g ▶ 水煎服。

龟甲

别名 乌龟板、下甲、龟壳。

Testudinis Carapax et Plastrum

来源 为龟科动物乌龟*Chinemys reevesii* (Gray) 的干燥背甲及腹甲。

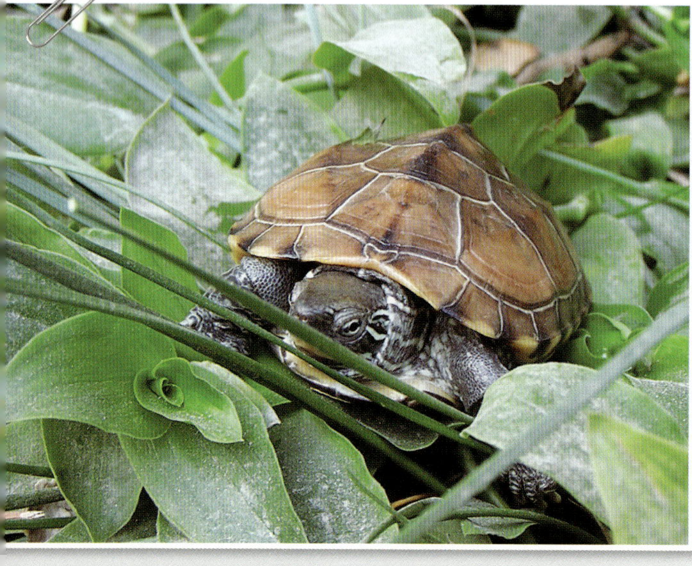

采制

全年均可捕捉，以秋、冬二季为多，捕捉后杀死，或用沸水烫死，剥取背甲及腹甲。除去残肉，晒干。药材主产于湖北、湖南、江西、安徽、江苏、浙江、福建、四川。

动物形态

常见的爬行动物。雄性背甲长94~168mm，宽63.2~105mm；雌性背甲长73.1~170mm，宽52~116.5mm。头宽为背甲宽的1/4~1/3，前部平滑，后部被多边形的细粒状小鳞；吻短，端部略微超出小颚，并向内侧下方斜切。鼓膜明显，背甲较平扁。颈盾小，呈梯形。椎盾5枚。四肢略扁平。指、趾间均全蹼，具爪，尾较短小。椎板8枚、略呈六边形，有的几呈矩形。肋板8对，缘板11对。背甲棕褐色，雄性几近黑色。

药材性状

背甲及腹甲由甲桥相连，背甲稍长于腹甲。背甲呈长椭圆形拱状，前部略窄于后部，外表面棕褐色或黑色，前端有颈角板 1 块，脊背中央有椎角板 5 块，两侧各有对称的肋角板 4 块，边缘每侧具缘角板 11 块，尾部具臀角板 2 块。腹甲呈板片状，近长方椭圆形，外表面淡黄棕色至棕色，角板 12 块，每块具紫褐色放射状纹理，内表面黄白色至灰白色，有的略带血迹或残肉，除尽后可见骨板 9 块，呈锯齿状嵌接，前端钝圆或平截，后端具三角形缺刻，两侧均有呈翼状向斜上方弯曲的甲桥（墙板）。质坚硬。气微腥，味微咸。

【功能】滋阴潜阳，益肾强骨，养血补心。

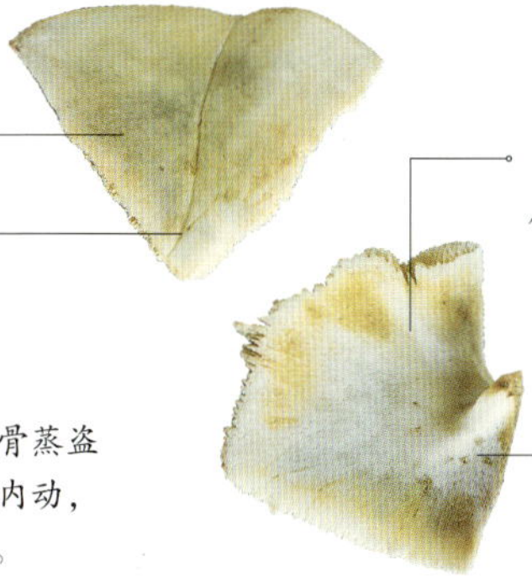

【性味】性微寒，味微咸、甘。

【主治】阴虚潮热，骨蒸盗汗，头晕目眩，虚风内动，筋骨痿软，心虚健忘。

【用法】用量9~24g，先煎。

验方

骨结核，肺结核，淋巴结结核	龟甲 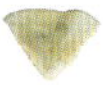 适量	烧存性，研细末，枣泥为丸，每次10g，每日2次，连服2个月。
疮疖，皮肤溃烂，流脓流水，久不收口	炙龟甲 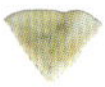 600g + 黄连 30g + 红粉 15g + 冰片 3g	分别研末过筛，取适量敷患处。
阴虚血热，月经过多，色紫黑成块	龟甲 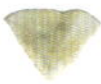 9g + 黄柏 9g + 黄芩 9g + 白芍 9g + 制香附 9g	水煎服。

南沙参

Adenophorae Radix

别名 四叶沙参、山沙参、龙须沙参。

来源 为桔梗科植物轮叶沙参*Adenophora tetraphylla* (Thunb.) Fisch.的根。

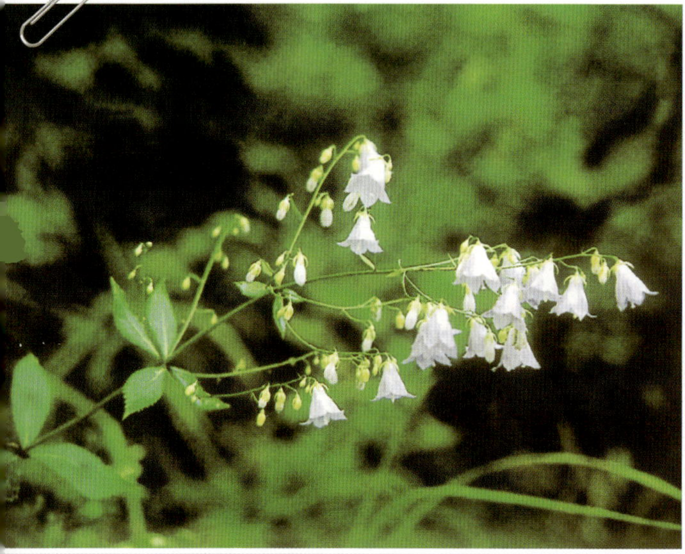

采制

春、秋二季采挖，除去须根，洗后趁鲜刮去粗皮，干燥。药材产于华东、中南及西南。

植物形态

多年生草本，有白色乳汁。茎高50~100cm。茎生叶轮生，狭卵形或矩圆状狭卵形，长3~9cm，宽1.5~4cm，叶缘有锯齿，两面疏生短柔毛。花序狭长；萼钟状，先端5裂，裂片披针形，有毛；花冠紫蓝色，宽钟形，长约1.8cm，5浅裂，裂片钻形，长1~3mm，全缘，外面被毛；雄蕊5，花丝基部扩大，有密柔毛；子房下位，3室。蒴果球形。花期8~9月，果期9~10月。生于山坡草丛、林缘或路边。

药材性状

根圆柱形或圆锥形，稍弯曲，偶有分枝，长 7~27cm，直径 0.8~3cm。表面黄白色或淡棕色，上部多有深陷横纹，呈断续的环状，下部有纵沟或纵纹，顶端有 1 或 2 个根茎。体轻，质脆，易折断，断面不平坦，黄白色，多裂隙。气微，味微甘。

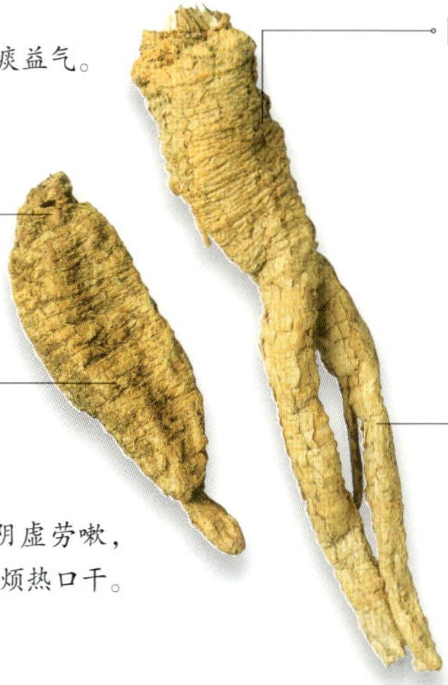

验方

咳嗽痰多	南沙参 15g + 桔梗 10g + 浙贝母 10g ▶ 水煎服。
慢性支气管炎	南沙参 15g + 枇杷叶 15g + 石仙桃 15g + 洋玉兰叶 15g ▶ 水煎服。
痔疮肿痛	南沙参 15g + 生地黄 30g + 芙蓉叶 30g ▶ 水煎服。

附注 同属植物沙参*Adenophora stricta* Miq. 等的根同等入药。

枸杞子

Lycii Fructus

别名 西枸杞、白刺、山枸杞、白疙针。

来源 为茄科植物宁夏枸杞*Lycium barbarum* L. 的果实。

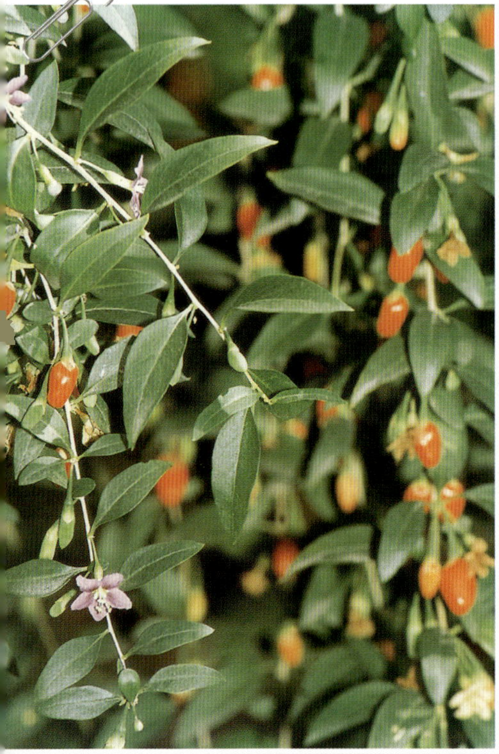

植物形态

粗壮灌木，有时成小乔木状，高可达25m，有棘刺。单叶互生或数片丛生于短枝上，长椭圆状披针形或卵状矩圆形，长2~3cm，宽2~6mm。基部楔形并下延成柄，全缘。花腋生，常1至数朵簇生于短枝上；花萼杯状；花冠漏斗状，粉红色或紫红色。浆果椭圆形，长10~20mm，直径5~10mm，红色。花期5~9月，果期7~10月。生于山坡、田野向阳干燥处。

采制

夏、秋二季果实呈橙红时采收，晾至皮皱后，再曝晒至外皮干硬、果肉柔软，除去果梗。药材主产于宁夏、甘肃、青海、内蒙古、新疆。

药材性状

果实呈类纺锤状，略扁，长 6~18mm，直径 3~8mm。表面鲜红色或暗红色，顶端有小凸起状的花柱痕，基部有白色的果梗痕。果皮柔软，皱缩；果肉肉质，柔润而有黏性，种子多数，扁肾状。无臭，味甜、微酸。

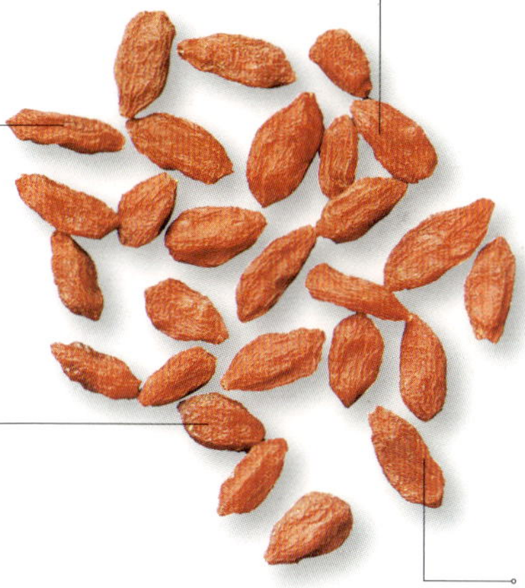
【功能】滋补肝肾，益精明目。
【性味】性平，味甘。
【主治】虚劳精亏，腰膝酸痛，眩晕耳鸣，内热消渴，血虚萎黄，目昏不明。
【用法】用量6~12g。

验方

腰膝酸软、头晕、遗精、遗尿	枸杞子 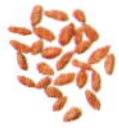 12g + 菟丝子 12g + 覆盆子 12g + 金樱子 12g + 五味子 9g ▶ 水煎服。
男性不育症	枸杞子 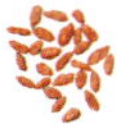 12g ▶ 每晚细嚼咽下，1个月为1个疗程。
视物昏花、目生翳障	枸杞子 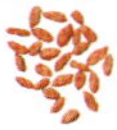 12g + 当归 12g + 菟丝子 12g + 菊花 10g ▶ 水煎服。

桑椹

Mori Fructus

别名 桑果、桑子、桑椹子。

来源 为桑科植物桑*Morus alba* L.的果穗。

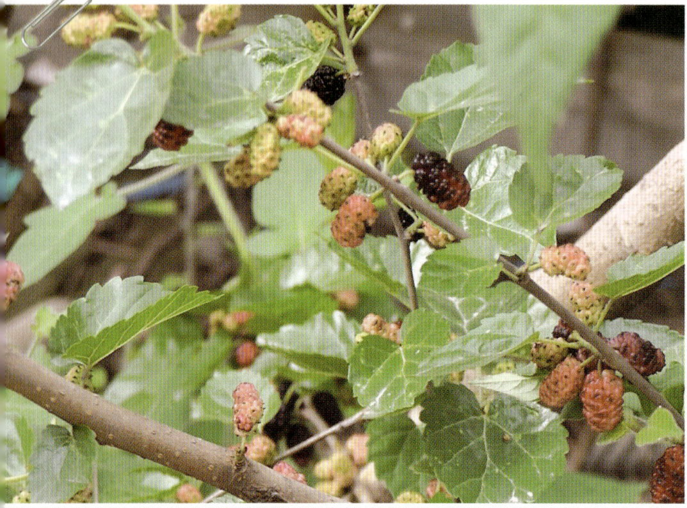

采制

4~6月果实变红时采收，晒干，或略蒸后晒干。

植物形态

参见第36页桑叶“植物形态”项。

药材性状

果穗为聚花果，由多数小瘦果集合而成，呈长圆形，长1~2cm，直径0.5~0.8cm。黄棕色、棕红色或暗紫色，有短果序梗。小瘦果卵圆形，稍扁，长约2mm，宽约1mm，外具肉质花被片4枚。气微，味微酸而甜。

【功能】滋阴补血，生津润燥。

【性味】性寒，味甘、酸。

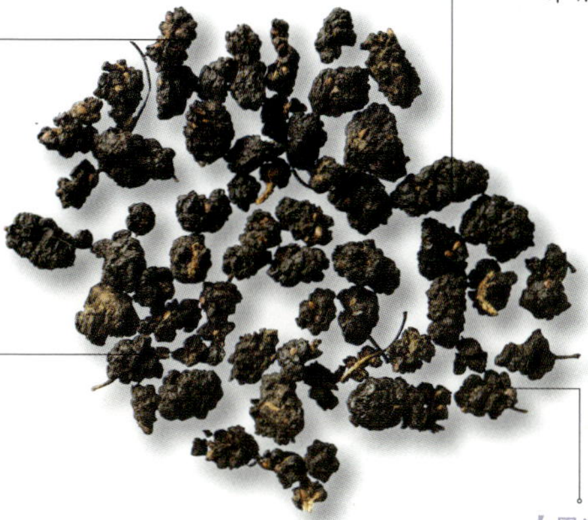

【主治】肝肾阴虚，眩晕耳鸣，心悸失眠，须发早白，津伤口渴，内热消渴，肠燥便秘。

【用法】用量9~15g。

验方

肝肾阴虚	鲜桑椹 60~125g ＋ 白糖 适量 ▶ 炼膏常服。
身体虚弱，失眠健忘	桑椹 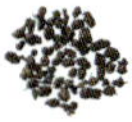 30g ＋ 何首乌 12g ＋ 枸杞子 9g ＋ 黄精 16g ＋ 酸枣仁 16g ▶ 水煎服。
心肾衰弱不寐，习惯性便秘	鲜桑椹 30~60g ▶ 水煎服。
阴证腹痛	桑椹 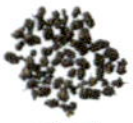 适量 ▶ 研末，每次9g，热酒送服。

黄精

Polygonati Rhizoma

别名 鸡头黄精、鸡头根、黄鸡菜。

来源 为百合科植物多花黄精*Polygonatum cyrtonema* Hua 的根茎。

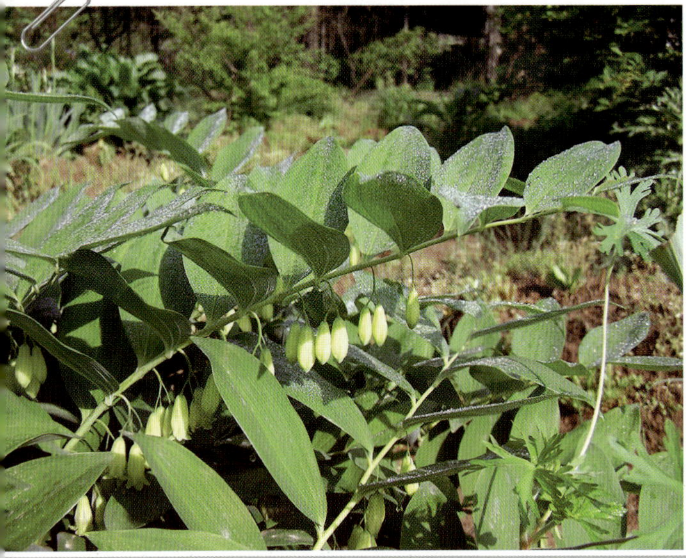

采制

春、秋二季采挖根茎，洗净，除去须根，蒸至现油润时，取出干燥。药材主产于河北、内蒙古。

植物形态

多年生草本。叶互生，椭圆形，长可达25cm，长、宽变化较大，先端钝尖，无毛。花腋生，下垂，2~7朵集成伞形花丛；花被筒状，长9~22mm，白色或淡黄色，裂片6；雄蕊6，花丝长0.5~1mm；柱头长为子房的1.5~2倍。浆果熟时紫黑色。花期5~6月，果期6~7月。生于山地林下、灌丛或山坡半阴处。

药材性状

根茎结节块状，略扁，长约至10cm，直径0.5~1.2cm，一端或两侧稍膨大，形如鸡头，或有短分枝。表面黄白色，半透明或灰黄色，有纵皱纹，茎痕直径5~8mm，节间长0.3~1.5cm。质坚脆。气微，味甜，有黏性。

【功能】补气养阴，健脾，润肺，益肾。

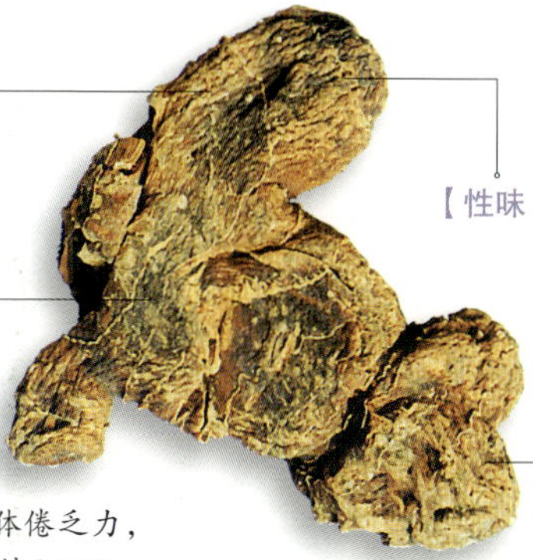

【性味】性平，味甘。

【主治】脾胃虚弱，体倦乏力，口干食少，肺虚燥咳，精血不足，内热消渴。

【用法】用量9~15g。

验方

肾气虚尿频	制黄精 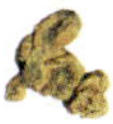 24g ＋ 枸杞子 15g ＋ 淫羊藿 10g ＋ 何首乌 15g ＋ 太子参 24g ▶ 水煎服。
肾虚遗精	制黄精 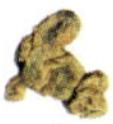 24g ＋ 五味子 10g ＋ 熟地黄 30g ＋ 白果 10g ▶ 水煎服。
不孕、不育症	制黄精 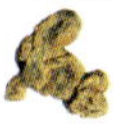 24g ＋ 枸杞子 15g ＋ 炙黄芪 24g ＋ 党参 24g ＋ 菟丝子 15g ▶ 水煎服。

附注 同属植物滇黄精*Polygonatum kingianum* Coll. et Hemsl.和黄精*Polygonatum sibiricum* Red. 的根茎同等入药。

黑芝麻

别名 胡麻子、脂麻。

Sesami Semen Nigrum

来源 为脂麻科植物脂麻*Sesamum indicum* L. 的种子。

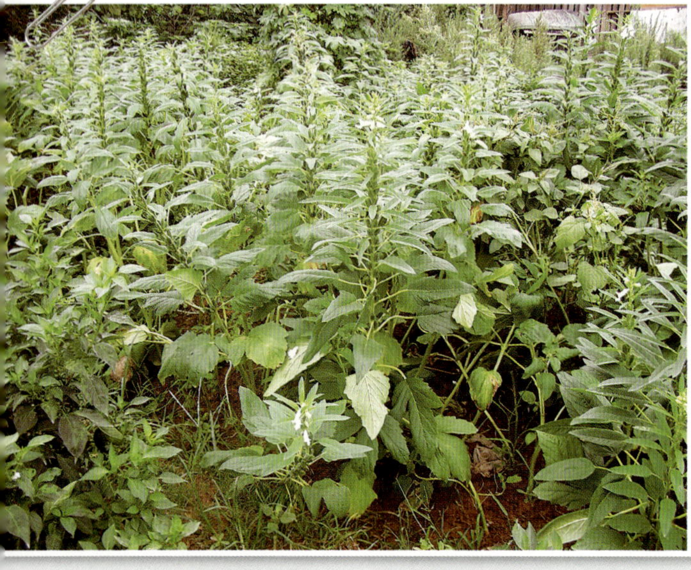

采制

秋季果实成熟时采割植株，晒干，打下种子，除去杂质，再晒干。药材产于山东、河南、湖北、四川、安徽、江西、河北。

植物形态

一年生草本，高达1m。茎直立，四棱形，稍有柔毛。叶对生或上部叶互生；上部叶披针形或狭椭圆形，全缘，中部叶卵形，有锯齿，下部叶3裂。花单生或2~3朵生于叶腋；花萼长约6mm，裂片披针形；花冠白色或淡紫色，长约2.5cm。蒴果四棱状长椭圆形，长约2.5cm，上下几等宽，顶端稍尖，有细毛。种子多数，黑色、白色或淡黄色。花期5~9月，果期7~9月。除西藏外，各省区均有栽培。

药材性状

种子扁卵圆形，长约 3mm，宽约 2mm。表面黑色，平滑或有网状皱纹，先端有棕色点状种脐。种皮薄，子叶 2，白色，富油性。味甘，有油香气。

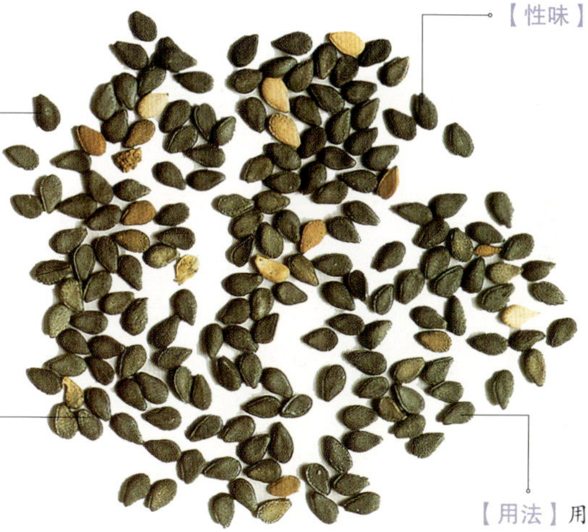

【功能】补肝肾，益精血，润肠燥。

【性味】性平，味甘。

【主治】头晕眼花，耳鸣耳聋，须发早白，病后脱发，肠燥便秘。

【用法】用量9~15g。

验方

肝肾不足，头晕目眩，须发早白	黑芝麻 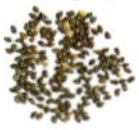 15g ＋ 何首乌 15g ＋ 旱莲草 15g ＋ 女贞子 15g ▶ 水煎服。
贫血面色无华	黑芝麻 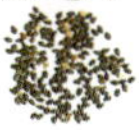 15g ＋ 枸杞子 15g ＋ 大枣 10g ▶ 炖瘦肉食用。
肠燥便秘	黑芝麻 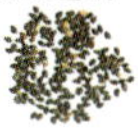 15g ＋ 肉苁蓉 15g ▶ 水煎服。

墨旱莲

Ecliptae Herba

别名 旱莲草、黑墨草、野葵花、烂脚草。

来源 为菊科植物鳢肠*Eclipta prostrata* L. 的地上部分。

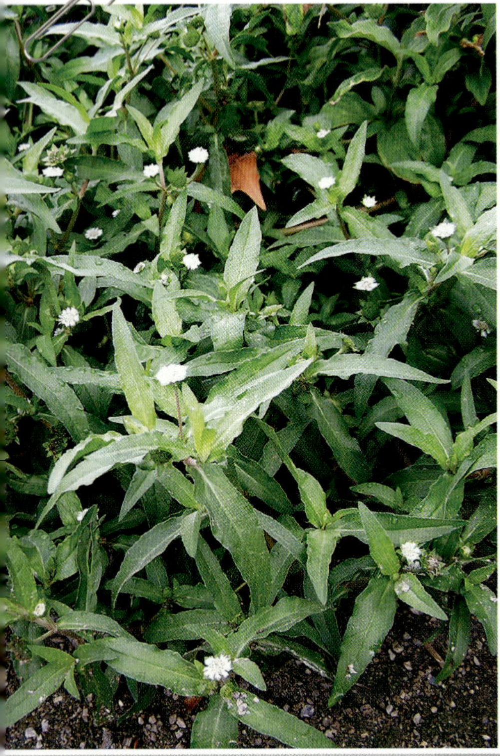

植物形态

一年生草本，高10~60cm，全株被白色粗毛，折断后流出的汁液数分钟后即呈蓝黑色。茎直立或倾伏，绿色或红褐色。叶互生，椭圆状披针形或线状披针形，长3~10cm，宽0.5~2.5cm，全缘或有细齿，基部渐狭，无柄或有短柄。头状花序腋生或顶生，直径6~11mm；总苞片5~6，绿色，长椭圆形；舌状花白色，长2.5~3mm，全缘或2裂，管状花黄绿色，两性。舌状花的瘦果扁四棱形，管状花的瘦果三棱形，均为黑褐色，有瘤状突起。花期7~9月，果期9~10月。生于路边草丛、沟边、湿地或田间。

采制

开花时采割，晒干。药材产于江苏、浙江、江西、湖北、广东。

药材性状

全体被白色茸毛。茎呈圆柱形，有纵棱，直径2~5mm；表面绿褐色或墨绿色。叶地生，近无柄，叶片皱缩卷曲或破碎，完整者展平后呈长披针形，全缘或具浅齿，墨绿色。头状花序直径2~6mm。瘦果椭圆形而扁，长2~3mm，棕色或浅褐色。气微，味微咸。

【功能】滋补肝肾，凉血止血。

【性味】性寒，味甘、酸。

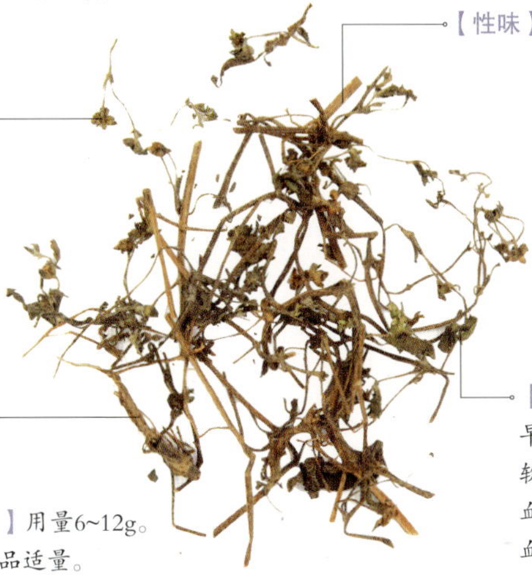

【主治】牙齿松动，须发早白，眩晕耳鸣，腰膝酸软，阴虚血热，吐血，衄血，尿血，血痢，崩漏下血，外伤出血。

【用法】用量6~12g。外用鲜品适量。

验方

妇科手术后月经不调	墨旱莲 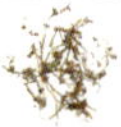 50g + 矮地茶 50g + 黄芪 30g + 香附 10g	水煎分3次温服，3剂为1个疗程，连服2个疗程。
背痛	鲜墨旱莲 120g	绞汁，炖后冲酒服，渣捣烂敷患处。
尿血	墨旱莲 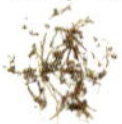 30g + 大蓟根 20g + 爵床 12g	水煎服。

鳖甲

Trionycis Carapax

别名 甲鱼壳、团鱼甲、鳖盖子。

来源 为鳖科动物鳖*Trionyx sinensis* Wiegmann的干燥背甲。

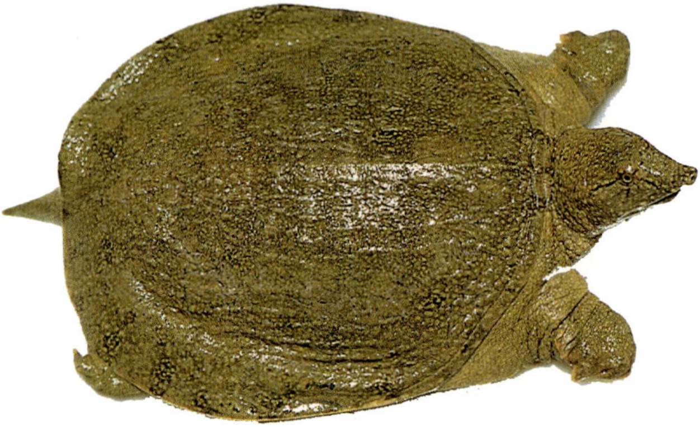

采制

全年均可捕捉，以秋、冬二季为多，捕捉后杀死，置沸水中烫至背甲上的硬皮能剥落时，取出，剥取背甲，除去残肉，晒干。药材产于湖南、湖北、安徽、江苏、江西、浙江、四川、福建、广东、广西、海南。

动物形态

常见动物。属中小型鳖类，背甲扁平，长略大于宽，裙边发达，身体背面灰绿色，分布有许多不甚明显的疣粒，腹甲黄白色，幼鳖有大型黑色块状斑纹。7块硬皮分布于舌腹甲、下腹甲和剑腹甲，少数分布到上腹甲。吻部管状、吻突长约等于眼径。上颌稍长于下颌，无齿，具角质喙。眼后缘有1条纵行黑色条纹。四肢粗短，为五趾型。前肢前方生有角状鳞，四足具蹼。雄性较雌性体薄、扁平，且雄鳖尾巴较长，超出裙边。泄殖孔位于尾的亚末端处。栖息于河流、淀湖、池塘、树阴、草丛中。

药材性状

药材呈椭圆形或卵圆形，背面隆起，长 10~15cm，宽 9~14cm。外表面黑褐色或墨绿色，略有光泽，具细网状皱纹及灰黄色或灰白色斑点，中间有 1 条纵棱，两侧各有左右对称的横凹纹 8 条，外皮脱落后可见锯齿状嵌接缝。内表面类白色，中部有突起的脊椎骨，颈骨向内卷曲，两侧各有肋骨 8 条，伸出边缘。质坚硬。气微腥，味淡。

【功能】滋阴潜阳，软坚散结，退热除蒸。

【性味】性微寒，味咸。

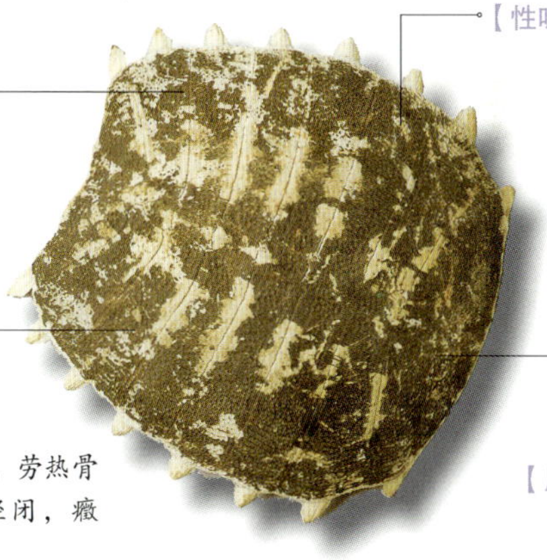

【主治】阴虚发热，劳热骨蒸，虚风内动，经闭，癥瘕，久疟疟母。

【用法】用量9~24g。

验方

阴虚潮热，肝脾肿大	鳖甲 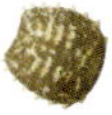 16g ＋ 青蒿 9g ＋ 银柴胡 9g ＋ 知母 9g ＋ 丹皮 9g ＋ 桑叶 9g ＋ 天花粉 9g ▶ 水煎服。
肺结核	鳖甲 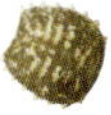 25g ＋ 知母 10g ＋ 青蒿 10g ▶ 水煎服，每日2次。
高血压	生鳖甲 30g ＋ 牛膝 30g ＋ 白芍 20g ▶ 水煎服，每日3次。

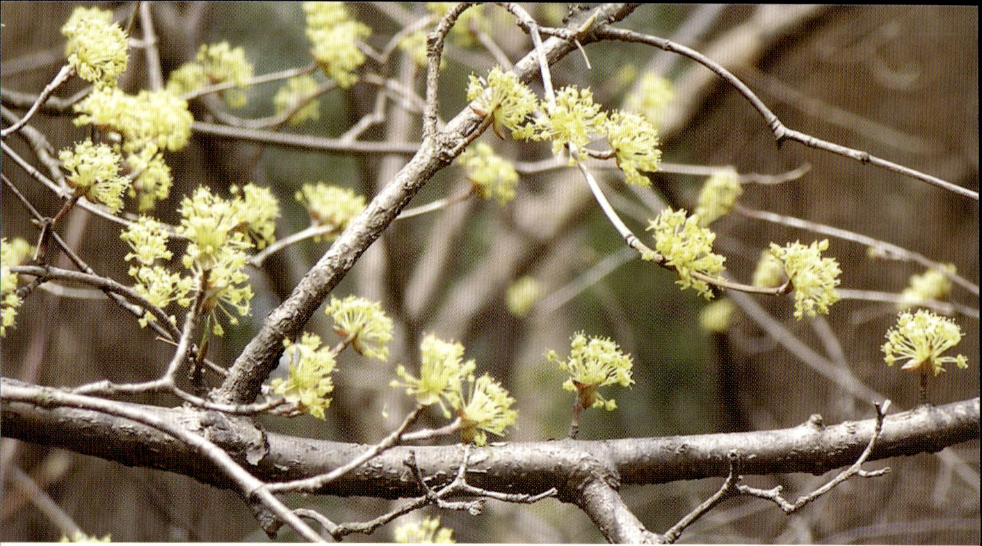
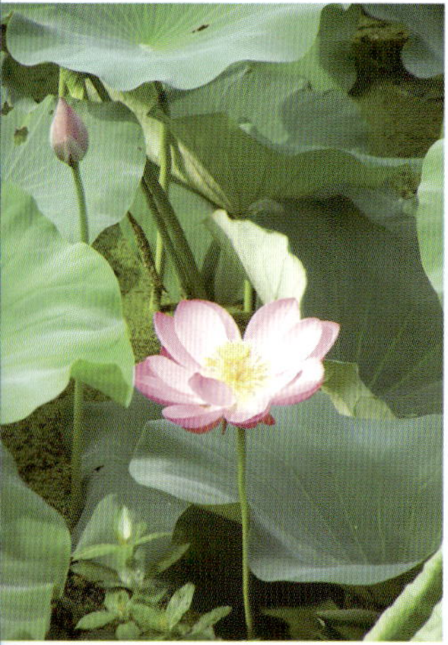
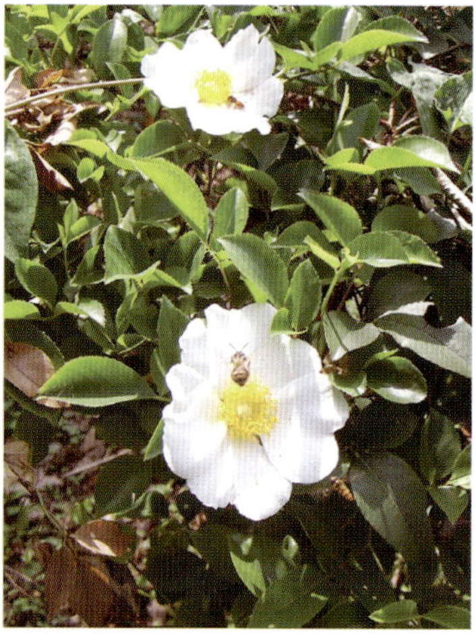
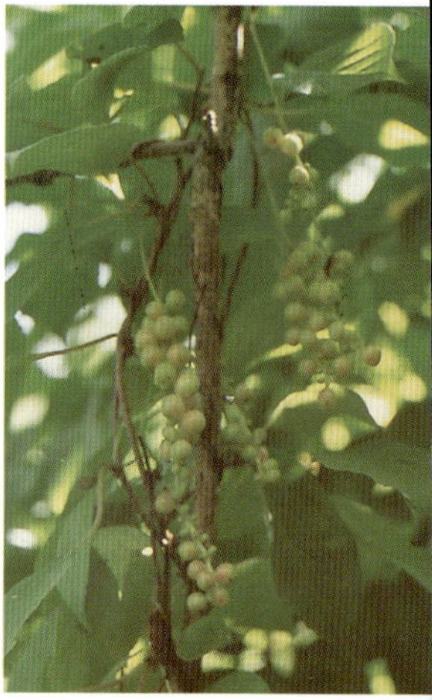
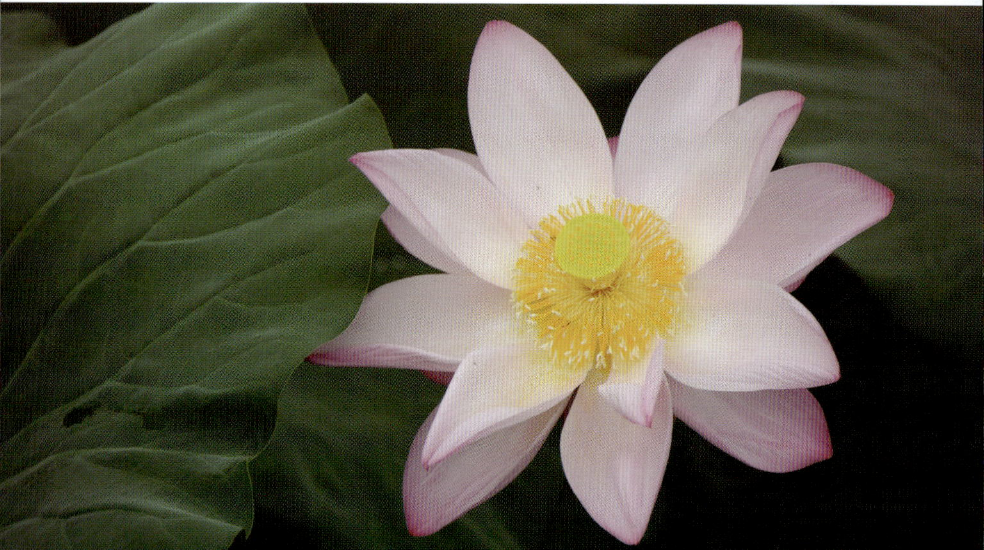

第十六章

收涩药

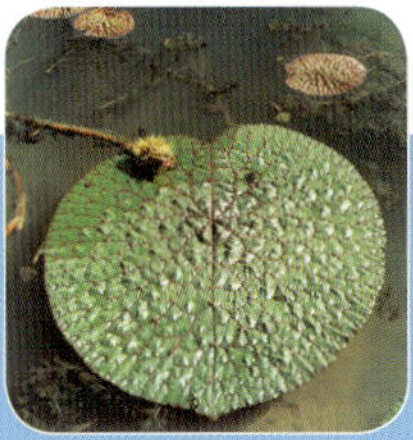

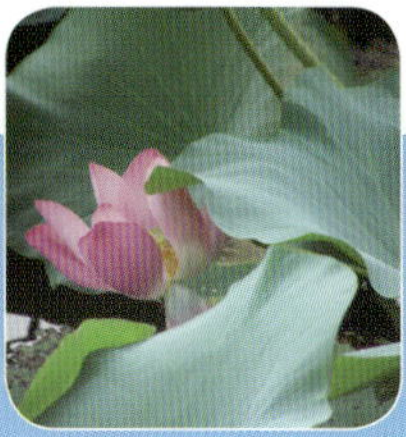

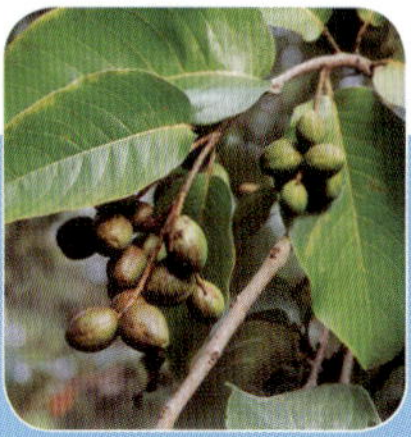

收涩药是以收敛固涩，用以治疗各种滑脱病症为主的药物。收涩药多酸涩，有敛耗散、固滑脱之功。本类药物具有固表止汗、敛肺止咳、涩肠止泻、固精缩尿、收敛止血、止带等作用，主要适用于久病体虚、正气不固、脏腑功能衰退所致的自汗、盗汗、久咳虚喘、久泻、久痢、遗精、崩带不止等滑脱不禁之证。在使用收涩药时，应注意其性收敛，误用有 闭门留寇 之弊。

五味子

别名 山花椒、乌梅子、软枣子。

Schisandrae Chinensis Fructus

来源 为木兰科植物五味子*Schisandra chinensis*（Turcz.）Baill. 的果实。

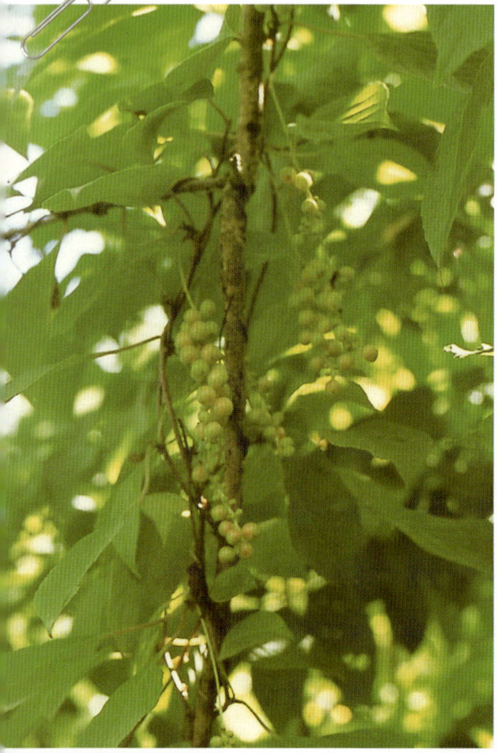

植物形态

多年生落叶藤本。小枝灰褐色，皮孔明显。叶互生，广椭圆形或倒卵形，长 5~10cm，宽 2~5cm，先端急尖或渐尖，边缘有细齿；叶柄淡粉红色。花单性异株，生于叶腋，花梗细长柔软；花被片 6~9，乳白色或粉红色，芳香；雄花雄蕊 5；雌蕊群椭圆形，心皮 17~40，覆瓦状排列于花托上，果熟时呈穗状聚合果。浆果球形，肉质，熟时深红色。花期 5~6 月，果期 7~9 月。生于半阴湿的山沟、灌木丛中。

采制

秋季采摘成熟果实，晒干或蒸后晒干，除去果梗及杂质。药材主产于辽宁、黑龙江、吉林。

药材性状

果实呈不规则的球形或扁球形，直径 5~8mm。表面红色、紫红色或暗红色，皱缩，显油润，果肉柔软，有的表面呈黑红色或出现“白霜”。种子 1~2，肾形，表面棕黄色，有光泽，种皮薄而脆。果肉气微，味酸；种子破碎后，有香气，味辛、微苦。

【功能】收敛固涩，益气生津，补肾宁心。

【性味】性温，味酸、甘。

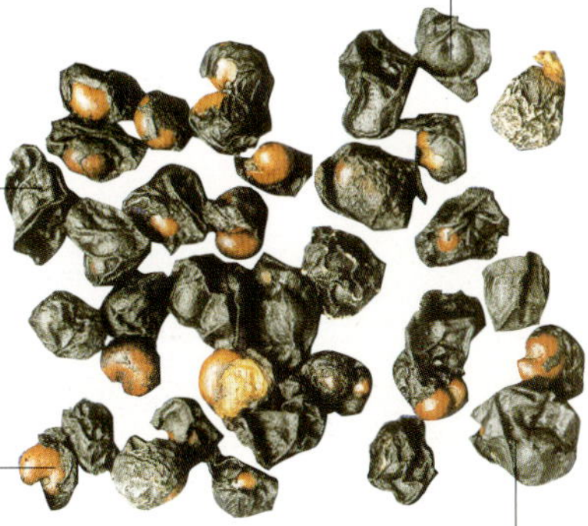

【主治】久咳虚喘，梦遗滑精，遗尿尿频，久泻不止，自汗，盗汗，津伤口渴，短气脉虚，内热消渴，心悸失眠。

【用法】用量1.5~6g。

验方

久咳虚喘	五味子 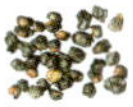 6g + 山茱萸 10g + 熟地黄 15g + 山药 15g ▶ 水煎服。
气阴虚而汗多口渴	五味子 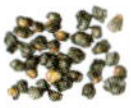 6g + 人参 5g + 麦冬 15g ▶ 水煎服。
遗精、遗尿	五味子 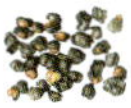 6g + 山茱萸 15g + 菟丝子 15g + 覆盆子 15g ▶ 水煎服。

五倍子

Galla Chinensis

别名 木附子、百虫仓、花倍、独角倍。

来源 为五倍子蚜*Melaphis chinensis* (Bell) Baker 寄生于漆树科植物盐肤木*Rhus chinensis* Mill. 等上形成的虫瘿。

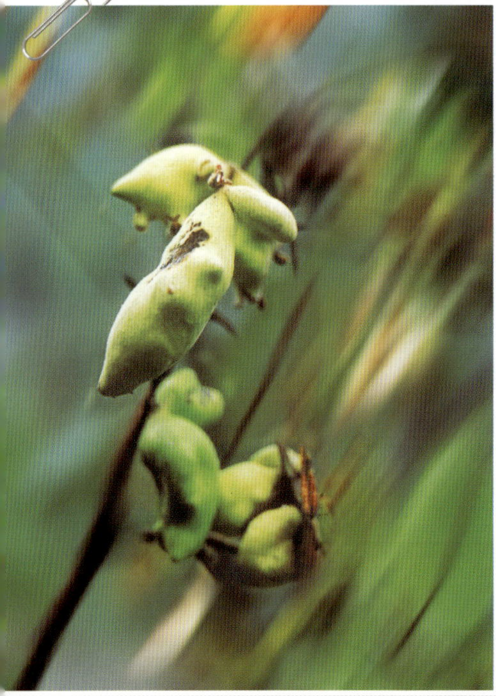

植物形态

盐肤木为落叶小乔木或灌木。树皮灰褐色，小枝密被毛。羽状复叶互生。小叶 7~13，无小叶柄；小叶广卵形至卵状椭圆形，长 5~12cm，宽 2~6cm，除基部外，边缘有锯齿，下面密被灰褐色柔毛；叶轴及叶柄常有翅并被毛。圆锥花序顶生，密被毛；花小，杂性，绿白色；花萼 5 齿裂；花瓣 5；雄蕊 5；子房上位，密生长柔毛，花柱 3，柱头头状。果序直立，核果扁圆形，熟时红色，被灰白色短柔毛。花期 6~9 月，果期 9~10 月。盐肤木分布于我国大部分地区。生于向阳山坡。

采制

角倍于8月间、肚倍于5月间采收，摘下后用沸水煮3~5分钟或蒸至表面显紫灰色，以杀死内部的蚜虫，晒干或阴干。药材产于四川、贵州、云南、陕西、广西。

药材性状

角倍菱形，长 3~8cm，直径 2~5cm，常有几个钝圆的角状分枝。表面灰黄色或淡黄棕色，被灰白色软滑短绒毛。质硬脆，中空，倍壁较薄，厚 1~2mm，角质，内壁平滑，有多数黑褐色的蚜虫尸体，或有黑色粉末状的蚜虫卵和多数蚜虫尸体附着，同时内壁上还附有白色粉霜状或结晶状的蜡样物。气特异，味涩。

肚倍长圆形或纺锤形，略扁，无角状分枝。表面暗灰黄绿色，有多数浅纵纹，短绒毛较少。倍壁厚约 3mm。

【功能】敛肺降火，涩肠止泻，敛汗止血，收湿敛疮。

【性味】性寒，味酸、涩。

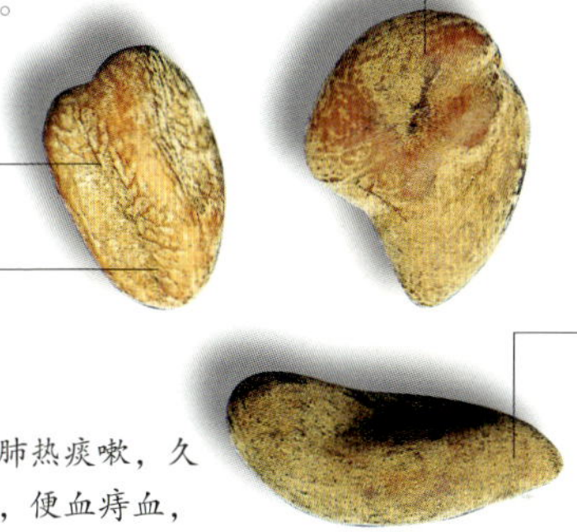

【用法】用量3~6g。外用适量。

【主治】肺虚久咳，肺热痰嗽，久痢久泻，盗汗，消渴，便血痔血，外伤出血，痈肿疮毒，皮肤湿烂。

验方

肺虚久咳	五倍子 10g ＋ 五味子 10g ＋ 人参 5g ＋ 紫菀 15g ▶ 水煎服，每日2次。
久泻、久痢、便血、脱肛	五倍子 10g ＋ 诃子 10g ＋ 五味子 10g ▶ 水煎服。
口腔炎	五倍子 0.5g ▶ 加水10ml，煎至一半，过滤，取滤液漱口。

乌梅

Mume Fructus

别名 酸梅、黄仔、合汉梅。

来源 为蔷薇科植物梅*Prunus mume*（Sieb.）Sieb. et Zucc. 的近成熟果实。

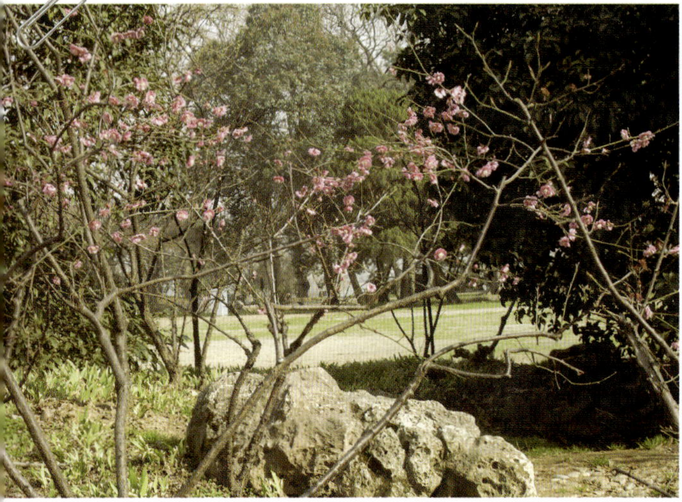

采制

夏季果实近成熟时采摘，低温烘干后闷至色变黑。

植物形态

落叶乔木，小枝多绿色，枝端尖刺状，无毛。叶互生，宽卵形至卵形，长 4~10cm，宽 3~5.5cm，先端长渐尖，基部宽楔形或近圆形，边缘有细锯齿，下面色较浅，嫩时两面有毛，老时仅下面脉上有柔毛；叶柄有毛，托叶早落。花 1~2 朵簇生，先叶开放，有香气；萼片 5，常带紫红色，花后常不反折；花瓣 5，白色、红色或淡红色，有的重瓣；雄蕊多数，心皮 1，密被短柔毛。核果近球形，两边扁，有纵沟，直径 2~3cm，熟时黄色，有短柔毛。花期 3 月，果期 5~6 月。全国有栽培。

药材性状

果实呈类球形或扁球形，直径 1.5~3mm。表面乌黑色或棕黑色，皱缩不平，基部有圆形果梗痕。果核坚硬，椭圆形，棕黄色，表面有凹点；种子扁卵形，淡黄色。气微，味极酸。

【功能】敛肺，涩肠，生津，安蛔。

【性味】性平，味酸、涩。

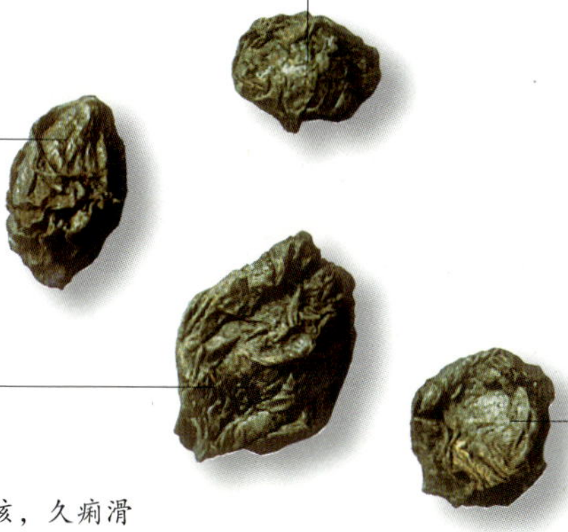

【主治】肺虚久咳，久痢滑肠，虚热消渴，蛔厥呕吐腹痛；胆道蛔虫病。

【用法】用量6~12g。

验方

久咳无痰或少痰	乌梅肉 9g（焙干）＋ 罂粟壳 3g	共研末，睡前用蜜水送服。
小儿慢性腹泻	乌梅肉 10g（炒炭）＋ 神曲 10g	研末，每次3～5g，炖服。
慢性结肠炎	乌梅 15g	水煎，加适量白糖，当茶饮，每日1剂。

诃子

别名 诃黎勒。

Chebulae Fructus

来源 为使君子科植物诃子*Terminalia chebula* Retz. 的果实。

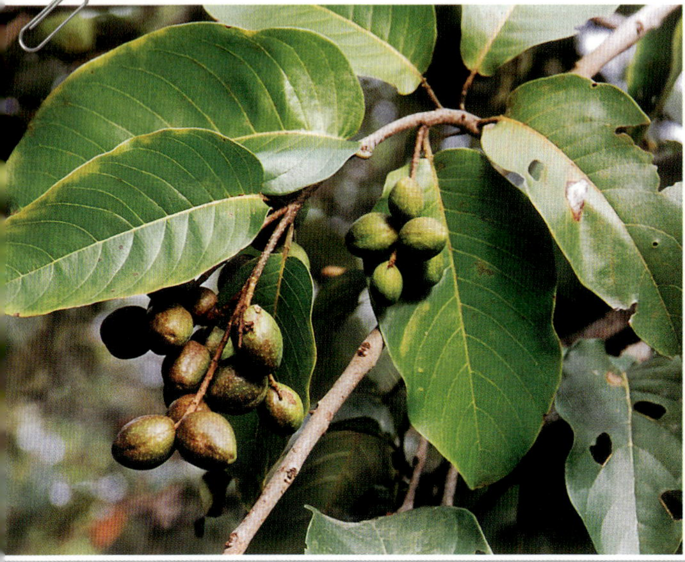

采制

秋、冬二季果实成熟时采收，晒干。药材产于广东、云南、广西。

植物形态

落叶乔木。树皮暗褐色，小枝常被棕色柔毛。叶互生或近对生，革质，椭圆形或卵形，长 7~16cm，宽 3~8cm，全缘，叶基及叶柄有绿色腺体。穗状花序集成圆锥状，顶生或腋生，密被柔毛；花小，芳香；花萼杯状，浅黄色，5 裂，内面密被毛；花冠缺；雄蕊 10，2 轮；子房下位，1 室。核果椭圆形，形如橄榄，有 5 棱。花期 5~6 月，果期次年 1 月。生于疏林中或阳坡林缘。

药材性状

果实呈长圆形或卵圆形，长 2~4cm，直径 2~2.5cm。表面黄棕色或暗棕色，略具光泽，有 5~6 条纵棱线及不规则的皱纹，质坚实。果肉厚 0.2~0.4cm，黄棕色或黄褐色。果核长 1.5~2.5cm，浅黄色，粗糙，坚硬。种子狭长纺锤形，长约 1cm，种皮黄棕色。无臭，味酸涩后甜。

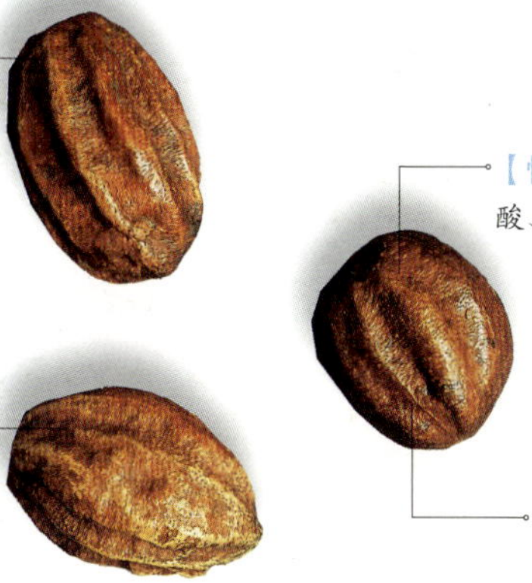

【主治】久泻久痢，便血脱肛，肺虚喘咳，久嗽不止，咽痛喑哑。

【性味】性平，味苦、酸、涩。

【功能】涩肠敛肺，降火利咽。

【用法】用量3~9g。

验方

久泻久痢	煨诃子 5g	▶ 研末吞服。
慢性支气管炎久咳	诃子 8g ＋ 甘草 8g ＋ 桔梗 8g ＋ 百部 12g ＋ 百合 12g	▶ 水煎服。
白带	诃子 9g ＋ 黄芪 12g ＋ 白术 12g ＋ 五味子 6g ＋ 蛇床子 6g ＋ 杜仲 15g ＋ 山茱萸 15g	▶ 水煎服。

附注 同属植物绒毛诃子 *Terminalia chebula* Retz. var. *tomentella* Kurt. 的果实同等入药。

南五味子

别名 香苏、红铃子。

Schisandrae Sphenantherae Fructus

来源 为木兰科植物华中五味子*Schisandra sphenanthera* Rehd. et Wils.的果实。

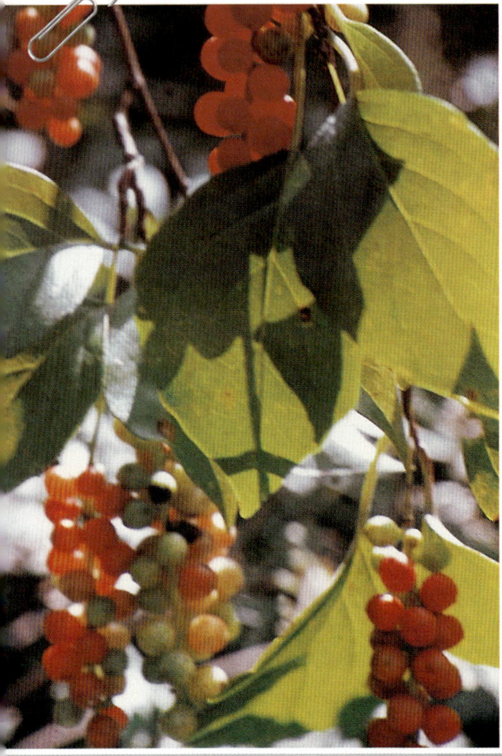

植物形态

落叶木质藤本。枝细长，红褐色，有皮孔。叶椭圆形、倒卵形或卵状披针形，长5~11cm，宽3~7cm，先端短尖，基部楔形或近圆形，边缘有疏锯齿。花单性，异株，单生或1~2朵生于叶腋，橙黄色；花梗纤细，长2~4cm；花被片5~9；雄蕊10~15，雄蕊柱倒卵形；雌蕊群近球形，心皮30~50。聚合果长6~9cm；浆果近球形，长6~9mm，红色，肉质。花期5~7月，果期8~10月。生于向阳空旷地及灌木丛中。

采制

秋季果实成熟尚未脱落时采摘，拣去果枝及杂质，晒干。药材产于河南、陕西、甘肃。

药材性状

果实呈不规则形，较小，直径 2~5mm。表面暗红色或棕褐色，果皮肉质较薄，无光泽，内含种子 1~2 粒。种子肾形，表面黄棕色，略呈颗粒状。果肉气微，味微酸。

【功能】收敛，滋补，生津，止泻。

【性味】性温，味酸。

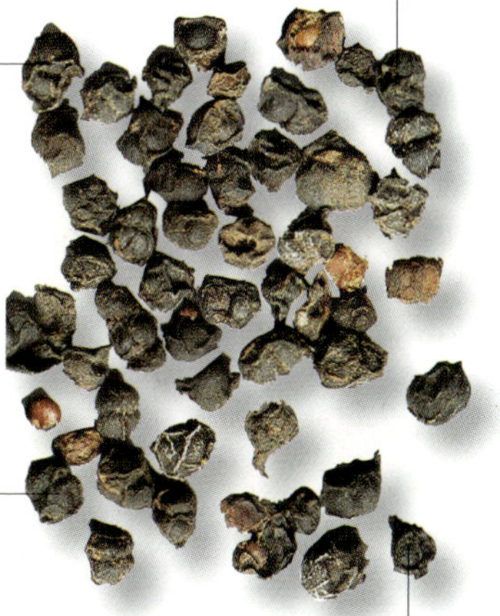

【主治】肺虚咳嗽，津亏口渴，自汗，盗汗，慢性腹泻。

【用法】用量1.5~6g。

验方

久咳虚喘	南五味子 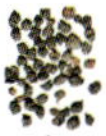 6g + 山茱萸 10g + 熟地黄 15g + 山药 15g ▶ 水煎服。
气阴虚而汗多口渴	南五味子 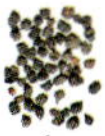 6g + 人参 5g + 麦冬 15g ▶ 水煎服。
遗精、遗尿	南五味子 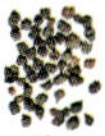 6g + 山茱萸 15g + 菟丝子 15g + 覆盆子 15g ▶ 水煎服。

山茱萸

别名 山萸肉、药枣、枣皮。

Corni Fructus

来源 为山茱萸科植物山茱萸*Cornus officinalis* Sieb. et Zucc. 的果肉。

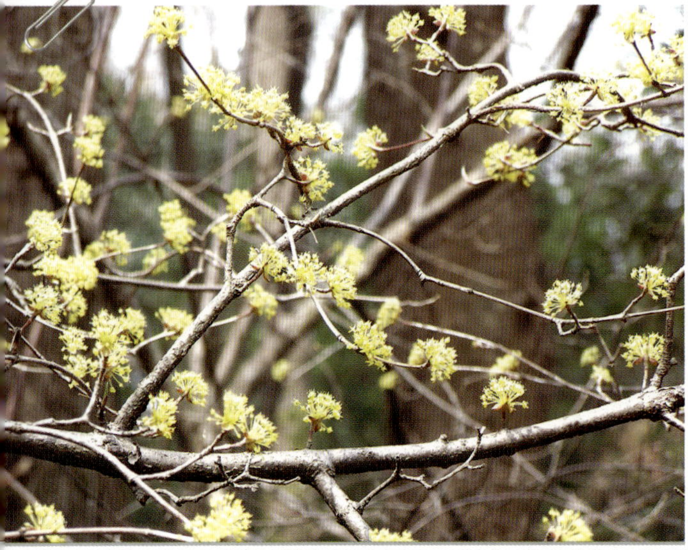

采制

秋末冬初果皮变红时采收果实，用文火烘或置沸水中略烫后，及时除去果核，干燥。有时酒制用。药材主产于浙江，河南、安徽、陕西、山东、四川、山西等亦产。

植物形态

落叶小乔木或灌木，高4~7m。老枝黑褐色，嫩枝绿色。叶对生，卵形至长椭圆形，长5~10cm，宽2.5~5.5cm，先端渐尖，基部楔形，上面疏生平贴毛，下面毛较密，侧脉6~8对，脉腋间有黄褐色毛丛；有叶柄。花先叶开放，伞形花序生于小枝顶端；总苞片4，黄绿色；花瓣4，黄色；雄蕊4；花盘环状，肉质；子房下位，2室。核果椭圆形，熟时深红色。花期3~4月，果期9~10月。生于阴湿沟畔、溪旁或向阳山坡灌丛中；有栽培。

药材性状

果肉呈不规则的片状或囊状，长1~1.5cm，宽0.5~1cm。表面紫红色至紫黑色，皱缩，有光泽，肉厚约1mm。质柔软。气微，味酸、涩、微苦。

【主治】眩晕耳鸣，阳痿遗精，遗尿尿频，崩漏带下，大汗虚脱，内热消渴。

【性味】性微温，味酸、涩。

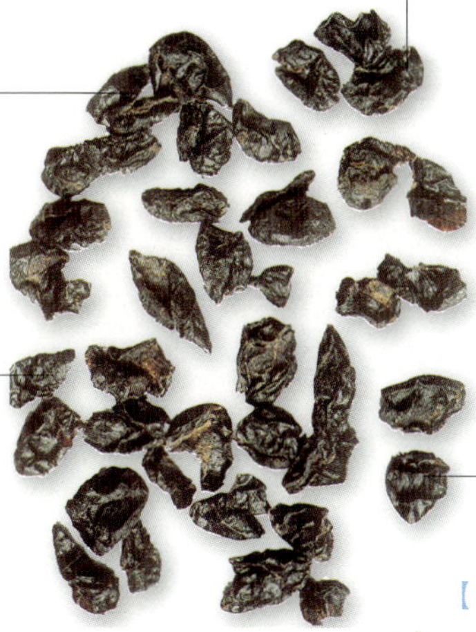

【功能】补益肝肾，涩精固脱。

【用法】用量6~12g。

验方

腰膝酸软、头晕耳鸣、阳痿	山茱萸 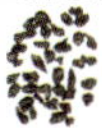 12g ＋ 熟地黄 12g ＋ 山药 12g ＋ 杜仲 10g ＋ 附子 10g ＋ 淫羊藿 10g ▶ 水煎服。
遗精、尿频、遗尿	山茱萸 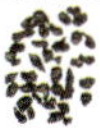 12g ＋ 鹿角霜 12g ＋ 金樱子 10g ＋ 鸡内金 10g ▶ 水煎服。
崩漏、月经过多、色淡清稀	山茱萸 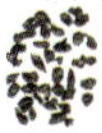 10g ＋ 乌贼骨 10g ＋ 棕榈炭 10g ＋ 黄芪 15g ▶ 水煎服。

芡实

Euryales Semen

别名 鸡头米、鸡头莲、刺莲。

来源 为睡莲科植物芡*Euryale ferox* Salisb. 的种仁。

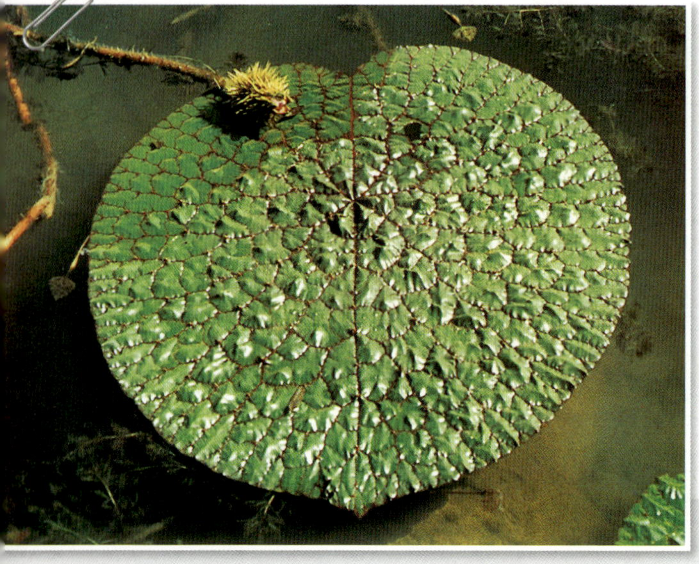

采制

秋末冬初采收成熟果实，除去果皮，取出种子，洗净，再除去硬壳，晒干。药材产于江苏、山东、湖南、湖北、安徽。

植物形态

一年生水生草本，全株多刺。地下茎粗短。初生叶沉水，箭形而小；后生叶漂浮水面，圆盾形或盾状心形，直径可达 130cm，上面多皱折，下面带紫色；叶柄及叶脉均多刺。花单生于花梗顶端，伸出水面；萼片 4，有刺；花瓣多数，紫红色；雄蕊多数；子房下位，8 室，柱头圆盘形。浆果鸡头状，海绵质，暗紫红色，密被尖刺。种子球形，直径约 1cm，黑色。花期 6~9 月，果期 7~10 月。栽培或野生于湖沼、池塘中，几遍全国。

药材性状

种仁球形，直径 5~8mm。表面有棕红色内种皮，一端黄白色，有凹点状的种脐痕，除去内种皮显白色。质较硬，断面白色，粉性。气微，味淡。

【功能】益肾固精，补脾止泻，祛湿止带。

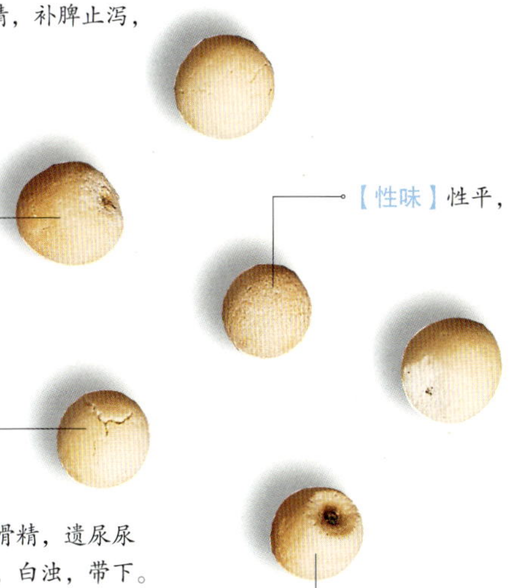

【性味】性平，味甘、涩。

【主治】梦遗滑精，遗尿尿频，脾虚久泻，白浊，带下。

【用法】用量9~15g。

验方

脾虚食少，泄泻	芡实 12g ＋ 白术 12g ＋ 党参 12g ＋ 山药 12g ＋ 陈皮 8g ＋ 山楂 8g	▶ 水煎服。
小儿疳积	芡实 15g ＋ 陈皮 3g ＋ 猪肚 1个	▶ 炖烂食用。
遗精、小便不禁	芡实 15g ＋ 金樱子 15g ＋ 莲须 10g	▶ 水煎服。

金樱子

Rosae Laevigatae Fructus

别名 糖罐子、野石榴、糖钵、刺梨。

来源 为蔷薇科植物金樱子*Rosa laevigata* Michx. 的果实。

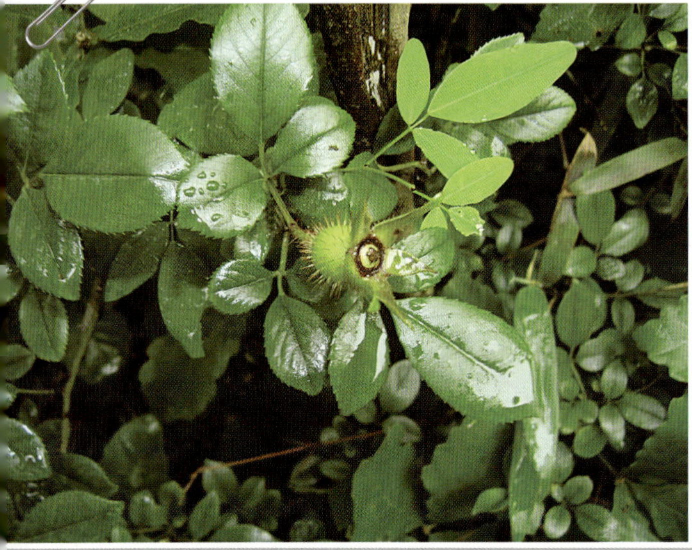

采制

10~11月果实成熟变红时采摘，干燥，除去毛刺。药材主产于江苏、安徽、浙江、江西、福建、湖南、广东、广西。

植物形态

常绿攀缘状灌木。枝密生倒钩状皮刺和刺毛。三出复叶互生；小叶椭圆状卵形至卵状披针形，长 3~7cm，宽 1~5cm，先端尖，边缘有细锐锯齿，下面沿中脉有刺；托叶线状披针形。花单生于侧枝顶端；萼片 5，卵状披针形，被腺毛，宿存；花瓣 5，白色，倒广卵形；雄蕊多数；雌蕊多数，被绒毛，包于花托内。蔷薇果熟时红色，梨形，外有刚毛，内有多数瘦果。花期 5~6 月，果期 9~10 月。生于向阳多石的山坡灌丛中。

药材性状

药材为花托和雌蕊发育而成的假果，倒卵形，长 2~3.5cm，直径 1~2cm。表面红黄色或红棕色，有突起的棕色点状毛刺残基。顶端有盘状花萼残基，中间有黄色柱基，下部渐尖。质硬，切开后内表面密生淡黄色有光泽的绒毛，内含小瘦果 30~50 粒，瘦果扁纺锤形，无臭，味甘、微涩。

【主治】遗精滑精，遗尿尿频，崩漏带下，久泻久痢。

【性味】性平，味酸、甘、涩。

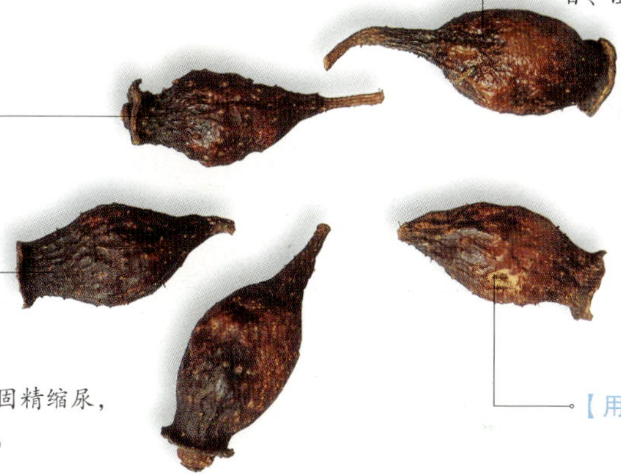

【功能】固精缩尿，涩肠止泻。

【用法】用量6~12g。

验方

遗精	金樱子 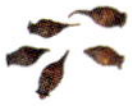 15g + 墨旱莲 15g + 桑椹 15g	▶ 水煎服。
遗尿、多尿	鲜金樱子 30g + 益智仁 9g	▶ 水煎服。
带下	金樱子 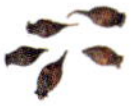 1000g	▶ 煎煮去渣，文火熬成膏，每次服15g。

莲子

别名 藕实、莲蓬子。

Nelumbinis Semen

来源 为睡莲科植物莲*Nelumbo nucifera* Gaertn. 的种子。

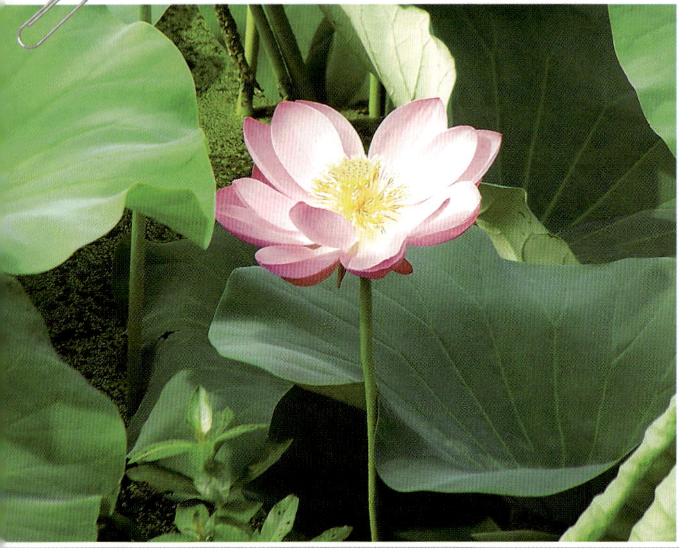

采制

秋季果实成熟时采割莲房，取出果实，除去果皮，干燥。药材主产于湖南、福建、江苏、浙江、江西。

植物形态

参见第356页藕节“植物形态”项。

药材性状

种子略呈椭圆形或类球形，长1.2~1.8cm，直径0.8~1.4cm。表面浅黄棕色至红棕色，有细纵纹和较宽的脉纹。一端中心呈乳头状突起，深棕色，多有裂口，其周边略下陷。质硬，种皮薄，不易剥离；子叶2，黄白色，肥厚，中有空隙，具绿色莲子心。无臭，味甘、微涩。

【性味】性平，味甘、涩。

【功能】补脾止泻，益肾涩精，养心安神。

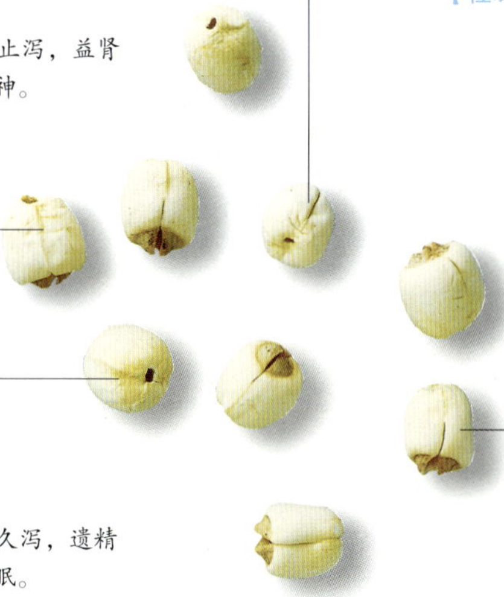

【主治】脾虚久泻，遗精带下，心悸失眠。

【用法】用量6~15g。

验方

遗精、遗尿、白浊、带下	莲子 15g + 沙苑子 15g + 金樱子 15g + 鹿角霜 15g	水煎服。
久泻、食少	莲子 50g + 胡椒 10g	炖猪肚服。
心悸、虚烦失眠	莲子肉 15g + 麦冬 12g + 酸枣仁 15g + 夜交藤 15g	水煎服。
消化不良	莲子 200g + 粳米 200g + 茯苓 100g	前两者炒制后与茯苓共为末，砂糖调和，每次50g，白汤送下。

荷叶

Nelumbinis Folium

别名 荷叶心、莲叶、藕叶。

来源 为睡莲科植物莲*Nelumbo nucifera* Gaertn. 的叶。

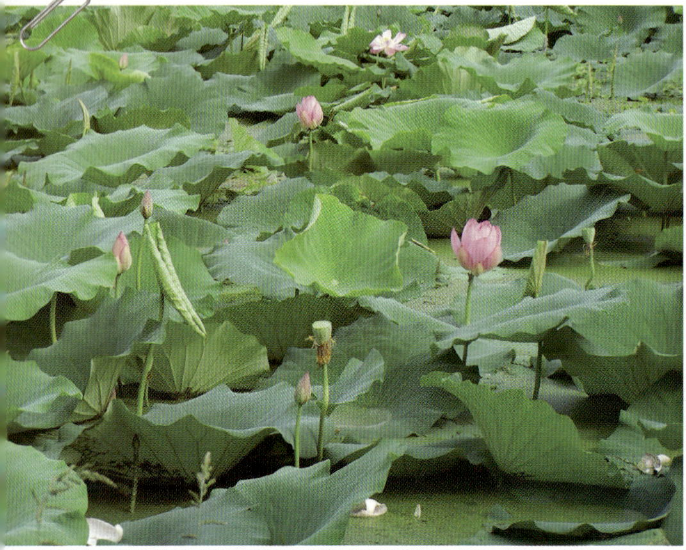

采制

夏、秋二季采收，晒至七八成干时，除去叶柄，折成半圆形或折扇形，干燥。净荷叶以煅炭法煅成灰者，为荷叶炭。药材主产于湖南、福建、江苏、浙江、江西。

植物形态

参见第356页藕节“植物形态”项。

药材性状

叶呈半圆形或折扇形，展开后呈类圆形，全缘或稍呈波状，直径20~50cm。上表面深绿色或黄绿色，较粗糙；下表面淡灰棕色，较光滑，有粗脉21~22条，自中心向四周射出；中心有突起的叶柄残基。质脆，易破碎。稍有清香气，味微苦。

【功能】清暑化湿，升发清阳，凉血止血。

【性味】性平，味苦。

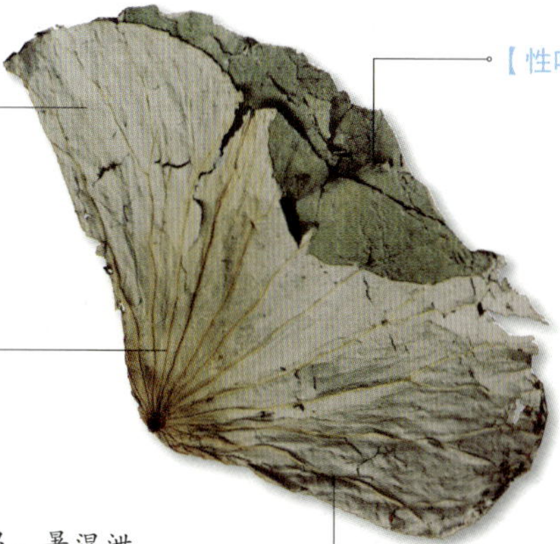

【主治】暑热烦渴，暑湿泄泻，脾虚泄泻，血热吐衄，便血崩漏。荷叶炭收涩化瘀止血。用于出血症和产后血晕。

【用法】用量3~10g，荷叶炭3~6g。

验方

伤暑	荷叶 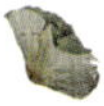 9g ＋ 青蒿 9g ＋ 滑石 16g ＋ 甘草 3g ▶ 水煎服。
吐血	荷叶炭 18g ▶ 研细粉，每服6g，每日3次。
黄水疮	荷叶炭 适量（研末）＋ 香油 适量 ▶ 调匀，敷患处，每日2次。
高脂血症	荷叶 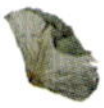 50g ▶ 文火水煎2次，每次2~3小时，将2次煎液混合浓缩至12L，过滤，防腐；分装。每日2次，每次20ml，20天为1个疗程。

莲子心

别名 莲心、莲芯。

Nelumbinis Plumula

来源 为睡莲科植物莲*Nelumbo nucifera* Gaertn. 的成熟种子中的幼叶及胚根。

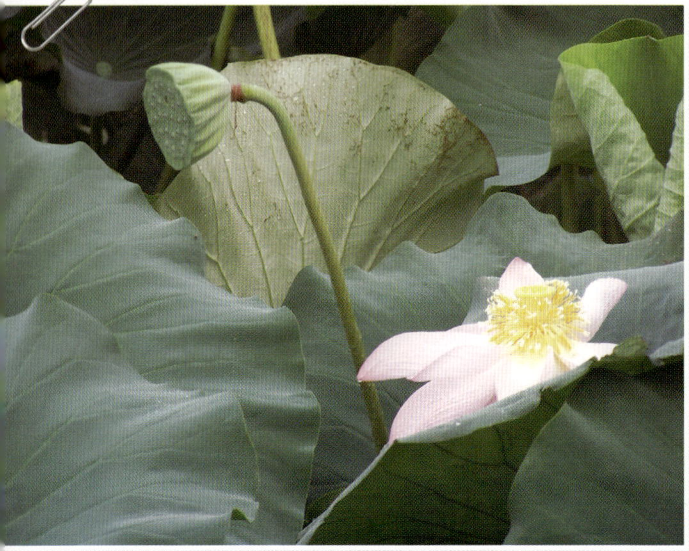

采制

秋季果实成熟时采割莲房，取出莲子，剥取莲子心，晒干。药材主产于湖南、福建、江苏、浙江、江西。

植物形态

参见第356页藕节“植物形态”项。

药材性状

略呈细圆柱形，长1~1.4cm，直径约0.2cm。幼叶绿色，一长一短，卷成箭形，先端向下反折，两幼叶间可见细小胚芽。胚根圆柱形，长约3mm，黄白色。质脆，易折断，断面有数个小孔。气微，味苦。

【功能】清心安神，交通心肾，涩精止血。

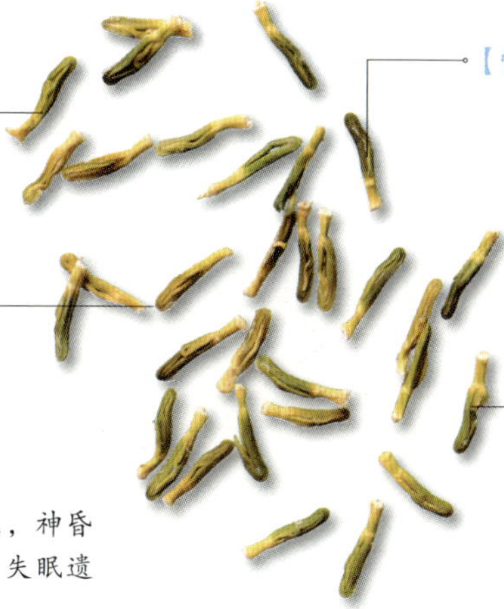

【性味】性寒，味苦。

【主治】热入心包，神昏谵语，心肾不交，失眠遗精，血热吐血。

【用法】用量2~5g。

验方

心烦不眠	莲子心 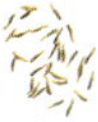 3g + 炒酸枣仁 12g + 茯神 12g + 夜交藤 16g ▶ 水煎服。
高血压	莲子心 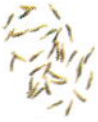 9g + 远志 6g + 酸枣仁 12g ▶ 水煎服。
中耳炎	莲子心 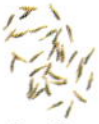 3~9g + 玄参 3g + 麦冬 3g + 连翘 3g ▶ 水煎服。
中暑烦热	莲子心 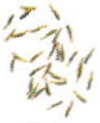 16g ▶ 开水冲泡代茶饮。

莲房

别名 莲蓬壳。

Nelumbinis Receptaculum

来源 为睡莲科植物莲*Nelumbo nucifera* Gaertn. 的花托。

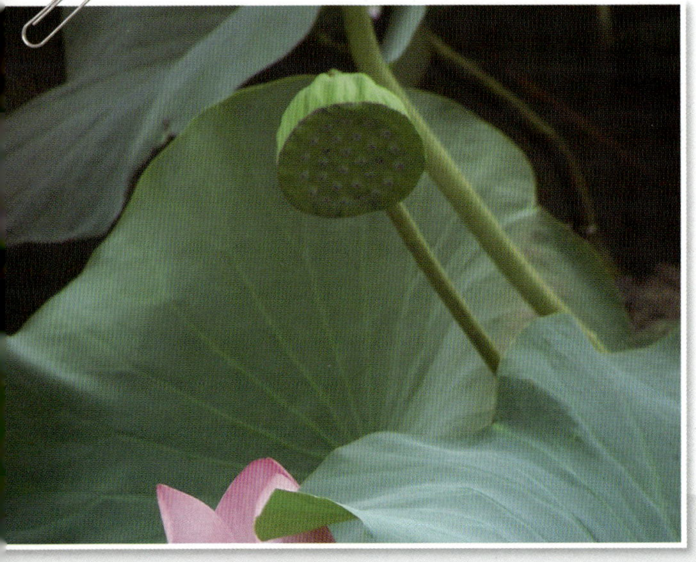

采制

秋季果实成熟时采收，除去果实，晒干。药材主产于湖南、福建、江苏、浙江、江西。

植物形态

参见第356页藕节“植物形态”项。

药材性状

花托呈倒圆锥状或漏斗状，多撕裂，直径5~8cm，高4.5~6cm。表面灰棕色至紫棕色，具细纵纹和皱纹，顶面有多数圆形孔穴，基部有花梗残基。质疏松，破碎面海绵样，棕色。气微，味微涩。

【功能】化瘀止血。

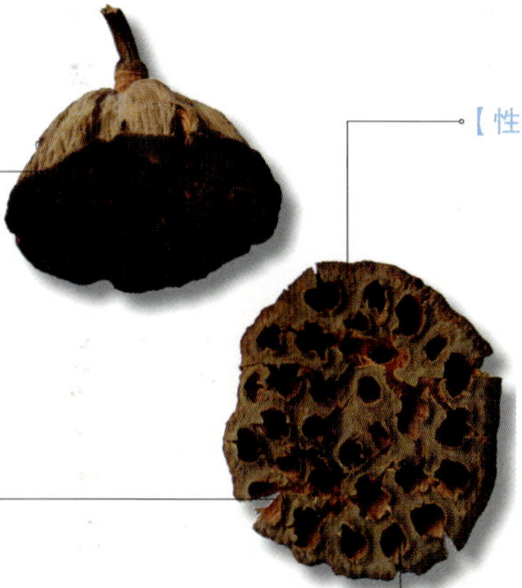

【性味】性温，味苦、涩。

【主治】崩漏，尿血，痔疮出血，产后瘀阻，恶露不尽。

【用法】用量5~10g。

验方

功能性子宫出血，尿血	莲房炭 9g ＋ 荆芥炭 9g ＋ 牡丹皮 9g ＋ 小蓟 12g ＋ 白茅根 30g ▶ 水煎服。
崩漏	莲房 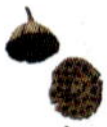 2个 ▶ 炒黑研末，调酒服。
鼻出血	莲房 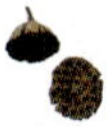 30g ▶ 水煎服。
黄水疮	莲房炭 适量（研末）＋ 香油 适量 ▶ 调匀，敷患处，每日2次。

莲须

别名 莲蕊须。

Nelumbinis Stamen

来源 为睡莲科植物莲*Nelumbo nucifera* Gaertn. 的雄蕊。

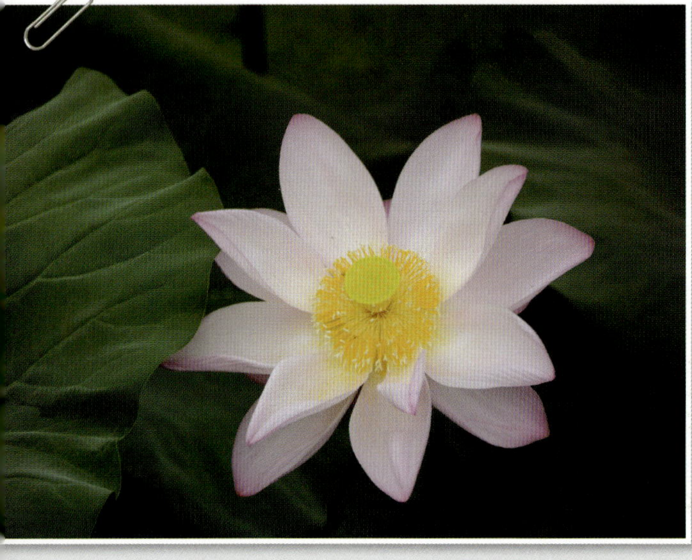

采制

夏季花开时选晴天采收，盖纸晒干或阴干。药材主产于湖南、福建、江苏、浙江、江西。

植物形态

参见第356页藕节“植物形态”项。

药材性状

雄蕊呈线形。花药扭转，纵裂，长1.2~1.5cm，直径约0.1cm，淡黄色或棕黄色。花丝纤细，稍弯曲，长1.5~1.8cm，淡紫色。气微香，味涩。

【性味】性平，味甘、涩。

【功能】固肾涩精。

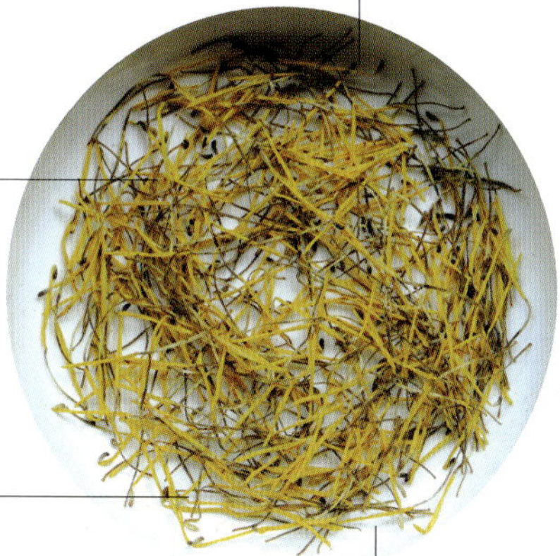

【用法】用量3~5g。

【主治】遗精，滑精，带下，尿频。

验方

遗精	莲须 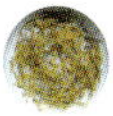 9g ＋ 金樱子 9g ▶ 水煎服。
心烦易怒、口干	莲须 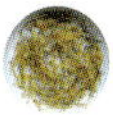 20g ＋ 莲子心 6g ＋ 冰糖 30g ▶ 水煎代茶饮。
乌发	莲须 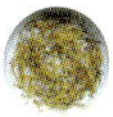 450g ▶ 研末，制成蜜丸，每日服3次，每次10g。

海螵蛸

Sepiae Endoconcha

别名 乌贼骨、黑鱼骨、乌鱼盖。

来源 为乌贼科动物金乌贼*Sepia esculenta* Hoyle 的干燥内壳。

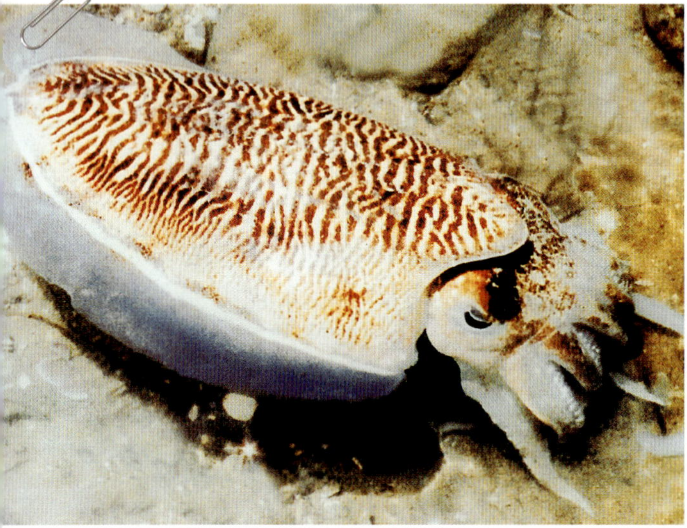

采制

收集乌贼鱼的骨状内壳，洗净，晒干。药材产于浙江、江苏、山东、福建、广东、辽宁。

动物形态

全体长椭圆形，胴部卵圆形，长约为宽的 1.5 倍。后腹面有 1 个明显的腺孔，常流出近红色腥臭的浓汁。胴部两侧有肉鳍，鳍窄，后端不相连。头部较短，眼发达，位于头两侧；头前端有腕，腕的长度相近，触腕长度稍超过体长，末端的吸盘小而密。体内有一个贮藏墨汁的黑囊，体中央有石灰质的骨骼。生活时，体黄褐色，胴体背部有紫棕色细斑与白斑相间。雄性胴背有波状条纹。分布于我国北部沿海，南方沿海也有少量分布。

药材性状

呈扁长椭圆形，中间厚，边缘薄，长 1~23cm，宽约至 6.5cm，厚约 1.3cm。背面有磁白色脊状隆起，两侧略显微红色，疣点明显，略呈层状排列；腹面白色，细密波状横层纹占全体大部分，中间有纵向浅槽；角质缘半透明，尾部角质缘渐宽，向腹面翘起，末端有 1 骨针，多已断落。断面粉质，显疏松层纹。气微腥，味微咸。

【功能】收敛止血，涩精止带，制酸，敛疮。

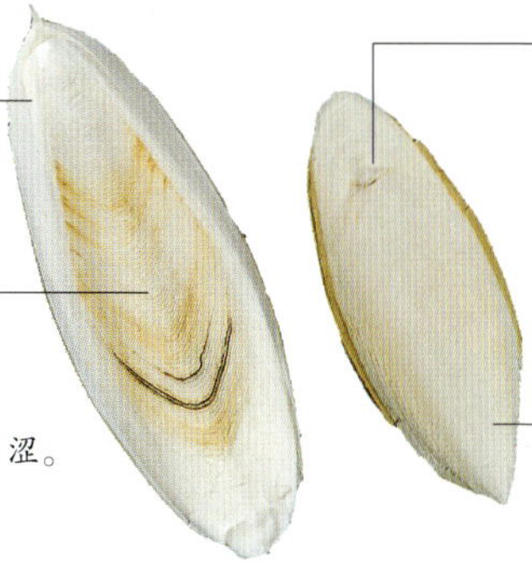

【主治】胃痛吞酸，吐血衄血，崩血便血，遗精滑精，赤白带下；溃疡病。外治损伤出血，疮多脓汁。

【性味】性温，味咸、涩。

【用法】用量5~9g。外用适量，研末敷患处。

验方

胃痛、吐酸（胃、十二指肠溃疡，胃炎）	海螵蛸 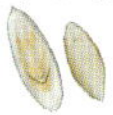 等份 ＋ 甘草 等份 ▶ 共研末，每日3次，每次3g，温开水送服。
外伤引起的皮肤溃疡	海螵蛸 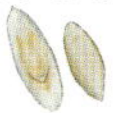 30g ＋ 大黄 30g ＋ 甘草 30g ▶ 共研末，过筛，外撒患处。
赤白带	海螵蛸 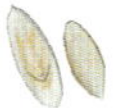 6g ＋ 茜草炭 6g ＋ 白芷 3g ▶ 共研末，温开水送服或水煎服。

附注 同科动物无针乌贼 *Sepiella maindroni* de Rochebrune 的干燥内壳同等入药。

覆盆子

Rubi Fructus

别名 种田泡、翁扭、牛奶母。

来源 为蔷薇科植物华东覆盆子*Rubus chingii* Hu 的果实。

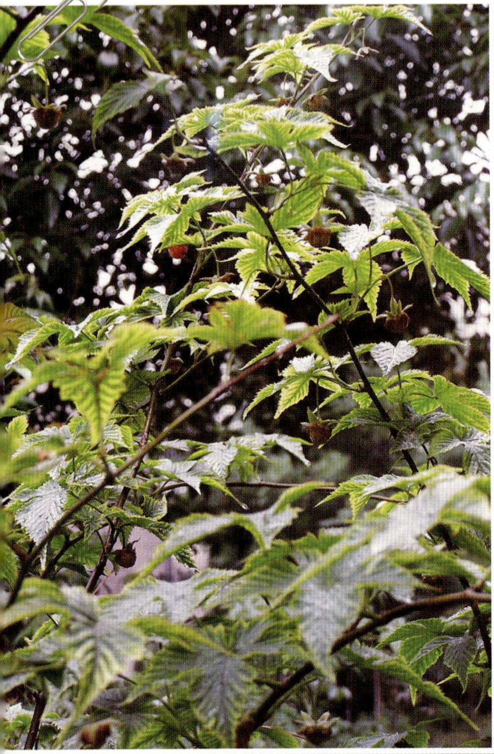

植物形态

落叶灌木。新枝略带蔓性，紫褐色；幼枝绿色，被白粉，有少数倒刺。叶互生，近圆形，掌状 5 裂，偶有 7 裂，边缘具不整齐锯齿，两面脉上被白色短柔毛；叶柄散生细刺，托叶线形。花单生于枝端叶腋；萼片 5，卵形或长椭圆形，被灰白色柔毛；花瓣 5，近圆形，白色；雄蕊多数；雌蕊多数，着生于凸起的花托上。聚合果球形，红色，下垂，小核果密被淡黄白色短柔毛。花期 4~5 月，果期 6~7 月。生于向阳山坡、路边、林边及灌丛中。

采制

夏初果实由绿变绿黄时采收，除去梗、叶，置沸水中略烫或略蒸，取出，干燥。药材主产于浙江、福建。

药材性状

聚合果由多数小核果聚合而成，呈圆锥形或扁圆锥形，高0.6~1.3cm，直径0.5~1.2cm。表面黄绿色或淡棕色，顶端钝圆，基部中心凹入。宿萼棕褐色，下有果梗痕，小果易剥落，每个小果呈半月形，背面密被灰白色茸毛，两侧有明显的网纹，腹部有突起的棱线。体轻，质硬。气微，味微酸涩。

【功能】益肾，固精，缩尿。

【性味】性温，味甘、酸。

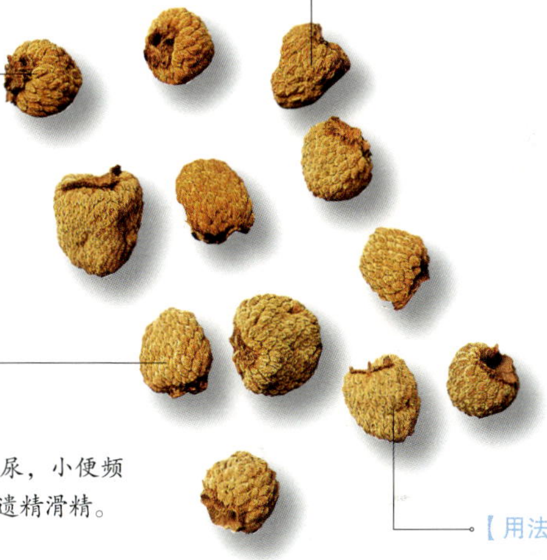

【主治】肾虚遗尿，小便频数，阳痿早泄，遗精滑精。

【用法】用量6~12g。

验方

遗精、滑精、遗尿、尿频	覆盆子 15g + 山茱萸 15g + 芡实 15g + 益智仁 10g + 鸡内金 10g ▶ 水煎服。
阳痿不育	覆盆子 60g + 雄蚕蛾 10g + 人参 15g + 蛤蚧 1对 ▶ 焙干研末，浸入白酒1000ml，每次5～20ml，每日2次。
视物昏花	覆盆子 10g + 枸杞子 10g + 女贞子 10g + 熟地黄 15g + 何首乌 15g ▶ 水煎服。

附录

药材中文名笔画索引

一画

二画

三画

六画

七画

八画

九画

十画

六、儿科病症

小儿惊风：钩藤　白芍　地龙　制南星　天麻　柴胡　石菖蒲

百日咳：百部　黄连　地龙　马齿苋　侧柏叶

小儿夏季热：青蒿　地骨皮　银柴胡　荷叶

小儿疳积：鸡内金　地骨皮　银柴胡　广金钱草　黄连　甘草

七、五官科病症

牙痛：细辛　半夏　茜草　苍耳子　丁香　白头翁　石膏　知母　黄连　荜茇　牛膝

口腔溃疡：白及　五倍子　淮山药　细辛　吴茱萸　朱砂　仙鹤草　板蓝根

急慢性鼻炎：苍耳子　白芷　辛夷　细辛　丹参　当归

急慢性咽喉炎：桔梗　诃子　薄荷　牛蒡子　山豆根　玄参　麦冬　玉竹　胖大海　半夏　板蓝根　黄连　甘草　丹参　人参叶　石菖蒲　马勃　射干

中耳炎：紫草　半夏　荷叶

耳鸣、耳聋：当归　丹参　红花　葛根　山茱萸　石菖蒲　何首乌

急性结膜炎：黄连　车前子　青葙子　决明子　夏枯草　谷精草　栀子　槐花　秦皮　蒲公英　牡蛎　珍珠母　桑叶　菊花　蔓荆子　木贼

睑腺炎：大黄　淡竹叶

视物昏花、白内障：沙苑子　枸杞子　女贞子　菟丝子　石斛　黑芝麻　石决明

夜盲：苍术

脱发：侧柏叶

八、皮肤科病症

湿疹、湿疮：苦参　土茯苓　虎杖　白鲜皮　地肤子　蒺藜　黄连　黄柏　龙胆　野菊花　穿心莲　地榆　艾叶　煅紫草　豨莶草　苍术　益母草

滑石　萹蓄　茵陈　花椒　苦楝皮

风疹：荆芥　防风　苍耳子　薄荷　升麻

疥癣：川楝子　苦楝皮　百部　石菖蒲

神经性皮炎：生地黄　红花　吴茱萸　苦参

银屑病：乌梅　全蝎　商陆　紫草　槐花

寻常疣：乌梅　艾叶　三七　半夏　鸡内金　野菊花　蒲公英

扁平疣：地骨皮　板蓝根　香附　柴胡　紫草

鸡眼：半夏　芦荟　蜈蚣

手足皲裂：白及　甘草

带状疱疹：升麻　当归　板蓝根　菟丝子　地龙

稻田性皮炎：墨旱莲

头虱、体虱：百部

白癜风：马齿苋　乌梅　生姜　补骨脂　菟丝子

斑秃：侧柏叶　墨旱莲

带状疱疹：马齿苋　当归　王不留行　升麻　地龙　板蓝根　海螵蛸

九、肿瘤

恶性肿瘤：　莪术　薏苡仁　茯苓　猪苓　瓜蒌　山豆根　射干　防己　夏枯草　全蝎　蜈蚣　蒲公英　鱼腥草　丹参　赤芍　三七　大蓟　小蓟　石菖蒲　紫草　天南星　威灵仙　补骨脂　女贞子　山茱萸　淫羊藿　半夏　昆布　瞿麦

食管癌：蜈蚣

肺癌：蜈蚣　蒲公英　山豆根

胃癌：大黄　蜈蚣

肝癌：莪术　虎杖

白血病：鸡血藤　青黛　莪术

乳腺癌：蜈蚣　夏枯草　蒲公英

子宫颈癌：天南星　蜈蚣　莪术

膀胱癌：山豆根